络阳腑统创新

经阴脏传科学

通调理承学

针灸药建

书赠马帅亮博士

孙汉董 孙汉董印

二〇一三年七月廿二日

中国科学院院士　孙汉董教授题写于中国昆明

实用中国针灸穴效及处方治疗学

PRACTICAL CHINESE ACUPUNCTURE AND MOXIBUSTION
TREATMENT EFFECTS AND PRESCRIPTION MEDICINE

● 云南中医学院

● 马伟光　陈春燕　主编

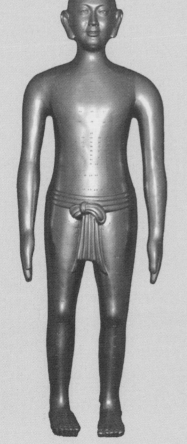

云南出版集团公司
云南科技出版社
·昆　明·

图书在版编目（CIP）数据

实用中国针灸穴效及处方治疗学/马伟光，陈春燕
主编．—昆明：云南科技出版社，2015.7
ISBN 978-7-5416-9230-7

Ⅰ．①实… Ⅱ．①马…②陈… Ⅲ．①针灸疗法—穴
位②中医疗法 Ⅳ．①R224.2②R242

中国版本图书馆 CIP 数据核字（2015）第 184283 号

责任编辑：李　红
封面设计：偻　娄
责任印制：翟　苑
责任校对：叶水金

云南出版集团公司
云南科技出版社出版发行
（昆明市环城西路 609 号云南新闻出版大楼　邮政编码：650034）
昆明市五华区教育委员会印刷厂印刷　全国新华书店经销
开本：787mm×1092mm　1/16　印张：29　字数：680 千字
2015 年 7 月第 1 版　2016 年 5 月第 1 次印刷
定价：80.00 元

前　言

针通经络　灸调阴阳　药理脏腑　天人合一　度百岁乃去
——写在《实用中国针灸穴效及处方治疗学》出版发行之际

在博大精深的中国传统医学中，针灸医学独具特色，影响深远。由于其应用不受地域限制，也没有特殊的要求，因此你不仅能在皇家医圈里目睹它神奇的疗效，也能在硝烟弥漫的阿富汗战场上，在美军的战地诊所中看到它银光闪闪，解除病痛时的飒爽英姿。针灸医学以其独特的魅力征服了世界，逐渐成为中华文明、中国传统医药文化的重要象征。

在东学西渐的文化思想与技术传播中，针灸医学知识早已成为海外孔子学院的镇院之宝，成为专业及非专业人士最乐于学习和享用的传统文化知识和医疗技术大餐。

尽管针灸医学起源于中国，但由于各种原因，其近代普及和发展的历程却并不十分顺利，在某些方面海外有些学者的工作甚至做得比我们还好。为了更好地传承和探索针灸医学的巨大价值，弥补我们在某些方面的研究差距，我在云南中医学院讲授中国针灸处方学的过程中，组织了一批专家学者、研究生和本科生共同研究、探讨了针灸医学里的一些新进展与存在的问题，结合自己多年来的针灸教学与临床实践方面的经验，组织编写了这部既适用于教学又对研究与临床工作有颇多参考价值的针灸专著。

归纳起来，这部著作有以下几个特点：在针灸穴效学方面，我们借鉴了传统中药功效的表述方法，对各经穴的疗效进行了归纳总结，突出重点，使之便于记忆、方便应用。在针灸处方学方面，我们集思广益，收录了许多专家，包括我们自己宝贵的临床经验，力争做到对每一种疾病的治疗都提供双处方，让临床医生在多一个选择的同时，使学生也能因此而开阔眼界，启迪思想。在针药结合的思路与方法上，我们梳理并查阅了大量的古今文献，用生动的古代医案形象地阐述了针药结合的必要性和重要性。根据现代疾病谱的复杂性和病因病机，我们又针对重点疾病总结出了一系列针药结合的双处方和应用方法，希望以此引起临床医生的重视，进而改变我们一些学者单向思维的学习方式与习惯。为了让学术性较强的专著读起来更有趣味，写作团队中的研究生还为本书创作了多幅形象生动，活泼幽默的插图。为了教学的需要，我们还根据多年积累的教学经验和学生的实际需求，选编了一些重要的针灸歌赋作为附编，扩大了本书的适用范围。

其实，当代针灸的运用早已渗透到了医学的各个领域，甚至包括了心理调节和精神卫生的层面。科学研究早已发现人体基因的突变与机体内分泌及信号传导密切相关。针灸治疗、针灸保健在调节机体内分泌及影响信号传递方面发挥着重要作用，这也是针灸治疗屡获良效的基本原理之一。针灸的这种纠偏扶正作用与药物通过受体的调节作用在本质上完全不同，针灸的调节完全是一种激发内源活性物质的调节，是一种无副作用的外源性干预，不仅安全有效，而且没有毒副作用，这也应该是针灸医学能在全球迅速普及的重要原因之一。美国政府于2013年4月向全球公布了一项被认为可与人类基因组计划相媲美的重大生命科学研究计划"脑科学研究计划"。我们相信随着该项研究的展开与深入，也一定能为针灸医学的治疗及保健作用的机理等深层次的问题给出富有科学内涵的解答，近代中国学者发明的针刺麻醉其实就是针灸对脑神经具有调控作用的实证。另外，我们还根据相关医学研究的新进展，在引述相关报道原文的基础上，提出了与针灸治疗有关的学术假想，目的在于为针灸的治疗效果与现代医学研究的新发现之间架起一座关联与想象的桥梁，今天的假想有可能就被明天的科学研究所证实。

作为本书的前言，在停笔之前，我要感谢参与本书研究、写作的团队，正是得益于他们孜孜以求、勇于探索、勇于创新的科学精神和他们对中国传统医学的由衷热爱，才使我们克服了诸多困难，完成了这部专著；没有他们的贡献，也就不会有本书的诞生。我还要感谢云南中医学院针灸推拿康复学院对本人在针灸教学与研究方面的支持与鼓励，借此机会我还要感谢云南科技出版社，谢谢你们的支持与帮助。最后，我谨向多年来一直关心、鼓励和支持我的恩师，中国科学院院士孙汉董教授致以最诚挚的谢意，感谢其对发掘、传承和创新传统医药文化的一贯支持和帮助，同时谢谢对本书所做的精彩题词。

瑞士洛桑大学博士

日本北海道大学 名古屋大学博士后　　　**马伟光**

云南中医学院教授

写于中国云南省昆明市

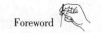

Foreword

Acupuncture can dredge the main and collateral channels; Moxibustion can adjust the yin and yang; medicine can treat the internal organs, leading people to live a harmonious and long life span.

——*Practical Chinese Acupuncture and Moxibustion Treatment Effects and Prescription Medicine.*

Acupuncture and Moxibustion treatment has long been a unique and influential practice in the extensive and profound practice of Traditional Chinese Medicine. It is not restrained by locality and special requirements. Its legendary treatment effects are not only found in the royal medical community but also in the devastated battlefields of Afghanistan. Its valiant look in relieving the Injuries of the soldiers with its stunning treatment power could be seen in the American field hospitals. Acupuncture and Moxibustion Medicine has conquered the world with its charms to become one of the most representative symbols of the Chinese civilization and Traditional Chinese Medicine. In light of western recognition and acceptance of oriental cultures, thoughts and technological achievements, the practice and knowledge of Acupuncture and Moxibustion has becomea key course taught in Confucius colleges across the world. Both professionals and non- professionals must be willing to learn and enjoy this traditional knowledge and medical technology, as it is part of the Chinese cultural legacy. Though Acupuncture and Moxibustion medicine originated in China, its popularization and development was not smooth in modern times due to a multitude of reasons.

In many aspects concerning Acupuncture and Moxibustion, scholars overseas have done much better than their Chinese counterparts. Bearing this in mind, the author, during his teaching of Chinese Acupuncture and Moxibustion Medicine at

Yunnan University of Traditional Chinese Medicine, organized a group of scholars, postgraduate, and undergraduate students to conduct in- depth research of new developments and existing problems in Acupuncture and Moxibustion practices. Based on experiences in teaching Acupuncture and Moxibustion, as well as years of clinical practice, the author compiled this specialized book on Acupuncture and Moxibustion, a book useful for teaching, research, and clinical practice. The characteristics of this book can be summarized as follows:

In describing acupoint effects, the methods of exploring the traditional Chinese medicine effects are adopted. The treatments effects of different acupoints are summarized with some emphasis on key acupoints; they are easy for practitioners to memorize andutilize. Regarding the aspect of Acupuncture and Moxibustion prescription medicine, extensive interviews and discussions have been conducted with various scholars. Valuable clinical practices, including our own, have been documented, hoping to provide at least two prescriptions for the treatment of each individual case. This not only offers an alternative for the clinical doctors, but also broadens the visions of students and helps tap their thoughts and potentials in relevant fields. On the principles and methods combining Acupuncture and medicine, extensive literature review has been done on ancient and modern literature. Vivid traditional pictures and patterns have been employed to elaborate the necessity and importance of combining Acupuncture and medicine. Considering the complexity, causes, and mechanism of modern diseases, we summarize a series of bi - prescriptions and application methods combining Acupuncture and medicine to deal with difficult miscellaneous diseases, hoping to draw the attention of clinical doctors and to change the one- dimensional thoughts and habits of some scholars in practice.

In order to let students study this academic book with more interest, the postgraduate students in the compiling team created vivid and humorous illustrations for this book. To cater for the needs in teaching, we have selected some key Acupuncture ballads and lyrics to be included in this book asan appendix, based on teaching experiences accumulated over the years and on the practical needs of students, which greatly broadens the scope and range of this book. In fact, modern

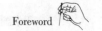

Acupuncture has long been widely employed in various fields of medicine, including psychological intervention and mental well- being programs. Research has found that human gene mutation has a close relationship with organic metabolism and signal transmission within the body. Acupuncture treatment and care can play an important role in readjusting organic metabolism and influence signal transmission.This is one of the fundamental principles of effectiveness in Acupuncture. The declination rectification function of Acupuncture is different, in essence, from the readjustment of receptors through medical intervention. The readjustment of the body through Acupuncture is an adjustment activating endogenous active peptides, which is an exogenous intervention method. It is not only safe and effective, but brings no toxic side effects. This is also one of the key reasons why Acupuncture is widely popularized and accepted in the world. In April 2013, the U.S. government made known to the world "The Brain Science Research Program", a key life science research program, which is comparable to the Human Gene Sequential Program. We believe, as this program moves forward, scientific answers will be found to explain the mechanism for Acupuncture treatment and effects. Acupuncture as a form of anesthesia invented by modern Chinese doctors is proof showing that acupuncture has an adjustment function on the brain's nervous system. In addition, based on new advancements in relevant fields and drawing references to original reports, we propose hypotheses on Acupuncture treatments, aiming to bridge the gap between Acupuncture treatment effects and modern medical research findings. Hypotheses today are likely to be proved by scientific research tomorrow. Before ending this Forward, I want to thank and acknowledge the team which participated in the research and writing of this book. It is because of their restless, explorative, innovative spirit, and their love of the traditional Chinese medicine that many difficulties and obstacles could be cleared before the completion of this book. This book could not have been finished without their contributions. Still I want to thank the encouragement and support from the Acupuncture and Massage Rehabilitation College of Yunnan University of Traditional Chinese Medicine for my teaching and research on Acupuncture. I also want to take this opportunity to thank Yunnan

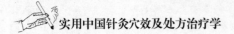

Science and Technology for its supporting finishing this book. Finally I want to express my wholehearted gratitude to Professor Sun HanDong, my academician in the Chinese Academy of Science, for his long-time support of exploration, passing of knowledge, innovation of traditional medical culture, and finally his unwavering dedication for this book.

Prof. Dr. Weiguang Ma

Doctor, University of Lausanne, Switzerland

Doctoral, University of Hokkaido, University of Nagoya, Japan

Professor, Yunnan University of Traditional Chinese Medicine

Kunming, Yunnan, China

目 录

下　篇

绪　论

第一节　经络概述

　　经络学说主要是研究人体经络系统的组织结构、循行分布、生理功能和病理变化及其与脏腑形体官窍等相互关系的学说。经络学说是中医学理论的重要组成部分，特别是和针灸的关系相当密切，它是在古代医家长期的临床实践与积累中形成和发展的。经络学是中医基础理论的重要组成部分，同针灸的关系最为密切。它主要以腧穴的临床运用为依据，阐述人体各部之间的联系通路。即体表之间、内脏之间以及体表与内脏之间，由经络系统的联系而构成一个有机的整体。

　　经络是经脉和络脉的合称，它的主要功能是运行全身气血，联系脏腑肢节，沟通上下内外，从而将人体各个部分连接成一个有机的整体。经，原意是"纵丝"，有路径的含义，就是直行主线的意思，是经络系统的主干部分，深而在里，沟通内外上下；络，即联络、网络，是经脉别出的分支网络，浅而在表，纵横遍布全身。正如《灵枢·脉度》记载："经脉在里，支而横者为络，络之别者为孙。"

　　经络并非血管。经络虽然像一个管道系统那样输送及传递气血，但它并不是一个血管系统，亦没有实质的管道结构。历年来，学者们已进行了许多关于经络的研究工作，并提出了不同的生理学假设如神经反射模型等，但目前的研究仍未能确切地以解剖观点去完全描述经络系统。

　　经脉内连脏腑，外络于肢节，将人体内外联系成一个有机的整体。经络运行气血，调和阴阳，使机体的各种功能活动保持相对平衡。《灵枢·本藏》说"经脉者，所以行血气而营阴阳，濡筋骨，利关节者也"。

　　经络理论不仅是临床辨证的基础，而且是临床选穴、针刺补泻的关键。《灵枢·经脉》中记载："经脉者，所以能决生死，处百病，调虚实，不可不通"，这说明了经络系统在生理、病理、诊断、治疗和预防疾病等方面的重要性。

一、经络学说的形成

　　经络学说是我国古代人民通过长期的生活和医疗实践，不断地积累而形成的，总结于《黄帝内经》一书中。通过各种史料和医书的记载，经络学说的形成可从以下几个方面去认识。

（一）针刺感应传导

　　针刺能引起酸、麻、重、胀等感觉，并能沿着某一路线传导，这一现象称为"针刺感应"。正如《灵枢》中所说"中穴，则针如人游走于巷"。而用艾条灸，借助其温热的刺激也可发现在经脉循行路线上会产生一种温热效应。通过古代医家的长期观察，不断总结规律，从这些复杂的变化中发现了经络的循行路线和交接是有规律的。

（二）腧穴治疗效应的总结

在长期的临床针灸实践中，人们发现，腧穴在人体上分布与经络有密切联系。例如分布在上肢外侧前缘的腧穴大多可以治疗头面五官的疾病；而分布在上肢内侧前缘的腧穴则大多可治疗肺部、咽喉等方面的疾病。历代医家总结出了十四经脉各自所有的腧穴数量如下：手阳明大肠：20 穴，手太阴肺：11 穴；手太阳小肠：19 穴，手少阴心：9 穴；手少阳三焦：23 穴，手厥阴心包：9 穴；足阳明胃：45 穴，足太阴脾：21 穴；足太阳膀胱：67 穴，足少阴肾：27 穴；足少阳胆：44 穴，足厥阴肝：14 穴；督脉：28 穴，任脉：24 穴。十四经共有 361 个穴位。概括分析这些穴位，逐渐形成了经络循行的路线。

（三）体表病理现象分析

临床上发现，一些连成线条状的结节、皮疹和斑点与相应的脏腑有联系，同时一些病理变化也和这些脏腑相关。因此，不断地观察分析这些病理现象也是经络发现的一种方法。

（四）临床经验的总结

长期大量的临床实践证明，某脏腑发生疾病后，会在人体某一线路上出现异常反应。选取这一路线上的刺激点进行刺激，往往能有效地治疗这些病痛，不断地分析和总结这些治疗经验是认识经络的重要途径。

（五）解剖和生理的启迪

古代医家的解剖实践发现，在人体内的某一个范围，某一个位置脏器的形状和生理功能都各不相同，并发现许多管状或线状的组织结构连于四肢，而且还有血液在脉管中流动。这对古代医家发现经络是一个很好的启迪。

以上几种不同的方式都说明了经络可以通过不同的途径证实其存在。通过一种方法使人们想到了另一种方法，而后者又对前者进行了完善与补充。

二、经络系统的组成

经络系统由经脉和络脉组成，经脉包括十二经脉、奇经八脉、十二经别、十二经筋、十二皮部；络脉，包括十五络脉（从十二经脉分出的十二络脉、任脉、督脉和脾之大络）、浮络、孙络。

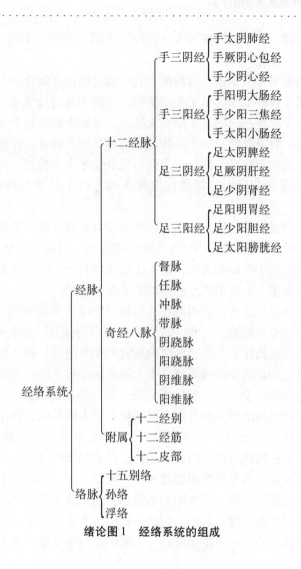

绪论图1　经络系统的组成

第二节　经络系统

一、十二经脉

十二经脉由手三阴经（肺、心包、心）、手三阳经（大肠、三焦、小肠）、足三阴经（脾、肝、肾）、足三阳经（胃、胆、膀胱）组成，是经络系统的主要组成部分，称为十二正经。十二经脉中每一条经脉的名称，都由三部分组成，是依据手足、阴阳、脏腑来命名的。

十二经脉与脏腑的关联是：凡阳经都是"属"于腑而"络"到脏，凡阴经都是"属"于脏而"络"到腑，阳主"表"而阴主"里"，由此建立起表里关系的概念；同时与五行相配，完成生克制化的关系。

阴经属脏，分布于四肢内侧，手三阴循行于上肢内侧，足三阴循行于下肢内侧；阳经属腑，分布于四肢外侧，手三阳循行于上肢外侧，足三阳循行于下肢外侧。四肢内外侧又分为前缘、中间、后缘三部分，分别对应三阴经（太阴、厥阴、少阴）和三阳经（阳明、少阳、太阳）。

十二经脉对称的分布于人体的左右两侧，其中四肢的内外侧分别为三阴经和三阳经的循行。在上肢部，循于内侧前缘的是手太阴肺经，内侧中间的是手厥阴心包经，内侧后缘的是手少阴心经；循于外侧前缘的是手阳明大肠经，外侧中间的是手少阳三焦经，外侧后缘的是手太阳小肠经。在下肢部，循于外侧前缘的是足阳明胃经，外侧中间的是足少阳胆经，外侧后缘的是足太阳膀胱经。循行于内侧前缘的是足太阴脾经，内侧中间的是足厥阴肝经，内侧后缘的是足少阴肾经，只是在内踝上八寸以下肝经与脾经的循行路线互换位置。

在十二经脉中，阴经属脏与腑相联系；阳经属腑与脏相联系，形成脏腑阴阳表里相合的关系。具体如下：手太阴肺经和手阳明大肠经相表里，足阳明胃经和足太阴脾经相表里，手少阴心经和手太阳小肠经相表里，足太阳膀胱经和足少阴肾经相表里，手厥阴心包经和手少阳三焦经相表里，足少阳胆经和足厥阴肝经相表里。

经脉的表里关系不仅可以通过阴阳的相互衔接、脏腑的互相属络，而且还可通过经别和络脉之间的表里关系相互沟通。因此，六对表里相合的经脉，在生理功能上相互配合，在病理上可相互影响，在治疗上，表里两经的腧穴可交叉使用，相互配合应用。

十二经脉也有自己的走向和交接规律。十二经脉的循行走向：手阴脏手阳手头、足阴足腹阳头足。手三阴从胸走手，手三阳从手走头，足三阴从足走腹（胸），足三阳从头走足。首先，相表里的阴经和阳经在四肢部末端衔接：手太阴肺经在食指与手阳明大肠经交接；手少阴心经在小指与手太阳小肠经连接；手厥阴心包经在无名指与手少阳三焦经衔接；足阳明胃经在足大趾内侧与足太阴脾经相接；足太阳膀胱经在足小趾与足少阴肾经相接；足少阳胆经在足大趾外侧与足厥阴肝经相接。第二，同名阳经在头面部衔接：手阳明大肠经和足阳明胃经在鼻旁连接；手太阳小肠经与足太阳膀胱经在目内眦交接；手少阳三焦经和足少阳胆经在目外眦衔接。第三，阴经与阴经（手足三阴经）在胸部衔接：足太阴脾经与手少阴心经交接于心中；足少阴肾经与手厥阴心包经交接于胸中；足厥阴肝经与手太阴肺经交接于肺中。

十二经脉的流注次序是固定的，以运行气血滋养脏腑组织，四肢百骸，肌肉骨节。十二经脉的流注，遍布全身上下内外，周流不息，循环无端。

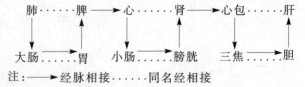

绪论图2　十二经脉的流注次序

由于经脉的循行，有曲、折、出、入等变化，便有交会的现象，交会之处往往会在一定的穴位上，这种穴位，便称为"会穴"，会穴有101个，在会穴上针灸治疗，可以兼治数经的病。在经脉内的走向，并不是完全挺直而各不相干的，而是曲折交错十分复杂的。因为这一特点，所以往往几条经脉可以交会在一个穴位上，形成交叉或贯过的情况，这就是所以有"会穴"的由来。全身交会腧穴的数目，据我们的统计，共有101个。这些穴位，由于有数经交过，所以往往可以兼治数经的疾病，在临床上的意义也特别重大。

会穴虽然全身均有，但是以头面躯干部为最多，这大概和头面躯干部经脉较多、循行较复杂有关。在十四经中,手足三阳和督脉有共同的交会穴(大椎穴);足三阴和任脉也有共同的交会穴(中极、关元);这样就形成了两侧经脉左右交会,互通经气的情况,进一步健全了机体左右的联系和统一性。刺法中的巨刺,就是基于这种原理产生的。比较特殊的是:手三阴经,只有他经交会至本经的腧穴,而本经并不曲折交会至他经;但是手足两太阴、两少阴、两厥阴经仍是相互通连的。兹将手足阴阳同名经脉连接的情况,列绪论表1如下:

绪论表1　　　　　　　　　　　　手足阴阳同名经脉交会表

手经	交会处(或穴)	足经
手太阴	中府穴	足太阴
手少阴	心中	足少阴
手厥阴	天池穴	足厥阴
手太阳	睛明穴	足太阳
手少阳	瞳子髎穴	足少阳
手阳明	迎香穴	足阳明

理解了手足阴阳同名经脉相接的情况后,则对《素问·诊要经终论》所记载的:十二经脉之气终绝时,手足同名经症状会同时并现的理由也可以知道了。

二、奇经八脉

奇经八脉,包括督脉、任脉、冲脉、带脉、阳跷脉和阴跷脉、阳维脉和阴维脉。它们与十二正经不同,既不直属脏腑,又无表里配合关系。

任、督、冲三脉皆起于胞中,同出会阴而异行,称为"一源三歧"。督脉行于后正中线,止于头面部;任脉行于前正中线,止于下颌。冲脉起于胞中,下出于会阴,并在此分为上行支和下行支两部分。上行支:前行者,过气冲穴,沿腹前壁挟脐上行,与足少阴经相并,散布于胸中,再向上至咽喉,环绕口唇;后行者上入脊柱内。下行支:出会阴下行,沿股内侧下行至大趾间。

带脉,起于季胁,横斜地行于腰腹,绕身一周,状如束带。阴维脉起于小腿内侧、沿下肢内侧上行,上行至咽喉与任脉相会。阳维脉起于外踝下,沿下肢外侧上行,到项背与督脉相会。

阴跷脉起于内踝下,行于下肢内侧,沿着足少阴肾经上行至目内眦,接阳跷脉;阳跷脉起于外踝下,行于下肢外侧,沿着足太阳膀胱经至目外眦和阴跷脉相会,再上行与足少阳胆经会于项后。

奇经八脉纵横交叉于十二经脉之间,主要具有两个方面的作用。首先,密切联系十二正经。也就是说,奇经八脉和十二经脉之间可相互补充协调,加强和十二经脉之气血和阴阳之间的关系。督脉总督一身之阳脉,故称"阳脉之海",有调节阳经气血的功能。任脉总调一身之阴脉,故称"阴脉之海",有调节阴经气血的功能。冲脉和任督二脉、足阳明胃经、足少阴肾经关系密切,称为"十二经脉之海"或"血海",有调节十二经气血的功能。带脉,围腰一周,状如束带,主约束诸脉,使诸脉之脉气不下陷。阴维脉和阳维脉具有维系、联络全身阳经或阴经的作用。阴跷脉和阳跷脉主肢节运动和司眼睑开阖。其次，奇经八脉可储藏、补充和调节十二经气血。当十二经脉和脏腑气血不足时，奇经八脉所藏之血可补充身体之所需。冲、带、阴跷、阳跷、阴维、阳维六脉的穴位均寄会于十二经和任、督脉中，而任、督脉各有本经所属穴位，故与十二经脉相提并论，合称为"十四经"。十四经有自己的循行路线、病理表现和腧穴。它们共同组成了经络系统的主要部分，是针灸和中药处方治疗的基础。

奇经八脉的生理特点主要是：对整个经络系统有组合和统率作用以及对经络气血起着渗灌和溢蓄的调节作用。其病理特点是：对其所统辖的几条经脉病证起综合作用，如阴维脉联系足少阴、足太阴、足厥阴，并和任脉相通，和足阳明经相合，所以其病候皆和这几条经脉及所属内脏的病候有关。

三、十五络脉

十五络脉包括十二经脉在四肢部各分出一络，再加躯干前的任脉络、躯干后的督脉络及躯干侧的脾之大络，共十五条，称"十五络脉"。

十二络脉在四肢部肘膝关节以下，从相应络穴分出后均走向相应表里经，任脉络从鸠尾穴分出，散布于腹部；督脉络从长强穴分出，散布于头上，别走于足太阳膀胱经。脾之大络从大包穴处分出，散布于胸胁部。任脉络连接腹部经气，督脉络连接背部经气，脾之大络连接胸和季胁。浮络和孙络网络全身，运行气血，滋养整个机体脏腑组织。十二络脉，主要是加强了和十二经脉中相表里两经之间的相互联系。

十五络脉主要分布于体表，并且联络表里之经，故其生理功能主要是加强表里经的外行经的联络，对人体阴阳平衡的调节意义重大。如任脉有统属腹部诸阴经的作用，督脉有统属背部诸阳经的作用，脾之大络统属人体全部血络。

络脉较为表浅，通过对络脉的诊察有助于对疾病的诊断。《灵枢·经脉》"凡诊络脉，脉色青则寒且痛，赤则有热"，《素问·经脉色诊论》"寒多则凝泣，凝泣则青黑；热多则卓泽，卓泽则黄赤"。

四、十二经别

十二经别，从十二经脉分出，深入躯体深部。十二经别大都从四肢部别出，走入体腔脏腑深部。所谓"经别"，是由十二经别出的另一系统。它是包括在十二经脉范围以内的经脉，所以也可以说就是"别行的正经"。十二经脉在体表有十五络为之沟通，并且表里两经各在肢端相接，还有无数络脉为之渗濡灌注，以弥补正经循环的不足；因此在体内也有十二经别相应地来负担这种工作。阳经经别合入于本经经脉，阴经经别合入于相表里的阳经经脉，因此十二经别按阴阳表里关系组成六对，称为"六合"。足太阳经别和足少阴经别（一合），别腘中，入膀胱和肾，出于项，合于足太阳膀胱经；足少阳经别和足厥阴经别（二合），别于下肢，入毛际，属胆，上肝，系目系，合于足少阳胆经；足阳明经别和足太阴经别（三合），别于股，归属于脾胃，上达于鼻，合入于足阳明胃经；手太阳经别和手少阴经别（四合），别于腋窝，入小肠和心，上达于目内眦，合于手太阳小肠经；手少阳经别和手厥阴经别（五合），别于各自所主经脉，进入胸腹，联系上、中、下三焦，出于耳后，合入于手少阳三焦经；手阳明经别和手太阴经别（六合），别于各自所主经脉，进入大肠，归属于肺，上达于锁骨上窝，合于手阳明大肠经。

十二经别通过离、合、出、入的分布，沟通了表里两经，加强了经脉与脏腑，头面部的联系，扩大了经脉的循行联系和经穴的主治范围。

五、十二经筋

十二经筋是十二经脉之气会聚于肌肉、筋骨、关节之所在，也是十二经脉的连属部分。经筋的分布与十二经脉在体表循行部位基本一致，源于四肢末端，走向头身躯干，循行于人体的表面浅部，但多结聚于关节和骨骼附近。十二经脉是指十二经脉所属的筋肉系统，它说明了经筋的起、循、结的分布和联系情况。足三阳经筋起于足趾部，沿着大腿外侧上行，会聚于面部；足三阴经筋也起于足趾部，沿着大腿内侧上行，结于会阴或腹部；手三阳经筋起于手指，沿着手臂外侧上行，结于额角部；手三阴经筋也起于手指，沿着手臂内侧上行，结于胸部。在《素问》中就说："宗筋主束骨而利机关也"。

六、十二皮部

十二皮部是十二经脉功能活动于体表的反应部位，也是经脉气血散布之所在，还是体表的皮肤按经络分布的部位分区。在《素问》中说："皮者，脉之部也"，"欲知皮部，以经脉为纪"。由于皮部位于人体最外层，所以是机体的卫外屏障，并说明外邪由浅入深的道理。

第三节　　经络的功能和临床应用

一、经络的生理功能

经络系统通过奇经八脉和十二正经、十二经筋、十二皮部相接，并且和五脏六腑，形体官窍、四肢百骸相互联系。因此，经络使全身上下内，机体的各个组织外维持在一个相对的平衡之中。在《灵枢》上就记载"夫十二经脉者，内属于腑脏，外络于肢节"。

经络在生理上有两点作用：一是联系和调节作用。经络是人体最庞大的系统，《灵枢·海论》"内属于脏腑，外络于肢节"，人体之所以是一个完整的机体，就是通过经络的联系和调节作用而实现的。二是濡养和温煦的作用，经络是气血津液运行的通道，人体各个组织器官功能的发挥都有赖经络为其运送营养物质，《灵枢·本脏》"经脉者，所以行血气而营阴阳，濡筋骨，利关节也"。

《灵枢·营卫生会》："人受气于谷，谷入于胃，以传于肺，五脏六腑皆以受气，其清者为营，浊者为卫，营在脉中，卫在脉外，营周不休"说明营卫为水谷之精所化，并由经络将其输送全身。由于营卫之气在属性上有柔和与剽悍滑利的不同，而经络又有阴阳之别，故《灵枢·营卫生会》又指出"太阴主内，太阳主外"，即营气自手太阴肺经而起，循经次第而终于手太阴肺经；卫气起自足太阳膀胱经而循脉外行，终于足太阳膀胱经。

虽经云："营在脉中，卫在脉外"，然《灵枢·经脉》中已明确指出："卫气先充络脉"，《灵枢·胀论》中亦说，卫气"常然并脉"，可见，脉中并非无卫气，只是卫气滑利弥散，透达力强，故常可循行脉外。总之，经脉是营卫之气运行的通道，营卫之气只有通过经脉才能分散周身。

二、经络的临床应用

（一）解释病理变化

从病理上说，经络也有两点作用，一是病邪传变途径。《素问·缪刺论》在论述外感病的传变时指出："邪之客于形也，必先舍于皮毛"，然后病邪进一步深入，由孙脉至络脉再至经脉，由经脉最后至脏腑。内伤疾病的传变也与经络有关，如足厥阴肝经，有其支者，从肝别贯膈，上注于肺，故肝火过旺，其火邪可以通过这一分支而上灼于肺，出现干咳少痰或痰中带血等"木火刑金"的症状。二是能够反映人体内在脏腑的病变。脏腑有病，其所属及相关经络的经气运行势必出现紊乱，在其相应的体表循行区域，常可出现一些异常反应，如内在脏腑的虚实寒热病变可通过寸口脉反映出来（关于寸口分候脏脉的根据，《脉诊》一书强调根据气为阳，血为阴的原则而定。认为右手偏于气旺，左手偏于血旺。肺主气，气旺于右，气为肺所统，故以右寸配肺。心主血，血旺于左，血为心所主，故以左寸候心。脾居中州，体偏左而气行于右，故以脾候于右关。肝藏血，其体虽右而气化作用实行于左，故于肝候于左关。肾在腰旁，位居最下，故亦候于尺），不同脏腑病变会在不同体表部位出现压痛或皮表色变等。还有临床上常有胃病患者有足三里压痛，肝火上炎见目赤肿痛等，都证实经络在病理学和诊断学上的重要作用。

在病理条件下，机体正气不足，外邪入侵，经络受邪，并沿着其路线传导变化。外邪入侵，通过经络由外向内，逐渐深入，在早期可出现发热，恶寒，头痛，或全身痛等。而"肺主皮毛"，故肺也会先受邪，出现咳嗽、哮喘、胸满胸痛。《素问·缪刺论》说"夫邪之客于形也，必先舍于皮毛，留而不去，入舍于孙脉，留而不去，入舍于络脉，留而不去，人舍于经脉，内连五脏，散于肠胃。"另外，疾病也可经经脉（络脉不能深入脏腑）传导，深入脏腑组织和形体官窍。例如，心热下移小肠，肝病犯胃，胃病及脾，这些疾病都可通过经络传于脏腑。肝病引起胁痛，肾病引起腰痛，心火亢盛引起舌赤糜烂，胃火炽盛侧牙龈肿痛，这些脏腑的临床表现都可通过经络表现于体表的某些部位。

（二）指导经络辨证

在临床上，经络循行路线上的症状，可以反映相关脏腑经脉的病变。如头痛与经脉循行的联系：前额头痛提示阳明经受邪；两侧头痛提示少阳经受邪；后头痛连及项部提示太阳经受邪；巅顶痛，提示足厥阴肝经受邪，如季胁或下腹痛提示可能为肝经病变。在诊察某些疾病的过程中，常可发现在经络循行路线上或在经气聚集的某些穴位上有皮肤形态、色泽的变化或有明显的结节、条索状物等阳性反应物，或以皮肤温度、皮肤电阻、红外热象等现象作观察，这些都有助于对疾病的诊断。

（三）指导针灸治疗

针灸治疗是通过针刺和艾灸某些穴位，调理全身脏腑气血的功能活动来治疗疾病的，其治法强调调"气"。穴位的选取，首先必须按经络学说来进行辨证，断定疾病属于何经后，再根据经络的循行分布路线和联系范围来选定。循经取穴在临床上应用极为广泛，如胃痛，可循足阳明胃经取足三里、梁丘等穴；胁痛可循足少阳胆经取阳陵泉及肝经的太冲等穴治疗。《四总穴歌》中记载："肚腹三里留，腰背委中求，头项寻列缺，面口合谷收"。

　　另外，通过十二皮部和十二经脉之间的关系，还可通过用针刺破皮肤血络而放血，从而治疗脏腑和经络有关的疾病。如刺太阳放血可治疗目赤肿痛，少商放血可治疗咽痛，委中放血可治疗急性腰扭伤。而且，经筋的病变可出现痉挛、强直或惊风，治疗应选择某些局部的穴位，如以痛为腧，即"阿是穴"。

　　经络不仅在人体生理功能的调控上具有重要作用，而且是临床上说明人体病理变化，指导辨证归经和针灸治疗的重要理论依据，故《灵枢·经脉》指出："经脉者，所以决死生，处百病，调虚实，不可不通"。

（四）中药及穴位治疗方面的应用

　　经络系统的知识及其与脏腑的关系对指导中药及穴位治疗起着非常重要的作用。中医学治疗的基本原则是调和身体内的阴阳，以及恢复体内气血的流通。通过刺灸穴位，经气可得以疏通，人体脏腑气血的功能可得到调节及恢复，以改善身体不平衡的状态，从而达到治病的效果。

　　经络的辨证及归经对中药及穴位治疗非常重要。从中药治疗的角度看，药物对脏腑经络有特定的选择性，透过分经用药，我们可针对患者失调的脏腑及经络而选取药物，有些药更可用作引经药，即将药性及药力引进特定脏腑及经络，从而加强疗效。

　　综上所述，经络系统是中医学中的一个重要的组成部分，透过其在中药及针灸方面的应用，经络系统为防治疾病和保持健康发挥了重要作用。

第一章　手太阴肺经

【经脉循行】循行示意如下：起于中焦→络大肠→属肺→出腋下→行臑、肘、臂内侧前→入寸口→循鱼际→出大指端。

分支：从腕后→次指内侧端（交于手阳明）。

即：手太阴肺经：①起始于中焦胃部，向下络于大肠，回过来沿着胃上口；②穿过膈肌，属于肺脏；③从肺系——气管、喉咙部横出腋下（中府、云门）；④下循上臂内侧，走手少阴、手阙阴经之前（天府、侠白）；⑤下向肘中（尺泽），沿前臂内侧桡骨边缘（孔最）；⑥进入寸口—桡动脉搏动处（经渠、太渊），上向大鱼际部，沿边际（鱼际），出大指的末端（少商）。

它的支脉：⑦从腕后（列缺）走向食指内（桡）侧，出其末端，接手阳明大肠经（图1-1）。

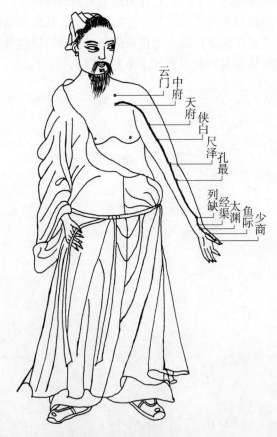

中府（LU1），云门（LU2），天府（LU3），侠白（LU4），尺泽（LU5），孔最（LU6），列缺（LU7），经渠（LU8），太渊（LU9），鱼际（LU10），少商（LU11）。

图1-1　手太阴肺经

【主治概要】是动则病，有：肺胀满而膨膨然喘、咳、缺盆中痛等；严重的可以有两臂交叉而目下垂，神疲乏力的现象，此为"臂厥"。

是主肺所生病，有：咳，上气而喘，以及口渴，心烦、胸中闷满等；自觉从腋下到肘部的上臂内侧缘有剧痛，手掌心发热等症。

如果患者的真气盛而有余，则有肩背痛，伤风，自汗出，小便数而少等症。

如果真气虚，那么同样有肩背痛，但患者有怕寒冷，自觉呼吸气短的症状，小便的颜色变成黄赤。

该经发生病变，主要表现为胸部满闷，咳嗽，气喘，锁骨上窝痛，心胸烦满，小便频数，肩背、上肢前边外侧发冷，麻木酸痛等症。本经腧穴均有宣肺解表，止咳平喘之功，主要治疗肺、喉及胸部和经脉循行部位的有关病症。如咳嗽，气上逆而不平，喘息气粗，心烦不安，胸部满闷，上臂、前臂的内侧前边（经脉所过处）疼痛或厥冷，或掌心发热。其中，治咳喘常用中府、太渊、鱼际；治咳血常用太渊、孔最；治咽喉痛常用少商、鱼际；治热病常用尺泽；治头项痛常用列缺。

【注意事项】刺灸中府、云门不可垂直或向内斜刺、深刺，以免损伤肺脏造成气胸；尺泽、经渠、太渊针刺时应注意避开血管，不宜直接灸。

【经穴歌】

> 手太阴肺十一穴，中府云门天府决，侠白尺泽孔最存，
> 列缺经渠太渊涉，鱼际拇指白肉际，少商甲角如韭叶。

一、中府

【取穴】正坐或仰卧。位于胸前壁外上方，云门下一寸，平第一肋间隙，前正中线旁开 6 寸处。

【解剖】在胸大肌和胸小肌处，浅层分布有锁骨上中间神经、第一肋间神经外侧皮支，头静脉等。深层有胸，肩峰的动、静脉和胸内外侧神经。

【穴效】宣肺止咳，宽胸理气，养阴清热，泻胸膈诸热。

【主治】咳嗽气喘，胸满胸痛，肩背痛。

【常用配伍】配膻中、内关、风门、肺腧、天突、尺泽、太渊可疏风散寒，化痰平喘，治哮喘、胸痛。

配肺腧、列缺、孔最可宣肺止咳，治疗外感咳嗽。

【刺灸法】向外斜刺或平刺 0.5 ~ 0.8 寸，灸 3 ~ 5 壮。不可垂直或向内斜刺、深刺，以免损伤肺脏造成气胸。

【附注】肺的募穴。

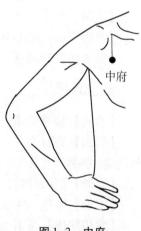

图 1-2 中府

二、云门

【取穴】正坐或仰卧。位于胸前壁外上方，肩胛骨喙突上方，前正中线旁开 6 寸，当锁骨外端下缘凹陷中。

【解剖】在胸肌三角之外侧；有头静脉、胸肩峰动、静脉，内下方有腋动脉；有锁骨上神经中后支、胸前神经分支、臂丛外侧束。

【穴效】调理气机，清热宣肺，降气除满，疏利关节。

【主治】咳嗽气喘，胸痛，肩背痛。

【常用配伍】配肩髃、肩髎，具有舒经通络，祛风湿之功，治疗肩痛不举。

【刺灸法】向外斜刺或平刺 0.5～0.8 寸，灸 3～5 壮。不可垂直或向内斜刺、深刺，以免损伤肺脏造成气胸。

三、天府

【取穴】伸臂仰掌。位于上臂前外侧，腋前皱襞上端水平线下 3 寸，肱二头肌桡侧缘沟处。

【解剖】在肱二头肌外侧；有头静脉及肱动、静脉分支；有臂外侧皮神经及肌皮神经。

【穴效】宣通肺气，清热凉血，舒经通络。

【主治】气喘，鼻衄，瘿气，上臂内侧痛。

【常用配伍】配合谷、支沟可清热凉血止血，治鼻衄。

【刺灸法】直刺 0.5～1 寸，灸 3～5 壮。

四、侠白

【取穴】伸臂仰掌。位于上臂前外侧，天府穴下 1 寸，肘横纹上 5 寸，肱二头肌桡侧缘沟处。

【解剖】在肱二头肌外侧；有头静脉及肱动、静脉分支；有臂外侧皮神经及肌皮神经。

【穴效】宣肺气，除烦满，通经络。

【主治】咳嗽气短，干呕烦满，上臂内侧痛。

【常用配伍】配膻中、内关可宽胸理气止痛，治胸闷气短、胸痛。

【刺灸法】直刺 0.5～1 寸，灸 3～5 壮。

五、尺泽

【取穴】仰掌微曲肘。位于肘横纹上，肱二头肌的桡侧缘凹陷处。

【解剖】在肘关节，当肱二头肌腱之外方，肱桡肌起始部；有桡侧动、静脉分支及头静脉；有前臂外侧皮神经，直下为桡神经。

【穴效】清泻肺热，止咳平喘，降气和中。

【主治】咳喘，咽喉肿痛，小儿惊风，乳痈，肘臂挛痛。

【常用配伍】配肺腧、列缺、天突、膻中、丰隆可清肺化痰，降气平喘，治哮喘。

配合谷、少商、列缺可清热利咽、消肿止痛，治咽喉肿痛。

配委中可调理肠胃、和气降逆，治急性腹痛，吐泻。

【刺灸法】直刺 0.8～1.2 寸，或点刺出血，灸 3～5 壮。

【附注】手太阴经所入为"合"。

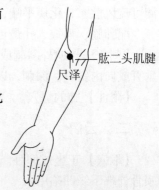

肱二头肌腱

尺泽

图 1-3 尺泽

六、孔最

【取穴】伸臂仰掌。在前臂掌面桡侧，在尺泽穴与太渊穴的连线上，腕掌横纹上7寸处。

【解剖】在肱桡肌，在旋前圆肌上端之外缘，桡侧腕长、短伸肌的内缘；有桡动、静脉及头静脉；有前臂外侧皮神经、桡神经浅支。

【穴效】清热解表，润肺止咳，凉血止血。

【主治】咽喉肿痛，咳嗽，咯血，失音，肘臂冷痛，痔疾。

【常用配伍】配曲泽、肺腧可凉血止血，治咯血。

配大椎、肺腧、合谷可解表清热，治外感热病。

【刺灸法】直刺0.5~1寸，灸3~5壮。

【附注】手太阴经郄穴。

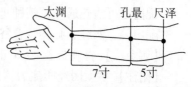

图1-4 太渊、孔最、尺泽

七、列缺

【取穴】伸臂仰掌。前臂桡侧缘，在桡骨茎突上方，腕横纹上1.5寸，当肱桡肌与拇长展肌腱之间。

【解剖】在肱桡肌腱与拇长展肌腱之间，桡侧腕长伸肌腱的内缘；有桡动、静脉分支及头静脉；有前臂外侧皮神经和桡神经浅支的混合支。

【穴效】疏风解表，宣肺平喘，宽胸利咽，通调任脉。

【主治】头痛，项强，喘咳，咽喉肿痛，齿痛。

【常用配伍】配后溪可舒经通络，治头项强痛。

配照海可清热利咽，消肿止痛，治咽喉肿痛，咽干。

【刺灸法】向上斜刺0.3~0.5寸，灸3~5壮，避免刺伤桡动脉。

【附注】手太阴经络穴，八脉交会穴之一，通于任脉。

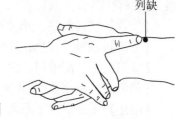

图1-5 列缺

八、经渠

【取穴】伸臂仰掌。在前臂掌面桡侧，桡骨茎突内侧，腕掌横纹上1寸，桡动脉桡侧凹陷中。

【解剖】桡侧腕屈肌腱的外侧，有旋前方肌；有桡动、静脉外侧处；有前臂外侧皮神经和桡神经浅支的混合支。

【穴效】宣肺清热，止咳平喘。

【主治】咳逆上气，咽喉肿痛，热病无汗，手腕痛。

【常用配伍】配丘墟可理气宽胸，治胸背痛。

配大椎、风池可祛风解表，治热病无汗。

配大杼、肺腧、天突、尺泽、外关、三阴交可宣肺清热，止咳平喘，治咳嗽。

【刺灸法】直刺0.3~0.5寸，禁灸，避免刺伤血管。

【附注】手太阴经所行为"经"。

九、太渊

【取穴】伸臂仰掌。在腕掌横纹桡侧端，桡动脉搏动处。

【解剖】桡侧腕屈肌腱的外侧，拇展长肌腱内侧；有桡动、静脉外侧处；有前臂外侧皮神经和桡神经浅支的混合支。

【穴效】清肺理气，祛风化痰，通脉舒经。

【主治】咳喘，咳血，咽痛，手腕痛，齿痛，无脉症，乳痈。

【常用配伍】配人迎、尺泽、内关可疏通经脉，治无脉症。

配内庭可清热通经，消肿止痛，治乳房胀痛。

配内关、四缝、肺俞、合谷可益肺理气，止咳平喘，治百日咳。

【刺灸法】直刺 0.3~0.5 寸，灸 1~3 壮。

【附注】手太阴经所注为"输"，肺经原穴；脉会太渊。

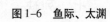

图 1-6　鱼际、太渊

十、鱼际

【取穴】侧腕掌心相对。位于手指大鱼际部，在手拇指本节后凹陷处，约当第一掌骨中点的桡侧，赤白肉际处。

【解剖】有拇短展肌和拇指对掌肌；有拇指静脉回流支；有前臂外侧皮神经和桡神经浅支的混合支。

【穴效】宣肺清热，开窍利咽。

【主治】咳嗽，身热，喉痹，咽干，失音。

【常用配伍】配液门、少商可养阴润肺、清热利咽，治喉痹。

【刺灸法】直刺 0.5~0.8 寸，灸 3 壮。

【附注】手太阴经所溜为"荥"。

十一、少商

【取穴】拇指向上。在拇指末节桡侧，指甲角旁 0.1 寸。

【解剖】有指掌固有动、静脉所形成的动、静脉网；有前臂外侧皮神经和桡神经浅支的混合支，正中神经的掌侧固有神经的末梢神经网。

【穴效】醒神开窍，泄热利咽。

【主治】中风昏迷，喉痹，鼻衄，癫狂，手指挛痛。

【常用配伍】配商阳可清热利咽，治咽喉肿痛。

配太冲、涌泉可醒神开窍，治中风昏迷，晕厥。

【刺灸法】浅刺 0.1~0.2 寸，或点刺出血，灸 1~3 壮。

【附注】手太阴经所出为"井"。

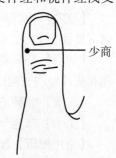

图 1-7　少商

第二章 手阳明大肠经

【经络循行】循行示意如下：起于次指端→合谷→臂、肘、臑外前侧→肩前→柱骨→下入缺盆→络肺→属大肠。

分支：从缺盆→上颈→入下齿→出挟口→交人中→上挟鼻孔（交于足阳明）。

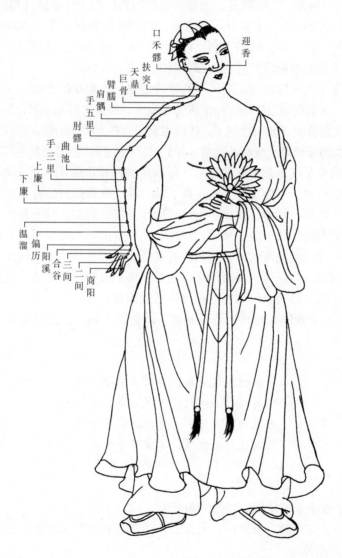

商阳（LI1），二间（LI2），三间（LI3），合谷（LI4），阳溪（LI5），偏历（LI6），温溜（LI7），下廉（LI8），上廉（LI9），手三里（LI10），曲池（LI11），肘髎（LI12），手五里（LI13），臂臑（LI14），肩髃（LI15），巨骨（LI16），天鼎（LI17），扶突（LI18），口禾髎（LI19），迎香（LI20）。

图 2-1 手阳明大肠经

即：手阳明大肠经：①食指末端起始（商阳），沿食指桡侧缘（二间、三间，）出第一、二掌骨（合谷）；②进入两筋（拇长伸肌腱和拇短伸肌腱）之间（阳溪），沿前臂桡侧（偏历、温溜、下廉、上廉、手三里）；③进入肘外侧（曲池、肘髎），经上臂外侧前边（手五里、臂臑）；④上肩，出肩峰部前边（肩髃、肘髎），经上臂外侧前边（肩髃、巨骨，会秉风），向上交会颈部（会大椎）；⑤下入缺盆（锁骨上窝）；⑥络于肺，通过横膈，属于大肠。

它的支脉：⑦从锁骨上窝上行颈旁（天鼎、扶突），通过面颊，进入下齿槽，出来挟口旁（会地仓），交会人中部（会水沟）；左边的向右，右边的向左，上夹鼻孔旁（口禾髎、迎香），接足阳明胃经。⑧此外，大肠与足阳明胃经的上巨虚脉气相通（图2-1）。

【主治概要】是动则病，主要有：牙齿痛，颈部肿大等症。是主津液所生病，有：目黄，口干，鼻多涕，鼻出血，喉间不利，以及肩、手臂前缘痛，食指疼等症。如果真气盛而有余，那么在手阳明经脉所经过的地带，当发生热、肿等症。

倘真气虚，那么在经脉所过之处，当有寒冷战栗，不能复温等症。

大肠经可以有效地防治皮肤病，中医讲肺主皮毛，肺与大肠相表里，肺的浊气不能及时排出会直接通过大肠排泄，肺功能弱了，体内毒素便会在大肠经淤积，所以脸上起痘身上起湿疹这些问题，大肠经可以十分好的调节，我们可以用刮痧法把里面积攒的淤毒刮出去。

大肠经属阳明经是气血都很旺的经络，可以帮助人体增强阳气或把多余的火气去掉。患手阳明大肠经疾病者，主要反应在头、面、耳、鼻、喉及热病，有下列病候：口干、鼻塞、衄血、齿痛、颈肿、喉痹、面痒、面瘫、眼珠发黄、肩前、臂及食指痛，经脉所过处热肿或寒冷或发寒颤抖，肠绞痛，肠鸣、泄泻。此外，由于大肠经经过口腔及鼻，因此牙痛、流清涕、流鼻血、循经部位的疼痛或热肿等病症都可能显示了大肠经出现问题。

本经腧穴均具有清热祛风，通经活络，消肿止痛，安神定惊之功。主要治疗头面、五官、咽喉病，神志病，热病及经脉循行部位的其他病症。

【注意事项】在刺灸时，巨骨穴不可深刺，以免刺入胸腔，造成气胸；扶突、天鼎要注意避开血管。

【经穴歌】

手阳明穴起商阳，二间三间合谷藏，

阳溪偏历温溜穴，下廉上廉三里长，

曲池肘髎五里近，臂臑肩髃巨骨当，

天鼎扶突禾髎接，鼻旁五分号迎香。

一、商阳

【取穴】在手食指末节桡侧，距指甲角0.1寸。

【解剖】有指及掌背动、静脉网；有来自正中神经的指掌侧固有神经，桡神经的指背侧神经。

【穴效】清热利咽，消肿止痛，开窍醒神。

【主治】咽喉肿痛，中风昏迷，热病无汗，手指麻木。

【常用配伍】配人中、百会、内关可开窍醒神，治中风昏迷。

配大椎、风池、关冲、液门可疏风解表，治热病无汗。

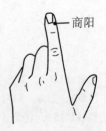

商阳

图2-2　商阳

【刺灸法】浅刺0.1~0.2寸，或点刺出血。灸3壮。

【附注】手阳明经所出为"井"。

二、二间

【取穴】微握拳，在食指关节（第二掌指关节）前，桡侧凹陷处。

【解剖】有指屈浅、深肌腱；有来自桡动脉的指背及掌侧动、静脉；有桡神经的指背侧固有神经，正中神经的指掌侧固有神经。

【穴效】清热祛风，利咽消肿。

【主治】目痛，齿痛，咽喉肿痛，热病。

【常用配伍】配合谷、阳溪可清热止痛，治下牙痛。

【刺灸法】直刺0.2~0.3寸，灸3壮。

【附注】手阳明经所溜为"荥"。

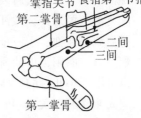

图2-3 二间、三间

三、三间

【取穴】微握拳，在手食指本节（第二掌指关节）后，桡侧凹陷处。

【解剖】第二掌骨小头后方，有第一骨间背侧肌，拇收肌；有手背静脉网，指掌侧固有动脉；有桡神经浅支。

【穴效】泄热利咽，消肿止痛，通经利节，通调腑气。

【主治】目痛，齿痛，梅核气，手背肿痛，指端麻木，肠鸣洞泄。

【常用配伍】配天枢、足三里可调和肠胃，治腹满，肠鸣洞泄。

配阳溪、膻中、天突、丰隆可行气解郁，降逆化痰，治梅核气。

【刺灸法】直刺0.5~0.8寸，灸3~5壮。

【附注】手阳明经所注为"输"。

四、合谷

【取穴】三种取穴法：

手背第一、二掌骨间，靠近第二掌骨的中点处。

拇、食两指张开，以另一手的拇指指关节横纹放在虎口上，当拇指尖到达的地方就是本穴。

拇、食两指并拢起来，就出现一条竖着的纹；同时紧靠着竖纹，有一条突起来的肌肉；当与这条竖纹头平齐，在肌肉最突起的地方，就是本穴。

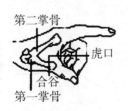
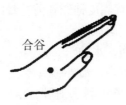
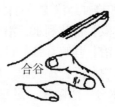

图2-4 合谷

【解剖】在第一、二掌骨之间，第一骨间背侧肌中，深层有拇收肌横头；有手背静脉

17

网，为头静脉的起部，腧穴近侧正当桡动脉从手背穿向手掌之处；有桡神经浅支的掌背侧神经，深部有正中神经的指掌侧固有神经。

【穴效】解表清热，祛风通络，镇痛镇惊，通经催产，通调腑气。

【主治】头痛，齿痛，目赤肿痛，咽喉肿痛，鼻衄，耳聋，痄腮，牙关紧闭，热病，汗证，滞产，经闭，腹痛，便秘，上肢疼痛。

【常用配伍】配地仓、颊车、阳白、四白、翳风，治面瘫。

配曲池、大椎可疏解表邪，调和营卫，清表里之热邪，治一切外感疾病。

配复溜，可发汗、敛汗，治外感表实证，阳虚感冒，阴虚盗汗等。

配肩髃、曲池、手三里、外关，治手臂疼痛，麻木，上肢不遂等。

配少商、商阳，可清泄热邪，疏利咽喉，治由热邪所致的一切咽喉疾患，咳嗽，呃逆，也可用于小儿科的一些外感表证。

配太冲（开四关），可开窍镇静，苏厥逆，醒神志。可用于急救，如昏迷、昏厥、休克，中风，惊痫，癫狂，中暑等证。

配三阴交，可催产，治难产，胞衣不下等。

【刺灸法】直刺0.5～1寸，灸3～5壮。

【附注】手阳明经所过为"原"。

五、阳溪

【取穴】在腕背横纹桡侧，当拇指跷起时，拇短伸肌腱与拇长伸肌腱之间的凹陷中。

【解剖】在拇短、长伸肌腱之间；有头静脉、桡动脉的腕背支；有桡神经浅支。

【穴效】疏风清热，利咽明目，通经活络。

【主治】头痛，齿痛，目赤肿痛，咽喉肿痛，手腕痛。

【常用配伍】配阳池、阳谷可疏利关节，治手腕痛。

配二间、阳谷可消肿止痛，治齿痛，目赤肿痛，咽喉肿痛。

【刺灸法】直刺0.5～0.8寸，灸3壮。

【附注】手阳明经所行为"经"。

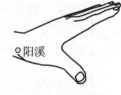

图2-5　阳溪

六、偏历

【取穴】屈肘，在前臂背面桡侧，当阳溪穴与曲池穴连线上，腕横纹上3寸处。

【解剖】在桡骨远端，桡侧腕伸肌腱与拇长展肌腱之间；有头静脉；掌侧为前臂外侧皮神经和桡神经浅支，背侧为前臂背侧皮神经和前臂骨间背侧神经。

【穴效】清热利水，消肿止痛，疏风解表。

【主治】耳鸣耳聋，目赤，齿痛，水肿。

【常用配伍】配太渊，可疏风解表，治外感头痛。

配水分、阴陵泉、足三里、天枢可利水消肿，治腹胀水肿。

【刺灸法】直刺或斜刺0.5～0.8寸，灸3壮。

【附注】手阳明经络穴。

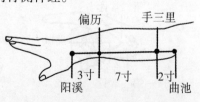

图2-6　阳溪、偏历、手三里

七、温溜

【取穴】侧腕屈肘，在前臂背面桡侧，当阳溪穴与曲池穴的连线上，腕横纹上 5 寸处。

【解剖】在桡侧腕伸肌肌腹与拇长展肌之间；有桡动脉分支及头静脉；有前臂背侧皮神经和桡神经深支。

【穴效】清泄阳明，利咽消肿，调理肠胃。

【主治】头痛面肿，咽喉肿痛，肠鸣腹痛。

【常用配伍】配足三里、上巨虚可调理肠胃，治肠鸣腹痛。

【刺灸法】直刺 0.5~1 寸，灸 3~5 壮。

【附注】手阳明经"郄"穴。

八、下廉

【取穴】在前臂背面桡侧，当阳溪穴与曲池穴连线上，肘横纹下 4 寸。

【解剖】在桡骨的桡侧，桡侧有腕短伸肌与腕长伸肌，深层有旋后肌；有桡动脉分支；有前臂背侧皮神经和桡神经深支。

【穴效】舒经活络，通调肠腑，清热利湿。

【主治】腹痛腹胀，飧泄，肘臂挛痛。

【常用配伍】配合谷、上巨虚可调理肠胃，治腹痛腹泻。

【刺灸法】直刺 0.5~1 寸，灸 3~5 壮。

九、上廉

【取穴】在前臂背面桡侧，当阳溪穴与曲池穴连线上，肘横纹下 3 寸。

【解剖】有桡侧腕伸短肌，腕伸长肌，深层有旋后肌；有桡动脉分支；有前臂背侧皮神经和桡神经深支。

【穴效】舒经活络，通调肠腑，清热利湿。

【主治】腹痛肠鸣，腹泻，肩臂酸痛。

【常用配伍】配足三里、天枢可通调腑气，治肠鸣腹痛。

【刺灸法】直刺 0.5~1 寸，灸 3~7 壮。

十、手三里

【取穴】侧腕屈肘，当阳溪穴与曲池穴连线上，肘横纹下 2 寸。即腕后 1 尺，曲池穴下 2 寸。

【解剖】有桡侧腕伸短肌，腕伸长肌，深层有旋后肌；有桡返动脉分支；有前臂背侧皮神经和桡神经分支。

【穴效】舒经通络，理气和中。

【主治】齿痛颊肿，肩臂疼痛，腹痛腹泻。

【常用配伍】配曲池、天井、少海可祛风通络，治肩臂痛。

【刺灸法】直刺 0.8~1.2 寸，灸 5~7 壮。

上篇

十一、曲池

【取穴】侧腕屈肘,在肘横纹外侧端,当尺泽与肱骨外上髁连线的中点处。

【解剖】桡侧腕长伸肌起始部,肱桡肌的桡侧;有桡返动脉分支;有前臂背侧皮神经,内侧深层为桡神经本干。

【穴效】祛风解表,清热利湿,调和气血,通利关节。

【主治】热病,咽喉肿痛,头痛眩晕,月经不调,风疹,上肢不遂,手臂肿痛。

【常用配伍】配太冲、足三里可调和气血,治高血压。

配合谷、血海可祛风和血,治荨麻疹,丹毒。

配大椎、外关、风池可祛风解表,治外感风寒、头痛、发热。

配天井、外关可舒经络,利关节,治手臂痿痹不仁。

【刺灸法】直刺 1~1.5 寸,灸 5~10 壮。

【附注】手阳明经所入为"合"。

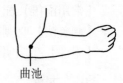

图 2-7 曲池

十二、肘髎

【取穴】在臂外侧,屈肘,曲池上方 1 寸,当肱骨边缘处。

【解剖】在桡骨外髁上缘肱肌起始部,肱三头肌的外缘;有桡侧副动脉;有前臂背侧皮神经及桡神经。

【穴效】疏利关节,明目,化痰散结。

【主治】肘臂酸痛、挛急。

【常用配伍】配曲池、手三里可舒经利节,治肘臂挛痛,麻木。

【刺灸法】直刺 0.5~1 寸,灸 3~7 壮。

十三、手五里

【取穴】在臂外侧,当曲池与肩髃连线上,曲池上 3 寸处。

【解剖】在肱骨桡侧,为肱桡肌起点,外侧为肱三头肌前缘;稍深为桡侧副动脉;有前臂背侧皮神经,深层内侧为桡神经。

【穴效】通经活络,行气散瘀,豁痰开窍。

【主治】肘臂挛痛,瘰疬。

【常用配伍】配肩髃、曲池可通利关节,治肘臂痛。

【刺灸法】避开动脉,直刺 0.5~1 寸,灸 3~5 壮。

十四、臂臑

【取穴】自然垂臂时在臂外侧,三角肌止点处。当曲池与肩髃连线上,曲池上 7 寸处。

【解剖】在肱骨桡侧,三角肌下端,肱三头肌外侧头的前缘;有旋肱后动脉的分支及肱深动脉;有前臂背侧皮神经,深层有桡神经本干。

【穴效】疏风通络,行气散结,明目止痛。

【主治】颈项拘急,肩臂痛,瘰疬,目疾。

【常用配伍】配手三里、大迎可行气化痰散结，治瘰疬。

配曲池、天宗、肩髃可舒经活络，治肩臂疼痛，上肢不遂。

【刺灸法】直刺或向上斜刺0.8~1.5寸，灸3~7壮。

十五、肩髃

【取穴】在肩部，三角肌上，臂外展或向前平伸时，当肩峰前下方凹陷处。

【解剖】有旋肱后动、静脉；有锁骨上神经、腋神经。

【穴效】祛风通络，行气活血，舒经利节。

【主治】上肢不遂，肩痛不举，瘰疬，隐疹。

【常用配伍】配天井、曲池、阳谷、关冲可通经活络，治肩部痛。

配阳溪可祛风和血，治风热隐疹。

【刺灸法】直刺或向下斜刺0.8~1.5寸，灸7~15壮。

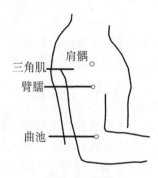

图2-8 臂臑

十六、巨骨

【取穴】在肩上部，当锁骨肩峰端与肩胛骨之间凹陷处。

【解剖】在斜方肌与冈上肌中；深层有肩胛上动、静脉；有锁骨上神经分支、副神经分支，深层有肩胛上神经。

【穴效】舒经利节，化痰散结。

【主治】肩臂痛，瘿气，瘰疬。

【常用配伍】配天宗、秉风可祛风止痛，治肩臂痛。

【刺灸法】直刺，微斜向外下方0.5~1寸，灸3~7壮。

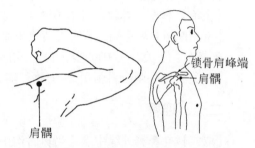

图2-9 肩髃

十七、天鼎

【取穴】在颈外侧部，胸锁乳突肌后缘，当喉结旁，扶突穴与缺盆连线中点处。

【解剖】在胸锁乳突肌下部后缘，浅层为颈阔肌，深层为中斜角肌起点；有颈外前静脉；为副神经、颈皮神经在胸锁乳突肌后缘穿出处，深层有膈神经。

【穴效】理气化痰，利咽消肿。

【主治】咽痛，暴喑，瘿气，瘰疬。

【常用配伍】配间使可调气利咽，治失音。

【刺灸法】直刺0.5~0.8寸，灸3壮。

十八、扶突

【取穴】在颈外侧部，喉结旁，当胸锁乳突肌前后缘之间。

【解剖】有胸锁乳突肌、颈阔肌，深层为肩胛提肌起点；深层内侧有颈升动脉；有耳大神经、颈皮神经、枕小神经及副神经。

【穴效】调气机，利咽喉，化痰散结。

上篇

【主治】咳嗽，气喘，咽喉肿痛，瘿气，暴喑。

【常用配伍】配天突、廉泉、太冲可理气利咽，治暴喑气梗。

【刺灸法】直刺0.5~0.8寸，灸3壮。

十九、口禾髎

【取穴】在上唇部，鼻孔外缘直下，平水沟穴。

【解剖】有上颌骨犬齿窝部，上唇方肌止端；有面动、静脉的上唇支；有面神经、三叉神经第二支下支与眶下神经的吻合丛。

【穴效】清热散风，利鼻开窍。

【主治】鼻塞，鼻衄，口噤不开。

【常用配伍】配兑端、劳宫可清热止血，治鼻衄。

配颊车、下关、人中可通经开窍，治口噤不开

【刺灸法】平刺或斜刺0.3~1寸，禁灸。

二十、迎香

【取穴】在鼻翼外缘中点，当鼻唇沟中。

【解剖】有上唇方肌中，深部为梨状孔的边缘；有面动、静脉及眶下动、静脉分支；有面神经与眶下神经的吻合丛。

【穴效】清热散风，通利鼻窍。

【主治】鼻塞，鼻衄，面痒。

【常用配伍】配合谷、上星、印堂可宣通鼻窍，治鼻塞，鼻衄。

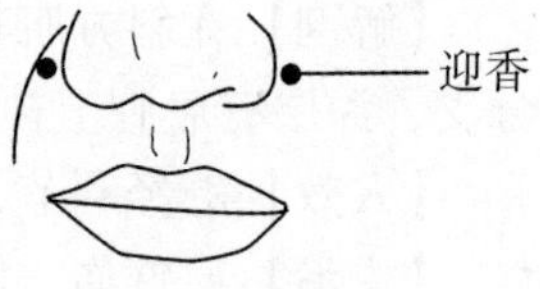

配地仓、颊车、阳白、四白、曲池、合谷，治面瘫。

【刺灸法】斜刺或平刺0.3~0.5寸，禁灸。

图2-10　迎香

第三章 足阳明胃经

【经络循行】循行示意如下：起于鼻→交鼻根中→循鼻外→入上齿→出挟口→交承浆→却循颐后→颊车→耳前→发际→额颅。

分支：从大迎前→下人迎→喉咙→入缺盆→属胃→络脾。

直行：从缺盆→下乳内→挟脐→入气街中。

分支：起胃口→循腹里→至气街中而合→下髀关→伏兔→膝髌中→经外侧→足跗→中趾内间（次趾外端）。

分支：膝下三寸→中趾外间。

分支：跗上→大趾间（交于足太阴）。

即：足阳明胃经：①从鼻旁开始（会迎香）；②交会鼻根中，旁边会足太阳经（会睛明）；③向下沿鼻外侧（承泣、四白），进入上齿槽中（巨髎），回出来夹口旁（地仓）环绕口唇（会人中），向下交会于颏唇沟（会承浆）；④退回来沿下颌出面动脉部（大迎），再沿下颌角（颊车），上耳前（下关），经颧弓上（会上关、悬厘、颔厌），沿发际（头维），至额颅中部（会神庭）。

它的支脉：⑤从大迎前向下，经颈动脉部（人迎），沿喉咙（水突、气舍，一说会大椎）；⑥进入缺盆（锁骨上窝部）；⑦通过膈肌，属于胃（会上脘、中脘），络于脾；⑧外行的主干：从锁骨上窝（缺盆）向下，经乳中（气户、库房、屋翳、膺窗、乳中、乳根），向下夹脐两旁（不容、承满、梁门、关门、太乙、滑肉门、天枢、外陵、大巨、水道、归来），进入气街（腹股沟动脉部气冲穴）。

它的支脉：⑨从胃口向下，沿腹里；⑩至腹股沟动脉部于前者会合。——由此下行经髋关节前（髀关），到股四头肌隆起处（伏兔、阴市、梁丘），下向膝髌中（犊鼻）；⑪沿胫骨外侧（足三里、上巨虚、条口、下巨虚），下行足背（解溪、冲阳），进入中趾内侧趾缝（陷谷、内庭），出次趾末端（厉兑）。

它的支脉：⑫从膝下三寸处（足三里）分出（丰隆），向下进入中趾外侧趾缝，出中趾末端。

另一支脉：⑬从足背部（冲阳）分出，进入大趾趾缝，出大趾末端，接足太阴脾经。

【主治概要】是动则病，有：寒栗，呻吟不舒，面色微黑等症，当病发作的时候，就怕人，怕火光，听到敲击木器的声音，就心中惕惕然像受了惊一样，喜欢一个人关了门，关好窗户，匿藏在房间里；严重的，就要奔上高处而呼啸或狂歌，脱掉自己的衣服，赤身而无目的地乱跑，并可有腹胀奔响声等症，是为"骭厥"。是主血所生病，有：发狂，间歇起伏的寒热，温邪的浸淫，自汗出，鼻久塞而流涕，鼻出血，口歪斜，唇上生疮疹，颈部肿大，喉间不利，以及由于水肿而腹部膨大等症；膝髌部可以有肿胀及疼痛，沿胸部的中上方的膺部、乳部，下到气街部、股部、伏兔部、小腿外缘，直到足背上面都作痛，中趾也因痛不能动。如果真气盛而有余，那么身以前皆有热感；若气盛而有余于胃，则有善食善饥以及小便变黄等症。

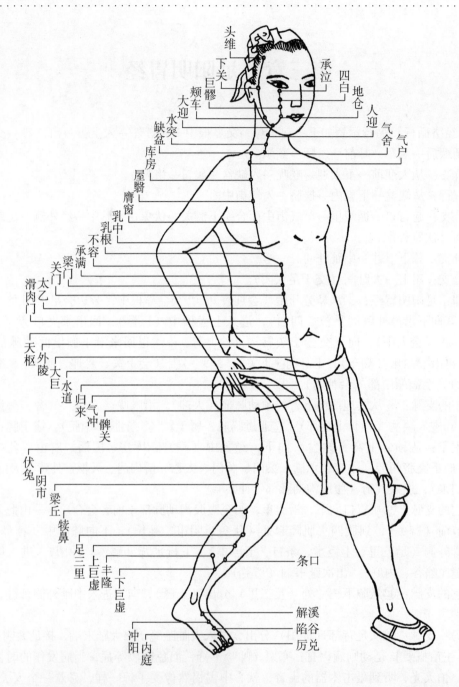

承泣（ST1），四白（ST2），巨髎（ST3），地仓（ST4），大迎（ST5），颊车（ST6），下关（ST7），头维（ST8），人迎（ST9），水突（ST10），气舍（ST11），缺盆（ST12），气户（ST13），库房（ST14），屋翳（ST15），膺窗（ST16），乳中（ST17），乳根（ST18），不容（ST19），承满（ST20），梁门（ST21），关门（ST22），太乙（ST23），滑肉门（ST24），天枢（ST25），外陵（ST26），大巨（ST 27），水道（ST 28），归来（ST29），气冲（ST30），髀关（ST31），伏兔（ST32），阴市（ST33），梁丘（ST34），犊鼻（ST35），足三里（ST36），上巨虚（ST37），条口（ST38），下巨虚（ST39），丰隆（ST40），解溪（ST41），冲阳（ST42），陷谷（ST43），内庭（ST44），厉兑（ST45）。

图 3-1　足阳明胃经

如果真气不足，那么在身以前一带部位都有寒冷感，胃中寒，因而发生胀满。

生殖系统疾病，尤其妇科；凡是作用于消化系统的穴位都有不同的化湿作用。

【注意事项】在刺灸时，面部血管丰富，进针要慢，防止出血，引起血肿；颈部不可深刺；胸部应浅刺，严防伤及心、肺；腹部进针要慢，少提插，避免伤及腹腔脏器；关节部和面部不宜灸，避免引起瘢痕，有碍面部美观及关节活动。

【经穴歌】

> 四十五穴足阳明，承泣四白巨髎呈，头维下关颊车穴，
> 地仓大迎对人迎，水突气舍连缺盆，气户库房屋翳屯，
> 膺窗乳中接乳根，不容承满与梁门，关门太乙滑肉门，
> 天枢外陵大巨存，水道归来气冲穴，髀关伏兔走阴市，
> 梁丘犊鼻足三里，上巨虚连条口行，下巨虚跳上丰隆，
> 解溪冲阳陷谷中，内庭穴在二趾缝，次趾甲角厉兑停。

一、承泣

【取穴】正坐，两目正视。在面部瞳孔直下，当眶下缘与眼球之间。

【解剖】在眶下缘上方，眼轮匝肌中，深层眶内有眼球下直肌、下斜肌；有眶下动、静脉分支，眼动、静脉的分支；有眶下神经分支及动眼神经下支的肌支，面神经分支。

【穴效】祛风清热明目。

【主治】目赤肿痛，迎风流泪，夜盲。

【常用配伍】配肝腧、瞳子髎可养血补肝明目，治目昏暗。

配睛明、风池、曲池、太冲可疏风清热明目，治青光眼。

配风池、合谷可祛风清热，治迎风流泪。

【刺灸法】患者闭目，医者押手轻轻固定眼球，刺手持针，于眶下缘和眼球之间缓慢直刺 0.5~1 寸，不提插，不捻转，不宜灸。

二、四白

【取穴】正坐，两目正视。在面部瞳孔直下 1 寸，当眶下孔凹陷中。

【解剖】在眶下孔处。当眼轮匝肌和上唇方肌之间；有面动、静脉分支，眶下动、静脉；有面神经分支，当眶下神经处。

【穴效】祛风明目。

【主治】目赤肿痛，眼睑瞤动，目翳，近视。

【常用配伍】配光明、丰隆、太冲可化痰散结，清热明目，治目翳，青光眼。

配合谷、颊车、攒竹、太阳、阳白可舒经活络、牵正，治口眼歪斜。

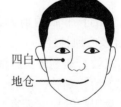

图 3-2 四白、地仓

【刺灸法】直刺 0.3~0.5 寸；或向外上方斜刺 0.5 寸入眶下孔，灸 1~3 壮。

三、巨髎

【取穴】正坐，两目正视。在面部瞳孔直下，平鼻翼下缘，鼻唇沟外侧。

【解剖】浅层为上唇方肌，深层为犬齿肌；有面动、静脉及眶下动、静脉；有面神经及眶下神经的分支。

【穴效】疏风活络，消肿止痛。

【主治】口眼歪斜，眼睑瞤动，鼻衄，齿痛，颊肿。

【常用配伍】配合谷、下关、内庭可舒经活络，清热止痛，治上牙痛。

配下关、尺泽、陷谷可消肿止痛，治面颊肿痛。

【刺灸法】直刺 0.5~0.8 寸，灸 1~3 壮。

四、地仓

【取穴】正坐，两目正视。在面部瞳孔直下，与口角平齐处，口角旁约 0.4 寸。

【解剖】在口轮匝肌中，深层为颊肌；有面动、静脉；有面神经和眶下神经分支，深层为颊肌神经的末支。

【穴效】祛风通络，牵正止痛。

【主治】口眼歪斜，流涎，齿痛，眼睑瞤动。

【常用配伍】配下关、颊车、合谷、迎香可祛风通络，活血通经，治面神经麻痹。

【刺灸法】斜刺或平刺 0.5~0.8 寸，或颊车穴灸 3~5 壮。

五、大迎

【取穴】侧伏或侧卧。在下颌角前下 1.3 寸凹陷中，当咬肌附着部的前缘，面动脉搏动处。

【解剖】在咬肌附着部前缘；前方有面动、静脉；有面神经及颊神经。

【穴效】清热消肿，疏风通络，通利关节。

【主治】颊肿，齿痛，口噤。

【常用配伍】配下关、合谷、颊车可息风通络，治牙关紧闭。

【刺灸法】避开动脉直刺 0.3~0.5 寸，灸 3 壮。

六、颊车

【取穴】侧伏或侧卧。在面颊部，在下颌角前上方一横指咬肌隆起处。

【解剖】下颌角前方，有咬肌；有咬肌动、静脉；有耳大神经、面神经及咬肌神经。

【穴效】通利牙关，泄热疏风。

【主治】颊肿，齿痛，口噤不语。

【常用配伍】配天容、下关、太阳、合谷可消肿止痛，治颊肿。

配合谷、翳风、关冲、外关可祛风清热，消肿止痛，治痄腮。

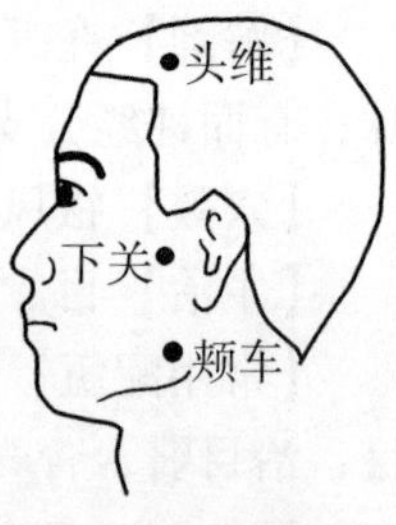

【刺灸法】直刺 0.3~0.5 寸，灸 3~7 壮。

图 3-3　颊车

七、下关

【取穴】侧伏或正坐。在面部耳前，合口取穴，在颧弓下缘，下颌髁状突的前方，当颧弓与下颌切迹所形成的凹陷中，合口有孔，开口即闭。

【解剖】当颧弓下缘，皮下有腮腺，为咬肌起始部；有面横动、静脉，最深层为上颌动、静脉；正当面神经颧眶支及耳颞神经分支，最深层为下颌神经。

【穴效】通利口耳，消肿止痛。

【主治】耳鸣耳聋，聤耳，齿痛，牙关紧闭。

【常用配伍】配大迎、翳风、完骨可清热消肿，治牙痛。

配阳溪、关冲、液门、阳谷可聪耳通络开窍，治耳鸣耳聋。

【刺灸法】直刺或斜刺 0.5~1 寸，灸 3 壮（《铜人》禁灸）。

八、头维

【取穴】正坐或侧卧。位于头侧部，在额角发际直上入发际 0.5 寸，神庭穴旁开 4.5 寸处。

【解剖】在颞肌上缘帽状腱膜中；有颞浅动、静脉的额支；有耳颞神经的分支及面神经额颞支。

【穴效】清热明目，祛风泻火，通络止痛。

【主治】头痛，眩晕，迎风流泪，眼睑瞤动。

【常用配伍】配风池、百会、太阳、率骨、合谷、列缺可祛风止痛，治偏头痛。

配睛明、头临泣、风池可祛风明目，治目痛、迎风流泪。

【刺灸法】向后平刺 0.5~0.8 寸，禁灸。

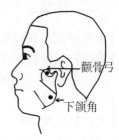

图 3-4　颊车、下关、头维

九、人迎

【取穴】正坐仰头或仰卧。在颈部，与喉结相平，喉结旁开 1.5 寸，当胸锁乳突肌前缘，颈总动脉搏动处。

【解剖】有颈阔肌，在胸锁乳突肌前缘与甲状软骨接触部；有甲状腺上动脉，当颈内、外动脉分歧处，有颈前浅静脉，外为颈内静脉。有颈皮神经、面神经颈支，深层颈动脉球，最深层为交感神经干，外侧有舌下神经降支及迷走神经。

【穴效】清热平喘，化瘀散结，调气利咽，平肝潜阳。

【主治】咽喉肿痛，头痛眩晕，胸闷喘息，瘰疬。

【常用配伍】配少商、合谷可清热利咽，治咽喉肿痛。

配曲池、足三里、太冲可疏通经脉，调理气血，治头昏（高血压）。

【刺灸法】避开动脉直刺 0.3~0.8 寸，禁灸。

十、水突

【取穴】正坐仰头。在颈部人迎穴与气舍穴连线的中点，当胸锁乳突肌的前缘。或在胸锁乳突肌前缘，平甲状软骨下缘处取穴。

【解剖】有颈阔肌，在甲状软骨外侧，胸锁乳突肌与肩胛舌骨肌上腹的交叉点；外侧为颈总动脉；有颈皮神经，深层为交感神经发出的心上神经及交感干。

【穴效】降逆平喘，利咽消肿，化痰散结。

【主治】咽喉肿痛，瘿瘤，瘰疬。

【常用配伍】配天突、合谷、丰隆、太冲可平喘利咽，理气化痰，治瘿瘤。

【刺灸法】直刺0.3~0.5寸，灸3壮。

十一、气舍

【取穴】正坐仰头。在颈部人迎穴直下，锁骨内侧端上缘，当胸锁乳突肌的胸骨头与锁骨头之间的凹陷中。

【解剖】锁骨上缘，在胸锁乳突肌起始部；有颈前浅静脉，深部为颈总动脉；有锁骨上神经前支，舌下神经的分支。

【穴效】清肺利咽，降逆化痰。

【主治】哮喘，咽喉肿痛，呃逆，瘿瘤。

【常用配伍】配气户、膈腧可降气平喘，治呃逆。

【刺灸法】直刺0.3~0.5寸，灸3~5壮。

十二、缺盆

【取穴】正坐或仰坐。在锁骨上窝的中点，前正中线旁开4寸处。

【解剖】在锁骨上窝之中点，有颈阔肌、肩胛舌骨肌；上方有颈横动脉；有锁骨上神经中支，深层正当臂丛的锁骨上部。

【穴效】宣肺理气，止咳平喘，化痰散结。

【主治】咳嗽哮喘，胸满，缺盆中痛，咽喉肿痛，瘰疬。

【常用配伍】配膻中、巨阙可宣肺止咳平喘，治咳嗽。

【刺灸法】斜刺或平刺0.3~0.5寸，不可深刺以免刺伤胸膜引起气胸，灸3~5壮。

十三、气户

【取穴】正坐或仰卧。在胸部，当锁骨中点下缘前正中线旁开4寸处。

【解剖】在锁骨下方，胸大肌起始部，深层上方的锁骨下肌；有胸肩峰动、静脉分支，外上方为锁骨下静脉；有锁骨上神经，胸前神经分支。

【穴效】宽胸理气，止咳平喘。

【主治】咳逆哮喘，胸胁支满。

【常用配伍】配膻中、内关可宽胸理气，治胸闷，胸部胀满。

【刺灸法】斜刺或平刺0.5~0.8寸，灸3壮。

十四、库房

【取穴】正坐或仰卧。在胸部，位于第一肋间隙，前正中线旁开4寸处。

【解剖】在第一肋间隙，有胸大肌、胸小肌，深层为肋间内、外肌；有胸肩峰动、静脉及胸外侧动、静脉分支；有胸前神经分支。

【穴效】理气宽胸，降逆化痰。

【主治】胸胁胀满，咳喘。

【常用配伍】配膻中、肺腧、尺泽可止咳平喘，治咳嗽，哮喘。

【刺灸法】斜刺或平刺0.5~0.8寸，灸3壮。

十五、屋翳

【取穴】正坐或仰卧。在胸部，位于第二肋间隙，前正中线旁开4寸处。

【解剖】在第二肋间隙，有胸大肌、胸小肌，深层为肋间内、外肌；有胸肩峰动、静脉分支；有胸前神经分支。

【穴效】理气通乳，降逆平喘。

【主治】咳逆上气，胸胁胀痛，乳痈。

【常用配伍】配三阳络、郄门可理气降逆，治胸胁胀痛。

【刺灸法】斜刺或平刺0.5～0.8寸，灸3壮。

十六、膺窗

【取穴】正坐或仰卧。在胸部，位于第三肋间隙，前正中线旁开4寸处。

【解剖】在第三肋间隙，有胸大肌，深层为肋间内、外肌；有胸外侧动、静脉；有胸前神经分支。

【穴效】降逆平喘，清热消肿。

【主治】咳逆气喘，胸胁胀痛，乳痈。

【常用配伍】配乳根、膻中、肩井、梁丘、足三里、太冲可清热散结，通乳消肿，治乳痈。

【刺灸法】斜刺或平刺0.5～0.8寸，灸3壮。

十七、乳中

【取穴】在胸部，位于第四肋间隙，乳头中央，前正中线旁开4寸处。

【解剖】在第五肋间隙，胸大肌下部，深层有肋间内、外肌；有肋间动脉，胸壁浅静脉；有第五肋间神经外侧皮支，深层为肋间神经干。

【穴效】降逆平喘，理气通乳。

【主治】咳嗽，气喘，呃逆，胸痛，乳痈，乳汁少。

【常用配伍】配少泽、膻中治乳痈；配少泽、足三里治乳少。

【刺灸法】斜刺或平刺0.5～0.8寸。禁针，禁灸。

【附注】本穴不针不灸，只作胸腹部穴位的定位标志。

十八、乳根

【取穴】正坐或仰卧。在胸部，乳头直下，乳房根部，位于第五肋间隙，前正中线旁开4寸处。

【解剖】在第五肋间隙，有胸大肌下部，深层为肋间内、外肌；有肋间动脉、胸壁浅静脉；有第五肋间神经外侧皮支，深层为肋间神经干。

【穴效】理气通乳，活血消肿。

【主治】咳逆气促，乳痈，乳汁少，胸痛。

【常用配伍】配膻中、合谷、少泽可舒经通乳，治产后乳汁不足。

【刺灸法】斜刺或平刺0.5～0.8寸，灸3壮。

十九、不容

【取穴】仰卧。在上腹部，当脐上6寸，前正中线旁开2寸，当巨阙穴相平处。

【解剖】当腹直肌及其鞘处，深层为胰横肌；有第七肋间动、静脉分支及腹壁上动、静脉；有第七肋间神经分支。

【穴效】和胃调中，消瘀散结。

【主治】腹胀呕吐，食欲不振，胸痛引背。

【常用配伍】配中脘、内关、足三里、公孙可和胃降逆，理气和中，治胃脘痛，腹胀满。

【刺灸法】直刺0.5~1寸，灸5壮。

二十、承满

【取穴】仰卧。在上腹部，当脐中上5寸，前正中线旁开2寸处。

【解剖】当腹直肌及其鞘处，深层为腹横肌；有第七肋间动、静脉分支及腹壁上动、静脉；有第七肋间神经分支。

【穴效】理气和胃，降逆止呕。

【主治】胃痛，腹胀，呕吐，食欲不振，吐血。

【常用配伍】配内关、足三里可健脾和胃，降逆止呕，治呕吐，食滞不化。

配中脘、胃腧、合谷、太冲可理气和胃，治胃痛。

【刺灸法】直刺0.5~1寸，灸5壮。

二十一、梁门

【取穴】仰卧。在上腹部，当脐上4寸，前正中线旁开2寸处。

【解剖】当腹直肌及其鞘处，深层为腹横肌；有肋间动、静脉分支及腹壁上动、静脉；有第八肋间神经分支。

【穴效】健脾和胃，消积化滞，理气止痛。

【主治】胃痛，呕吐，食欲不振，腹胀泄泻。

【常用配伍】配梁丘、日月可和胃降逆，治反酸，呕吐。

配中脘、手足三里可健脾和胃，和中化滞，治胃溃疡。

【刺灸法】直刺0.5~1寸，灸3~7壮。

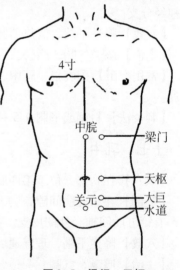

图3-5 梁门、天枢、大巨、水道穴

二十二、关门

【取穴】仰卧。在上腹部，当脐中上3寸，前正中线旁开2寸处。

【解剖】当腹直肌及其鞘处；有第八肋间动、静脉分支及腹壁上动、静脉分支；有第八肋间神经分支。

【穴效】健脾止泻，益气化湿。

【主治】腹痛，腹胀，肠鸣泄泻，水肿。

【常用配伍】配脾腧、水分、阴陵泉可利水消肿，治水肿。

上篇

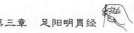

配关元、水道、三阴交可调理肠胃，和中利湿，治奔豚。

【刺灸法】直刺0.8~1.2寸，灸3~7壮。

二十三、太乙

【取穴】仰卧。在上腹部，当脐中上2寸，前正中线旁开2寸处。

【解剖】当腹直肌及其鞘处；有第八肋间动、静脉分支及腹壁上动、静脉分支；有第八肋间神经分支。

【穴效】健脾和胃，清心宁神。

【主治】胃痛，泄泻，癫狂，心烦不宁。

【常用配伍】百会、心俞、神门、大陵可清心宁神，治癫痫，精神病。

【刺灸法】直刺0.8~1.2寸，灸3~7壮。

二十四、滑肉门

【取穴】仰卧。在上腹部，当脐中上1寸，前正中线旁开2寸处。

【解剖】当腹直肌及其鞘处；有第九肋间动、静脉分支及腹壁下动、静分支；有第九肋间神经分支。

【穴效】化痰安神，调和肠胃。

【主治】胃痛，呕吐，癫狂，吐舌。

【常用配伍】配天枢、下巨虚可调理肠胃，和中利湿，治泻痢。

配哑门、少商、鱼际、中冲、阴谷、然谷可清热开窍，通利口舌，治舌强。

【刺灸法】直刺0.8~1.2寸，灸3~7壮。

二十五、天枢

【取穴】仰卧。在腹中部，脐旁2寸处。

【解剖】当腹直肌及其鞘处；有第九肋间动、静脉分支及腹壁下动、静脉分支；有第十肋间神经分支。

【穴效】健脾和胃，散寒除湿，理气化瘀，活血调经。

【主治】腹胀肠鸣，绕脐腹痛，便秘，泄泻，痢疾，月经不调，痛经，癥瘕。

【常用配伍】配合谷、阑尾点、上巨虚、关元可清热导滞，通腑散结，治阑尾炎。

配中脘、关元、合谷、足三里、公孙可理气健脾，散寒祛湿，治腹痛泻痢。

配关元、水泉、三阴交可补益肝肾，调经止带，治月经不调、带下。

【刺灸法】直刺1~1.5寸，灸3~7壮。

【附注】大肠的募穴。

二十六、外陵

【取穴】仰卧。在下腹部，当脐中下1寸，前正中线旁开2寸处。

【解剖】当腹直肌及其鞘处；有第十肋间动、静脉分支及腹壁下动、静脉分支；有第十肋间神经分支。

【穴效】调和肠胃，理气止痛，活血调经。

【主治】腹痛，痛经，疝气。

【常用配伍】配三阴交、太冲可温下焦，理气机，治疝气。

配三阴交、关元可补肾调经，理气止痛，治痛经。

【刺灸法】直刺 1～1.5 寸，灸 5～10 壮。

二十七、大巨

【取穴】仰卧。在下腹部，当脐中下 2 寸，前正中线旁开 2 寸处。

【解剖】当腹直肌及其鞘处；有第十一肋间动、静脉分支，外侧为腹壁下动、静脉；有第十一肋间神经。

【穴效】调理肠胃，益肾固精。

【主治】小腹胀满，小便不利，疝气，痛经，遗精，早泄。

【常用配伍】配关元、复溜可益肾固精，治遗精、早泄。

【刺灸法】直刺 1～1.5 寸，灸 5～10 壮。

二十八、水道

【取穴】仰卧。在下腹部，当脐中下 3 寸，前正中线旁开 2 寸处。

【解剖】当腹直肌及其鞘处；有第十二肋间动、静脉分支，外侧为腹壁下动、静脉；有第十二肋间神经。

【穴效】通调水道，清利湿热，温经散寒。

【主治】水肿，小便不利，小腹胀满，痛经，不孕。

【常用配伍】配水分、足三里、三阴交可通调水道，清利湿热，治腹水。

配关元、中极、三阴交、阴陵泉可调理膀胱，行气通闭，治尿闭，淋痛。

【刺灸法】直刺 1～1.5 寸，灸 5～10 壮。

二十九、归来

【取穴】仰卧。在下腹部，当脐中下 4 寸，前正中线旁开 2 寸处。

【解剖】在腹直肌外缘，有腹内斜肌、腹横肌腱膜；外侧有腹壁下动、静脉；有髂腹下神经。

【穴效】调经止带，行气活血，益气升提。

【主治】腹痛，疝气，经闭，阴挺，带下。

【常用配伍】配太冲、关元、三阴交可清热利湿，治湿热疝。

配太溪、气海、复溜可清利下焦湿热，治阴痒。

【刺灸法】直刺 1～1.5 寸，灸 5～10 壮。

三十、气冲

【取穴】仰卧。在下腹部，当脐中下 5 寸，前正中线旁开 2 寸处。

【解剖】在耻骨结节外上方，有腹外斜肌腱膜，在腹内斜肌、腹横肌下部；有腹壁浅动、静脉分支，外壁为腹壁下动、静脉；有髂腹股沟神经。

【穴效】理气活血，调理下焦，补益肝肾。

【主治】疝气，阴肿，茎痛，阳痿，月经不调，带下，不孕，胎产诸疾。

【常用配伍】配冲门可固崩止带，治带下，产崩。

配关元、足三里可培元固本，补益气血，治狐疝。

【刺灸法】直刺 0.5～1 寸，灸 3～7 壮（《铜人》禁灸）。

三十一、髀关

【取穴】仰卧，伸下肢。在大腿前面，当髂前上棘与髌骨外侧端的连线上，平臀横纹，与承扶穴相对处。屈股时，平会阴，居缝匠肌外侧凹陷处。

【解剖】在阔筋膜张肌与缝匠肌之间；浅层布有股外侧皮神经；深层有旋股外侧动、静脉的升支，股神经的肌支。

【穴效】疏通经络，强壮腰膝，散寒祛湿。

【主治】下肢痿痹，腰膝冷痛，筋急不得屈伸。

【常用配伍】配承扶、委中可疏通经络，利关节，治股关节痛。

配承扶、风市、环跳、足三里可通经络，利寒湿，治下肢麻痹、瘫痪。

【刺灸法】直刺 1.5～2.5 寸，灸 3 壮（《针灸图翼》禁灸）。

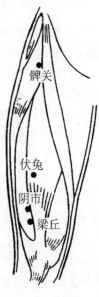

图 3-6　髀关

三十二、伏兔

【取穴】仰卧，伸下肢，或正坐屈膝。在大腿前面，当髂前上棘与髌骨外侧端的连线上，在膝髌外上缘上 6 寸处。

【解剖】在股直肌的肌腹中；有旋股外侧动、静脉分支；有股前皮神经、股外侧皮神经。

【穴效】疏风活络，益肾壮腰。

【主治】腰腿冷痛，下肢痿痹，脚气，疝气。

【常用配伍】配环跳、阳陵泉、肾俞、三阴交可通经活络，行气活血，治下肢麻痹、偏瘫。

【刺灸法】直刺 1～2 寸，禁灸。

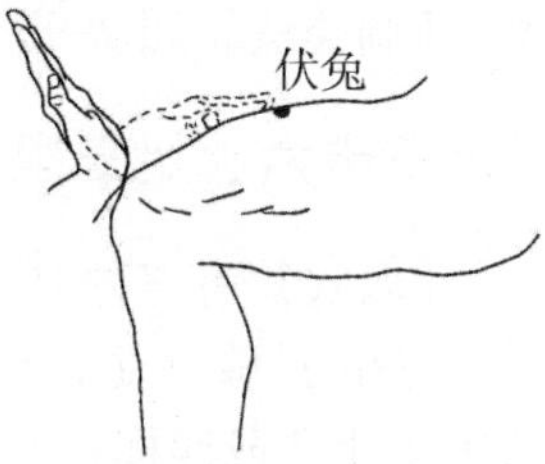

图 3-7　伏兔

三十三、阴市

【取穴】仰卧，伸下肢，或正坐屈膝。在大腿前面，当髂前上棘与髌骨外侧端的连线上，在膝髌上缘上 3 寸处。

【解剖】在股直肌腱与股外侧肌之间；有旋股外侧动脉降支；有股前皮神经、股外侧皮神经。

【穴效】温经散寒，强壮腰膝。

【主治】腿膝麻痹，屈伸不利，腹胀腹痛。

【常用配伍】配髀关、阳陵泉、足三里、风市可祛风通络，治腰腿疼痛无力。

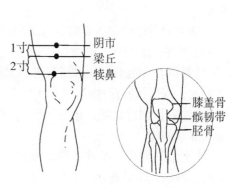

图 3-8　阴市、梁丘、犊鼻

上篇

【刺灸法】直刺 1 ~ 1.5 寸，禁灸。

三十四、梁丘

【取穴】仰卧，伸下肢，或正坐屈膝。位于大腿前面，当髂前上棘与髌骨外侧端的连线上；在膝髌外上缘上 2 寸处。

【解剖】在股直肌腱与股外侧肌之间；有旋股外侧动脉降支；有股前皮神经、股外侧皮神经。

【穴效】舒经通络，和胃止痛，消肿散结。

【主治】胃痛，膝肿，下肢不遂，乳痈。

【常用配伍】配中脘、内关可理气和胃，治胃痛、反酸。

配阴陵泉、犊鼻、血海可通经活络，消肿止痛，治膝关节痛。

【刺灸法】直刺 1 ~ 1.5 寸，灸 3 ~ 7 壮。

【附注】足阳明经郄穴。

三十五、犊鼻

【取穴】正坐屈膝约 90°。在膝部，当髌骨下缘，髌韧带外侧凹陷中。

【解剖】在髌韧带外缘；有膝关节动、静脉网；有腓肠外侧皮神经及腓总神经关节支。

【穴效】祛寒湿，利关节。

【主治】膝痛，脚气。

【常用配伍】配梁丘、委中、足三里可通经活络，散寒止痛，治膝关节痛。

【刺灸法】屈膝 90°，向后内斜刺 1 ~ 1.5 寸，灸 3 ~ 7 壮。

三十六、足三里

【取穴】有三种取穴法：

正坐屈膝垂足，由外膝眼（犊鼻穴）直下 3 寸（或四横指），距离胫骨前嵴约一横指。

正坐屈膝垂足，胫骨粗隆外下缘直下 1 寸。

如果胫骨粗隆部明显时，可由阳陵泉下 1 寸处平齐，距胫骨一横指。

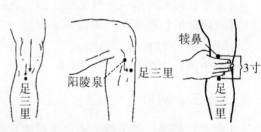

图 3-9 足三里

【解剖】在胫骨前肌和趾长伸肌之间；有胫前动、静脉；有腓肠外侧皮神经及隐神经的皮支，深层为腓深神经。

【穴效】健脾化痰，止咳平喘，理气化湿，和中降逆，宁心安神，益气摄血，防病保健，强壮体质。

【主治】胃痛，呕吐，腹胀肠鸣，泄泻，便秘，痢疾，咳喘痰多，心悸气短，头晕，失眠，膝痛，下肢痿痹，脚气，水肿。

【常用配伍】本穴应用极为广泛，是保健强壮要穴。

配中脘、内关、公孙、天枢可健脾和胃，治胃脘痛，反胃呕吐。

配脾俞、气海、肾俞、天枢可健脾化湿止泻，治脾虚泄泻。

配内关、曲池、三阴交、太冲、丰隆可健脾化痰，理气和中，治痰湿中阻之眩晕。

配髀关、伏兔、悬钟、解溪可行气活血，舒经通络，治下肢痿痹。

配合谷、内关、三阴交可通调腑气，治便秘。

【刺灸法】直刺 1 ~ 2 寸，灸 3 ~ 5 壮。

【附注】足阳明经所入为"合"。

三十七、上巨虚

【取穴】仰卧伸下肢或正坐屈膝。在小腿前外侧，当犊鼻穴直下 6 寸，距胫骨前嵴外一横指处。

【解剖】在胫骨前肌中；有胫前动、静脉；有腓肠外侧皮神经及隐神经的皮支，深层为腓深神经。

【穴效】和中理气，清热利湿，通腑化滞。

【主治】肠中切痛，肠痈，泄泻，便秘，下肢痿痹。

【常用配伍】配足三里、公孙、内关、曲池、天枢可健脾和胃，舒经理气，治痢疾，脾胃虚弱，胃脘痛，腹痛腹胀。

【刺灸法】直刺 1 ~ 1.5 寸，灸 3 ~ 15 壮。

【附注】大肠经下合穴。

三十八、条口

【取穴】仰卧伸下肢或正坐屈膝。在小腿前外侧，当犊鼻穴直下 8 寸，距胫骨前嵴外一横指处。

【解剖】在胫骨前肌中；有胫前动、静脉；有腓肠外侧皮神经及隐神经的皮支，深层为腓深神经。

【穴效】舒经络，调气血，祛寒湿。

【主治】小腿冷痛，足跗肿，转筋，肩背痛。

【常用配伍】配足三里、承山、承筋可舒经活络，治膝痿痹转筋。

配至阴、然骨、涌泉可舒经络，调气血，治足跗热。

【刺灸法】直刺 1 ~ 2 寸，灸 3 壮。

三十九、下巨虚

【取穴】仰卧，伸下肢或正坐屈膝。在小腿前外侧，当犊鼻穴直下 9 寸，条口穴下约一横指，距胫骨前嵴外一横指处。

【解剖】在胫骨前肌与趾长伸肌之间，深层为趾长伸肌；有胫前动、静脉；有腓浅神经分支，深层为腓深神经。

【穴效】调理肠胃，清热利湿。

【主治】小腹痛，腰脊痛引睾丸，泄泻，痢疾，乳痈，下肢痿痹。

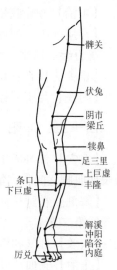

图 3-10 上巨虚、
下巨虚

【常用配伍】配关元、天枢可调理肠胃，治泻痢腹痛。

【刺灸法】直刺 1～1.5 寸，灸 3～7 壮。

【附注】小肠经下合穴。

四十、丰隆

【取穴】仰卧，伸下肢或正坐屈膝。在小腿前外侧，当外踝尖上 8 寸，条口穴外开一横指，即胫骨前嵴外二横指处。

【解剖】在趾长伸肌外侧和腓骨短肌之间；浅层布有腓肠外侧皮神经，深层有胫前动、静脉的分支或属支和腓深神经的分支。

【穴效】祛痰化湿，安神宁志，调和肠胃。

【主治】咳嗽痰多，头痛眩晕，下肢麻痹，癫狂痫，腹痛，呕吐，大便难。

【常用配伍】配天突、风门、肺腧、中脘、尺泽、足三里可清肺化痰，止咳平喘，治哮喘，咳嗽痰多。

配风池、神门、内关可宁心安神，治头痛头晕，失眠。

【刺灸法】直刺 1～1.5 寸，灸 3～15 壮。

【附注】足阳明经络穴。

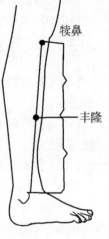

牸鼻

丰隆

图 3-11　丰隆

四十一、解溪

【取穴】仰卧伸下肢，或正坐平放足底。在足背踝关节前横纹的中央，与外踝尖平齐，当趾长伸肌腱与拇长伸肌腱之间的凹陷中。

【解剖】在拇长伸肌腱与趾长伸肌腱之间；有胫前动、静脉；浅部有腓浅神经，深层有腓深神经。

【穴效】降逆安神，调理肠胃。

【主治】头痛眩晕，头面浮肿，腹胀，大便难，足踝肿痛，癫狂。

【常用配伍】配商丘、丘墟可疏通经络，消肿止痛，治足踝痛。

配百会、印堂、太阳、合谷可疏风散邪，清热泻火，治头痛眩晕。

【刺灸法】直刺 0.5～1 寸，灸 3～5 壮。

【附注】足阳明经所行为"经"。

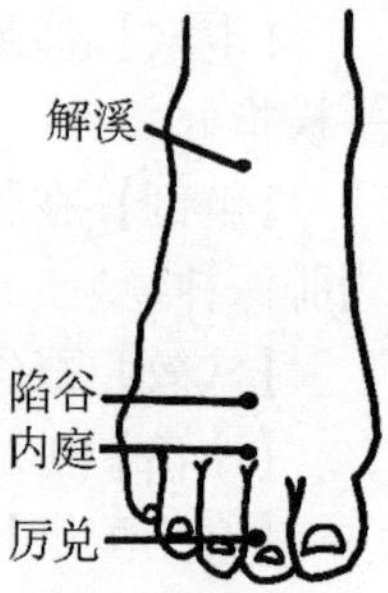

解溪

陷谷
内庭
厉兑

图 3-12　解溪、
陷谷、内庭、厉兑

四十二、冲阳

【取穴】仰卧或正坐，平放足底。位于足背最高点，解溪穴下 1.5 寸，拇长伸肌腱与趾长伸肌腱之间，当第二、三跖骨与楔状骨之间凹陷中取穴，由足背动脉搏动处。

【解剖】在趾长伸肌腱外侧；有足背动、静脉及足背静脉网；有腓浅神经的足背内侧皮神经第二支本干，深层为腓深神经。

【穴效】理气和胃，宁心安神，舒经活络。

【主治】头面浮肿，口眼㖞斜，齿痛，胃痛腹胀，足背痛，癫痫狂。

【常用配伍】配足三里、仆参、飞扬、复溜、完骨可舒经活络，治足痿。

【刺灸法】避开动脉，直刺 0.3～0.5 寸，灸 3 壮。

【附注】足阳明经所过为"原"。

四十三、陷谷

【取穴】仰卧或正坐，平放足底。在足背，当第二、三跖趾关节后方，第二、三跖骨结合部之前的凹陷中。

【解剖】在第二距骨间隙间，有骨间肌；有足背静脉网，深层有第二跖背动脉；有腓浅神经足背支。

【穴效】健脾利湿，通络消肿。

【主治】面部浮肿，肠鸣腹痛，目赤肿痛，足背肿痛。

【常用配伍】配下关、颧髎、公孙可利水消肿，治面部浮肿。

【刺灸法】直刺0.3~0.5寸，灸3~5壮。

【附注】足阳明经所注为"输"。

四十四、内庭

【取穴】仰卧或正坐，平放足底。在足背，当第二、三跖趾关节前方凹陷中，第二、三趾间的缝纹端，赤白肉际处。

【解剖】有趾背动脉形成的动脉网；有腓浅神经的足背支。

【穴效】清泻胃火，宁心安神，消肿止痛。

【主治】齿痛，咽喉肿痛，口㖞，鼻衄，腹痛胀满，痢疾，足背肿痛，热病。

【常用配伍】配合谷、下关可泻胃火，治风火牙痛，牙龈肿痛。

配风池、迎香，可清热凉血止血，治鼻衄。

配曲池、天枢可清热利湿，治湿热泻痢。

【刺灸法】直刺或向上斜刺0.5~1寸，灸3~5壮。

【附注】足阳明经所溜为"荥"。

四十五、厉兑

【取穴】仰卧或正坐，平放足底。在足第二趾末节外端，趾甲角旁约0.1寸处。

【解剖】有趾背动脉形成的动脉网；有腓浅神经的足背支。

【穴效】泄热安神，宁心开窍，理气和胃。

【主治】面肿，齿痛，口㖞，鼻衄，足胫寒冷，癫狂，热病汗不出。

【常用配伍】配条口、三阴交可通经活络，治胫寒不得卧。

配百会、水沟、中冲可泄热开窍，治中风，中暑，晕厥不省人事。

【刺灸法】浅刺0.1~0.2寸，或用三棱针点刺出血，灸3壮。

【附注】足阳明经所出为"井"。

第四章　足太阴脾经

【经络循行】循行示意如下：起大趾端→足内侧白肉际→腨内侧、胫骨后→膝、股内侧前→入腹→属脾→络胃→挟咽→舌下。

分支：从胃别→注心中（交于手少阴）。

上篇

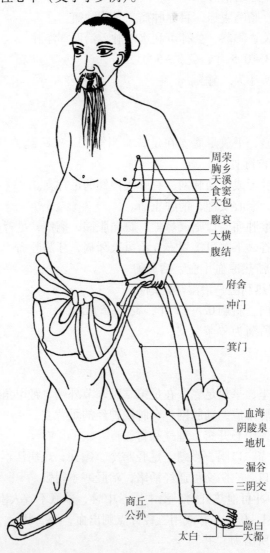

隐白（SP1），大都（SP2），太白（SP3），公孙（SP4），商丘（SP5），三阴交（SP6），漏谷（SP7），地机（SP8），阴陵泉（SP9），血海（SP1O），箕门（SP11），冲门（SP12），府舍（SP13），腹结（SP14），大横（SP15），腹哀（SP16），食窦（SP17），天溪（SP18），胸乡（SP19），周荣（SP20），大包（SP21）。

图4-1　足太阴脾经

足太阴脾经：①从大趾末端开始（隐白），沿大趾内侧赤白肉际（大都），经核骨［第一跖骨小头后（太白、公孙）］；②上向内踝前边（商丘）；③上小腿内侧，沿胫骨后（三阴交、漏谷），交出足阙阴肝经之前（地机、阴陵泉）；④上膝股内侧前边（血海、箕门）；⑤进入腹部（冲门、府舍、腹结、大横；会中极、关元）；⑥属于脾，络于胃（腹哀；会下脘、日月、箕门）；⑦通过膈肌，夹食管旁（食窦、天溪、胸乡、周荣；络大包；会中府）；⑧连舌根，散布舌下。

它的支脉；⑨从胃部分出，上过膈肌，流注心中，接手少阴心经。

【主治概要】是动则病，有：舌本强，吃东西后就呕，胃脘作痛，肚胀满，善于噫气等症；如果得到大便或放屁之后，就得畅快，好像病已减退了不少。自觉身体很重滞。

是主脾所生病，有：舌本痛，身体不能动摇，东西吃不下，心烦，心下（指心窝部以下的表面位置，即上腹胃部）有拘急疼痛感，也可能有溏泄和痞聚等症状，小便不通，发黄疸，不能平卧，常常要勉强地站着，股、膝内肿或有冷感，足的大拇指发麻而不能动作。

本经腧穴主要治疗脾胃病，妇科病，前阴病及经脉循行部位的其他病证。如胃脘痛、食则呕、嗳气、腹胀、便溏、黄疸、身重无力、舌根强痛、下肢内侧肿胀、厥冷、足大趾运动障碍等。其中，治疗脾胃肠病常用大横、太白、公孙、隐白、阴陵泉和三阴交；治妇科病常用隐白、血海、太白、公孙和三阴交；治小便不利常用阴陵泉、箕门和三阴交。

【注意事项】在刺灸时，从食窦到大包诸穴，深部为心肺，不宜深刺；腹部的腹结、大横各穴深部为肠管，行提插等手法时不宜过深，以免引起事故。

【经穴歌】

二十一穴脾中州，隐白在足大趾头，
大都太白公孙盛，商丘三阴交可求，
漏谷地机阴陵泉，血海箕门冲门投，
腹舍腹结大横排，腹哀食窦天溪侯，
胸乡周荣大包上，从足经腹向胸走。

一、隐白

【取穴】仰卧或正坐，平放足底。在足大趾末节内侧，距趾甲0.1寸。

【解剖】有趾背动脉；有腓浅神经的足背支及足底内侧神经。

【穴效】清心宁神，健脾摄血，降逆止呕。

【主治】腹胀，喘息，胸满，呕吐食不下，月经过多，崩漏，尿血，便血，癫狂，梦魇，惊风。

【常用配伍】配三阴交、血海、关元、天枢可调经止血，治月经不调，崩漏。

配神门、厉兑可清心宁神，治噩梦，失眠。

【刺灸法】浅刺0.1~0.2寸，或用三棱针点刺出血，灸3壮。

【附注】足太阴经所出为"井"。

二、大都

【取穴】仰卧或正坐，平放足底。在足内侧缘，当足大趾本节前下方赤白肉际处。

上篇

【解剖】在拇展肌止点；有足底内侧动、静脉的分支；有足底内侧神经的趾底固有神经。

【穴效】健脾和胃，清热利湿。

【主治】腹胀，胃痛，食不下，泄泻，便秘，体重节痛，热病无汗。

【常用配伍】配经渠可清热解表，发汗，治热病无汗。

配中冲、关冲、太冲、合谷可通经散寒，回阳救逆，治四肢厥逆。

【刺灸法】直刺0.3～0.5寸，灸3～5壮。

【附注】足太阴经所溜为"荥"。

三、太白

【取穴】仰卧或正坐，平放足底。在足内侧缘，当足大趾本节后下方赤白肉际处。

【解剖】在拇展肌中，有足背静脉网，足底内侧动脉及足跗内侧动脉分支；有隐神经及腓浅神经分支。

【穴效】健脾化湿，理气和胃。

【主治】胃痛，腹胀腹痛，食不化，泄泻，便秘，痢疾，体重节痛，脚气。

【常用配伍】配中渚可通调肠腑，治大便难。

配公孙、足三里可消食导滞，治食不化。

【刺灸法】直刺0.5～1寸，灸3～5壮。

【附注】足太阴经所注为"输"；脾经原穴。

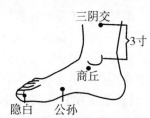

图4-2　隐白、公孙、商丘、三阴交

四、公孙

【取穴】仰卧或正坐，平放足底。在足内侧缘，当第一跖骨基底部的前下方。

【解剖】在拇展肌中，有跗内侧动脉分支及足背静脉网；有隐神经及腓浅神经分支。

【穴效】健脾化湿，和胃理中。

【主治】胃痛，呕吐，腹胀腹痛，肠鸣，泄泻，心痛，胸闷，头面肿，水肿，足痛足肿。

【常用配伍】配内关可健脾和胃，治胃、心胸部疾病。

配足三里、悬钟、申脉可强壮筋骨，治脚弱无力。

配内关、中脘可和胃降逆止呕，治呕吐。

【刺灸法】直刺0.5～1寸，灸3～5壮。

【附注】足太阴经络穴；八脉交会穴之一，通于冲脉。

五、商丘

【取穴】正坐，平放足底或仰卧。在足内踝前下方凹陷中，当舟骨结节与内踝尖连线中点处。

【解剖】有跗内侧动脉、大隐静脉；有隐神经及腓浅神经分支丛。

【穴效】健脾利湿，清热安神。

【主治】腹胀，泄泻，便秘，痔疾，足踝肿痛，舌本强痛，癫痫，小儿惊风。

【常用配伍】配承山、复溜可清热解毒，化瘀通便，治大便难，痔疾。

配丘墟、解溪可疏利关节，治踝关节炎。

【刺灸法】直刺 0.3～0.5 寸，灸 3～5 壮。

六、三阴交

【取穴】正坐或仰卧。在小腿内侧，当内踝尖上 3 寸，胫骨内侧缘后方约 1 寸。

【解剖】在胫骨后缘和比目鱼肌之间，深层有屈趾长肌；有大隐静脉，胫后动、静脉；有小腿内侧皮神经，深层后方有胫神经。

【穴效】健脾化湿，补益肝肾，调和气血，镇静安神。

【主治】月经不调，崩漏，带下，经闭，难产，恶露不尽，不孕，遗精，阳痿，阴茎痛，小便不利，遗尿，水肿，肠鸣腹胀，泄泻，便秘，下肢痿痹，脚气。

【常用配伍】配中极、曲泉可清泻湿热，治阴部瘙痒。

配巨阙、合谷、灸至阴可通经催产，治难产，胞衣不下。

配气海、关元、天枢可活血调经，治月经不调。

配曲池、合谷、足三里、内庭、行间可健脾助运，利水消肿，治全身浮肿。

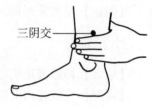

三阴交

图 4-3　三阴交

【刺灸法】直刺 1～1.5 寸，灸 5～10 壮。

【附注】①足太阴、少阴、厥阴经交会穴；②孕妇禁针。

七、漏谷

【取穴】正坐或仰卧。在小腿内侧，当内踝尖与阴陵泉的连线上，距内踝尖 6 寸，胫骨内侧缘后。

【解剖】在胫骨后缘与比方目鱼肌之间，深层有屈趾长肌；有大隐静脉，胫后动、静脉；有小腿内侧皮神经，深层内侧后方有胫神经。

【穴效】健脾渗湿，利尿消肿，通经活络。

【主治】腹胀肠鸣，小便不利，足踝肿痛，膝腿厥冷，麻木不仁。

【常用配伍】配梁丘、血海、足三里、三阴交可通经活络，治膝腿麻木。

【刺灸法】直刺 1～1.5 寸，灸 3 壮。

八、地机

【取穴】正坐或仰卧。在小腿内侧，当内踝尖与阴陵泉的连线上，阴陵泉下 3 寸。

【解剖】在胫骨后缘与比目鱼肌之间；前方有大隐静脉及膝最上动脉的末支，深层有胫后动、静脉；有小腿内侧皮神经，深层后方有胫神经。

【穴效】健脾理血，祛湿利水，调补肝肾。

【主治】腹胀，水肿，小便不利，月经不调，痛经，遗精，腰痛。

【常用配伍】配肾腧、关元、三阴交、血海可补肝肾，调经血，治月经不调，痛经，遗精，腰痛。

【刺灸法】直刺 1～1.5 寸，灸 3～7 壮。

上
篇

【附注】足太阴经郄穴。

九、阴陵泉

【取穴】正坐或仰卧。在小腿内侧，当胫骨内侧髁后下方凹陷处。

【解剖】在胫骨后缘和腓肠肌之间，比目鱼肌起点上；前方有大隐静脉、膝最上动脉，最深层有胫后动、静脉；有小腿内侧皮神经本干，最深层有胫神经。

【穴效】化湿理气，益肾固精。

【主治】腹胀，水肿，小便不利，腰腿膝痛，遗精，阴痛。

【常用配伍】配三阴交、合谷、关冲可利水通淋，治小便淋涩不通。

配水分、水道、关元、复溜可利水消肿，治水肿。

【刺灸法】直刺 1~2 寸，灸 3 壮。

【附注】足太阴经所入为"合"。

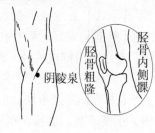

图 4-4　阴陵泉

十、血海

【取穴】仰卧或正坐屈膝。在大腿内侧，髌骶内侧端上 2 寸。

【解剖】在股骨内上髁上缘，股内侧肌中间；有股动、静脉肌支；有股前皮神经及股神经肌支。

【穴效】调经理血，祛风除湿。

【主治】月经不调，经闭，崩漏，湿疹，隐疹，丹毒。

【常用配伍】配委中、曲池、三阴交可和血祛风，治荨麻疹及皮肤瘙痒症。

配气海、关元、三阴交可理血调经，治崩漏。

【刺灸法】直刺 1~1.5 寸，灸 3~5 壮。

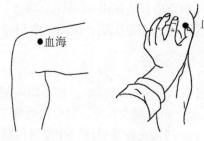

图 4-5　血海

十一、箕门

【取穴】正坐或仰卧伸下肢。在大腿内侧，当血海与冲门连线上，血海上 6 寸。

【解剖】在缝匠肌内侧缘，深层有大收肌；有大隐静脉，深层之外方有股动、静脉；有股前皮神经，深部有隐神经。

【穴效】利水通淋，清利湿热，温中散寒。

【主治】小便不通，遗尿，腹股沟疼痛，阴囊湿疹。

【常用配伍】配阴陵泉、三阴交可清利湿热，治阴囊湿疹。

【刺灸法】避开动脉，直刺 0.5~1 寸，灸 5 壮。

十二、冲门

【取穴】仰卧。在腹股沟外侧，距耻骨联合上缘中点 3.5 寸，当髂外动脉搏动处的外侧。

【解剖】在腹股沟韧带中点外侧的上方，腹外斜肌腱膜及腹内斜肌下部；内侧为股动、静脉；有股神经。

【穴效】通经活血，理气化湿。

【主治】腹痛，疝痛，崩漏，带下，癃闭。

【常用配伍】配气冲可调经止带，固崩，治带下产崩。

配太冲、大敦、三阴交可利尿通淋，治疝气、五淋不得尿。

【刺灸法】避开动脉，直刺0.5~1寸，灸3~7壮。

十三、府舍

【取穴】仰卧。在下腹部，当脐中下4寸，冲门上方0.7寸，距前正中线4寸。

【解剖】在腹股沟韧带上方外侧，腹外斜肌腱膜及腹内斜肌下部，深层为腹横肌下部；有腹壁浅动脉，肋间动、静脉；有髂腹股沟神经。

【穴效】疏肝理气，散结止痛。

【主治】腹痛，疝气，便秘，积聚，子宫脱出。

【常用配伍】配关元、阴陵泉可理气固脱，治子宫脱出。

【刺灸法】直刺0.5~1寸，灸3~7壮。

十四、腹结

【取穴】仰卧。在下腹部，大横下1.3寸，距前正中线4寸。

【解剖】在腹内、外斜肌及腹横肌肌部；有第十一肋间动、静脉；有第十一肋间神经。

【穴效】温经散寒，调理下焦，理气降逆。

【主治】绕脐腹痛，疝痛，泻痢，咳逆。

【常用配伍】配神阙（灸）可调肠腑，理气血，治绕脐痛。

配天枢、足三里可调理肠胃，宣通下焦，治泻痢。

【刺灸法】直刺1~1.5寸，灸3~7壮。

十五、大横

【取穴】仰卧。在腹中部，距脐中4寸。

【解剖】在腹外斜肌肌部及腹横肌肌部；有第十肋间动、静脉；有第十肋间神经。

【穴效】温中理肠，宣通腑气。

【主治】虚寒泻痢，便秘，绕脐腹痛。

【常用配伍】配中脘、足三里、三阴交可温补中焦，治腹痛泻痢。

【刺灸法】直刺1~1.5寸，灸3~7壮。

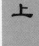

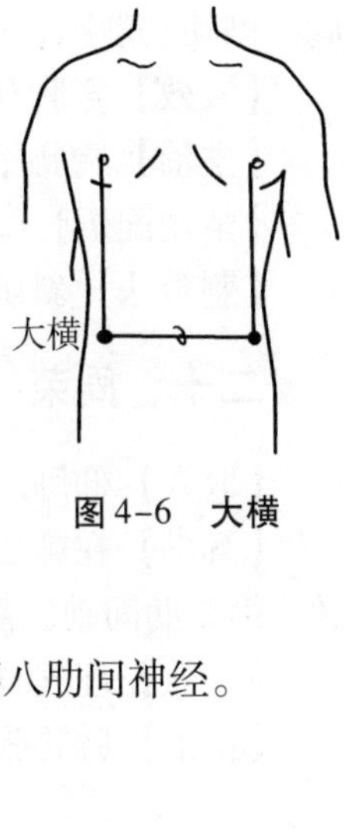

图4-6 大横

十六、腹哀

【取穴】仰卧。在上腹部，当脐中上3寸，距前正中线4寸。

【解剖】在腹内外斜肌及腹横肌肌部；有第八肋间动、静脉；有第八肋间神经。

【穴效】健脾益胃，理气和中。

【主治】腹痛，便秘，下利脓血，食不化。

【常用配伍】配足三里、中脘、太白可调理肠胃，消食导滞，治消化不良。

【刺灸法】直刺 1 ~ 1.5 寸，灸 5 壮。

十七、食窦

【取穴】仰卧。在胸外侧部，当第五肋间隙，距前正中线 6 寸。

【解剖】在第五肋间隙，前锯肌中，深层有肋间内、外肌；有胸外侧动、静脉，胸腹壁动、静脉；有第五肋间神经外侧皮支。

【穴效】宽胸理气，健脾和中，利水渗湿。

【主治】胸胁支满，食入即吐。

【常用配伍】配气海、建里可和胃降逆，治翻胃，噫气。

配膈俞、三阳络、郄门、阳陵泉可理气宽胸，治胸胁满痛。

【刺灸法】斜刺或向外平刺 0.5 ~ 0.8 寸，灸 3 壮。

十八、天溪

【取穴】仰卧。在胸外侧部，当第四肋间隙，距前正中线 6 寸。

【解剖】在第四肋间隙，胸大肌外下缘，下层为前锯肌，再深层为肋间内、外肌；有胸外侧动、静脉分支；胸腹壁动、静脉，第四肋间动、静脉；有第四肋间神经。

【穴效】宽胸理气，通经下乳。

【主治】胸胁疼痛，咳逆上气，乳痛，乳汁少。

【常用配伍】配内关、尺泽、膻中可理气宽胸，治胸中满痛。

配乳根、足三里、膻中可通经下乳，治乳汁不通。

【刺灸法】斜刺或平刺 0.5 ~ 0.8 寸，灸 3 壮。

十九、胸乡

【取穴】仰卧。在胸外侧部，当第三肋间隙，距前正中线 6 寸。

【解剖】在第三肋间隙，胸大肌、胸小肌外缘，前锯肌中，下层为肋间内、外肌；有胸外侧动、静脉，第三肋间动、静脉；有第三肋间神经。

【穴效】宽胸利胁。

【主治】胸胁胀痛，胸隐痛不得卧。

【常用配伍】配心俞、厥阴俞、内关可宽胸理气，治胸痛，胸痛引背。

【刺灸法】斜刺或平刺 0.5 ~ 0.8 寸，灸 3 壮。

二十、周荣

【取穴】仰卧。在胸外侧部，当第二肋间隙，距前正中线 6 寸。

【解剖】在第二肋间隙，胸大肌中，下层为胸小肌，肋间内、外肌；有胸外侧动、静脉，第二肋间动、静脉；有胸前神经分支、第二肋间神经。

【穴效】理气宽胸，止咳平喘。

【主治】胸胁胀满，咳喘，不思饮食。

【常用配伍】配天溪、胸乡、大包可宽胸理气，治胸膜炎。

【刺灸法】斜刺或平刺0.5~0.8寸，灸3壮。

二十一、大包

【取穴】仰卧举臂。在侧胸部，腋中线上，当第六肋间隙处。

【解剖】在第六肋间隙，前锯肌中，有静脉及第六肋间动、静脉；有第六肋间神经，神经直系的末端。

【穴效】宽胸利胁，调和诸络。

【主治】胸胁胀痛，全身疼痛，气喘，四肢无力。

【常用配伍】配肝腧、期门、支沟、阳陵泉可宽胸理气，治胁肋痛。

配人中、外关、阳陵泉可疏利关节，调和诸络，治全身关节痛。

【刺灸法】斜刺或平刺0.5~0.8寸，灸3壮。

【附注】脾之大络。

第五章　手少阴心经

【经络循行】循行示意如下：起于心中→属"心系"→络小肠。

分支：从心系→上挟咽→系"目系"。

直行：从心系→上肺→出腋下→循臑、肘、臂内侧后→掌内后→小指内侧端（交于手太阴）。

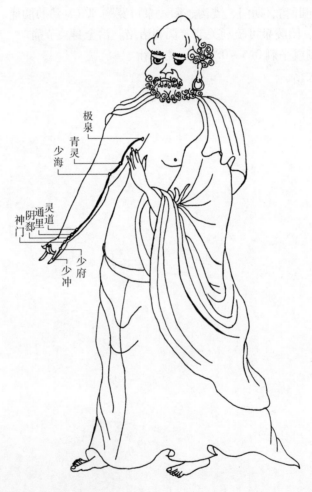

极泉（HT1），青灵（HT2），少海（HT3），灵道（HT4），通里（HT5），
阴郄（HT6），神门（HT7），少府（HT8），少冲（HT9）。

图 5-1　手少阴心经

即：手少阴心经：①从心中开始，出来属于心脏与它脏相连的系带；②下过膈肌，络小肠。

它的支脉：③从心脏的系带部向上挟咽喉，而与眼球内连于脑的系带相联系。

它的直行脉：④从心系（即心与它脏相联系的系带）上行至肺，向下出于腋下（极泉），沿上臂内侧后缘，走手太阴、手厥阴经之后（青灵）；⑤下向肘内（少海），沿前臂内侧后缘（灵道、通里、阴郄、神门）；⑥到掌后豌豆骨部进入掌内后边（少府），沿小指的桡侧出于末端（少冲），接手太阳小肠经。

【主治概要】是动则病，有：咽干，心窝部作痛，口渴等症，是为"臂厥"。

是主心所生病，有：眼睛黄，胁部疼痛，上臂内后侧缘疼痛或冷厥，手掌中心发热而有痛感。心脉痹阻则心痛；心失所养，心神不宁，则心悸，失眠；心主神明，心神被扰，则神志失常。

本经腧穴均有宁心安神、舒经活血的功效，主要治疗心、胸、神志病、血证及经脉循行部位的其他病证。其中，治心脏病常用极泉、阴郄、神门；神志病用神门、少冲；舌咽病用通里、阴郄；血证用阴郄；上肢内侧后缘痛，应用极泉、青灵、少海、灵道。

【注意事项】另外，极泉穴针刺时，上肢向外展，注意避开血管，向肩峰方向直刺或斜刺；青灵穴因深层有腋动、静脉，针刺时宜缓慢进针，不宜强刺激，避免伤及血管；少海、阴郄、神门、少府位于关节处，不宜直接灸和强刺激，以免烫伤和影响关节活动。

【经穴歌】

九穴心经手少阴，极泉青灵少海深，

灵道通里阴郄穴，神门少府少冲寻。

一、极泉

【取穴】正坐或仰卧，上臂外展。在腋窝顶点，腋动脉搏动处。即臂内腋下两筋间动脉应手处。

【解剖】在胸大肌的外下缘，深层为喙肱肌；外侧为腋动脉；有尺神经、正中神经、前臂内侧皮神经及臂内侧皮神经。

【穴效】理气宽胸，宁心安神，舒经活血。

【主治】心痛，心悸，胸闷气短，胸胁疼痛，肩臂疼痛。

【常用配伍】配膻中、神门、内关、心腧可宁心安神，治心悸心痛。

配内关、曲池、太渊、尺泽、手三里可舒经利节，活血通络，治上肢不遂，肩痛不举。

【刺灸法】上臂外展，避开腋动脉，直刺0.5～0.8寸，灸3壮。

二、青灵

【取穴】正坐或仰卧，举臂。在臂内侧，当少海穴与极泉穴的连线上，少海穴上3寸，当肱二头肌的内侧沟中。

【解剖】当肱二头肌内侧沟处，有肱三头肌；有贵要静脉、尺侧上副动脉；有前臂内侧皮神经、尺神经。

【穴效】舒经通络止痛。

【主治】头痛，胁痛，肩臂疼痛，目黄。

【常用配伍】配肩髃、曲池可舒经活络，止痛，治肩臂痛。

配光明、合谷可清肝明目，止痛，治头痛，目疾。

【刺灸法】直刺0.5～1寸，灸5壮。

三、少海

【取穴】正坐或仰卧，曲肘，举臂向上成直角。在肘横纹内端与肱骨内上髁的连线中点处。

【解剖】有旋前圆肌、肱肌；有贵要静脉、尺侧上下副动脉、尺返动脉；有前臂内侧皮神经，外前方有正中神经。

【穴效】舒经调血，安神宁志。

【主治】心痛，手颤，肘臂挛痛麻木，瘰疬，癫狂。

【常用配伍】配内关、膻中、神封可宽胸理气，治胸痹，心痛。

配尺泽、内关可舒经通络，治上肢瘫痪。

配百会、三阴交、神门可宁心安神，治失眠。

【刺灸法】向桡侧直刺0.5～1寸，灸3～5壮。

【附注】手少阴经所入为"合"。

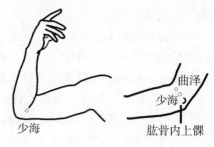

图5-2　少海

四、灵道

【取穴】正坐伸臂仰掌。在前臂掌侧，当腕掌横纹上1.5寸，尺侧腕屈肌腱的桡侧缘。

【解剖】在尺侧腕屈肌与指浅屈肌之间，深层为指深屈肌；有尺动脉；有前臂内侧皮神经，尺侧为尺神经。

【穴效】安神定志，舒经解痉。

【主治】心痛，心悸，暴喑，肘臂挛痛，脏躁，瘈疭。

【常用配伍】配合谷、太冲可舒经解痉，治瘈疭。

配内关、神封、心腧可化瘀通络，养心安神，治心痛。

【刺灸法】直刺0.3～0.5寸，灸3～5壮。

【附注】手少阴经所行为"经"。

五、通里

【取穴】正坐伸臂仰掌。在前臂掌侧，当腕掌横纹上1寸，尺侧腕屈肌腱的桡侧缘。

【解剖】在尺侧腕屈肌腱与指浅屈肌之间，深层有指深屈肌；有尺动脉；有前臂内侧皮神经，尺侧为尺神经。

【穴效】养心安神，利舌摄血。

【主治】暴喑，舌强不语，心悸，手腕挛痛。

【常用配伍】配行间、三阴交、肾腧、脾腧、足三里可补肾健脾，调经摄血，治月经过多。

配廉泉、哑门可舒经活络，开窍利舌，治舌强不语。

配内关、心腧、乳根可清心安神，治胸痛，心痛，怔忡。

【刺灸法】直刺0.3～0.5寸，灸3～5壮。

神门
阴郄
通里
灵道
1.5寸

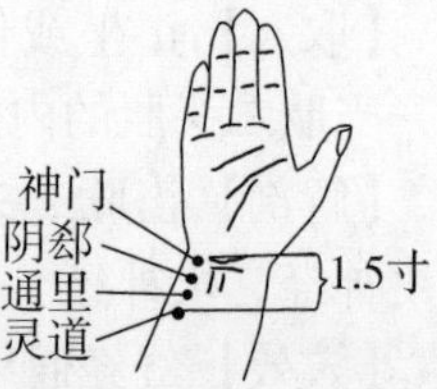

图5-3　灵道、通里、
　　　　阴郄、神门

上篇

【附注】手少阴经络穴。

六、阴郄

【取穴】正坐伸臂仰掌。在前臂掌侧，腕横纹上0.5寸，尺侧腕屈肌腱的桡侧缘。

【解剖】在尺侧腕屈肌腱与指浅屈肌之间，深层有指深屈肌；有尺动脉；有前臂内侧皮神经，尺侧为尺神经。

【穴效】养阴安神，益气固表。

【主治】心痛心悸，骨蒸盗汗，吐血，鼻衄，暴喑。

【常用配伍】配曲泽、大陵可宁心养血，治心痛心悸。

配后溪、三阴交可养阴清热，固表止汗，治阴虚盗汗、骨蒸潮热。

【刺灸法】避开尺动、静脉，直刺0.3～0.5寸，灸3～5壮。

【附注】手少阴经郄穴。

七、神门

【取穴】正坐伸臂仰掌。在腕部，当腕掌横纹尺侧端，当尺侧腕屈肌腱的桡侧缘凹陷中。

【解剖】在尺侧腕屈肌腱与指浅屈肌之间，深层有指深屈肌；有尺动脉；有前臂内侧皮神经，尺侧为尺神经。

【穴效】养心安神，开窍醒志，清营凉血。

【主治】失眠，健忘，心痛，心悸，癫痫，痴呆，脏躁。

【常用配伍】配内关、三阴交可养血安神，治脏躁。

配内关、大陵、心腧可益智安神，治心悸怔忡、失眠、健忘。

配少商、涌泉、心腧可清心开窍，益智，治痴呆。

【刺灸法】避开尺动、静脉，直刺0.3～0.5寸，灸3～5壮。

【附注】手少阴经所注为"输"，心经原穴。

八、少府

【取穴】正坐仰掌屈指握拳。在手掌面，当第四、五掌指关节后方，当手心横纹上，第四、五掌骨之间，握拳时，当小指尖处。

【解剖】在第四、五掌骨间，有第四蚓状肌，指浅、深屈肌腱，深部为骨间肌；有指掌侧总动、静脉；有第四指掌侧总神经。

【穴效】清心宁神，调理下焦，舒经活血。

【主治】心悸，胸痛，小便不利，遗尿，掌中热。

【常用配伍】配曲池、大陵可清心泄热，治掌中热。

配足三里可利水渗湿，治小便不利。

【刺灸法】直刺0.3～0.5寸，灸3～5壮。

【附注】手少阴经所溜为"荥"。

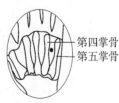

图5-4 少府

九、少冲

【取穴】 正坐仰掌屈指。在小指末节桡侧指甲角旁约0.1寸。

【解剖】 有指掌侧固有动、静脉所形成的动、静脉网；有指掌侧固有神经。

【穴效】 清心安神，泄热开窍。

【主治】 心悸，心痛，中风昏迷，癫狂，胸胁痛，热病。

【常用配伍】 配曲池可清心泄热，治高热神昏。

配人中、合谷、足三里可醒神开窍、泄热，治中风，中暑，休克，晕厥。

配内关、心腧可清心宁神，治心悸心痛，癫狂。

【附注】 手少阴经所出为"井"。

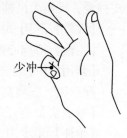

图5-5 少冲

第六章 手太阳小肠经

【经络循行】循行示意如下：起于小指端→手外侧→臂、肘、臑外侧后→肩胛→肩上→入缺盆→络心→属小肠。

分支：从缺盆→循颈→上颊→目锐眦→入耳中。

分支：别循颊→上颧→抵鼻→目内眦（交于足太阳）。

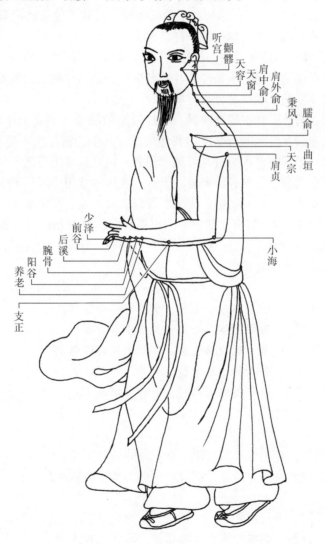

少泽（SI1），前谷（SI2），后溪（SI3），腕骨（SI4），阳谷（SI5），养老（SI6），支正（SI7），小海（SI8），肩贞（SI9），臑腧（SI10），天宗（SI11），秉风（SI12），曲垣（SI13），肩外腧（SI14），肩中腧（SI15），天窗（SI16），天容（SI17），颧髎（SI18），听官（SI19）。

图6-1 手太阳小肠经之图

即：手太阳小肠经：①从小指外侧末端开始（少泽），沿手掌尺侧（前谷、后溪），上向腕部（腕骨、阳谷）；②出尺骨小头部（养老），直上沿尺骨下边（支正）；③出于肘内侧当肱骨内上髁和尺骨鹰嘴之间（小海），向上沿上臂外后侧；④出肩关节部（肩贞、臑腧），绕肩胛（天宗、秉风、曲垣），交会肩上（肩外腧、肩中腧；会附分、大杼、大椎）；⑤进入缺盆（锁骨上窝），络于心，沿食管，通过膈肌，到胃（会上脘、中脘），属于小肠。

它的支脉：⑥从锁骨上行沿颈旁（天窗、天容），上向面颊（颧髎），到外眼角（会童子髎），弯向后（会和髎），进入耳中（听宫）。

它的又一支脉：⑦从面颊部分出，上向颧骨，靠鼻旁到内眼角（会睛明），接足太阳膀胱经；⑧此外，小肠与足阳明胃经的下巨虚脉气相通。

【主治概要】是动则病，有：咽痛，下颌部肿胀，以致不能旋动而看东西；肩痛好像拔起来的感觉，上臂部内侧缘好像折断一样的感觉。

是主液所生病，有：耳聋，目黄，颊部肿胀，颈部、下颌部、肩部、上臂内侧部、肘关节部、下臂外侧后面均作痛。小肠经的井穴名少泽，是治疗热症的特效穴，通常选用刺血法效果最好。比如发热、咽喉及牙龈肿痛等。

本经腧穴均具有清热安神、聪耳明目、舒经活络的功效，主要治疗头、项、耳、目、咽喉病，热病，神志病及经脉循行部位的其他病证。其中，治疗头项痛常用后溪、养老、支正、天窗、天容；治耳病常用听宫、后溪、前谷；治目疾常用后溪、养老；齿痛常用听宫、颧髎；咽喉痛常用少泽、前谷、天窗、天容；乳房病常用少泽、天宗；肩臂背部疼痛常用后溪、养老、支正、肩贞、臑腧、天宗、秉风、肩外腧、肩中腧等。

【注意事项】在刺灸时，肩贞、臑腧、曲垣不宜向胸部深刺；肩外腧、肩中腧慎勿深刺，以免损伤肺脏造成气胸；前谷、后溪、腕骨、阳谷、颧髎、听宫不宜直接灸，防止造成瘢痕，影响关节活动和面部美观。

【经穴歌】

> 手太阳穴一十九，少泽前谷后溪数，
> 腕骨阳谷养老绳，支正小海外辅肘，
> 肩贞臑腧接天宗，髎外秉风曲垣首，
> 肩外腧连肩中腧，天窗乃与天容偶，
> 锐骨之端上颧髎，听宫耳前珠上走。

一、少泽

【取穴】俯掌伸指。在小指末节尺侧，指甲角旁约0.1寸。

【解剖】有指掌侧固有动、静脉，指背动脉形的动、静脉网；有尺神经手背支。

【穴效】清热开窍，理气通乳。

【主治】头痛，目翳，咽喉肿痛，耳鸣耳聋，乳痈，乳汁少。

【常用配伍】配天容、合谷、尺泽可清热利咽，治咽喉肿痛。

配天井、委阳、膻中、太冲、天容可通乳散结，治乳痈。

【刺灸法】浅刺0.1~0.2寸，或点刺出血，灸3壮。

【附注】手太阳经所出为"井"。

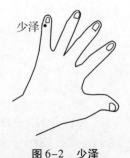

图6-2　少泽

二、前谷

【取穴】微握拳。在手掌第五指关节前尺侧，当掌指关节前横纹头赤白肉际处。

【解剖】有指背动、静脉；有尺神经手背支。

【穴效】疏风清热，通经开窍，明目聪耳。

【主治】头项痛，目痛，目翳，耳鸣耳聋，咽喉肿痛，乳少，手指麻木。

【常用配伍】配合谷、曲池、尺泽、少商可清热利咽，治咽喉肿痛。

配睛明、太阳、束骨可疏肝明目，治目翳，目痛。

【刺灸法】直刺0.2～0.3寸，灸3～5壮。

【附注】手太阳经所溜为"荥"。

三、后溪

【取穴】微握拳。在手掌尺侧当第五掌指关节后尺侧，当掌指关节后横纹头赤白肉际处，为第五掌骨小头后缘。

【解剖】在小指尺侧，第五掌骨小头后方，当小指展肌起点外缘；有指背动、静脉，手背静脉网；有尺神经手背支。

【穴效】通督舒经，宁神解痉，祛邪截疟，清热养阴，聪耳开窍。

【主治】头项强痛，目赤，耳聋，咽喉肿痛，盗汗，疟疾，癫痫，手指拘挛疼痛。

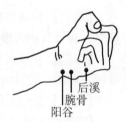

图6-3 后溪、
腕骨、阳谷

【常用配伍】配阴郄可滋阴清热，治盗汗。

配申脉可舒经活络，治头痛，落枕，目赤肿痛，咽喉痛，手指麻木、拘挛，腰背痛。

配风池、大椎、曲池、间使可疏导督脉，祛邪截疟，治间疟。

【刺灸法】直刺0.5～0.8寸，或向合谷方向透刺，灸3～5壮。

【附注】手太阳经所注为"输"。八脉交会穴之一，通督脉。

四、腕骨

【取穴】俯掌握拳。在手掌尺侧，当后溪穴直上，第五掌骨基底后端与钩骨、豌豆骨之间凹陷中，当赤白肉际处。

【解剖】在手背尺侧，小指展肌起点外缘；有腕背侧动脉（尺动脉分支）、手背静脉网；有尺神经手背支。

【穴效】清热散风，利胆退黄，生津止渴。

【主治】头项强痛，耳鸣，目翳，黄疸，消渴，热病无汗，指挛腕痛。

【常用配伍】配足三里、脾俞、胃俞、中脘可清胃泻火，增液止渴，治消渴。

配通里、听宫、翳风可清热开窍，聪耳，治耳鸣，耳聋。

配胆俞、太冲、阳陵泉、内庭、阴陵泉可舒肝解郁，利胆退黄，治黄疸，胁痛，胆囊炎。

【刺灸法】直刺0.3～0.5寸，灸3～7壮。

【附注】手太阳经所过为"原"。

上
篇

五、阳谷

【取穴】俯掌屈腕。在手腕尺侧，当尺骨茎突与三角骨之间凹陷中，赤白肉际处。

【解剖】当尺侧腕伸肌腱的尺侧缘；有腕背侧动脉；有尺神经手背支。

【穴效】聪耳明目，清热疏风，安神定志。

【主治】耳鸣耳聋，头痛目眩，热病，癫狂，手腕痛。

【常用配伍】配筑宾、足通谷可清心宁神，治癫狂。

配下关、阳溪、关冲、液门可聪耳开窍，治耳鸣耳聋。

【刺灸法】直刺 0.3 ~ 0.5 寸，灸 3 ~ 7 壮。

【附注】手太阳经所行为"经"。

六、养老

【取穴】伸臂俯掌。位于前臂背面尺侧，在尺骨小头的高点处取穴；当屈肘，掌心向胸时，在尺骨小头近端桡侧缘的凹陷中。

【解剖】在尺骨背面，尺骨茎突上方，尺侧腕伸肌腱和小指固有伸肌腱之间；有前臂骨间背侧动、静脉的末支，腕静脉网；有前臂背侧皮神经和尺神经。

【穴效】舒经通络，清热明目。

【主治】目视不明，落枕，肩、背、肘、臂酸痛。

【常用配伍】配曲池、肩髃可舒经通络，治肩背肘臂酸痛。

配天柱、曲差、合谷可祛风明目，治目视不明。

【刺灸法】直刺 0.5 ~ 0.8 寸，灸 3 ~ 5 壮。

【附注】手太阳经郄穴。

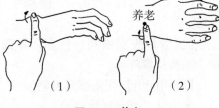

（1）　　　　（2）

图 6-4　养老

七、支正

【取穴】掌心对胸。在前臂背面尺侧，当阳谷穴与小海穴的连线上，阳谷穴上 5 寸处。

【解剖】在尺骨背面，尺侧腕伸肌的尺侧缘；有骨间背侧动、静脉；有前臂内侧皮神经分支。

【穴效】疏风解表，安神定惊。

【主治】头痛目眩，热病，癫狂，肘臂酸痛。

【常用配伍】配内关、人中可清心宁神，治脏躁。

配三焦腧、大椎、风池可清热疏风通络，治目眩、头痛。

【刺灸法】直刺 0.5 ~ 0.8 寸，灸 3 ~ 5 壮。

【附注】手太阳经络穴。

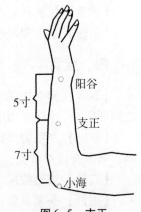

图 6-5　支正

八、小海

【取穴】微屈肘。在肘关节内侧，尺骨鹰嘴与肱骨内上髁之间，当尺神经沟中。

【解剖】尺神经沟中，为尺侧腕屈肌的起始部；有尺侧上、下副动脉和副静脉以及尺返动、静脉；有前臂内侧皮神经、尺神经本干。

【穴效】疏风散热，行气活血，宁神定志。

【主治】癫痫，头痛目眩，颈项强痛，肘臂挛痛。

【常用配伍】配曲池、少海可祛风解痉，治肘臂疼痛。

【刺灸法】直刺 0.3～0.5 寸，灸 3～5 壮。

【附注】手太阳经所入为"合"。

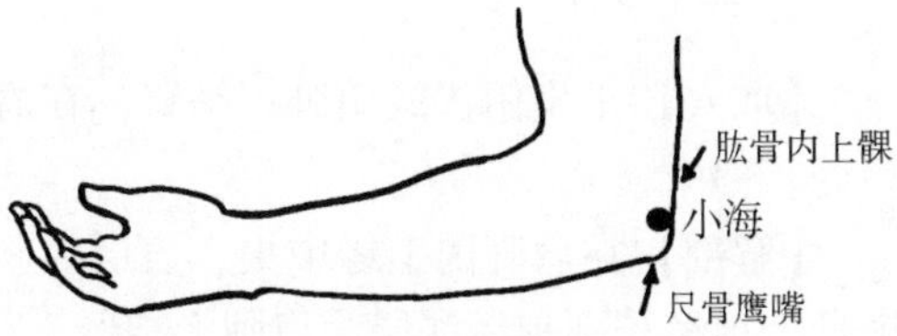

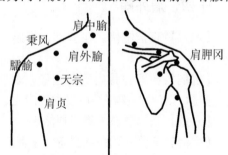

图 6-6　小海

九、肩贞

【取穴】正坐或俯卧，垂臂合腋。在肩关节后下方，臂内收时，腋后纹头上 1 寸处。

【解剖】在肩关节后下方，肩胛骨外侧缘，三角肌后缘，下层是大圆肌；有旋肩胛动、静脉；有腋神经分支，最深部上方为桡神经。

【穴效】通经活络，舒经利节。

【主治】肩胛痛，手臂麻痛，瘰疬。

【常用配伍】配肩髃、肩髎、天宗可通经活络，舒经利节，治肩关节痛。

【刺灸法】向外斜刺 1～1.5 寸，灸 3～7 壮（《医学入门》禁灸）。

十、臑腧

【取穴】正坐或俯卧，垂臂合腋。在肩部，从肩贞穴直上，肩胛冈下缘凹陷中。

【解剖】在肩胛骨关节窝后方三角肌中，深层为冈下肌；有旋肱后动、静脉；有腋神经，深层为肩胛上神经。

【穴效】疏风活络，通经止痛，化痰散结。

【主治】肩臂疼痛无力，瘰疬。

【常用配伍】配后溪、肩井可舒经通络，治肩臂痛。

【刺灸法】向前直刺 0.5～1 寸，灸 3～7 壮。

图 6-7　肩贞、臑腧、秉风、天宗、肩外腧、肩中腧

十一、天宗

【取穴】正坐俯伏或俯卧。在肩胛部，冈下窝的中央凹陷处，约在肩胛冈下缘与肩胛下角之间的上 1/3 折点处取穴，上与秉风穴直对，与第四胸椎相平。

【解剖】在冈下窝中央冈下肌中；有旋肩胛动、静脉肌支；有肩胛上神经。

【穴效】舒经散结，行气宽胸。

【主治】肩胛疼痛，乳痈，咳喘，胸胁支满。

【常用配伍】配膻中、乳根、少泽可清热散结，行气宽胸，治乳痈。

配肩髃、肩髎、曲池、养老舒经通络，利关节，治肩周炎。

【刺灸法】直刺或向四周斜刺 0.5～1 寸，灸 3～7 壮。

十二、秉风

【取穴】正坐俯伏或俯卧，举臂。在肩胛部，冈上窝中央，天中穴直上方，举臂有凹陷处。

【解剖】在肩胛冈上缘中央，表层为斜方肌，再下为冈上肌；有肩胛上动、静脉；有锁骨上神经和副神经深层为肩胛上神经。

【穴效】疏风活络止痛。

【主治】肩胛痛，手臂酸麻。

【常用配伍】配天宗、后溪可舒经通络，治肩背痛。

【刺灸法】直刺或斜刺0.5~0.8寸，灸3~7壮。

十三、曲垣

【取穴】正坐俯伏或俯卧。在肩胛部，冈上窝内侧端凹陷中，约当臑腧穴与第二胸椎棘突连线的中点处。

【解剖】在肩胛冈上缘，斜方肌和冈上肌中；有颈横动、静脉降支；深层为肩胛上动、静脉肌支；有第二胸神经后支外侧皮支、副神经，深层为肩胛上神经肌支。

【穴效】舒经通络止痛。

【主治】肩胛、项背疼痛。

【常用配伍】配天宗、后溪、昆仑、大椎可疏风活络，治肩背痛。

【刺灸法】直刺或向外下方斜刺0.5~0.8寸，灸3~7壮。

十四、肩外腧

【取穴】正坐俯伏。在背部，当第一胸椎棘突下旁开3寸处，肩胛骨脊柱缘的垂直线上。

【解剖】在肩胛骨内侧角边缘，表层为斜方肌，深层为肩胛提肌和菱形肌；有颈横动、静脉；有第一胸神经后支内侧皮支、肩胛背神经和副神经。

【穴效】祛风散寒，舒经通络。

【主治】肩背痛，颈项强急，手臂麻木冷痛。

【常用配伍】配风池、外关可祛风舒经，治颈项强急。

【刺灸法】向外斜刺0.5~0.8寸，灸3~7壮。

十五、肩中腧

【取穴】正坐俯伏。在背部，当第七颈椎棘突下旁开2寸处。

【解剖】在第一胸椎横突端，表层为斜方肌，深层为肩胛提肌；有颈横动、静脉；有第一胸神经后支内侧皮支、肩胛背神经和副神经。

【穴效】清热散风，宣肺止咳。

【主治】咳嗽气喘，肩背疼痛，唾血，目视不明，落枕。

【常用配伍】配肺腧、膻中、列缺可宣肺止咳平喘，治支气管炎。

配肩井、支沟可祛风活络，治落枕。

【刺灸法】直刺或向外斜刺 0.5~0.8 寸，灸 3~7 壮。

十六、天窗

【取穴】正坐。在颈外侧部，胸锁乳突肌后缘，在扶突穴后 0.5 寸，与喉结平。

【解剖】在斜方肌前缘，肩胛提肌后缘，深层为头夹肌；有耳后动、静脉及枕动、静脉分支；有颈皮神经、耳大神经丛的发出部及枕小神经。

【穴效】聪耳利咽，息风解痉。

【主治】耳鸣耳聋，咽喉肿痛，暴喑，颈项强痛，癫狂。

【常用配伍】配外关、听宫可通窍聪耳，治耳鸣耳聋。

配间使、通谷可清利咽喉，治暴喑。

【刺灸法】直刺或向下斜刺 0.5~1 寸，灸 3 壮。

十七、天容

【取穴】正坐。在颈外侧部，平下颌角的后方，在胸锁乳突肌前缘凹陷中。

【解剖】在下颌角后方，胸锁乳突肌停止部前缘，二腹肌后腹的下缘；前方有颈外浅静脉，颈内动、静脉；有耳大神经的前支、面神经的颈支、副神经，深层为交感神经干的颈上神经节。

【穴效】通窍聪耳，利咽消肿。

【主治】耳鸣耳聋，咽喉肿痛，咽中如梗。

【常用配伍】配人迎、天突、合谷、少商可清热利咽消肿，治扁桃腺炎，声音嘶哑。

【刺灸法】直刺 0.5~1 寸，灸 3 壮。

十八、颧髎

【取穴】正坐，两目正视。在面部，当目外眦直下，颧骨下缘凹陷中。

【解剖】在颧骨下颌突的后下缘稍后，咬肌的起始部，颧肌中；有面横动、静脉分支；有面神经及眶下神经。

【穴效】清热消肿，祛风活络。

【主治】口眼㖞斜，眼睑瞤动，齿痛，面痛，颊肿。

【常用配伍】配下关、颊车、攒竹、阳白可息风清热，通经活络，治口眼㖞斜，眼睑瞤动。

配合谷、二间、颊车、翳风可舒经活络止痛，治齿痛，三叉神经痛。

【刺灸法】直刺 0.3~0.5 寸或斜刺 0.5~1 寸，禁灸。

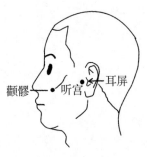

图 6-8　颧髎、听宫

十九、听宫

【取穴】正坐或侧卧。在面部，耳屏前，下颌骨髁状突的后缘，张口呈凹陷处。

【解剖】有颞浅动、静脉的耳前支；有面神经及三叉神经第三支的耳颞神经。

【穴效】聪耳开窍，清热宁神。

【主治】耳鸣耳聋，聤耳，齿痛，癫狂痫。

【常用配伍】配耳门、翳风、中渚可聪耳开窍，治耳鸣耳聋。

配翳风、外关可祛风清热，疏通耳窍，治聤耳。

【刺灸法】张口，直刺0.5~1寸，灸3壮。

第七章　足太阳膀胱经

【经络循行】循行示意如下：起于目内眦→上额→交头顶。

分支：从头顶到耳上角。

直行：从头顶入络脑→出下项→挟脊→抵腰中→络肾→属膀胱。

分支：从腰中下挟脊→贯臀→入腘窝中。

分支：从肩胛内下→过髀枢→髀外后侧→和委中→下贯腨内→外踝后→小趾外侧（交于足少阴）。

即：足太阳膀胱经：①从内眼角开始（睛明），上行额部（攒竹、眉冲、曲差；会神庭、头临泣），交会于头顶（五处、承光、通天；会百会）。

它的支脉：②从头顶分出到耳上角（会曲鬓、率谷、浮白、头窍阴、完骨）。

其直行主干：③从头顶入内络于脑（络却、玉枕；会脑户、风府），复出顶部（天柱）分开下行；④一支沿肩胛内侧，夹脊旁（会大椎、陶道；经大杼、风门、肺腧、厥阴腧、心腧、督腧、膈腧），到达腰中（肝腧、胆腧、脾腧、胃腧、三焦腧、肾腧），进入脊旁筋肉；⑤络于肾，属于膀胱（气海腧、大肠腧、关元腧、小肠腧、膀胱腧、中膂腧、白环腧）；⑥一支从腰中分出，夹脊旁，通过臀部（上髎、次髎、中髎、下髎、会阳、承扶），进入腘窝中（殷门、委中）；⑦背部另一支脉：从肩胛内侧分别下行，通过肩胛（附分、魄户、膏肓、神堂、噫嘻、膈关、魂门、阳纲、意舍、胃仓，肓门、志室、胞肓、秩边）；⑧经过髋关节部（会环跳穴），沿大腿外侧后边下行（浮郄、委阳），会合于腘窝中（委中）；⑨由此向下通过腓肠肌部（合阳、承筋、承山），出外踝后方（飞扬、跗阳、昆仑）；⑩沿第五趾骨粗隆（仆参、申脉、金门、京骨），到小趾的外侧（束骨、足通谷、至阴），下接足少阴肾经。

【主治概要】是动则病，有：上冲头痛，眼睛突出似脱，项部像拔出的感觉，脊部痛，腰部好似折断的感觉，髋关节部也不可以曲，膝后凹部好像节牢一般，小腿腓肠肌好像要裂开来一样，是为"踝厥"。是主筋所生病，有：痔疾，寒热间发，发狂，发癫疾等，头部囟门、项部都痛，有眼睛发黄症而流泪，鼻塞多涕，鼻出血，项背部、腰部、骶骨部、膝后凹部、腓肠肌部、足部等都发生疼痛，小脚趾发而不能动作。

本经腧穴均有调理脏腑气机，通经活络，疏导经气之功效，主要治疗头、项、目、背、腰、下肢部及五脏六腑的脏腑病、神志病。其中，所有背腧穴均治疗相应脏腑功能失调的病证，第一至六胸椎之间两侧腧穴治心、肺疾病；第七至十二胸椎之间两侧腧穴治肝、胆、脾胃等疾病；第一腰椎到第五骶椎两侧腧穴治疗肾、膀胱、大小肠、子宫等疾病。常用睛明、攒竹治目疾；眉冲、曲差、五处、承光、通天、络却、玉枕治头痛、眩晕、癫狂以及目病、鼻病；天柱、附分治颈项强痛；大杼、风门治项强、发热、头痛；承扶治腰骶臀股疼痛、痔疾；殷门、浮郄、委中、委阳、承筋、承山、飞扬、跗阳治下肢痿痹；昆仑、仆参、申脉、金门、京骨、束骨、足通谷治足痛、项强、癫、狂、痫；昆仑、至阴治胎位不正、难产。

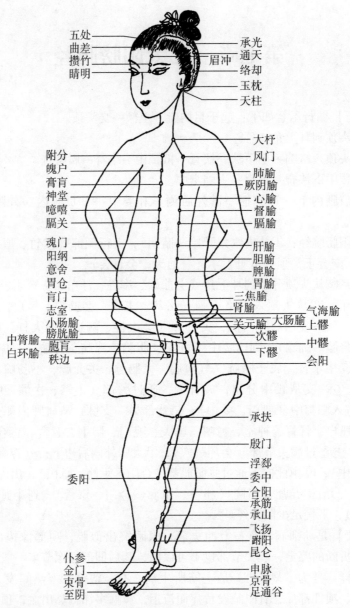

晴明（BL1），攒竹（BL2），眉冲（BL3），曲差（BL4），五处（BL5），承光（BL6），通天（BL7），络却（BL8），玉枕（BL9），天柱（BL10），大杼（BL11），风门（BL12），肺腧（BL13），厥阴腧（BL14），心腧（BL15），督腧（BL16），膈腧（BL17），肝腧（BL18），胆腧（BL19），脾腧（BL20），胃腧（BL21），三焦腧（BL22），肾腧（BL 23），气海腧（BL24），大肠腧（BL25），关元腧（BL26），小肠腧（BL27），膀胱腧（BL28），中膂腧（BL29），白环腧（BL30），上髎（BL31），次髎（BL32），中髎（BL33），下髎（BL34），会阳（BL35），承扶（BL36），殷门（BL37），浮郄（BL38），委阳（BL39），委中（BL40），附分（BL41），魄户（BL42），膏肓（BL43），神堂（BL44），噫嘻（BL45），膈关（BL46），魂门（BL47）阳纲（BL48），意舍（BL49），胃仓（BL50），肓门（BL51），志室（BL52），胞肓（BL53），秩边（BL54），合阳（BL55），承筋（BL56），承山（BL57），飞扬（BL58），跗阳（BL59），昆仑（BL60），仆参（BL61），申脉（BL62），金门（Bl63），京骨（BL64），束骨（BL65），足通谷（BL66），至阴（BL67）。

图7-1　足太阳膀胱经

【注意事项】在刺灸时，睛明不宜捻转提插，以防刺伤血管；背部腧穴均向棘突斜刺
0.5～0.8寸，不宜垂直深刺，以防刺伤内脏；秩边、殷门、委中针刺有触电感放射到足
部时，不宜多次反复捣动、强刺激，以免遗留针刺后遗感或伤及坐骨神经；委中除特意刺
血外，一般避开血管。

【经穴歌】

六十七穴足太阳，睛明目内红肉藏，攒竹眉冲与曲差，五处寸半上承光，
通天络却玉枕昂，天柱后际筋外乡，大杼脊旁风门接，肺与厥阴二腧双，
心腧督腧与膈腧，肝胆脾胃挨次详，三焦肾腧气海腧，大肠关元又小肠，
膀胱中膂白环腧，各在脊外寸半量，上次中下四髎穴，穴在骶骨孔中央，
会阴阳尾骨外取，以上五穴是一行，附分去脊开三寸，魄户膏肓与神堂，
噫嘻膈关魂门九，阳纲意舍连胃仓，肓门志室胞肓续，二十椎下秩边场，
承扶臀下横纹间，殷门浮郄至委阳，委中合阳承筋是，承山飞扬踝跗阳，
昆仑仆参连申脉，金门京骨足外裏，束骨下面是通谷，至阴乃在小趾旁。

一、睛明

【取穴】正坐或仰卧，闭目。在面部，当目内眦的内上方0.1寸凹陷处。

【解剖】在眶内缘睑内侧韧带中，深部为眼内直肌；有内眦动、静脉和滑车上、下动
静脉，深层上方有眼动、静脉本干；有滑车上、下神经，深层为眼神经，上方为鼻睫
神经。

【穴效】祛风明目，补肝养血。

【主治】目赤肿痛，迎风流泪，夜盲，色盲，目翳，目视不明，急性腰痛。

【常用配伍】配球后、风池、太冲可疏肝明目，治青光眼。

配风池、太阳、攒竹、丝竹空、阳白、光明可清热明目，消肿止痛，治目赤肿痛。

配风池、合谷、足三里、光明、肾腧、肝腧，可疏散风热，调养气血，治视神经
萎缩。

【刺灸法】嘱患者闭目，医者押手轻轻固定眼球，刺手持针，于
眶缘和眼球之间缓慢直刺0.5～1寸，不宜提插捻转，不留针，出针
后用消毒棉球按压针孔片刻，以防刺破血管引起血肿；不宜灸。

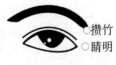
图7-2 睛明、攒竹

二、攒竹

【取穴】正坐或仰卧。在面部，当眉毛内侧端，眶上切迹处。

【解剖】有额肌及皱眉肌；当额动、静脉处；有额神经内侧支。

【穴效】清热明目，疏风活络。

【主治】头痛，眉棱骨痛，目视不明，目赤肿痛，迎风流泪，眼睑瞤动，面赤颊肿。

【常用配伍】配阳白、太阳、头维可祛风止痛，治眶上痛。

配后溪、液门可祛风清热明目，治目赤生翳。

配风池、太阳、睛明、丝竹空、合谷可疏风清热，消肿止痛，治急性结膜炎。

【刺灸法】平刺0.5～0.8寸，禁灸。

三、眉冲

【取穴】正坐或仰卧。在头部，从攒竹穴直上，入发际 0.5 寸，神庭穴与曲差穴连线之间。

【解剖】有额肌；有额动、静脉；有额神经内侧支。

【穴效】祛风清热，通窍安神。

【主治】头痛，眩晕，前额痛，鼻塞不闻香臭，癫痫。

【常用配伍】配印堂、头维、阳溪可祛风邪，清头目，治前额痛。

配风池、百会、太冲、行间可平肝潜阳，养阴安神，治眩晕。

【刺灸法】向后平刺 0.3~0.5 寸，灸 3 壮。

四、曲差

【取穴】正坐或仰卧。在头部，入发际 0.5 寸，神庭穴旁开 1.5 寸处，当神庭穴与头维穴连线的内 1/3 与外 2/3 交点处。

【解剖】有额肌；有额动、静脉；有额神经外侧支。

【穴效】祛风开窍，清头明目。

【主治】头痛目眩，鼻塞鼻衄，目视不明，心烦满。

【常用配伍】配迎香、风池、上星、合谷可祛风清热，宣通鼻窍，治鼻塞。

配间使、膻中、中封可清心除烦，治心烦满。

【刺灸法】平刺 0.5~0.8 寸，灸 3 壮。

五、五处

【取穴】正坐或仰卧。在头部，当从曲差穴直上，入发际 1 寸，头部正中线旁开 1.5 寸处。

【解剖】有额肌；有额动、静脉；有额神经外侧支。

【穴效】祛风明目，通窍醒神。

【主治】头痛目眩，目视不明，鼻塞，癫痫。

【常用配伍】配身柱、委中、委阳、昆仑可祛风解痉，舒经活络，治脊强反折、瘛疭、癫疾、头痛。

【刺灸法】平刺 0.3~0.5 寸，灸 3 壮。

六、承光

【取穴】正坐或仰卧。在头部，当五处穴后 1.5 寸，即前发际正中直上 2.5 寸，旁开 1.5 寸处。

【解剖】有帽状腱膜；有额动、静脉，颞浅动、静脉及枕动、静脉的吻合网；有额神经外侧支和枕大神经吻合支。

【穴效】清热疏风，通窍明目，除烦止呕。

【主治】头顶痛，目翳，目视不明，鼻塞不闻香臭，呕吐心烦。

【常用配伍】配内关、风池、曲池、少商、大椎可清热除烦，治热病无汗、烦心。

【刺灸法】平刺 0.3~0.5 寸，禁灸。

七、通天

【取穴】正坐或仰卧。在头部，当承光穴后 1.5 寸，头正中线旁开 1.5 寸处。

【解剖】有帽状腱膜；有颞浅动、静脉及枕动、静脉的吻合网；有枕大神经分支。

【穴效】祛风通窍。

【主治】头痛，眩晕，鼻塞，鼻衄，鼻渊。

【常用配伍】配风池、上星、迎香、列缺可散风解表，通利鼻窍，治鼻塞鼻渊。

【刺灸法】平刺 0.3~0.5 寸，灸 3 壮。

八、络却

【取穴】正坐或仰卧。在头部，当通天穴后 1.5 寸，头正中线旁开 1.5 寸处。

【解剖】在枕肌停止处；有枕动、静脉分支；有枕大神经分支。

【穴效】祛风明目，泄热开窍。

【主治】头眩，耳鸣，癫狂，目视不明，鼻塞。

【常用配伍】配百会、风池、耳门、后溪、肾腧可平肝潜阳，养阴安神，治头眩耳鸣。

【刺灸法】平刺 0.3~0.5 寸，灸 3 壮。

九、玉枕

【取穴】正坐或仰卧。在后头部，当后发际正中直上 2.5 寸，旁开 1.3 寸，平枕外隆凸上缘的凹陷处。

【解剖】有枕肌；有枕动、静脉；有枕大神经支。

【穴效】通窍明目，祛风活络。

【主治】后头痛，颈项痛，目痛如脱，鼻塞，不能远视。

【常用配伍】配风池、百会、后溪、申脉可舒经活络，散风止痛，治后头痛。

【刺灸法】平刺 0.3~0.5 寸，灸 3 壮。

十、天柱

【取穴】正坐或仰卧。在颈部，当后发际正中直上 0.5 寸，旁开 1.3 寸，当斜方肌外缘凹陷中。

【解剖】在斜方肌起始部，深层为头半棘肌；有枕动、静脉干；有枕大神经干。

【穴效】疏风散热，清头明目，通经安神。

【主治】头痛，眩晕，项强不可回顾，肩背痛，目赤肿痛，目视不明，鼻塞。

【常用配伍】配风池、百会、太阳、合谷可舒经通络止痛，治头痛、颈项强痛。
配列缺、后溪、绝骨、肩中腧可舒经通络，调和气血，治落枕。

【刺灸法】直刺或斜刺 0.5~0.8 寸，不可向内上方深刺，禁灸。

十一、大杼

【取穴】正坐或仰卧。在背部，当第一胸椎棘突下，旁开1.5寸处。

【解剖】有斜方肌、菱形肌、上后锯肌，最深层为最长肌；有第一肋间动、静脉后支；有第一胸神经后支的皮支，深层为第一胸神经后支外侧支。

【穴效】祛风解表，宣肺清热，舒利筋骨。

【主治】咳嗽，发热，头痛，肩背痛，颈项强急。

【常用配伍】配肺腧、膻中、中府、丰隆可宣肺降气，止咳平喘，治咳嗽，哮喘，肺炎。

配大椎、后溪、风门、陶道可祛邪解表，治伤寒脉浮，头项强痛，恶寒发热，无汗等症。

【刺灸法】斜刺0.5~0.8寸，灸5壮。

【附注】八会穴之一，骨会大杼。

十二、风门

【取穴】正坐或俯卧。在背部，当第二胸椎棘突下，旁开1.5寸处。

【解剖】有斜方肌、菱形肌、上后锯肌，最深层为最长肌；有第二肋间动、静脉后支；有第二、三胸神经后支的皮支，深层为第三胸神经后支外侧支。

【穴效】祛风清热，宣肺解表，舒经活络。

【主治】伤风咳嗽，发热，头痛，项强，胸背痛，荨麻疹。

【常用配伍】配大椎、肺腧、中府、孔最、外关可宣降肺气，疏散风热，治发热，咳嗽，胸痛。

配曲池、外关、三阴交、血海可疏风清热，调和营卫，治荨麻疹。

【刺灸法】斜刺0.5~0.8寸，灸5壮。

十三、肺腧

【取穴】正坐或俯卧。在背部，当第三胸椎棘突下，旁开1.5寸处。

【解剖】有斜方肌、菱形肌，最深层为最长肌；有第三肋间动、静脉后支；有第三或第四胸神经后支的皮支，深层为第三胸神经后支外侧支。

【穴效】宣肺降气，止咳平喘，清热解表。

【主治】咳嗽，气喘，胸满，骨蒸潮热，盗汗，咯血，皮肤瘙痒，隐疹。

【常用配伍】配迎香、少商可宣肺利气，清热和营，治伤风流涕。

配风门、中府、天突、膻中、尺泽可滋阴降火，清肺养阴，治肺痨。

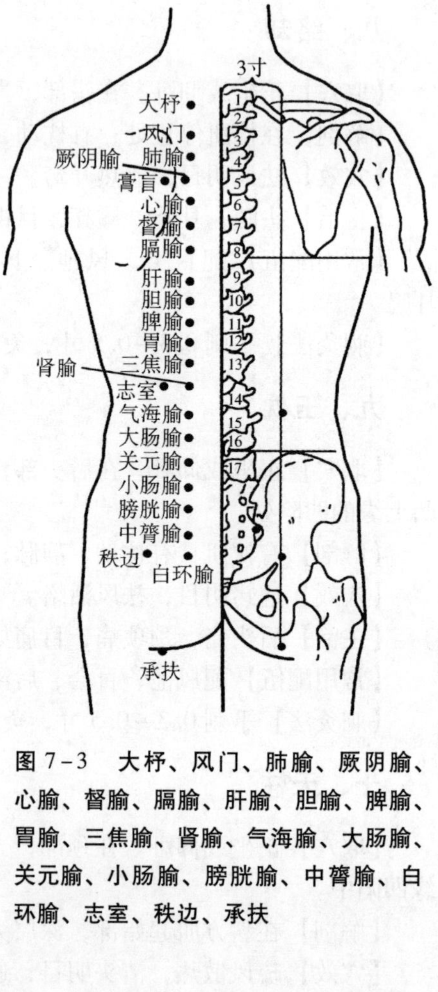

图 7-3　大杼、风门、肺腧、厥阴腧、心腧、督腧、膈腧、肝腧、胆腧、脾腧、胃腧、三焦腧、肾腧、气海腧、大肠腧、关元腧、小肠腧、膀胱腧、中膂腧、白环腧、志室、秩边、承扶

（图中标注：3寸　大杼　风门　厥阴腧　膏肓　肺腧　心腧　督腧　膈腧　肝腧　胆腧　脾腧　胃腧　三焦腧　肾腧　志室　气海腧　大肠腧　关元腧　小肠腧　膀胱腧　中膂腧　秩边　白环腧　承扶）

配大椎、列缺、照海、三阴交、膏肓可滋阴润肺，益气固表，治内伤咳嗽，潮热盗汗。

【刺灸法】斜刺 0.5~0.8 寸，灸 3~7 壮。

【附注】肺的背腧穴。

十四、厥阴腧

【取穴】正坐或俯卧。在背部，当第四胸椎棘突下，旁开 1.5 寸处。

【解剖】有斜方肌、菱形肌，最深层为最长肌；有第四肋间动、静脉后支；有第四或第五胸神经后支的皮支，深层为第四胸神经后支外侧支。

【穴效】宽胸理气，疏通心脉，养心安神。

【主治】心痛，心悸，咳嗽，胸闷，气短，呕吐，烦躁。

【常用配伍】配神门、内关、通里、心腧、大陵、膻中可养心安神，治心悸。

配心腧、中冲、内关、膻中、神门可理气活血，清心安神，治胸痹，心痛。

【刺灸法】斜刺 0.5~0.8 寸，灸 3~7 壮。

【附注】心包背腧穴。

十五、心腧

【取穴】正坐或俯卧。在背部，当第五胸椎棘突下，旁开 1.5 寸处。

【解剖】有斜方肌、菱形肌，最深层为最长肌；有第五肋间动、静脉后支；有第五或第六胸神经后支的皮支，深层为第五胸神经后支外侧支。

【穴效】清心宁神，益气养血。

【主治】心痛，心悸，心烦，失眠，健忘，癫狂痫，咳嗽，吐血，盗汗。

【常用配伍】配百会、气冲、复溜可养血安神，治脏躁症。

配内关、神门、膻中、厥阴腧可宣痹通阳，活血化瘀，治冠心病，心绞痛，心律不齐。

配肾腧、风池、百会、足三里、三阴交可补益气血，养心安神，治神经衰弱。

【刺灸法】斜刺 0.5~0.8 寸，禁灸。

【附注】心的背腧穴。

十六、督腧

【取穴】正坐或俯卧。在背部，当第六胸椎棘突下，旁开 1.5 寸处。

【解剖】有斜方肌、背阔肌肌腱、最长肌；有第六肋间动、静脉后支，颈横动脉降支；有肩胛背神经，第六或第七胸神经后支的皮支，深层为第六胸神经后支外侧支。

【穴效】宽胸理气，和胃降逆。

【主治】胸膈满闷，心痛，胃痛，腹痛腹胀，呃逆。

【常用配伍】配心腧、内关、间使可温通心阳，治心前区痛。

配脾腧、胃腧、内关可和胃降逆止呕，治胃痛，呕吐。

【刺灸法】斜刺 0.5~0.8 寸，灸 5 壮。

十七、膈腧

【取穴】正坐或俯卧。在背部，当第七胸椎棘突下，与肩胛骨下角平齐，旁开1.5寸处。

【解剖】在斜方肌下缘，有背阔肌、最长肌；有第七肋间动、静脉后支；有第七或第八胸神经后支的皮支，深层为第七胸神经后支外侧支。

【穴效】宽胸利膈，调和营卫，降逆平喘，活血化瘀。

【主治】腹痛，胁痛，胃脘痛，呕吐，呃逆，饮食不下，潮热盗汗，咳嗽气喘。

【常用配伍】配肝腧、期门、中脘、合谷、内关可利膈解痉，治膈肌痉挛。

配大椎、脾腧、郄门、血海、足三里可益气生血，活血化瘀。治贫血，紫癜。

【刺灸法】斜刺0.5~0.8寸，灸5壮。

【附注】八会穴之一，血会膈腧。

十八、肝腧

【取穴】正坐或俯卧。在背部，当第九胸椎棘突下，旁开1.5寸处。

【解剖】在背阔肌、最长肌和髂肋肌之间；有第九肋间动、静脉后支；有第九或第十胸神经后支的皮支，深层为第九胸神经后支外侧支。

【穴效】疏肝利胆，清泄肝火，养肝明目，安神定志。

【主治】黄疸，胁肋痛，腰背痛，目赤肿痛，目视不明，目眩，吐血，鼻衄，癫痫。

【常用配伍】配大包、章门、支沟可疏肝利胁，治胁痛。

配胆腧、阳纲、期门、脾腧、中脘、足三里、三阴交可利胆退黄，治黄疸。

【刺灸法】斜刺0.5~0.8寸，灸3~7壮。

【附注】肝的背腧穴。

十九、胆腧

【取穴】正坐或俯卧。在背部，当第十胸椎棘突下，旁开1.5寸处。

【解剖】在背阔肌、最长肌和髂肋肌之间；有第十肋间动、静脉后支；有第十胸神经后支的皮支，深层为第十胸神经后支外侧支。

【穴效】清热利胆，和胃降逆，理气解郁。

【主治】黄疸，口苦，呕吐，胁痛，肺痨潮热。

【常用配伍】配百会、足三里、太冲、内关、神门、昆仑可疏肝解郁，清心开窍，治脏躁（癔症）。

配阳纲、肝腧、足三里、三阴交、阳陵泉、期门可疏肝利胆，治黄疸，胆囊炎。

配膈腧、章门、日月、行间可疏肝利胁，治胸胁胀痛。

【刺灸法】斜刺0.5~0.8寸，灸3~7壮。

【附注】胆的背腧穴。

二十、脾腧

【取穴】正坐或俯卧。在背部，当第十一胸椎棘突下，旁开1.5寸处。

【解剖】在背阔肌、最长肌和髂肋肌之间；有第十肋间动、静脉后支；有第十胸神经后支的皮支，深层为第十胸神经后支外侧支。

【穴效】健脾理气，化湿和中。

【主治】腹胀腹泻，完谷不化，不思饮食，黄疸，水肿，腰背痛，泻痢。

【常用配伍】配心腧、神门、三阴交可补气养血，治失眠。

配胃腧、中脘、内关、公孙可调理肠胃，和中化湿，治腹胀，腹痛，泻痢。

配膈腧、肾腧、足三里、三阴交可滋阴补肾，养阴增液，治消渴（下消）。

【刺灸法】直刺0.5～1寸，灸3～7壮。

【附注】脾的背腧穴。

二十一、胃腧

【取穴】正坐或俯卧。在背部，当第十二胸椎棘突下，旁开1.5寸处。

【解剖】在背阔肌、最长肌和髂肋肌之间；有肋下动、静脉后支；有第十二胸神经后支的皮支，深层为第十二胸神经后支外侧支。

【穴效】理气和胃，消食化滞。

【主治】胃脘痛，呕吐，腹胀肠鸣，胸胁支满。

【常用配伍】配肾腧可温中散寒，理气消胀，治胃中寒胀，食多身瘦。

配中脘、内关、脾腧、足三里可健脾和胃，消食导滞，治胃脘痛，不思食。

【刺灸法】直刺0.5～1寸，灸3～7壮。

【附注】胃的背腧穴。

二十二、三焦腧

【取穴】正坐或俯卧。在腰部，当第一腰椎棘突下，旁开1.5寸处。

【解剖】在腰背筋膜、最长肌和髂肋肌之间；有第一腰动、静脉后支；有第十二胸神经后支的皮支，深层为第一腰神经后支外侧支。

【穴效】调三焦，利水道。

【主治】腹痛肠鸣，呕吐，泄泻，痢疾，水肿，小便不利，腰背强痛。

【常用配伍】配水分、大肠腧、气海、足三里、阴陵泉可利水消肿，治水肿。

配脾腧、胃腧、中脘可健脾和胃，治消化不良。

【刺灸法】直刺0.5～1寸，灸3～7壮。

【附注】三焦背腧穴。

二十三、肾腧

【取穴】正坐或俯卧。在腰部，当第二腰椎棘突下，旁开1.5寸处。

【解剖】在腰背筋膜、最长肌和髂肋肌之间；有第二腰动、静脉后支；有第一腰神经后支的皮支，深层为第一腰丛。

【穴效】益肾壮腰，利水消肿，聪耳明目。

【主治】遗精，阳痿，早泄，月经不调，白带，不育，不孕，遗尿，尿频，水肿，耳鸣，耳聋，腰膝酸痛。

上篇

【常用配伍】配委中、太溪、白环腧可补益肾气，治肾虚腰痛。

配肝腧、耳门、听宫、翳风、中渚，可调补肝肾，聪耳开窍，治耳鸣耳聋。

配关元、中极、膀胱腧、三阴交可利水消肿，补肾调经，治水肿，夜尿，遗精，阳痿，月经不调，痛经。

【刺灸法】直刺 0.5 ~ 1 寸，灸 5 ~ 15 壮。

【附注】肾的背腧穴。

二十四、气海腧

【取穴】正坐或俯卧。在腰部，当第三腰椎棘突下，旁开1.5寸处。

【解剖】在腰背筋膜、最长肌和髂肋肌之间；有第二腰动、静脉后支；有第二腰神经后支的皮支，深层为第一腰丛。

【穴效】壮腰肾，调气血，通经络，化瘀痔。

【主治】腰痛，痛经，腹胀肠鸣，痔疾，腰背痛。

【常用配伍】配关元、照海、三阴交可调理冲任，益气摄血，治崩漏。

配脾腧、陷谷、复溜可温补肝肾，固涩止泻，治泄泻。

【刺灸法】直刺 0.5 ~ 1 寸，灸 3 ~ 7 壮。

二十五、大肠腧

【取穴】正坐或俯卧。在腰部，当第四腰椎棘突下，旁开1.5寸处，约与髂棘的最高点相平。

【解剖】在腰背筋膜、最长肌和髂肋肌之间；有第四腰动、静脉后支；有第三腰神经后支的皮支，深层为腰丛。

【穴效】利腰腿，调肠腑，化积滞。

【主治】腰痛，腹胀腹痛，肠鸣泄泻，便秘，痢疾，痔疾。

【常用配伍】配天枢、足三里、上巨虚可健脾化湿，清热解毒，治泄泻，痢疾。

配肾腧、环跳、腰阳关、委中可舒经络，利腰腿，治腰腿痛。

【刺灸法】直刺 0.5 ~ 1.2 寸，灸 3 ~ 7 壮。

【附注】大肠的背腧穴。

二十六、关元腧

【取穴】正坐或俯卧。在腰部，当第五腰椎棘突下，旁开1.5寸处，当骶髂关节上缘凹陷中。

【解剖】有骶棘肌；有腰最下动、静脉后支的内侧支；有第五腰神经后支。

【穴效】培元固本，通利水道。

【主治】腹胀，泄泻，小便频数或不利，遗尿，腰痛。

【常用配伍】配肾腧、委中可补肾壮腰，治腰背痛。

配肾腧、关元、中极、三阴交可补肾调经，治痛经，小腹痛。

【刺灸法】直刺 0.5 ~ 1.2 寸，灸 3 ~ 7 壮。

二十七、小肠腧

【取穴】俯卧。在骶部，第一骶椎棘突下，旁开1.5寸处，当髂后上棘内缘与骶骨间的凹陷中，平第一骶后孔。

【解剖】在骶棘肌起始部和臀大肌起始部之间；有骶外侧动、静脉后支；有第五腰神经后支。

【穴效】清热利湿，通调二便。

【主治】遗精，遗尿，尿血，带下，疝气，腹痛，泄泻，痢疾，消渴。

【常用配伍】配肾腧、委中、八髎可益肾壮腰，治腰骶痛。

配大肠腧、关元、足三里、三阴交可调理肠腑，补益气血，治便秘，腹泻，痢疾。

【刺灸法】直刺0.8～1.2寸，灸3～7壮。

【附注】小肠的背腧穴。

二十八、膀胱腧

【取穴】俯卧。在骶部，第二骶椎棘突下，旁开1.5寸处，当髂后上棘内缘下与骶骨间的凹陷中，平第二骶后孔。

【解剖】在骶棘肌起始部和臀大肌起始部之间；有骶外侧动、静脉后支；有臀中皮神经分支。

【穴效】通调膀胱，利水通淋，益肾壮腰，活血调经。

【主治】小便不利，遗尿，尿频，遗精，泄泻，便秘，女子瘕聚，腰脊强痛。

【常用配伍】配肾腧、关元、中极、阴陵泉、三阴交可培元固本，调理下焦，治尿频，尿急，遗精，阳痿，痛经。

配肾腧、大肠腧、环跳、委中、风市、足三里可通经络，强腰脊，壮筋骨，治腰骶痛，腿痛，下肢瘫痪。

【刺灸法】直刺0.8～1.2寸，灸3～7壮。

【附注】膀胱的背腧穴。

二十九、中膂腧

【取穴】俯卧。在骶部，第三骶椎棘突下，旁开1.5寸处。

【解剖】有臀大肌，深层为骶结节韧带起始部；当臀下动、静脉的分支处；有臀下皮神经。

【穴效】益肾壮腰，温阳散寒，清热利湿。

【主治】腰脊强痛，疝气，痢疾，消渴，腹胀胁痛。

【常用配伍】配委中、承山、昆仑可舒经通络，强壮腰脊，治腰脊强痛。

【刺灸法】直刺0.8～1.2寸，灸3～7壮。

三十、白环腧

【取穴】俯卧。在骶部，当第四骶椎棘突下，旁开1.5寸处，平第四骶后孔。

【解剖】在臀大肌，骶结节韧带下内缘；有臀下动、静脉，深层为阴部内动、静脉；

有臀下皮神经，深层为阴部神经。

【穴效】益肾调经，利湿健腰。

【主治】遗精，带下，月经不调，遗尿，疝痛，腰骶疼痛。

【常用配伍】配肾腧、关元、中极、三阴交可补益肾精，固崩止带，治遗精，崩漏，带下。

【刺灸法】直刺0.8~1.2寸，灸3~7壮。

三十一、上髎

【取穴】俯卧。在骶部，第一骶后孔凹陷中，当髂后上棘与背正中线之间，距正中线0.8寸。

【解剖】在骶棘肌起始部及臀大肌起始部；有骶外侧动、静脉后支；有第一骶神经后支。

【穴效】调补下焦，清利湿热。

【主治】月经不调，带下，痛经，小便不利，遗尿，遗精，阳痿，腰脊痛，下肢痿痹。

【常用配伍】配阳陵泉、环跳、昆仑可通经络，强筋骨，治下肢痿软。

配气海、血海可调经止带，治月经不调，带下。

【刺灸法】直刺1~1.5寸，灸7~15壮。

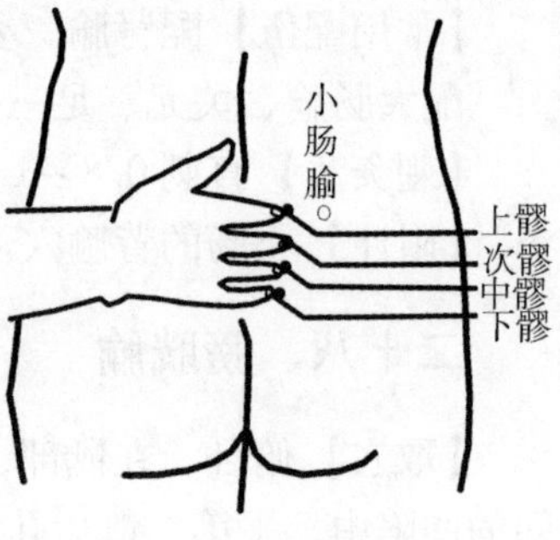

图7-4 上髎、次髎、中髎、下髎

三十二、次髎

【取穴】俯卧。在骶部，当第二骶后孔凹陷中，约当髂后上棘下缘与督脉的中点处，与膀胱腧和背正中线之间，距正中线0.7寸。

【解剖】在臀大肌起始部；有骶外侧动、静脉后支；有第二骶神经后支。

【穴效】调补下焦，清利湿热。

【主治】月经不调，痛经，赤白带下，遗精，遗尿，阳痿，小便不利，腰痛，下肢痿痹。

【常用配伍】配关元腧、关元、三阴交、血海可补肾益气，活血调经，治痛经，赤白带下。

【刺灸法】直刺1~1.5寸，灸7~15壮。

三十三、中髎

【取穴】俯卧。在骶部，当第三骶后孔凹陷中，约当中膂腧与督脉之间，距正中线0.6寸。

【解剖】在臀大肌起始部；有骶外侧动、静脉后支；有第三骶神经后支。

【穴效】补肾壮腰，清利下焦，活血调经。

【主治】月经不调，带下，小便不利，便秘，泄泻，腰骶痛。

【常用配伍】配大肠腧、天枢、关元、足三里、三阴交可补肾健脾，利水化湿，治腹胀泻痢。

配肾腧、关元、三阴交可调理冲任，舒经活血，治月经不调，带下，妇人不孕。

【刺灸法】直刺 1 ~ 1.5 寸，灸 7 ~ 15 壮。

三十四、下髎

【取穴】俯卧。在骶部，当第四骶后孔凹陷中，约当白环腧穴与背正中线之间，距正中线 0.5 寸处凹陷中。

【解剖】在臀大肌起始部；有臀下动、静脉分支；有第四骶神经后支。

【穴效】补肾壮腰，调理下焦，清利湿热。

【主治】小腹痛，腰骶痛，小便不利，带下，便秘，肠鸣泻痢。

【常用配伍】配长强、承山可清化湿热，凉血止血，治大便下血，肛门病。

【刺灸法】直刺 1 ~ 1.5 寸，灸 7 ~ 15 壮。

三十五、会阳

【取穴】俯卧。在骶部，当尾骨下端两旁，正中线旁开 0.5 寸处凹陷中。

【解剖】有臀大肌；有臀下动、静脉分支；有尾神经，深部有阴部神经干。

【穴效】益肾固精，通利下焦。

【主治】泄泻，痢疾，痔疾，阳痿，带下，便血。

【常用配伍】配长强、关元、中极、承山可疏导经气，宣通瘀阻，治痔疮，阴部潮湿瘙痒。

【刺灸法】直刺 0.8 ~ 1.2 寸，灸 7 ~ 15 壮。

三十六、承扶

【取穴】俯卧。在大腿后面，当臀下横纹的中点。

【解剖】有臀大肌下缘；有坐骨神经伴行的动、静脉；有股后皮神经，深层为坐骨神经。

【穴效】舒经活络，消痔通便。

【主治】腰腿痛，下肢痿痹，痔疾，二便不利。

【常用配伍】配风市、足三里、悬钟可通经络，利腰腿，治腰腿痛，下肢瘫痪，小儿下肢麻痹。

【刺灸法】直刺 1 ~ 2.5 寸，灸 3 壮。

三十七、殷门

【取穴】俯卧。在大腿后面，当承扶穴与委中穴的连线上，承扶穴下 6 寸处。

【解剖】在半腱肌与股二头肌之间，深层为大收肌；外侧为股深动、静脉第三穿支；有股后皮神经，深层正当坐骨神经。

【穴效】通经活络，强健腰腿。

【主治】腰腿强痛，下肢痿痹。

【常用配伍】配肾腧、委阳、后溪可强筋健骨，治腰痛不可俯仰。

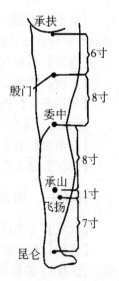

图 7-5　殷门、委中、承山、飞扬

71

【刺灸法】直刺 1~2 寸，灸 3 壮。

三十八、浮郄

【取穴】俯卧微屈膝。在腘横纹外侧端，股二头肌腱内侧，委阳穴上 1 寸处。

【解剖】在股二头肌腱内侧；有膝上外侧动、静脉；有股后皮神经、腓总神经。

【穴效】舒经通络，清热解痉。

【主治】膝腘痛，筋挛急，便秘。

【常用配伍】配承山、昆仑可舒经解痉，治小腿挛急。

【刺灸法】直刺 1~1.5 寸，灸 3 壮。

三十九、委阳

【取穴】俯卧屈膝。在腘横纹外侧端与股二头肌腱内侧缘相交处。

【解剖】在股二头肌腱内侧；有膝上外侧动、静脉；有股后皮神经、腓总神经。

【穴效】疏调三焦，利水消肿，通经活络。

【主治】腰脊强痛，下肢挛痛，腹满，水肿，小便不利，遗尿。

【常用配伍】配殷门、太白、阴陵泉、行间可强筋健骨，治腰痛不可俯仰。

配厉兑、承山、中封可温通经脉，散寒止痛，治下肢厥冷。

【刺灸法】直刺 1~1.5 寸，灸 3 壮。

【附注】三焦经下合穴。

四十、委中

【取穴】俯卧屈膝。在腘横纹中央，当股二头肌腱与半腱肌肌腱的中间。即膝腘窝中央。

【解剖】在腘窝正中，有腘筋膜；皮下有股腘静脉，深层内侧为腘静脉，最深层为腘动脉；有股后皮神经、胫神经。

【穴效】舒经利节，清热凉血，和营通络。

【主治】腰痛，下肢痿痹，腹痛，吐泻，小便不利，遗尿，丹毒，隐疹。

【常用配伍】配尺泽点刺出血，治暑热和腹痛吐泻。

配承山、昆仑可舒经解痉，治腓肠肌痉挛。

【刺灸法】直刺 1~1.5 寸，或用三棱针点刺出血，灸 3 壮。

【附注】足太阳经所入为"合"。

四十一、附分

【取穴】正坐或俯卧。在背部，当第二胸椎棘突下，旁开 3 寸处。

【解剖】在肩胛冈内端边缘，有斜方肌、菱形肌，深层为髂肋肌；有颈横动脉降支，第二肋间动、静脉后支；有第二胸神经后支。

【穴效】疏风散寒，舒经活络。

【主治】颈项强痛，肩背拘急，肘臂麻木。

【常用配伍】配大椎、肩髎、肩髃、天宗可舒经散寒通络，治肩背拘急疼痛。

【刺灸法】斜刺 0.5 ~ 0.8 寸，灸 3 ~ 7 壮。

四十二、魄户

【取穴】正坐或俯卧。在背部，当第三胸椎棘突下，旁开 3 寸处。

【解剖】在肩胛冈脊柱缘，有斜方肌、菱形肌，深层为髂肋肌；有第三肋间动、静脉背侧支及颈横动脉降支；有第二、三胸神经后支。

【穴效】养阴清肺，止咳平喘。

【主治】咳嗽，气喘，肺痨，咳血，呕吐，烦满，肩背痛，项强。

【常用配伍】配肺腧、中府、膻中、尺泽可宣肺理气，止咳平喘，治咳嗽，哮喘。

【刺灸法】斜刺 0.5 ~ 0.8 寸，灸 3 ~ 7 壮。

四十三、膏肓

【取穴】正坐或俯卧。在背部，当第四胸椎棘突下，旁开 3 寸处。

【解剖】在肩胛骨脊柱缘，有斜方肌、菱形肌，深层为髂肋肌；有第四肋间动、静脉背侧支及颈横动脉降支；有第三、四胸神经后支。

【穴效】养阴润肺，益肾培元，健脾益气。

【主治】咳嗽，气喘，骨蒸盗汗，肺痨，健忘，遗精，羸瘦。

【常用配伍】配肺腧、关元、足三里可补虚培元，滋阴润肺，治痨瘵。

配大椎、曲池、气海、关元、足三里可气血双补，治气血亏虚，体弱形瘦。

【刺灸法】斜刺 0.5 ~ 0.8 寸，灸 7 ~ 15 壮。

四十四、神堂

【取穴】正坐或俯卧。在背部，当第五胸椎棘突下，旁开 3 寸处。

【解剖】在肩胛骨脊柱缘，有斜方肌、菱形肌，深层为髂肋肌；有第五肋间动、静脉背侧支及颈横动脉降支；有第四、五胸神经后支。

【穴效】宽胸理气，宁心通络，宣肺平喘。

【主治】心痛，心悸，咳嗽，气喘，胸闷，肩背强痛。

【常用配伍】配心腧、内关、神封可温通心脉，宣痹通阳，治胸痹。

【刺灸法】斜刺 0.5 ~ 0.8 寸，灸 3 ~ 7 壮。

四十五、噫嘻

【取穴】正坐或俯卧。在背部，当第六胸椎棘突下，旁开 3 寸处。

【解剖】在斜方肌外缘，有髂肋肌；有第六肋间动、静脉背侧支；有第五、六胸神经后支。

【穴效】宣肺清热，活血通络。

【主治】咳嗽，气喘，呃逆，呕吐，目眩，目痛，疟疾，热病无汗，肩背胁痛。

【常用配伍】配肺腧、膻中、中府、内关可宽胸理气，宣通心阳，治胸痛引背。

配肺腧、中府、天突、太渊可降逆平喘，治喘咳上逆。

【刺灸法】斜刺 0.5 ~ 0.8 寸，灸 3 ~ 7 壮。

四十六、膈关

【取穴】正坐或俯卧。在背部，当第七胸椎棘突下，旁开3寸处。

【解剖】有背阔肌、髂肋肌；有第七肋间动、静脉背侧支；有第六胸神经后支。

【穴效】和胃降逆，宽胸利膈。

【主治】呕吐，饮食不下，嗳气，噎闷，脊背强痛。

【常用配伍】配大椎、肩髎、天宗可舒经通络，治肩背痛，脊强。

配膻中、内关可理气宽胸利膈，治胸膈满闷。

【刺灸法】斜刺0.5~0.8寸，灸3~7壮。

四十七、魂门

【取穴】正坐或俯卧。在背部，当第九胸椎棘突下，旁开3寸处。

【解剖】有背阔肌、髂肋肌；有第九肋间动、静脉背侧支；有第八、九胸神经后支。

【穴效】疏肝理气，和中健胃，清热化湿。

【主治】胸胁胀痛，呕吐，肠鸣泄泻，背痛连心。

【常用配伍】配心腧、内关可宽胸理气，治胸背连心痛。

【刺灸法】斜刺0.5~0.8寸，灸3~7壮。

四十八、阳纲

【取穴】正坐或俯卧。在背部，当第十胸椎棘突下，旁开3寸处。

【解剖】有背阔肌、髂肋肌；有第十肋间动、静脉背侧支；有第九、十胸神经后支。

【穴效】疏肝利胆，清利湿热，健脾和胃。

【主治】腹胀腹痛，肠鸣泄泻，饮食不下，黄疸，消渴。

【常用配伍】配期门、少商、劳宫可健脾和中，治饮食不下。

配胆腧、大椎、阳陵泉、三阴交、脾腧可清湿热，利肝胆，治身热目黄。

【刺灸法】斜刺0.5~0.8寸，灸3~7壮。

四十九、意舍

【取穴】正坐或俯卧。在背部，当第十一胸椎棘突下，旁开3寸处。

【解剖】有背阔肌、髂肋肌；有第十一肋间动、静脉背侧支；有第十、十一胸神经后支。

【穴效】健脾利湿，和胃化滞。

【主治】腹胀肠鸣，泄泻，呕吐，黄疸，小便黄赤，消渴。

【常用配伍】配脾腧、胃腧、肾腧、足三里、太溪可滋阴泻火，养阴增液，治消渴。

【刺灸法】斜刺0.5~0.8寸，灸3~7壮。

五十、胃仓

【取穴】正坐或俯卧。在背部，当第十二胸椎棘突下，旁开3寸处。

【解剖】有背阔肌、髂肋肌；有第十二肋间动、静脉背侧支；有第十二胸神经后支。

【穴效】和胃畅中，理气化湿。

【主治】胃脘痛，腹胀，便秘，水肿，小儿食积，脊背痛。

【常用配伍】配脾俞、足三里、四缝、中脘可健脾消积，治小儿食积。

配脾俞、胃俞、足三里、内关可通腑畅中，治脘腹胀痛。

【刺灸法】斜刺 0.5～0.8 寸，灸 5～10 壮。

五十一、肓门

【取穴】正坐或俯卧。在腰部，当第一腰椎棘突下，旁开 3 寸处。

【解剖】有背阔肌、髂肋肌；有第一腰动、静脉背侧支；有第十二胸神经后支。

【穴效】调气和血，化滞消痞，通乳散结。

【主治】腹痛，便秘，痞块，乳疾。

【常用配伍】配肝俞、脾俞、行间、三阴交可疏肝理气，软坚散结，治肝脾肿大。

【刺灸法】斜刺 0.5～0.8 寸，灸 3～7 壮。

五十二、志室

【取穴】正坐或俯卧。在腰部，当第二腰椎棘突下，旁开 3 寸处。

【解剖】有背阔肌、髂肋肌；有第二腰动、静脉背侧支；有第十二胸神经后支外侧支、第一腰神经外侧支。

【穴效】补肾益精，强壮腰膝，通阳利尿。

【主治】遗精，阳痿，水肿，小便不利，腰脊强痛。

【常用配伍】配肾俞、关元、三阴交可益肾固精，治阳痿，遗精，阴部肿痛。

配肾俞、命门、大肠俞、委中可培元固本，强健腰膝，治腰酸痛。

【刺灸法】直刺 0.5～1 寸，灸 3～7 壮。

五十三、胞肓

【取穴】俯卧。在臀部，平第二骶后孔，当第二骶椎棘突下，旁开 3 寸处。

【解剖】有臀大肌，臀中肌及臀小肌；有臀上动、静脉；有臀上皮神经，深层为臀上神经。

【穴效】补肾壮腰，通利二便。

【主治】肠鸣腹胀，癃闭，便秘，腰脊强痛。

【常用配伍】配肾俞、关元、次髎、三阴交可温补肾阳，化气利尿，治癃闭。

【刺灸法】直刺 0.8～1.2 寸，灸 3～7 壮。

五十四、秩边

【取穴】俯卧。在臀部，平第四骶后孔，当第四腰椎棘突下，旁开 3 寸处。

【解剖】有臀大肌，在梨状肌下缘；有臀下动、静脉；深层有臀下神经及股后皮神经，外侧为坐骨神经。

【穴效】健腰腿，利下焦。

【主治】腰腿痛，下肢痿痹，痔疾，小便不利，便秘，阴痛。

【常用配伍】配阳陵泉、委中、昆仑、悬钟可疏导经气，调和气血，宣通痹阻，治坐骨神经痛。

【刺灸法】直刺1.5～3寸，灸5～10壮。

五十五、合阳

【取穴】俯卧。在小腿后面，当委中穴直下2寸，委中穴与承山穴的连线上。

【解剖】在腓肠肌二头之间；有小隐静脉，深层为腘动、静脉；有腓肠肌内侧皮神经，深层为胫神经。

【穴效】强健腰腿，补肾调经，活血止痛。

【主治】腰脊强痛，下肢痿痹，崩漏，疝痛，阴暴痛。

【常用配伍】配肾腧、次髎、关元、三阴交可培元固本，调理下焦，治阳痿，带下，痛经。

【刺灸法】直刺1～2寸，灸3～5壮。

五十六、承筋

【取穴】俯卧。在小腿后面，当委中穴与承山穴连线上，腓肠肌肌腹中央，委中穴下5寸处。

【解剖】在腓肠肌两肌腹之间；有小隐静脉，深层为胫后动、静脉；有腓肠内侧皮神经，深层为胫神经。

【穴效】通腑舒经，壮腰固肠。

【主治】腰腿拘急疼痛，痔疾。

【常用配伍】配承扶、委中、阳谷可疏导经气，通腑消痔，治痔痛。

配足三里、委中、三阴交可舒经活络，治小腿麻木不仁。

【刺灸法】直刺1～2寸，灸3～5壮。

五十七、承山

【取穴】俯卧。在小腿后面正中，委中穴与昆仑穴之间，当伸直小腿或足跟上提时，腓肠肌肌腹下出现尖角凹陷处。

【解剖】在腓肠肌两肌腹交界下端；有小隐静脉，深层为胫后动、静脉；有腓肠内侧皮神经，深层为胫神经。

【穴效】舒经活络，通腑消痔，调肠提肛。

【主治】腰腿拘急疼痛，痔疾，便秘，脱肛，脚气。

【常用配伍】配昆仑、承筋可舒经解痉，治腓肠肌痉挛。

配长强、百会、二白可疏导经气，理肠化痔，治痔疮。

【刺灸法】直刺1～2寸，灸3～5壮。

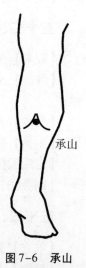

承山

图7-6 承山

五十八、飞扬

【取穴】俯卧。在小腿后面，在承山穴外下方约1寸，当昆仑穴直上7寸处。

【解剖】有腓肠肌及比目鱼肌；有腓肠外侧皮神经。

【穴效】祛风清热，通经活络。

【主治】头痛，目眩，鼻塞，鼻衄，腰腿疼痛，痔疾。

【常用配伍】配太乙、滑肉门可清心宁神通络，治癫疾狂吐舌。

配环跳、阳陵泉、三阴交可舒经通络，强健腰腿，治腰腿疼痛。

【刺灸法】直刺1~1.5寸，灸3~5壮。

【附注】足太阳经络穴。

五十九、跗阳

【取穴】正坐垂足。在小腿后面外侧部，当外踝后昆仑穴直上3寸处。

【解剖】在腓骨的后部，跟腱外前缘，深层为长屈肌；有小隐静脉，深层为腓动脉末支；有腓肠神经。

【穴效】清利头目，通经活络。

【主治】头痛，头重，眩晕，腰骶痛，下肢痿痹，外踝肿痛。

【常用配伍】配太溪、照海可清热消肿止痛，治外踝肿痛。

配风市、委中、行间、环跳可舒经活络，宣通痹阻，治下肢痿痹，腰腿痛。

【刺灸法】直刺0.8~1.2寸，灸3~5壮。

【附注】阳跷脉郄穴。

六十、昆仑

【取穴】正坐垂足。在足外踝后方，当外踝高点与跟腱之间的凹陷中。

【解剖】在腓骨短肌；有小隐静脉及外踝后动、静脉；有腓肠神经。

【穴效】清热祛风，舒经活络，清头明目，通经催产。

【主治】头痛项强，目眩，鼻衄，肩背拘急，腰痛不可俯仰，足肿不能着地，小儿发痫、瘛疭，难产，胎衣不下。

【常用配伍】配曲泉、飞扬、前谷、少泽、通里可疏风清热，调理气血，治头眩痛。

配百会、风池、后溪、申脉、合谷可息风清热，开窍醒神，治癫痫，头痛。

配丘墟、太溪、照海、悬钟可消肿止痛，治足跟肿痛。

配次髎、会阳、曲骨、三阴交可活血舒经，清热消肿，治阴部肿痛。

【刺灸法】直刺0.5~0.8寸，灸3~5壮。

【附注】足太阳经所行为"经"。

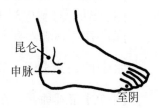

图7-7 昆仑、申脉、至阴

六十一、仆参

【取穴】正坐垂足。在足外侧部，外踝后下方，昆仑穴直下，跟骨外侧，赤白肉际处。

【解剖】在腓动、静脉的跟骨外侧支；有腓肠神经跟骨外侧支。

【穴效】舒经通络，消肿止痛，清脑醒神。

【主治】足跟痛，腰痛，下肢痿痹，脚气，膝肿，癫痫，晕厥。

【常用配伍】配足窍阴、至阴、解溪、丘墟可舒经活络，治转筋。

配承山、飞扬、昆仑、太溪可清热消肿，通经止痛，治足跟疼痛。

【刺灸法】直刺0.3~0.5寸，灸3~5壮。

六十二、申脉

【取穴】正坐垂足。在足外侧部，当外踝直下方凹陷中。

【解剖】在腓骨长短肌腱上缘；有外踝动脉网及小隐静脉；有腓肠神经的足背外侧皮神经分支。

【穴效】镇静安神，行气活血，通络止痛，清利头目。

【主治】癫痫昼发，头痛眩晕，失眠，嗜卧，目赤痛，腰腿酸痛，项强，足外翻，中风，半身不遂，下肢瘫痪。

【常用配伍】配太冲、曲泉、阳溪可清热明目，消肿止痛，治目赤肿痛。

配风池、翳风、中渚、太冲可祛风清热，调理气血，治内耳眩晕。

【刺灸法】直刺0.3~0.5寸，灸3~5壮。

【附注】八脉交会穴之一，通阳跷脉。

六十三、金门

【取穴】正坐垂足。在足外侧，当外踝前缘直下，骰骨下缘处。

【解剖】在腓骨长肌腱和小趾外展肌之间；有足底外侧动、静脉；有足背外侧皮神经，深层为足底外侧神经。

【穴效】息风定惊，疏风活络。

【主治】头痛，癫痫，小儿惊风，眩晕，下肢痿痹，外踝痛。

【常用配伍】配仆参、承山、承筋、丘墟可舒经活络，调理气血，治转筋霍乱。

【刺灸法】直刺0.3~0.5寸，灸3~5壮。

【附注】足太阳经郄穴。

六十四、京骨

【取穴】正坐垂足。在足跗外侧，第五跖骨粗隆外下方，赤白肉际处。

【解剖】在小趾外展肌下方；有足底外侧动、静脉；有足背外侧皮神经，深层为足底外侧神经。

【穴效】疏散风热，清头明目，宁心安神。

【主治】癫痫，头痛，项强，目翳，鼻衄，腰腿痛。

【常用配伍】配昆仑、承山、飞扬、隐白可清热泻火，凉血止血，治头热，鼻衄。

【刺灸法】直刺0.3~0.5寸，灸3~5壮。

【附注】足太阳经所过为"原"。

六十五、束骨

【取穴】正坐垂足。在足外侧缘，第五跖趾关节的后方，赤白肉际处。

【解剖】在小趾外展肌下方；有第四趾跖侧总动、静脉；有第四趾跖侧神经及足背外侧皮神经分布。

【穴效】祛风清热，清头明目，宁心安神。

【主治】癫狂，头痛，项强，目眩，耳聋，脊强如折。

【常用配伍】配飞扬、承筋可舒经活络，利腰背，治脊强反折。

配肝腧、胆腧、期门、中脘、阳陵泉可疏肝利胆，清利湿热，治身热，目黄。

【刺灸法】直刺 0.2～0.5 寸，灸 3～5 壮。

【附注】足太阳经所注为"输"。

六十六、足通谷

【取穴】正坐垂足。在足外侧部，当第五跖趾关节前外下方凹陷中，赤白肉际处。

【穴效】祛风通络，清热宁神。

【主治】头痛，项强，目眩，鼻衄，癫狂。

【常用配伍】配申脉、天柱、攒竹、太阳可疏风散热，清头明目，治头痛，目眩。

【刺灸法】直刺 0.2～0.3 寸，灸 3～5 壮。

【附注】足太阳经所溜为"荥"。

六十七、至阴

【取穴】正坐垂足。在足小趾末节外侧，指甲角旁约 0.1 寸。

【穴效】清头目，理气机，调胎气。

【主治】头痛，目痛，鼻塞，鼻衄，胎位不正，难产，胞衣不下。

【常用配伍】配三阴交、合谷可通经催产，治难产，滞产。

配风池、攒竹、瞳子髎可疏风止痛，治头痛。

配肾腧、关元、三阴交可补肾固精，治遗精。

【刺灸法】浅刺 0.1～0.5 寸，或点刺出血，胎位不正用灸法，灸 3～7 壮。

【附注】足太阳经所出为"井"。

第八章　足少阴肾经

【经络循行】循行示意如下：起于小趾下→足心→内踝后→跟中→腨、膝、股内后侧→贯脊→属肾→络膀胱。

直行：从肾上贯肝→入肝→喉咙→舌本。

分支：从肺出→络心→注胸中（交于手厥阴）。

即：足少阴肾经：①从脚小趾下边开始；②斜向脚底心（涌泉），出于舟骨粗隆下（然谷、照海、水泉），沿内踝之后（太溪），分支进入脚跟中（大钟）；③上向小腿内（复溜，交信；会三阴交），出腘窝内侧（筑宾、阴谷），上大腿内后侧；④通过脊柱（会长强）属于肾、络于膀胱（肓腧、中注、四满、气穴、大赫、横骨；会关元、中极）。

它直行的脉：⑤从肾向上（商曲、石关、阴都、通谷，幽门），通过肝、膈，进入肺中（步廊、神封、灵墟、神藏、彧中、腧府）；⑥沿着喉咙，夹舌根旁（通廉泉）。

它的支脉：⑦从肺出来，络于心，流注于心中，接手厥阴心包经。

【主治概要】是动则病，患者自觉有饥饿感，但是不想吃东西，面枯槁而黑，咳有痰而带血，并且有喝喝的喘声，不耐安卧而欲坐起来，眼睛不清明，似乎看不见东西的样子，自觉心荡如吊起来似的，像有饥饿的感觉而实在不是真的饥饿。

如果真气不足，那么患者有善于恐惧的感觉，惊怕得好像将被人捉起来的样子，这种情状，是为"骨厥"。

是主肾所生病，有：口热，舌干、咽部肿大，气急，咽干及痛，患者也可以有心烦、心痛的感觉，也可以出现黄疸、泻下等症状，脊部、股的内后侧缘可以有痛感，或痿发、冷厥等症，患者喜多睡，足下热，并且有痛感。

本经腧穴多有补肾培元、宽胸理气、止咳平喘之功，主要治疗妇科病，前阴病，肾、肺咽喉病及经脉循行部位的其他病证。其中，治疗遗精、阳痿、小便不利常用大赫、水泉、阴谷、复溜；月经不调常用四满、太溪、然谷、复溜、照海；太溪、复溜常合用来治水肿、腹胀、喘咳、盗汗、自汗、头晕、头痛、耳鸣、耳聋等症；照海治咽喉肿痛；水泉、大钟、阳谷治小便不利；涌泉治昏厥、癫狂；交信治阴挺；筑宾治疝气、小腿痛；腧府治喘咳胸痛。

【注意事项】在刺灸时，胸部各穴不宜深刺，避免伤及心、肺内脏。

【经穴歌】

> 足少阴穴二十七，涌泉然谷太溪溢，大钟水泉通照海，复溜交信筑宾抵，
> 阴谷膝内跗骨后，以上从足走至膝，横骨大赫连气穴，四满中注肓腧脐，
> 商曲石关阴都密，通谷幽门半寸辟，步廊神封鹰灵墟，神藏彧中腧府毕。

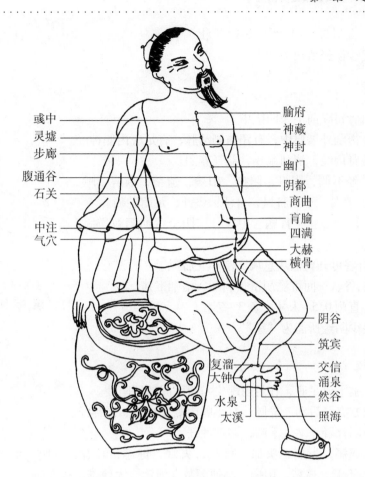

或中 —— 腧府
灵墟 —— 神藏
步廊 —— 神封
—— 幽门
腹通谷 —— 阴都
石关 —— 商曲
—— 肓腧
中注 —— 四满
气穴 —— 大赫
—— 横骨

—— 阴谷
—— 筑宾
复溜 —— 交信
大钟 —— 涌泉
—— 然谷
水泉 —— 照海
太溪

涌泉（KI1），然谷（KI2），太溪（KI3），大钟（KI4），水泉（KI5），照海（KI6），复溜（KI7），交信（KI8），筑宾（KI9），阴谷（KI10），横骨（KI11），大赫（KI12），气穴（KI13），四满（KI14），中注（KI15），肓腧（KI16），商曲（KI17），石关（KI18），阴都（KI19），腹通谷（KI20），幽门（KI21），步廊（KI22），神封（KI23），灵墟（KI24），神藏（KI25），或中（KI26），腧府（KI27）。

图 8-1 足少阴肾经

一、涌泉

【取穴】卷足时，在足底二、三趾缝纹头端与足跟连线的前 1/3 与后 2/3 交点上。

【解剖】在足底第二、三跖骨之间，跖腱膜中，内有趾短屈肌腱、趾长屈肌腱、第二蚓状肌，深层为骨间肌；深层有来自胫前动脉的足底弓；有足底内侧神经分支。

【穴效】滋阴降火，开窍醒神，平肝息风。

【主治】头顶痛，头眩，眼花，昏厥，癫狂，小儿惊风，失眠，喉痹，舌干，失音，鼻衄，咳血，便秘，小便不利，足心热。

【常用配伍】配四神聪、神门可清心安神，治失眠，头晕。

配百会、人中、足三里、十宣可开窍醒神，治休克，晕厥。

配曲池、绝骨、百劳可镇静安神，调和气血，治发狂，不识尊卑。

配内关、十宣、大陵、合谷、四花可滋阴清热，宁心安神，治五心烦热。

涌泉

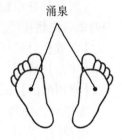

图 8-2 涌泉

【刺灸法】直刺0.5~1寸，灸3~7壮。

【附注】足少阴经所出为"井"。

二、然谷

【取穴】舟骨粗隆前下缘凹陷中。

【解剖】在拇趾外展肌中；有跖内侧动脉；有足底内侧神经。

【穴效】益肾调经，清利湿热，益气养阴。

【主治】月经不调，阴挺，阴痒，阳痿，遗精，喉痹，唾血，小便不利，消渴，小儿脐风，自汗，盗汗，足跗肿痛。

【常用配伍】配心腧、肾腧、中极、三阴交可回阳救逆固脱，治虚阳自脱。

配人中、合谷可开窍泄热息风，治小儿脐风。

配太溪、陷谷、三间可滋阴清热利咽，治咽喉痛。

【刺灸法】直刺0.5~1寸，灸3~7壮。

【附注】足少阴经所溜为"荥"。

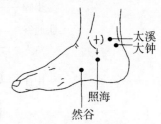

图8-3 然谷、太溪、大钟、照海

三、太溪

【取穴】正坐平放足底，在足内踝尖与跟腱间的凹陷处。

【解剖】前方有胫后动、静脉；有小腿内侧皮神经、胫神经。

【穴效】滋阴补肾，纳气平喘，调理冲任。

【主治】咽喉痛，齿痛，头痛，目眩，失眠，健忘，耳聋，耳鸣，消渴，咳嗽，唾血，气喘，月经不调，遗精，阳痿，小便频数，泄泻，大便难，腰脊痛。

【常用配伍】配行间、肓腧、肝腧可温经散寒，疏通经络，治寒疝。

配复溜、列缺、合谷可益肾纳气，止咳平喘，治咳嗽吐血。

配关元、三阴交、白环腧可补肾益精，治遗精白浊，小便频数。

配肾腧、委中、白环腧、志室可补肾益气，治肾虚腰痛。

【刺灸法】直刺0.5~1寸，灸3~7壮。

【附注】足少阴经所注为"输"；肾经原穴。

四、大钟

【取穴】正坐平放足底，在足内侧内踝后下方，当跟腱附着部的内侧前下方凹陷处。

【解剖】在跟腱附着部的内前缘；有胫后动脉的跟内侧支；有小腿内侧皮神经，胫神经的跟骨内侧神经。

【穴效】补肾气，调气血，安神志。

【主治】癃闭，遗尿，便秘，泄泻，咳血，气喘，痴呆，嗜睡，足跟肿痛。

【常用配伍】配水道、中极、阴陵泉、三阴交可清利水道，治癃闭。

配昆仑、仆参、太溪、然谷可舒经通络，治足跟痛。

配神门、太溪可宁心安神，治心悸，失眠。

【刺灸法】直刺0.3~0.5寸，灸3~5壮。

【附注】足少阴经络穴。

五、水泉

【取穴】平放足底，当太溪直下 1 寸，跟骨骨节内侧凹陷处。

【解剖】有胫后动脉跟内侧支；有小腿内侧皮神经、胫神经的跟骨内侧神经。

【穴效】调理冲任，利水通淋。

【主治】月经不调，痛经，经闭，阴挺，小便淋沥，目昏花。

【常用配伍】配关元、归来、三阴交可补肾调经，益气固脱，治阴挺，月经不调。

配曲池、关元、足三里、三阴交可活血调经，治闭经。

【刺灸法】直刺 0.3~0.5 寸，灸 3~5 壮。

【附注】足少阴经郄穴。

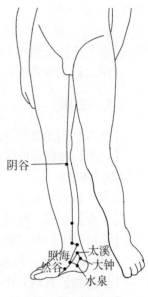

图 8-4 大钟、水泉

六、照海

【取穴】正坐平放足底，足内踝尖下方凹陷处。

【解剖】在内踝下方，拇趾外展肌止点，后下方为胫后动、静脉；有小腿内侧皮神经，深部为胫神经本干。

【穴效】补肾调经，养阴润喉，清降虚火，安神定志，清热利湿。

【主治】咽干，目赤肿痛，月经不调，痛经，带下，阴挺，阴痒，疝气，小便频数，癃闭，癫痫夜发，失眠。

【常用配伍】配昆仑、京骨、委中、足三里、三阴交可清热利湿，消肿散瘀，治脚气红肿。

配关元、归来、百会、曲泉可益气升提固脱，治妇人阴挺。

配内关、巨阙、丰隆、足三里可豁痰开窍，宽胸宁神，治癫痫。

【刺灸法】直刺 0.5~0.8 寸，灸 3~5 壮。

【附注】八脉交会穴之一，通于阴跷脉。

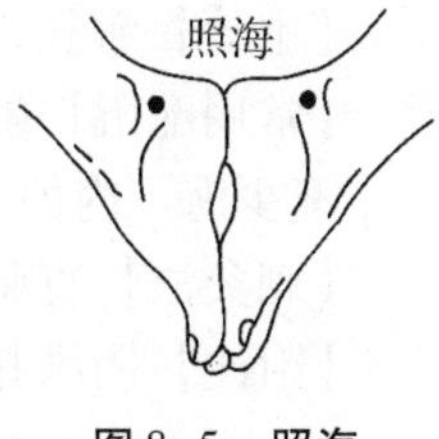

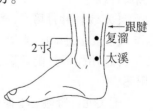

图 8-5 照海

七、复溜

【取穴】正坐或平卧。小腿内侧，太溪直上 2 寸，跟腱的前方。

【解剖】在胫骨后方、比目鱼肌下方移行于跟腱处之内侧；深层前方有胫后动、静脉；有腓肠内侧皮神经和小腿内侧皮神经，深层前方为胫神经。

【穴效】滋阴补肾，调和营卫，清热利尿。

【主治】水肿，下肢浮肿，腹痛肠鸣，泄泻，盗汗自汗，热病无汗，足痿。

【常用配伍】配肾俞、水分、气海、足三里、三阴交可利

图 8-6 复溜

水渗湿，治腹水。

泻合谷、补复溜可止汗；泻复溜、补合谷可发汗。

【刺灸法】直刺0.5～1寸，灸3壮。

【附注】足少阴经所行为"经"。

八、交信

【取穴】正坐或仰卧，当太溪直上2寸，复溜前0.5寸，胫骨内侧缘的后方。

【解剖】在胫骨内缘后方，趾长屈肌中；深层为胫后动、静脉；有小腿内侧皮神经，深部为胫神经本干。

【穴效】活血调经，通调二阴，益气补肾。

【主治】崩漏，月经不调，阴挺，泄泻，便秘，疝气。

【常用配伍】配三阴交、阴陵泉、血海可调经固崩，治崩漏。

配肾腧、气海、关元、三阴交可补肾调经，治经闭，月经不调。

【刺灸法】直刺1.0～1.5寸，灸3～7壮。

【附注】阴跷脉郄穴。

九、筑宾

【取穴】正坐或仰卧。小腿内侧当太溪与阴骨的连线上，太溪直上5寸，腓肠肌肌腹的内下方。

【解剖】在腓肠肌内侧肌腹下方移行于跟腱处，下方为比目鱼肌；深部有胫后动、静脉；有腓肠内侧皮神经和小腿内侧皮神经，深层为胫神经本干。

【穴效】益肾宁心，理气止痛，舒经活络。

【主治】癫狂，痫证，呕吐涎沫，小腿疼痛，疝痛。

【常用配伍】配环跳、风市、委中、足三里、昆仑可强筋健骨，治腿软。

配少海、内关、太白、足三里可清心化痰，降逆止呕，治呕吐痰涎。

【刺灸法】直刺1.0～1.5寸，灸3～7壮。

【附注】阴维脉郄穴。

十、阴谷

【取穴】正坐或微屈膝，在腘窝内侧，当半腱肌与半膜肌之间。

【解剖】在胫骨内缘后方，半腱肌腱和半膜肌腱之间；有膝上内侧动、静脉；有股内侧皮神经。

【穴效】补肾培元，清热利湿。

【主治】崩漏，阳痿，疝气，癫狂，膝股内侧痛。

【常用配伍】配肾腧、关元、阴陵泉、三阴交可补肾壮阳，通利小便。治小便不通，阳痿。

配关元、肾腧、上髎、隐白可益肾固本，清利湿热，治白带过多，阴痒，阴囊湿疹。

【刺灸法】直刺1.0～1.5寸，灸3壮。

【附注】足少阴经所入为"合"。

十一、横骨

【取穴】仰卧。在下腹部，当脐下5寸，前正中线旁开0.5寸。

【解剖】有腹内外斜肌腱膜、腹横肌腱膜及腹直肌，内为小肠及膀胱底；有腹壁下动、静脉；有髂腹下神经分支。

【穴效】补肾益气，清利下焦。

【主治】小腹胀痛，小便不利，遗尿，遗精，阳痿，疝气，阴痛。

【常用配伍】配关元、肾腧、气海、三阴交可补肾调经，治月经不调，经闭。

【刺灸法】直刺1.0~1.5寸，灸3~5壮。

十二、大赫

【取穴】仰卧。在下腹部，脐下4寸（即中极穴）前正中线旁开0.5寸。

【解剖】在腹内、外斜肌腱膜，腹横肌腱膜及腹直肌中；有腹壁下动、静脉的肌支；有第十二肋间神经及髂腹下神经的分支。

【穴效】补益肝肾，理气调经，清利下焦。

【主治】遗精，阳痿，阴挺，月经不调，带下，泄泻，痢疾。

【常用配伍】配然谷、筑宾、中封、命门可温补肾阳，益气固精，治阳痿，遗精。

配肾腧、关元、三阴交、行间可温补肾阳，理气止痛，治阴茎短缩疼痛，小腹胀痛。

【刺灸法】直刺1.0~1.5寸，灸3~5壮。

十三、气穴

【取穴】仰卧。在下腹部，当脐中下3寸，前正中线旁开0.5寸。

【解剖】在腹内、外斜肌腱膜，腹横肌腱膜及腹直肌中；有腹壁下动、静脉肌支；有第十二肋间神经。

【穴效】补益肝肾，调经理气，清利下焦。

【主治】月经不调，带下，闭经，崩漏，不孕，小便不利，泄泻。

【常用配伍】配关元、中脘、气海、三阴交、合谷、肾腧可补肾调经，调理冲任，治月经不调，不孕症。

【刺灸法】直刺1.0~1.5寸，灸5~10壮。

十四、四满

【取穴】仰卧。在下腹部，当前正中线旁开0.5寸。

【解剖】在腹内、外斜肌腱膜，腹横肌腱膜及腹直肌中；有腹壁下动、静脉肌支；有第十一肋间神经。

【穴效】补益肝肾，调理气机，通经利水。

【主治】月经不调，带下，遗精，遗尿，疝气，便秘，腹痛，水肿，奔豚。

【常用配伍】配膈腧、三焦腧、足三里、三阴交可补益气血，化瘀消积，治下腹部积聚肿块。

【刺灸法】直刺1.0~1.5寸，灸3~5壮。

十五、中注

【取穴】仰卧。在中腹部，当脐中下1寸，前正中线旁开0.5寸。

【解剖】在腹内、外斜肌腱膜，腹横肌腱膜及腹直肌中；有腹壁下动、静脉肌支；有第十肋间神经。

【穴效】益肾调经，通调腑气。

【主治】月经不调，腰腹疼痛，便秘，泄泻。

【常用配伍】配腹结、腹舍、支沟、上巨虚可理气通腑，治便秘。

【刺灸法】直刺1.0~1.5寸，灸5~10壮。

十六、肓腧

【取穴】仰卧。在中腹部，在脐中旁开0.5寸。

【解剖】在腹内、外斜肌腱膜，腹横肌腱膜及腹直肌中；有腹壁下动、静脉肌支；有第十肋间神经。

【穴效】理气止痛，调理肠胃。

【主治】腹痛绕脐，腹胀，便秘，泄泻，呕吐，月经不调，疝气，腰脊痛。

【常用配伍】配天枢、内关、足三里可健脾和胃，理气消胀，治腹胀腹痛。

【刺灸法】直刺1.0~1.5，灸5~10壮。

十七、商曲

【取穴】仰卧。在上腹部，当脐中上2寸，前正中线旁开0.5寸。

【解剖】在腹直肌内缘；有腹壁上、下动静脉分支；有第九肋间神经。

【穴效】理气止痛，调理肠胃。

【主治】腹痛，泄泻，便秘。

【常用配伍】配中脘、天枢、足三里可健脾和胃，治腹痛，溏泄。

【刺灸法】直刺1.0~1.5寸，灸5~7壮。

十八、石关

【取穴】仰卧。在上腹部，当脐中上3寸，前正中线旁开0.5寸。

【解剖】在腹直肌内缘；有腹壁上、下动静脉分支；有第九肋间神经。

【穴效】调理肠胃，理气化滞。

【主治】呕吐，大便不通，月经不调，产后腹痛，妇人不孕。

【常用配伍】配阴交、大赫可益气血，调冲任，治妇人不孕。

配膈腧、中脘、足三里可消食化滞，降逆止呕，治食后呕吐，心下坚满。

【刺灸法】直刺1.0~1.5寸，灸5~7壮。

十九、阴都

【取穴】仰卧。在上腹部，当脐中上4寸，前正中线旁开0.5寸。

【解剖】在腹直肌内缘；有腹壁上动、静脉分支；有第八肋间神经。

【穴效】调理肠胃，理气和中。

【主治】腹胀腹痛，呕吐，便秘，心下烦闷，疟疾，不孕。

【常用配伍】配大椎、间使、陶道可疏导督脉，祛邪截疟，治疟疾。

【刺灸法】直刺 1.0~1.5 寸，灸 3~7 壮。

二十、腹通谷

【取穴】仰卧。在上腹部，当脐中上 5 寸前正中线旁开 0.5 寸。

【解剖】在腹直肌内缘；有腹壁上动、静脉分支；有第八肋间神经。

【穴效】健脾和胃，清心宁神。

【主治】腹痛腹胀，呕吐，心痛，心悸，胸胁痛。

【常用配伍】配章门、足临泣、神门可益气镇惊，安神定惊，治善恐。
配不容、中脘、足三里、膈俞可和胃降逆，治胃痛呕吐。

【刺灸法】直刺 0.5~1 寸，灸 3~7 壮。

二十一、幽门

【取穴】仰卧。在上腹部，当脐中上 6 寸，前正中线旁开 0.5 寸。

【解剖】在腹直肌内缘；有腹壁上动、静脉分支；有第七肋间神经。

【穴效】疏肝理气，健脾和胃，降逆止呕。

【主治】腹胀，腹痛，呕吐，泄泻，胸痛引腰背。

【常用配伍】配内关、中脘、足三里、梁丘可健脾理气，和胃降逆，治胃痛，噎膈，呕逆。

【刺灸法】直刺 0.5~1 寸，灸 3~7 壮。

二十二、步廊

【取穴】仰卧。在胸部，当第四肋间隙，前正中线旁开 2 寸。

【解剖】在胸大肌起始部，有肋间外韧带及肋间内肌；有第五肋间动、静脉；有第五肋间神经皮支，深部为第五肋间神经。

【穴效】宽胸理气，止咳平喘。

【主治】咳嗽，气喘，胸胁胀满，呕吐，乳痛，不欲食。

【常用配伍】配膈俞、三阳络透郄门可理气宽胸，治胸满胁痛。

【刺灸法】斜刺或平刺 0.5~0.8 寸，灸 3 壮。

二十三、神封

【取穴】仰卧。在胸部，当第五肋间隙，前正中线旁开 0.5 寸。

【解剖】在胸大肌中，有肋间外韧带及肋间内肌；有第四肋间动、静脉；有第四肋间神经皮支，深部为第四肋间神经。

【穴效】止咳平喘，理气通乳。

【主治】咳嗽气喘，胸胁胀满，呕吐，不嗜食，乳痈。

【常用配伍】配肝腧、内关、支沟、阳陵泉可宽胸利胁，治胸胁疼痛。

配膺窗、乳根、曲池可调理气血，消痈散结，治乳痈。

【刺灸法】斜刺或平刺0.5~0.8寸，灸3壮。

二十四、灵墟

【取穴】仰卧。在胸部，当第三肋间隙，前正中线旁开2寸。

【解剖】在胸大肌中，有肋间外韧带、肋间内肌；有第三肋间动、静脉；有第三肋间神经皮支，深层为第三肋间神经。

【穴效】调理肺气，宽胸降逆。

【主治】咳嗽气喘，胸胁胀满，呕吐，不嗜食，乳痈。

【常用配伍】配肺腧、肓腧、外关、足临泣可宽胸理气止痛，治胸满胸痛。

配内关、足三里、合谷可健脾益气，化湿止泻，治急慢性腹泻。

【刺灸法】斜刺或平刺0.5~0.8寸，灸3壮。

二十五、神藏

【取穴】仰卧。在胸部，当第二肋间隙，前正中线旁开2寸。

【解剖】在胸大肌中，有肋间外韧带、肋间内肌；有第二肋间动、静脉；有第二肋间神经皮支，深层正当第二肋间神经。

【穴效】宽胸理气，降逆平喘。

【主治】咳嗽气喘，胸胁胀满，呕吐，不思饮食。

【常用配伍】配百劳、定喘、肺腧、尺泽、膻中可宣降肺气，止咳平喘，治咳嗽，哮喘。

【刺灸法】斜刺或平刺0.5~0.8寸，灸3壮。

二十六、彧中

【取穴】仰卧。在胸部，当第一肋间隙旁开2寸。

【解剖】在胸大肌中，有肋间外韧带、肋间内肌；有第一肋间动、静脉；有第一肋间神经皮支，深层为第一肋间神经。

【穴效】宽胸理气，止咳化痰。

【主治】咳嗽气喘，胸胁胀满，痰壅。

【常用配伍】配尺泽、肺腧、大椎、风门可宣肺降逆，化痰平喘，治支气管哮喘。

【刺灸法】斜刺或平刺0.5~0.8寸，灸3壮。

二十七、腧府

【取穴】仰卧。在胸部，当锁骨下缘，前正中线旁开2寸。

【解剖】在锁骨胸骨端与第一肋之间的胸大肌中；有胸内动、静脉的前穿支；有锁骨上神经的前支。

【穴效】宣降肺气，止咳平喘。

【主治】咳嗽气喘，胸痛，呕吐。

【常用配伍】配风门、肺腧、膏肓、定喘、膻中可扶正培本，化痰平喘，治咳逆气喘。

【刺灸法】斜刺或平刺0.5~0.8寸，灸3壮。

上
篇

第九章 手厥阴心包经

【经络循行】循行示意如下：起于胸中→属心包络→历络三焦。

分支：循胸出胁→腋下→臑、肘、臂外侧中→掌中→中指端。

分支：掌中→无名指（交于手少阳）。

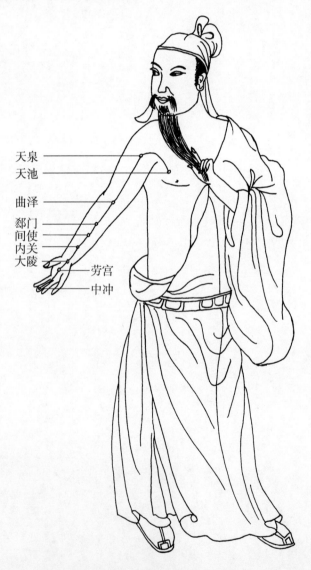

天池（PC1），天泉（PC2），曲泽（PC3），郄门（PC4），间使（PC5），内关（PC6），大陵（PC7），劳宫（PC8），中冲（PC9）。

图9-1 手厥阴心包经

即：手厥阴心包经：①从胸中开始，浅出属于心包，通过膈肌，经历胸部、上腹和下腹，络于三焦。

它的支干脉：②沿胸内出肋部；③当腋下三寸处（天池）向上到腋下；④沿上臂内侧（天泉），于手太阴、手少阴之间；⑤进入肘中（曲泽），下向前臂，走两筋（桡侧腕屈肌腱与掌长肌腱之间）（郄门、间使、内关、大陵）；⑥进入掌中（劳宫）。沿中指桡侧出于末端（中冲）。

它的支脉：⑦从掌中分出，沿无名指出于末端，接手少阳三焦经。

【主治概要】是动则病，有手心中发热，臂和肘有挛急现象，腋下肿胀；严重的则有胸胁撑满感，患者自觉有怔忡不安，面部发红，眼睛发黄和嬉笑不停的症状。

是主脉所生病，有：心烦、心痛，手掌中心发热等症。

本经腧穴均有宽胸理气、清心宁神之功效。主治心、胸、胃、神志病及经脉循行部位的其他病证。治疗心、胸、胃病常用曲泽、郄门、间使、内关和大陵；治疗神志病常用间使、劳宫、中冲；内关有宁心安神，宣通三焦，醒神开窍，行气和胃之功效，是治疗心脏疾患的重要穴位；天池治疗胸胁痛、心肺病为主。

【注意事项】在刺灸时，内关、间使、郄门等穴针刺时如出现麻胀感，并向中指端放射时，不要加强刺激，应将针上提且转变针刺角度，避开正中神经。

【经穴歌】

<blockquote>

九穴心包手厥阴，天池天泉曲泽深，

郄门间使内关对，大陵劳宫中冲寻。

</blockquote>

一、天池

【取穴】正坐或仰卧。在胸部，当第四肋间隙，乳头外1寸，前正中线旁开5寸。

【解剖】在胸大肌外下部，胸小肌下部起端，深层为第四肋间内、外肌；有胸腹壁静脉，胸外侧动、静脉分支；有胸前神经分支及第四肋间神经。

【穴效】宽胸理气，宣肺止咳，清热散结。

【主治】胸闷，胁肋胀痛，瘰疬，咳嗽，气喘，乳痈，乳汁少。

【常用配伍】配膻中、乳根、少泽、太冲可舒肝解郁，通利乳道，治乳痈。

配心俞、厥阴俞、内关可宽胸理气，清心除烦，治胸满，心烦，心痛。

【刺灸法】斜刺或平刺0.5~0.8寸，灸3壮。

二、天泉

【取穴】正坐或仰卧。在臂内侧，当腋纹头下2寸。

【解剖】在肱二头肌长、短头之间；有肱动、静脉肌支；有臂内侧皮神经及肌皮神经。

【穴效】宽胸理气，通经化瘀。

【主治】心痛，胸胁支满，咳逆，上臂内侧痛。

【常用配伍】配内关、神门、心俞可宁心安神，治心痛，悸动。

【刺灸法】直刺0.5~0.8寸，灸3~7壮。

三、曲泽

【取穴】微屈肘，在肘横纹中，当肱二头肌腱的尺侧缘。

【解剖】在肱二头肌腱尺侧；当肱动、静脉处；有正中神经本干。

【穴效】清热除烦，降逆止呕，活血祛瘀。

【主治】心痛，心悸，热病，烦渴，胃痛，呕吐，肘臂疼痛。

【常用配伍】配内关、大陵、膻中、心腧可振奋心阳，通利脉络，宽胸理气，治心胸痛，胸满烦热，心绞痛。

配尺泽、肺腧、巨骨、中府、中脘可补肺养阴，扶正抗痨，治肺结核咯血。

【刺灸法】直刺 1~1.5 寸，或用三棱针点刺出血。灸 3~5 壮。

【附注】手厥阴经所入为"合"。

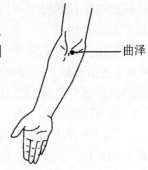

图 9-2　曲泽

四、郄门

【取穴】在前臂掌侧，腕横纹上 5 寸，当曲泽穴与大陵穴的连线上。

【解剖】有指浅屈肌，深部为指深屈肌；有前臂正中动、静脉，深层为前臂掌侧骨间动、静脉；有前臂内侧皮神经，下为正中神经，深层有前臂掌侧骨间神经。

【穴效】宁心安神，清热凉血。

【主治】心痛，心悸，癫痫，呕血，咳血，衄血。

【常用配伍】配曲池、三阳络可清热凉血，止血，治咯血。

【刺灸法】直刺 0.5~1 寸，灸 3~7 壮。

【附注】手厥阴经郄穴。

五、间使

【取穴】在前臂掌侧，腕横纹上 3 寸，当曲泽与大陵的连线上，掌长肌腱与桡侧腕屈肌腱之间。

【解剖】有指浅屈肌，深部为指深屈肌；有肘臂正中动、静脉，深层为前臂掌侧骨间动、静脉；有前臂内侧皮神经，下为正中神经，深层为前臂掌侧骨间神经。

【穴效】清心宁神，和胃祛痰，泄热通经。

【主治】心痛，心悸，癫狂痫，热病，疟疾，胃痛，呕吐，咽中如梗。

【常用配伍】配人中、合谷、丰隆、后溪可豁痰开窍，镇静安神，治癫狂，癔症。

配三间、天突可行气解郁，化痰散结，治咽中如梗。

【刺灸法】直刺 0.5~1 寸，灸 3~5 壮。

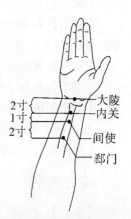

图 9-3　郄门、间使、内关、大陵

六、内关

【取穴】在前臂掌侧，当曲泽与大陵的连线上，腕横纹上 2 寸，掌长肌腱与桡侧腕屈肌腱之间。

【解剖】有指浅屈肌,深部为指深屈肌;有前臂正中动、静脉,深层为前臂掌侧骨间动、静脉;有前臂内侧皮神经,下为正中神经,深层为前臂掌侧骨间神经。

【穴效】宁心安神,宽胸理气,和胃降逆,舒经活络。

【主治】心痛,心悸,怔忡,眩晕,癫痫,失眠,胃痛,呕吐,呃逆,肘背挛痛。

【常用配伍】配足三里、上巨虚、曲池、天枢、气海、阑尾穴可散瘀消肿,清热止痛,治疗肠痈(急性阑尾炎)。

配厥阴腧、心腧、乳根、中冲可养心安神,治心悸不安,心绞痛。

配公孙、中脘、足三里可理气和胃,降逆,治胃痛,呕吐。

配郄门、三阴交、人中、合谷、神门、太冲、心腧可清心开窍,舒肝解郁,治疗癔症。

【刺灸法】直刺0.5~1寸,灸3~5壮。

【附注】手厥阴经络穴,八脉交会穴之一,通阴维脉。

七、大陵

【取穴】在掌横纹中,当掌长肌腱与桡侧腕屈肌腱之间。

【解剖】在掌长肌腱和桡侧腕屈肌腱之间,有拇长屈肌和指深屈肌肌腱;有腕掌侧动、静脉网;有正中神经本干,前臂内侧皮神经。

【穴效】清心宁神,泄热凉血,和胃宽胸。

【主治】心烦,心痛,胃痛,癫痫,胸胁痛,吐血。

【常用配伍】配膻中、心腧、膈腧可补血养心,益气安神,治心悸。

配支沟、阳谷、后溪、劳宫、曲池可清热解毒,治痂疥,风疹。

【刺灸法】直刺0.3~0.5寸,灸3~5壮。

【附注】手厥阴经所注为"输";心包经原穴。

八、劳宫

【取穴】在手掌心,当二、三掌骨之间偏于第三掌骨,握拳屈指时中指间处。

【解剖】在二、三掌骨间,下为掌腱膜,第二蚓状肌及指浅、深屈肌腱,深层为拇收肌横头的起端,有骨间肌;有指掌侧总动脉;有正中神经。

【穴效】清心安神,泄热开窍。

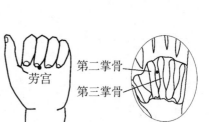

图9-4 劳宫

【主治】心痛,烦渴,癫狂痫,口臭,口疮,鹅掌风,鼻衄。

【常用配伍】配太冲、内庭、少泽可清泻胃火,治口疮,口臭。

配少商、太白、足三里、膈腧可健脾理气,和胃降逆,治噎食不下。

【刺灸法】直刺0.3~0.5寸,灸3壮。

【附注】手厥阴经所注为"荥"。

九、中冲

【取穴】手中指尖端之中央取穴。

【解剖】有指掌侧固有动、静脉所形成的动、静脉网；有正中神经的指掌侧固有神经。

【穴效】清心开窍，泄热安神。

【主治】心痛心烦，舌强肿痛，中风昏迷，小儿惊风，热病，中暑。

【常用配伍】配少商、商阳、关冲、少冲、少泽以三棱针刺，能使血气流通，为起死回生急救之妙诀也。

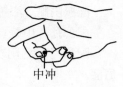

中冲

配劳宫、少冲、经渠、列缺可清热舒经，治手掌热，肘中痛。

【刺灸法】直刺0.1~0.2寸，或用三棱针点刺出血。灸1壮。

【附注】手厥阴经所出为"井"。

图9-5 中冲

第十章 手少阳三焦经

【经络循行】循行示意如下：起于无名指端→腕→臂外两骨间→肘、臑外侧中→肩→入缺盆→布膻中→散络心包→循属三焦。

分支：从膻中→上出缺盆→上项→耳后→耳上角→下颊→目下。

分支：耳后→耳中→耳前→目锐眦（交于足少阳）。

即：手少阳三焦经：①起于无名指末端（关冲），上行小指于无名指之间（液门）；②沿着手臂（中渚、阳池），出于前臂伸侧两骨（尺骨、桡骨）之间（外关、支沟、会宗、三阳络、四渎）；③向上通过肘尖（天井），沿上臂外侧（清冷渊、消泺），向上通过肩部（臑会、肩髎）；④交出足少阳经的后面（天髎；会秉风、肩井、大椎）；⑤进入缺盆（锁骨上窝），分布于膻中（纵隔中），散络于心包；⑥通过膈肌，广泛遍属于上、中、下三焦。

它的支脉：⑦从膻中上行，出锁骨上窝；⑧上向后项，连系耳后（天牖、翳风、瘈脉、颅息）；⑨直上出耳上方（角孙；会颔厌、悬厘、上关），弯下向面颊，至眼下（颧髎）。

它的支脉：⑩从耳后进入耳中，出走耳前（和髎、耳门；会听门），经过上关前，交面颊，到外眼角（丝空竹；会瞳子髎）接足少阴胆经。

此外，三焦与足太阳膀胱经的委阳脉气相通。

【主治概要】是动则病，有：听觉丧失，意识不清的征象，咽肿，喉头不利。

是主气所生病，患者可以有自汗症状，眼的外眦部有疼痛，面颊部、耳后、耳部、上臂的内侧、肘窝部，及前臂的外侧，都有痛感，小指和次指失去作用。

本经腧穴具有清利头目，聪耳明目的功效。主要治疗头、耳、目、咽喉、胸胁痛，热病及经脉循行部位的其他病证。治疗目疾用丝竹空、液门、关冲；治疗耳疾常用耳门、翳风、中渚、外关、液门；治疗咽喉病常用关冲、液门、阳池；治疗偏头痛常用丝竹空、角孙、外关、天井；治疗热病常用关冲、中渚、外关、支沟、翳风，有疏风通络的功效，常用于治疗耳、口齿、面颊病；支沟有泄热通便的功效；中渚、阳池能治消渴。

【注意事项】在刺灸治热病时，刺关冲穴宜用三棱针点刺出血；耳门要张口取穴，且避开耳前动脉；耳和髎针刺时避开动脉；天牖、翳风针刺时刺激不宜过强。

【经穴歌】

> 二十三穴手少阳，关冲液门中渚旁，
> 阳池外关支沟正，会宗三阳四渎长，
> 天井清冷渊消乐，臑会肩髎天髎堂，
> 天牖翳风瘈脉青，颅息角孙耳门当，
> 和髎耳前发际边，丝竹空在眉外藏。

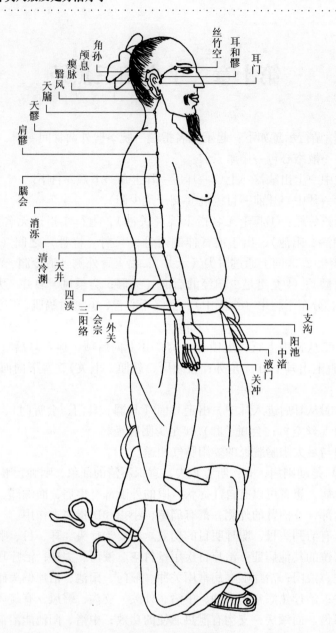

关冲（SJ1），液门（SJ2），中渚（SJ3），阳池（SJ4），外关（SJ5），支沟（SJ6），会宗（SJ7），三阳络（SJ8），四渎（SJ9），天井（SJ10），清冷渊（SJ11），消泺（SJ12），臑会（SJ13），肩髎（SJ14），天髎（SJ15），天牖（SJ16），翳风（SJ17），瘈脉（SJ18），颅息（SJ19），角孙（SJ20），耳门（SJ21），耳和髎（SJ22），丝竹空（SJ23）。

10-1　手少阳三焦经

一、关冲

【取穴】俯掌伸指。在手无名指末节尺侧，指甲角旁约0.1寸。

【解剖】有指掌侧固有动、静脉形成的动、静脉网；有尺神经的指掌侧固有神经。

【穴效】泄热开窍。

【主治】头痛，目赤，咽喉肿痛，耳聋，热病，昏厥。

【常用配伍】配天柱、风池、商阳、液门可清热疏风，发汗解表，治热病汗不出。

配颊车、翳风、合谷可疏风泄毒，散结消肿，治痄腮。

【刺灸法】浅刺 0.1 寸，或用三棱针点刺出血。灸 1~3 壮。

【附注】手少阳经所出为"井"。

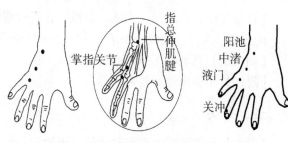

图 10-2 关冲、液门、中渚、阳池

二、液门

【取穴】俯掌握拳。在手背部，第四、五指指缝间，当指掌关节凹陷中，指蹼缘后方赤白肉际处。

【解剖】有指背动脉及指背神经。

【穴效】清热消肿，聪耳明目。

【主治】头痛，目赤，耳鸣，耳聋，咽喉肿痛，疟疾，手背痛。

【常用配伍】配外关、听宫、耳门可清头聪耳，治头痛，耳鸣耳聋。

配太阳、率谷、风池可祛邪活络，治偏头痛。

【刺灸法】直刺 0.3~0.5 寸，灸 1~3 壮。

【附注】手少阳经所溜为"荥"。

三、中渚

【取穴】俯掌，掌心向下。在手背部，腋门穴后 1 寸，当第四、五掌指关节后，掌骨间的凹陷中。

【解剖】有骨间肌；有手背静脉网及掌背动脉；有来自尺神经的掌背神经。

【穴效】清热利咽，通利肩背，聪耳开窍。

【主治】头痛，目赤，耳鸣，耳聋，咽喉肿痛，热病，消渴，疟疾，手指屈伸不利，肘臂肩背疼痛。

【常用配伍】配耳门、听宫、听会、翳风可开窍益聪，治耳鸣耳聋。

配支沟、内庭、手三里、太溪可清热利咽，治咽喉肿痛。

【刺灸法】直刺 0.3~0.5 寸，灸 3~5 壮。

四、阳池

【取穴】伸臂俯掌。在腕背横纹上，当指总伸肌腱尺侧缘凹陷中。

【解剖】在尺骨和腕骨的关节部，指总伸肌腱与小指固有伸肌腱之间；有腕背静脉网、掌背动脉；有尺神经手背支及前臂背侧皮神经末支。

【穴效】舒经通络，利咽聪耳。

【主治】目赤肿痛，咽喉肿痛，耳聋，疟疾，消渴，腕痛。

【常用配伍】配风池、大椎、曲池、合谷可清热散风，治发热头痛。

配合谷、尺泽、曲池、中渚、手三里可舒经活络，治手臂拘挛，两手筋紧不开。

【刺灸法】直刺0.3~0.5寸，灸3~5壮。

【附注】手少阳经所过为"原"。

五、外关

【取穴】伸臂俯掌。在前臂背侧，阳池穴与肘尖的连线上，腕背横纹上2寸，桡骨与尺骨之间。

【解剖】在指总伸肌和拇长伸肌之间，深层有前臂骨间背侧动脉和前臂骨间掌侧动、静脉；有前臂背侧皮神经和骨间背侧神经。

【穴效】解表疏风，清热利胁，聪耳明目。

【主治】热病，头痛，目赤肿痛，耳鸣，耳聋，胸胁痛，上肢痿痹。

【常用配伍】配大椎、曲池、合谷、列缺可解表清热，治感冒发热。

配肩髃、曲池、手三里、合谷可疏通经络，治上肢瘫痪。

【刺灸法】直刺0.5~1寸，灸3~5壮。

【附注】①手少阳经络穴；②八脉交会穴之一，通阳维脉。

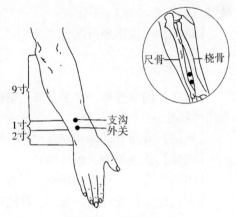

图10-3　外关、支沟

六、支沟

【取穴】伸臂俯掌。在前臂背侧，阳池穴与肘尖的连线上，腕背横纹上3寸，当桡骨与尺骨之间。

【解剖】在指总伸肌和拇长伸肌之间；深层有前臂骨间背侧动脉和前臂骨间掌侧动、静脉；有前臂背侧皮神经和骨间背侧神经。

【穴效】清热解表，利胁舒经，通调腑气。

【主治】热病汗不出，便秘，胁肋痛，落枕，耳鸣，耳聋，暴喑不能言，霍乱呕吐。

【常用配伍】配足三里、天枢、大横可益气补中，润肠通便，治习惯性便秘。

配章门、外关、行间、中封、期门、阳陵泉可宽胸利胁，治胸胁痛。

【刺灸法】直刺0.5~1寸，灸3~5壮。

【附注】手少阳经所行为"经"。

七、会宗

【取穴】伸臂俯掌。在前臂背侧，腕背横纹上3寸，支沟穴尺侧1寸，当尺骨的桡侧缘。

【解剖】在尺侧腕伸肌和小指固有伸肌之间，深层有食指固有伸肌；下有前臂背侧骨间动、静脉；有前臂背侧皮神经，深层有前臂骨间背侧神经和骨间掌侧神经。

【穴效】清三焦邪热，疏少阳经气，聪耳开窍。

【主治】耳鸣耳聋，癫痫，上肢痹痛。

【常用配伍】配百会、大椎、巨阙可开窍醒神，治小儿癫痫。

【刺灸法】直刺0.5～1寸，灸3～5壮。

【附注】手少阳经郄穴。

八、三阳络

【取穴】伸臂俯掌。在前臂背侧，阳池穴与肘尖的连线上，腕背横纹上4寸，支沟穴上1寸，当桡骨与尺骨之间。

【解剖】在指总伸肌、拇长展肌起端之间；有前臂骨间背侧动、静脉；有前臂背侧皮神经，深层有前臂骨间背侧神经和骨间掌侧神经。

【穴效】聪耳开窍，利咽止痛。

【主治】耳聋，暴喑，齿痛，手臂痛。

【常用配伍】配支沟、通谷、廉泉可利咽开窍，治暴喑。

【刺灸法】直刺0.5～1寸，灸3～5壮。

九、四渎

【取穴】伸臂俯掌。在前臂背侧，阳池穴与肘尖的连线上，腕背横纹上7寸，尺骨鹰嘴下5寸，当桡骨与尺骨之间。

【解剖】在指总伸肌和尺侧腕伸肌之间；有前臂骨间背侧动、静脉；有前臂背侧皮神经，深层有前臂骨间背侧神经和骨间掌侧神经。

【穴效】通窍利咽，聪耳。

【主治】暴喑，耳聋，齿痛，上肢痹痛。

【常用配伍】配中渚、听宫、翳风、天牖可清热泻火，豁痰开窍，治暴聋。

【刺灸法】直刺0.5～1寸，灸3～5壮。

十、天井

【取穴】屈肘举臂。在臂外侧，屈肘时，当尺骨鹰嘴后方约1寸许凹陷中。

【解剖】在肱骨下端后面的鹰嘴窝中，尺骨鹰嘴突起上缘，有肱三头肌腱；有肘关节动、静脉网；有臂背侧皮神经和桡神经的肌支。

【穴效】清热疏风，通络宁神，化痰散结。

【主治】耳聋，瘰疬，偏头痛，癫痫，肘臂痛。

【常用配伍】配曲池、外关、经渠、支沟、阳溪、腕骨、上廉、合谷可疏通经络，治手臂麻木不仁。

【刺灸法】直刺0.5～1寸，灸3～5壮。

【附注】手少阳经所入为"合"。

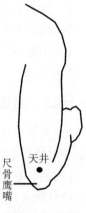

图10-4 天井

十一、清冷渊

【取穴】屈肘。在臂外侧，当肘尖直上2寸，即天井穴上1寸。

【解剖】在肱骨后侧，鹰嘴突起的尖端上方，肱三头肌下部当中；有中侧副动、静脉；有臂背侧皮神经和桡神经的肌支。

【穴效】疏风散寒，活络止痛。

【主治】头痛，目痛，胁痛，肩臂痛。

【常用配伍】配天井、曲池、少海可温通经脉，治肘关节冷痛。

【刺灸法】直刺0.5~1寸，灸3~5壮。

十二、消泺

【取穴】正坐垂臂。在臂外侧，尺骨鹰嘴与肩髎穴的连线上，当清冷渊穴与臑会穴连线的中点处；前臂旋前时，在肱三头肌外侧隆起的下缘。

【解剖】在肱骨后面，肱三头肌肌腹的中间；有中侧副动、静脉；有臂背侧皮神经和桡神经肌支。

【穴效】清热疏风，舒经活络。

【主治】头痛，齿痛，颈项强急，癫疾。

【常用配伍】配风池、天柱可疏风解痉，治颈项强急。

【刺灸法】直刺1~1.5寸，灸3~5壮。

十三、臑会

【取穴】正坐垂臂或侧卧。在臂外侧，尺骨鹰嘴与肩髎穴的连线上，肩髎穴下3寸，当三角肌后下缘。

【解剖】在肱骨上端背面，肱三头肌中；有中侧副动、静脉；有臂背侧皮神经、桡神经肌支，深层为桡神经。

【穴效】清热利节，理气化痰。

【主治】瘿气，瘰疬，肩背胛痛，上肢痿痹。

【常用配伍】配天宗、肩井、曲垣、支沟、肩髃可舒经通络，治肩胛痛。

【刺灸法】直刺1~1.5寸，灸3~5壮。

十四、肩髎

【取穴】正坐举臂。在肩髃后方，当臂外展时，于肩峰后下方呈现凹陷处。

【解剖】在肩峰的后下缘，三角肌中；有旋肱后动脉肌支；有腋神经的肌支。

【穴效】祛风湿，利关节。

【主治】肩重臂痛不能举。

【常用配伍】配肩髃、臑腧、曲池、后溪可舒经利节，治肩臂痛不能举。

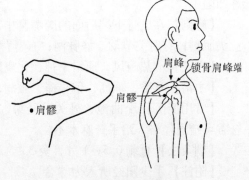

图10-5 肩髎

【刺灸法】直刺 1～1.5 寸，灸 3～7 壮。

十五、天髎

【取穴】正坐垂臂。在肩胛部，肩井穴与曲垣穴连线的中点，当肩胛骨上角处。

【解剖】在肩胛骨上部冈上窝中，浅层为斜方肌，再下为冈上肌；有颈横动脉降支，深层为肩胛上动脉肌支；有副神经，深层为肩胛上神经分支。

【穴效】清热解表，舒经活络。

【主治】肩臂酸痛，颈项强直，身热汗不出。

【常用配伍】配曲池、肩髃、天宗可舒经通络，治肩臂痛。

【刺灸法】直刺 1～1.5 寸，灸 3～5 壮。

十六、天牖

【取穴】正坐正头。在颈侧部，当颞骨乳突后下方，胸锁乳突肌后缘，约与下颌角平齐处。

【解剖】胸锁乳突肌停止部后缘；有耳后动、静脉及颈外浅静脉；有枕小神经。

【穴效】清热疏风，聪耳明目。

【主治】头痛，项强，目痛，目昏，耳聋，面肿，喉痹，瘰疬。

【常用配伍】配风门、昆仑、关元、关冲可疏风清热，治风眩头痛。

【刺灸法】直刺 1～1.5 寸，灸 3～5 壮。

十七、翳风

【取穴】正坐正头。在耳垂后方，下颌角与颞骨乳突之间凹陷中。

【解剖】有耳后动、静脉，颈外浅静脉；有耳大神经，深层为面神经干从茎乳突孔穿出处。

【穴效】聪耳通窍，清热散结，散风活络。

【主治】耳鸣，耳聋，聍耳，口眼㖞斜，牙关紧闭，齿痛，瘰疬，颊肿，口噤。

【常用配伍】配合谷、耳门、听会、手三里可疏风清热，解毒排脓，治聍耳生疮、出脓水。

配地仓、颊车、下关、四白、合谷可祛风牵正，治口眼㖞斜。

【刺灸法】直刺 0.8～1.2 寸，灸 3～5 壮。

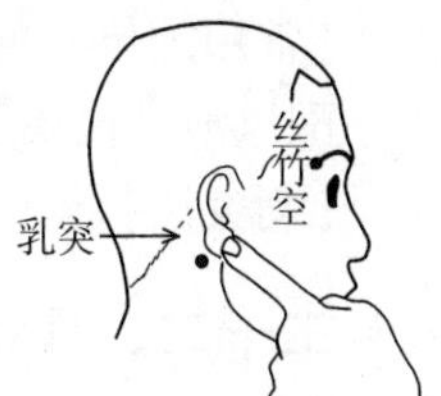

图 10-6　翳风、丝竹空

十八、瘛脉

【取穴】正坐。在头部，耳后乳突中央，当翳风穴与角孙穴沿耳轮连线下 1/3 与上 2/3 交界处。

【解剖】在耳郭根后，耳后肌中；有耳后动、静脉；有耳大神经的耳后支。

【穴效】清热定惊，通窍聪耳。

【主治】头痛，目疾，耳鸣，耳聋，小儿惊痫，呕吐，泻痢。

【常用配伍】配合谷、太冲、中冲可镇静定痫，治小儿惊痫。

【刺灸法】平刺 0.3~0.5 寸，或点刺出血。灸 3~5 壮。

十九、颅息

【取穴】正坐。在耳后，当翳风穴与角孙穴沿耳轮连线上 1/3 与上下 2/3 交界处。

【解剖】在耳郭根后，耳后肌中；有耳后动、静脉；有耳大神经和枕小神经的吻合支。

【穴效】清热散风，镇惊聪耳。

【主治】头痛，耳鸣，耳聋，小儿惊风，小儿呕吐涎沫。

【常用配伍】配风池、角孙、太阳、合谷可清热散瘀，治视网膜出血。

【刺灸法】平刺 0.3~0.5 寸，灸 1~3 壮。

二十、角孙

【取穴】正坐。在头部，耳郭向前折曲时，当耳尖直上入发际处。

【解剖】在耳郭根上缘，耳上肌中；有颞浅动、静脉的耳前支；有耳颞神经的分支。

【穴效】清热散风，明目退翳。

【主治】目翳，齿痛，痄腮，项强。

【常用配伍】配内庭、冲阳、合谷可清热消肿，治牙龈肿痛。

【刺灸法】平刺 0.3~0.5 寸，灸 1~3 壮。

二十一、耳门

【取穴】张口。在面部，耳屏上切迹前方，下颌骨髁状突后缘凹陷中。

【解剖】有颞浅动、静脉；有耳颞神经和面神经。

【穴效】聪耳开窍，消肿止痛。

【主治】耳鸣，耳聋，聤耳，齿痛。

【常用配伍】配听会、听宫、翳风、中渚可聪耳开窍，治耳鸣耳聋。配风池、侠溪、翳风、听会、听宫可聪耳利窍，治重听无所闻。

【刺灸法】微张口，直刺 0.5~1 寸，灸 1~3 壮。

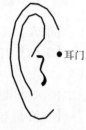

图 10-7 耳门

二十二、耳和髎

【取穴】正坐。在头侧部，耳门前上方，平耳郭根前，鬓发后缘，当颞浅动脉后缘处。

【解剖】有颞肌；有颞浅动、静脉；有耳颞神经分支、面神经颞支。

【穴效】清利头目，聪耳开窍。

【主治】头重痛，耳鸣，牙关紧闭，口㖞，颌颊肿。

【常用配伍】配风池、太阳、印堂、足临泣可疏风散邪，治偏头痛。

【刺灸法】避开动脉，斜刺或平刺 0.3~0.5 寸，灸 3 壮。

二十三、丝竹空

【取穴】正坐。在面部，眉梢端凹陷处。

【解剖】皮下为眼轮匝肌；有颞浅动、静脉额支；有面神经颧眶支及耳颞神经分支。

【穴效】疏风散热，清头明目。

【主治】头痛，眩晕，目赤，眼睑瞤动，癫痫。

【常用配伍】配攒竹、阳白、头维、下关、地仓、四白可祛风牵正活络，治面瘫。

配百会、前顶、神庭、上星、风池、合谷、攒竹、头维可平肝潜阳，息风止痛，治偏正头痛。

【刺灸法】平刺0.5~1寸，禁灸。

上篇

第十一章　足少阳胆经

【经络循行】循行示意如下：起于目锐眦→头角→耳后→肩→入缺盆。

分支：从耳后→耳中→耳前→目锐眦后。

分支：别目锐眦→合手少阳→下颈→合缺盆→下胸中→络肝→属胆→循胁里→出气街→髀枢中。

直行：从缺盆→腋→胸胁→合髀枢中→下髀、膝、外辅骨前→外踝前→小趾次趾间。

分支：跗上→大趾（交于足厥阴肝经）。

即：足少阳胆经：①从外眼角开始（瞳子髎），上行到额角（颔厌、悬颅、悬厘、曲鬓；会头维、和髎、角孙），下耳后（率谷、天冲、浮白、头窍阴、完骨、本神、阳白、头临泣、目窗、正营、承灵、脑空、风池），沿颈旁，行手少阴三焦经之前（经天容）；②至肩上退后，交出手少阴三焦经之后（会大椎，经肩井，会秉风）；③进入缺盆（锁骨上窝）。

它的支脉：④从耳后进入耳中（会翳风），走耳前（听会、上关；会听宫、下关），至外眼角后；另一支脉；⑤从外眼角分出，下向大迎，会合手少阳三焦经至眼下；⑥下边盖过颊车（下颌角），下行颈部；⑦会合于缺盆（锁骨上窝）。由此下向胸中，通过膈肌，络于肝，属于胆；沿肋里，出于气街（腹股沟动脉处）绕阴部毛际，⑧横向进入髋关节部

它的主干（直行脉）：⑨从缺盆（锁骨上窝）下向腋下（渊液、辄筋、会天池），⑩沿胸侧，过季肋（日月、京门；会章门），向下会合于髋关节部（带脉、五枢、维道、居髎……环跳）；⑪由此向下，沿大腿外侧（风市、中渎），出膝外侧（膝关节），下向腓骨头前（阳陵泉），直下到腓骨下段（阳交、外丘、光明、阳辅、悬钟），下出外之前（丘墟）；⑫沿足背进入第四趾外侧（足临泣、地五会、侠溪、足窍阴）。

它的支脉：⑬从足背分出，进入大趾趾缝间，沿第一、二跖骨间，出趾端，回转来通过爪甲，出于趾背毫毛部，接足厥阴肝经。

【主治概要】是动则病，患者有口苦，善于叹气长息（是指每隔一会要深呼吸一下，好像气不足的情况），心窝部、胁部有疼痛感，以至于身体不能转侧；病情再进一步，则在患者面部似乎蒙有微尘不清洁而有灰暗色调，身体形容表现出一种枯槁的情状，足外侧有热感等症，是为"阳厥"。

是主骨所生病，有：头痛，颔部痛，眼部外侧痛，缺盆部分肿痛，腋下有肿胀，成为马刀侠瘿之症；患者有自汗出，振战恶寒，寒热起伏；胸部、胁部、肋骨、髋关节部、膝外侧直至小腿沿外侧的下端踝部，以及各关节部，都有疼痛感，小足趾和次足趾也失去作用。

本经腧穴具有平肝息风，明目退翳，开窍聪耳，疏肝利胆，疏通经络，疏风清热之功效。主治侧头痛、目、耳、咽喉、肝胆病，神志病，热病及经脉循行部位的其他病证。治疗目疾常用瞳子髎、目窗、头临泣、风池和足临泣。治疗耳疾常用听会、丘墟和足临泣。治疗偏头痛常用悬颅、悬厘、丘墟和足临泣。治疗乳房疾患常用日月、肩井和光明。治疗

胸胁疼痛常用日月、阳陵泉、外丘和悬钟。风池和风市有散风的功能。阳陵泉、外丘和丘墟有疏肝理气的功能。应注意针刺风池和肩井的角度与深度。

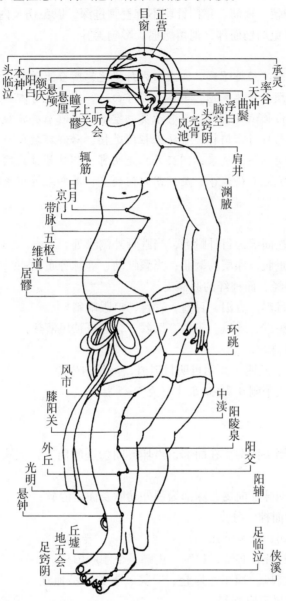

瞳子髎（GB1），听会（GB2），上关（GB3），颔厌（GB4），悬颅（GB5），悬厘（GB6），曲鬓（GB7），率谷（GB8），天冲（GB9），浮白（GB10），头窍阴（GB11），完骨（GB12），本神（GB13），阳白（GB14），头临泣（GB15），目窗（GB16），正营（GB17），承灵（GB18），脑空（GB19），风池（GB20），肩井（GB21），渊腋（GB22），辄筋（GB23），日月（GB24），京门（GB25），带脉（GB26），五枢（GB27），维道（GB28），居髎（GB29），环跳（GB30），风市（GB31），中渎（GB32），膝阳关（GB33），阳陵泉（GB34），阳交（GB35），外丘（GB36），光明（GB37），阳辅（GB38），悬钟（GB39），丘墟（GB40），足临泣（GB 41），地五会（GB42），侠溪（GB 43），足窍阴（GB 44）。

图 11-1　足少阳胆经之图

【注意事项】在刺灸时，风池穴由于深部为延髓，因此要掌握进针方向与深度，针刺不可过深，以免刺及椎动脉及延髓，且操作时针尖向下朝鼻尖方向斜刺，或平刺透风府穴；肩井、日月、渊腋、辄筋、京门针刺不宜直刺过深，以免伤及内脏。头面诸穴，一般不宜用直接灸法，以免灼伤面部，遗留瘢痕，影响美容。

【经穴歌】

> 少阳足经瞳子髎，四十四穴行迢迢，听会上关颔厌集，
> 悬颅悬厘典鬓翘，率谷天冲浮白次，窍阴完骨本神邀，
> 阳白临泣目窗辟，正营承灵脑空摇，风池肩井渊腋部，
> 辄筋日月京门标，带脉五枢维道接，居髎环跳风市招，
> 中渎阳关阳陵泉，阳交外丘光明宵，阳辅悬钟丘墟外，
> 临泣地五侠溪豪，足窍阴穴何处觅，第四趾外甲角瞧。

一、瞳子髎

【取穴】正头。在面部，目外眦旁，当眶骨外侧缘处。

【解剖】有眼轮匝肌，深层为颞肌；当颧眶动、静脉分布处；有颧面神经和颧颞神经，面神经的颞额支。

【主治】头痛，目赤，流泪，目翳，青盲，口眼㖞斜。

【常用配伍】配头维、翳风、阳白、颧髎、合谷可祛风清热，明目牵正，治口眼㖞斜。

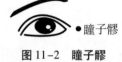

图 11-2 瞳子髎

配合谷、头临泣、睛明、光明可明目退翳，治目内生障。

【刺灸法】斜刺或平刺 0.3~0.5 寸，灸 3~5 壮。

二、听会

【取穴】正头或侧头伏案。在面部，当耳屏间切迹的前方，下颌骨髁状突的后缘，张口有凹陷处。

【解剖】有颞浅动脉耳前支，深部为颈外动脉及面后静脉；有耳大神经，皮下为面神经分支。

【穴效】聪耳开窍，疏风清热。

【主治】耳鸣，耳聋，聤耳，口㖞，齿痛，下颌脱臼。

【常用配伍】配翳风、颊车、地仓、上关、下关可活血通络，祛风牵正，治中风口眼㖞斜。

配章门、翳风、外关可聪耳开窍，治耳鸣耳聋。

【刺灸法】张口，直刺 0.5~1 寸，灸 3~5 壮。

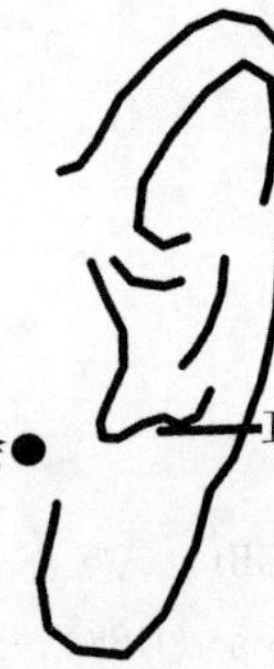

听会●　　　耳屏间切迹

图 11-3 听会

三、上关

【取穴】正头或侧头伏案。在耳前，下关直上，当颧弓的上缘凹陷出。

【解剖】在颞肌中；有颧眶动、静脉；有面神经的颧眶支及三叉神经小分支。

【穴效】开窍聪耳，清利口齿，疏散风热。

【主治】偏头痛，面痛，耳鸣，耳聋，聤耳，口㖞，齿痛，口噤，癫狂痫。

【常用配伍】配太阳、下关、巨髎、合谷可祛风清热止痛，治上牙痛。

配颊车、地仓、人中、丝竹空、合谷可疏调气血，活络解痉，治口眼㖞斜。

【刺灸法】直刺 0.5~1 寸，灸 3~5 壮。

四、颔厌

【取穴】正头或侧头伏案。在头部鬓发上，当头维与曲鬓弧形连线的上 1/4 与下 3/4 的交点处。

【解剖】在颞肌中；有颞浅动、静脉顶支；有耳颞神经颞支。

【穴效】清热祛风，通经活络止痛。

【主治】偏头痛，眩晕，耳鸣，齿痛，目外眦痛，癫痫。

【常用配伍】配太阳、风池、列缺、合谷、头维可祛风通络止痛，治偏头痛。

【刺灸法】平刺 0.5~1 寸，灸 3~5 壮。

五、悬颅

【取穴】正头或侧头伏案。在头部鬓发上，当头维与曲鬓弧形连线的中点处。

【解剖】在颞肌中；有颞浅动、静脉顶支；有耳颞神经颞支。

【穴效】清热祛风，消肿止痛。

【主治】偏头痛，面肿，齿痛，身热无汗。

【常用配伍】配风池、太阳、外关可疏风活络止痛，治偏头痛。

配大椎、风池、曲池可发汗解表，治热病无汗。

【刺灸法】平刺 0.5~1 寸，灸 3~5 壮。

六、悬厘

【取穴】正头或侧头伏案。在头部鬓发上，当头维与曲鬓弧形连线的上 3/4 与下 1/4 的交点处。

【解剖】在颞肌中；有颞浅动、静脉顶支；有耳颞神经颞支。

【穴效】清热祛风，消肿止痛。

【主治】偏头痛，面赤肿痛，耳鸣，齿痛，热病汗不出。

【常用配伍】配风池、太阳、外关可疏风活络止痛，治偏头痛。

配水沟、迎香、合谷、下关可清热祛风，疏导经气，治面瘫，三叉神经痛。

【刺灸法】平刺 0.5~1 寸，灸 3~5 壮。

七、曲鬓

【取穴】正头或侧头伏案。在头部，当耳前鬓角发际后缘的垂线与耳尖水平线交点处。

【解剖】在颞肌中；有颞浅动、静脉顶支；有耳颞神经顶支。

【穴效】通窍活络，祛风解痉。

【主治】偏正头痛，齿痛，牙关紧闭，颔颊肿，颈项强，暴暗。

【常用配伍】配风池、角孙、肝腧、肾腧、太阳、合谷可养肝益肾，清热散瘀，治视

上篇

神经萎缩，视网膜出血。

【刺灸法】向后平刺 0.5~0.8 寸，灸 3~5 壮。

八、率谷

【取穴】正头或侧头伏案。在头部，当耳尖直上入发际 1.5 寸，角孙直上方。

【解剖】在颞肌中；有颞浅动、静脉顶支；有耳颞神经和枕大神经会合支。

【穴效】祛风清热，和中醒酒，利膈镇惊。

【主治】偏头痛，眩晕，小儿急慢惊风，烦满，呕吐，膈痛。

【常用配伍】配曲池、人中、足三里、神阙可开窍镇惊，治小儿急慢惊风。

配风池、太阳、中渚、足临泣、丝竹空可祛风活络止痛，治偏头痛。

【刺灸法】平刺 0.5~0.8 寸，灸 3~5 壮。

九、天冲

【取穴】正头或侧头伏案。在头部，当耳根后缘直上入发际 2 寸，率谷后 0.5 寸处。

【解剖】有耳后动、静脉；有枕大神经。

【穴效】祛风止痛，安神定惊。

【主治】头痛，癫疾，惊恐。

【常用配伍】配风池、太阳、百会、角孙、头维、合谷可祛风止痛，安神定惊，治头痛，癫痫。

【刺灸法】平刺 0.5~0.8 寸，灸 3 壮。

十、浮白

【取穴】正头或侧头伏案。在头部，在耳后乳突的后上方，天冲与完骨的弧形连线的中 1/3 与上 1/3 的交点处。

【解剖】有耳后动、静脉；有枕大神经。

【穴效】清利头目，祛风活络，软坚散结。

【主治】头痛，齿痛，耳鸣，耳聋，目痛。

【常用配伍】配耳门、听宫、听会、中渚可通窍益聪，治耳鸣耳聋。

【刺灸法】平刺 0.5~0.8 寸，灸 3 壮。

十一、头窍阴

【取穴】俯头或侧头伏案。在头部，当耳后乳突的后上方，天冲与完骨的中 1/3 与下 1/3 的交点处。

【解剖】有耳后动、静脉；有枕大神经和枕小神经会合支。

【穴效】清热祛风，聪耳开窍。

【主治】头项痛，眩晕，耳鸣，耳聋。

【常用配伍】配侠溪、风池、太冲、肝腧可平肝潜阳和络，治眩晕。

配翳风、听宫、听会、上关可开窍聪耳，治耳鸣耳聋。

【刺灸法】平刺 0.5~0.8 寸，灸 3 壮。

十二、完骨

【取穴】侧头伏案。在头部，当耳后乳突的后下方凹陷处。

【解剖】在胸锁乳突肌附着部上方；有耳后动、静脉分支；有枕小神经本干。

【穴效】祛风清热，醒脑安神。

【主治】头痛，眩晕，口喎，齿痛，失眠，癫痫。

【常用配伍】配百会、印堂、内关、神宁可安神镇静，治失眠。

配颊车、地仓、攒竹、瞳子髎、合谷可疏调气血，活络牵正，治口喎。

配天容、气舍、天突、前谷、天牖可开窍利咽，治喉痹。

【刺灸法】斜刺 0.5~0.8 寸，灸 3 壮。

十三、本神

【取穴】正头。在头部，当前发际上 0.5 寸，神庭旁开 3 寸，神庭与头维连线的内 1/3 与外 1/3 的交点处。

【解剖】在额肌中；有颞浅动、静脉额支和额动、静脉外侧支；有额神经外侧支。

【穴效】祛风清热，宁心定志，安神镇惊。

【主治】头痛，目眩，颈项强急，惊痫吐涎沫，胸胁相引痛，小儿惊风。

【常用配伍】配心俞、行间、大陵、合谷可宁心安神，镇静定痫，治癫痫。

【刺灸法】平刺 0.3~0.5 寸，灸 3 壮。

十四、阳白

【取穴】正头。在前额部，当瞳孔直上眉上 1 寸。

【解剖】在额肌中；有颞浅动、静脉额支和额动、静脉外侧支；有额神经外侧支。

【穴效】祛风泻火，益气明目。

【主治】头痛，视物模糊，目痛，眼睑下垂，面瘫。

【常用配伍】配翳风、地仓、颊车、攒竹、合谷、四白可祛风活络，解痉，治面瘫。

配肝俞、肾俞、风池、睛明可补肝肾，明目，治夜盲。

【刺灸法】平刺 0.3~0.5 寸，灸 3 壮。

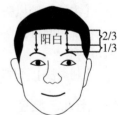

图 11-4　阳白

十五、头临泣

【取穴】正头。在头部，当瞳孔直上入发际 0.5 寸，神庭与头维连线的中点处。

【解剖】在额肌中；有额动、静脉；有额神经内、外侧支会合支。

【穴效】祛风清热，安神定志，通窍明目。

【主治】头痛，目眩，目翳，流泪，鼻塞，鼻渊，小儿惊风。

【常用配伍】配腕骨、肝俞、四白、关冲、前谷可明目退翳，治目生白翳。

配百会、液门、后溪、前谷、肝俞可疏散风热，滋养肝肾，治目泪出。

【刺灸法】平刺 0.3~0.5 寸，灸 3 壮（《图翼》禁灸）。

上篇

十六、目窗

【取穴】正头。在头部，当前发际上1.5寸，头正中线旁开2.25寸。

【解剖】在帽状腱膜中；有颞浅动、静脉额支；有额神经内、外侧支会合支。

【穴效】清头明目，息风通络。

【主治】目眩，青盲，头痛，目翳，目赤肿痛，鼻塞，小儿惊痫。

【常用配伍】配风池、大陵、睛明、攒竹、络却、瞳子髎可清泄风热，消肿止痛，治目赤肿痛。

【刺灸法】平刺0.3~0.5寸，灸3壮。

十七、正营

【取穴】正头。在头部，当前发际上2.5寸，头正中线旁开2.25寸。

【解剖】在帽状腱膜中；有颞浅动、静脉顶支和枕动、静脉吻合网；有额神经和枕大神经会合支。

【穴效】祛风清热，活络止痛。

【主治】头顶痛，目眩晕，齿痛。

【常用配伍】配合谷、印堂、百会、风池、曲池可平肝潜阳，清热息风，治眩晕。

【刺灸法】平刺0.3~0.5寸，灸3壮。

十八、承灵

【取穴】正头。在头部，当前发际上4寸，头正中线旁开2.25寸。

【解剖】在帽状腱膜中；有枕动、静脉分支；有枕大神经分支。

【穴效】清热祛风，宣通鼻窍。

【主治】脑风头痛，眩晕，鼻衄，鼻塞。

【常用配伍】配迎香、印堂、合谷、风池、曲池可清热泻火，宣肺通窍，治鼻渊，鼻衄，鼻塞。

【刺灸法】平刺0.3~0.5寸（《针灸大成》禁针），灸3壮。

十九、脑空

【取穴】正头。在头部，当枕外隆凸的上缘外侧，头正中线旁开2.25寸，平脑户穴。

【解剖】在枕肌中；有枕动、静脉分支；有枕大神经分支。

【穴效】清热祛风，宁神通窍，调理气血。

【主治】头痛，颈项痛，目眩，惊悸，癫疾。

【常用配伍】配脑户、风池、昆仑可祛风解表，治后头痛。

【刺灸法】平刺0.3~0.5寸，灸3壮。

二十、风池

【取穴】俯头伏案。在项部，在枕三角肌中央，靠近枕骨的基底部，与风府相平，斜方肌的外侧缘。

【解剖】在胸锁乳突肌和斜方肌停止部的凹陷中，深层为头夹肌；有枕动、静脉分支；有枕大神经分支。

【穴效】祛风解表，平肝息风，通窍宁神，清利五官头面。

【主治】偏正头痛，头晕，目眩，颈项强痛，感冒，热病，中风昏迷，口噤，口㖞，失眠，鼻渊，鼻衄，鼻塞，耳鸣，耳聋，喉痹，癫疾。

【常用配伍】配大椎、合谷、外关、太阳、曲池可清热解表，治外感发热，头痛。

配太阳、百会、上星、足三里、太冲可平肝息风，调理气血，治美尼尔氏病（内耳性眩晕）。

配大杼、风池、天井、外关、合谷、液门可疏风通络，清热消肿，治流行性腮腺炎（痄腮）。

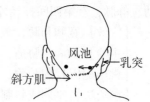

图 11-5　风池

配阳白、颧髎、颊车、地仓、合谷、大迎、丝竹空可平肝息风，疏导经气，治口眼㖞斜。

【刺灸法】向鼻尖方向斜刺 0.8～1.2 寸，灸 3～7 壮。

【附注】足少阳经与阳维脉交会穴。

二十一、肩井

【取穴】在肩上，前直乳中，当大椎与肩峰端连线的中点。

【解剖】有斜方肌，深层为肩胛提肌与冈上肌；有颈横动、静脉；有腋神经分支，深层上方为桡神经。

【穴效】祛风清热，降气化痰，通经催产。

【主治】头痛，眩晕，颈项强痛，肩背痛，中风不语，上肢不遂，难产，乳痈，乳汁不下，瘰疬。

【常用配伍】配天宗、秉风、肩髃、肩髎可舒经活络，治肩背痛。

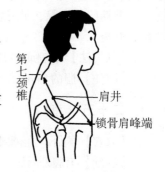

图 11-6　肩井

配天宗、少泽、膻中、足三里、乳根可疏肝气，清胃热，通利乳道，治乳痈，乳汁不足。

配足三里、委中、足临泣、行间、通里、少海、太冲可清除血热，消疮散结，治疗疮生背上。

【刺灸法】直刺 0.5～0.8 寸，切忌深刺。孕妇禁针，灸 3～7 壮。

二十二、渊腋

【取穴】举臂。在侧胸部，举臂当腋中线上，腋下 3 寸，第四肋间隙中。

【解剖】有前锯肌和肋间内、外肌；有胸腹壁静脉，胸外侧动、静脉，第四肋间动、静脉；有第四肋神经外侧皮支、胸长神经分支。

【穴效】宽胸利胁，舒经活络。

【主治】胸满，胁痛，腋下肿，上肢痹痛。

【常用配伍】配章门、膻中、丘墟、居髎、辄筋可宽胸理气，治胸胁痛。

【刺灸法】斜刺或平刺 0.5～0.8 寸，禁灸。

二十三、辄筋

【取穴】举臂。在侧胸部，渊腋前1寸，平乳头，第四肋间隙中。

【解剖】在胸大肌外缘，有前锯肌，肋间内、外肌；有胸外侧动、静脉及第四肋间动、静脉；有第四间神经外侧皮支。

【穴效】宽胸利胁，疏肝和胃。

【主治】胸满，胁痛，气喘，呕吐，吞酸。

【常用配伍】配肺腧、定喘、孔最、膻中可降逆平喘，治喘息不得卧。

【刺灸法】平刺或斜刺0.5~0.8寸，灸3壮。

二十四、日月

【取穴】在上腹部，当乳头直下，第七肋间隙，前正中线旁开4寸。

【解剖】在腹外斜肌腱膜中，有腹内斜肌、腹横肌；有第七肋间动、静脉；有第七肋间神经。

【穴效】疏肝利胆，理气和胃。

【主治】呕吐，吞酸，呃逆，腹满，胁肋胀痛，黄疸。

【常用配伍】配胆腧、合谷、支沟、阳陵泉可宽胸利胁，治胁肋痛。

配期门、中脘、足三里、行间、三阴交、肝腧、胆腧可疏肝利胆，清利湿热，治胆囊炎，肝炎。

【刺灸法】平刺或斜刺0.5~0.8寸，灸3~7壮。

【附注】胆的募穴。

二十五、京门

【取穴】侧卧。在侧腰部，章门后1.8寸，当第十二肋骨游离端的下方。

【解剖】有腹外斜肌、腹内斜肌、腹横肌；有第十一肋间动、静脉；有第十一肋间神经。

【穴效】补肾壮腰，健脾和中，利水消肿。

【主治】腰膝冷痛，胁痛，腹胀，肠鸣洞泄，呕吐，小便不利，水肿。

【常用配伍】配肾腧、委中、三阴交可补肾壮腰，治肾虚腰痛。

配天枢、中脘、足三里可健脾和中止泻，治腹泻。

【刺灸法】直刺0.5~1寸，灸3~7壮。

【附注】肾的募穴。

二十六、带脉

【取穴】侧卧。在侧腹部，章门下1.8寸，当第十一肋骨游离端下方垂线与脐水平线的交点上。

【解剖】有腹外斜肌、腹内斜肌、腹横肌；有第十二肋间动、静脉；有第十二肋间神经（内部右为升结肠，左为降结肠）。

【穴效】调经止带，补益肝肾，清利下焦。

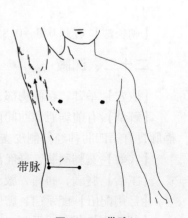

图11-7　带脉

【主治】妇人少腹痛，阴挺，经闭，月经不调，赤白带下，疝气，腰胁痛。

【常用配伍】配气海、三阴交、白环腧、行间、关元可清热化湿，调经止带，治赤白带下。

配气海、侠溪、关元、肾腧可补肝肾，调气血，治月经不调。

【刺灸法】直刺 0.8~1 寸，灸 3~7 壮。

二十七、五枢

【取穴】侧卧。在侧腹部，髂前上棘的前方，横平脐下 3 寸处。

【解剖】在髂前上棘前内方，有腹内、外斜肌，腹横肌；有旋髂浅、深动脉和静脉；有髂腹下神经。

【穴效】调补肝肾，清利下焦。

【主治】少腹痛，腰胯痛，疝气，月经不调，带下，阴挺，疝瘕。

【常用配伍】配气海、公孙、三阴交、足三里可清利下焦，治疝瘕。

配关元、关元腧、次髎、三阴交可调理冲任，治慢性盆腔炎，附件炎。

【刺灸法】直刺 0.8~1 寸，灸 5~7 壮。

二十八、维道

【取穴】侧卧。在侧腹部，髂前上棘的前下方，五枢前下 0.5 寸。

【解剖】有腹内、外斜肌；有旋髂浅、深动脉和静脉；有髂腹股沟神经。

【穴效】调带脉，理冲任，清下焦。

【主治】少腹痛，疝气，月经不调，阴挺，肠痈，腰胯痛。

【常用配伍】配肾腧、关元、三阴交、阳陵泉可调经止带，治带下。

【刺灸法】直刺 0.8~1 寸，灸 5~7 壮。

二十九、居髎

【取穴】侧卧。在髋部，当髂前上棘与股骨大转子最凸点连线的中点处。

【解剖】浅层为阔筋膜张肌，深部为股外侧肌；有旋髂浅动、静脉分支及旋股外侧动、静脉升支；有股外侧皮神经。

【穴效】祛风湿，强腰膝，通经络。

【主治】腰痛引少腹，下肢痿痹，瘫痪，疝气。

【常用配伍】配环跳、风市、昆仑、足三里、阳陵泉可舒经活络，治风痛不能转侧，举步艰难。

【刺灸法】直刺 1~2 寸，灸 5~15 壮。

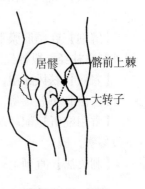

图 11-8 居髎

三十、环跳

【取穴】侧卧。在股外侧部，侧卧屈股，当股骨大转子最凸点与骶管裂孔连线的外 1/3 与中 1/3 交点处。在股骨粗隆后上方，两腿立正时，在凹陷处。

【解剖】在臀大肌、梨状肌下缘；内侧为臀下动、静脉；有臀下皮神经、臀下神经，深部正当坐骨神经。

【穴效】祛风湿，利腰腿，通经络。

【主治】下肢痿痹，半身不遂，腰胯疼痛，风疹。

【常用配伍】配腰阳关、居髎、委中、悬钟、阳陵泉可祛风湿，止痹痛，治下肢风寒湿痹。

配大肠腧、肾腧、风市、足三里、委中、昆仑、悬钟可补肝肾，强筋健骨，治下肢痿痹，瘫痪。

【刺灸法】直刺 2～3 寸，灸 5～15 壮。

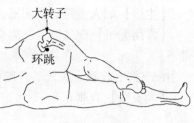

图 11-9　环跳

三十一、风市

【取穴】在大腿外侧部的中线上，当腘横纹上 7 寸，或直立垂手时，中指尖处。

【解剖】在阔筋膜张肌下，股外侧肌中；有股外侧动、静脉肌支；有股外侧皮神经、股神经肌支。

【穴效】祛风湿，通经络，强筋骨。

【主治】中风瘫痪，下肢痿痹，遍身瘙痒，脚气。

【常用配伍】配肾腧、环跳、足三里、三阴交、悬钟可疏通经络，强健筋骨，治腰腿痛，中风下肢不遂，小儿麻痹后遗症。

配曲池、阳陵泉、大椎、血海、三阴交、合谷可疏风邪，和营血，治荨麻疹，全身瘙痒。

配风池、外关、合谷、血海、阳陵泉、足三里可疏风祛邪，通经活络，养血柔筋。

【刺灸法】直刺 1～2 寸，灸 3～7 壮。

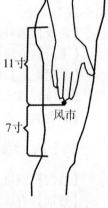

图 11-10　风市

三十二、中渎

【取穴】屈膝。在大腿外侧，当风市下 2 寸，或腘横纹上 5 寸，股外侧肌与股二头肌之间。

【解剖】在阔筋膜下，股外侧肌中；有旋股外侧静脉肌支；有股外侧皮神经、股神经肌支。

【穴效】祛风除湿，舒经活络。

【主治】下肢痿痹，半身不遂。

【常用配伍】配环跳、阳陵泉、足三里、委中可舒经活络，治下肢痿痹，瘫痪。

【刺灸法】直刺 1～1.5 寸，灸 5～7 壮。

三十三、膝阳关

【取穴】屈膝。在膝外侧，当阳陵泉上 3 寸，股骨外上髁上方的凹陷处。

【解剖】在髂胫束后方，股二头肌腱前方；有膝上外侧动、静脉；有股外侧皮神经末支。

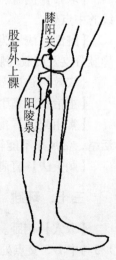

图 11-11　膝阳关

【穴效】祛风散寒，疏利关节。

【主治】半身不遂，小腿麻木，膝腘肿痛挛急，鹤膝风。

【常用配伍】配膝眼、阳陵泉、梁丘、足三里、鹤顶可祛风通络，温经散寒，治膝关节炎。

【刺灸法】直刺0.8~1寸，禁灸。

三十四、阳陵泉

【取穴】正坐，屈膝垂足。在小腿外侧，当腓骨头前下方凹陷处。

【解剖】在腓骨长、短肌中；有膝下外侧动、静脉，有腓总神经分为腓浅及腓深神经处。

【穴效】疏肝利胆，清热利湿，舒经活络。

【主治】黄疸，口苦，呕吐，半身不遂，胸胁胀痛，膝髌肿痛，脚气，小儿惊风，破伤风。

【常用配伍】配环跳、风市、委中、悬钟可舒经通络，强筋健骨，治下肢痿痹、瘫痪。

配胆囊穴、内关、夹脊穴、日月、胆俞、肝俞可疏肝利胆，理气止痛，治胆囊炎。

配支沟、章门、足临泣、期门可疏肝利胆，治胁肋痛。

【刺灸法】直刺1~1.5寸，灸5~7壮。

【附注】①足少阳经所入为"合"；②八会穴之一，筋会阳陵泉。

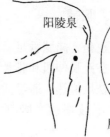
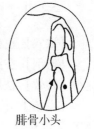

阳陵泉

腓骨小头

图11-12 阳陵泉

三十五、阳交

【取穴】正坐，屈膝垂足。在小腿外侧，当外踝尖上7寸，腓骨后缘。

【解剖】在腓骨长肌附着部；有腓动、静脉分支；有腓肠外侧皮神经。

【穴效】疏肝利胆，镇惊安神，通经活络。

【主治】胸胁胀满，足胫痿痹，膝痛，惊狂，癫疾。

【常用配伍】配足三里、阴陵泉、三阴交、血海、梁丘可舒经活络，治膝胫痛。

配四神聪、心俞、神门、支沟可镇惊安神，宁心定志，治癫狂。

【刺灸法】直刺1~1.5寸，灸5~7壮。

【附注】阳维脉郄穴。

三十六、外丘

【取穴】正坐，屈膝垂足。在小腿外侧，当外踝尖上7寸，腓骨前缘，平阳交。

【解剖】在腓骨长肌与趾总伸肌之间，深层为腓骨短肌；有胫前动、静脉肌支；有腓浅神经。

【穴效】疏肝理气，通经活络，消肿解毒。

【主治】胸胁胀满，颈项强痛，下肢痿痹，癫狂，狂犬伤毒不出。

【常用配伍】配肝腧、胆腧、太冲、支沟可疏肝理气，宽胸利胁，治胸胁胀满疼痛。

【刺灸法】直刺 1~1.5 寸，灸 5~7 壮。

【附注】足少阳经郄穴。

三十七、光明

【取穴】正坐，屈膝垂足。在小腿外侧，当外踝尖上 5 寸，腓骨前缘。

【解剖】在趾长伸肌和腓骨短肌之间；有胫前动、静脉分支；有腓浅神经。

【穴效】清肝明目，祛风通络。

【主治】目痛，颊肿，夜盲，下肢痿痹，乳房胀痛，乳汁少。

【常用配伍】配肝腧、肾腧、睛明、四白可补肝肾明目，治夜盲。

配肝腧、风池、角孙、攒竹、丝竹空、睛明、太冲可清肝明目，治早期白内障。

【刺灸法】直刺 1~1.5 寸，灸 3~7 壮。

【附注】足少阳经络穴。

三十八、阳辅

【取穴】正坐，屈膝垂足。在小腿外侧，当外踝尖上 4 寸，腓骨前缘稍前方。

【解剖】在趾长伸肌和腓骨短肌之间；有胫前动、静脉分支；有腓浅神经。

【穴效】祛风清热，通经活络，解郁行气。

【主治】下肢痿痹，脚气，偏头痛，目外眦痛，咽喉肿痛，腋下肿，胸胁胀痛，瘰疬。

【常用配伍】配环跳、阳陵泉、风市、膝阳关可通经活络，治下肢外侧痿痹。

【刺灸法】直刺 0.8~1.2 寸，灸 3~5 壮。

【附注】足少阳经所行为"经"。

三十九、悬钟

【取穴】正坐，屈膝垂足。在小腿外侧，当外踝尖上 3 寸，腓骨前缘。

【解剖】在趾长伸肌和腓骨短肌分歧部；有胫前动、静脉分支；有腓浅神经。

【穴效】通经活络，强壮筋骨，清热散风。

【主治】中风半身不遂，颈项强痛，落枕，胸胁胀满，下肢痿痹，脚气，喉痹，痔疾。

【常用配伍】配天柱、后溪、风池可舒经通络，治落枕。

配肾腧、环跳、委中、风市、足三里可补肝肾，强筋骨，治半身不遂。

【刺灸法】直刺 0.5~0.8 寸，灸 3~5 壮。

【附注】八会穴之一，髓会绝骨。

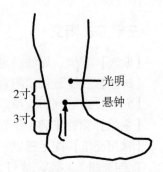

图 11-13　光明、悬钟

四十、丘墟

【取穴】正坐，垂足踏地。在足外踝的前下方，当趾长伸肌腱的外侧凹陷处。

【解剖】在趾短伸肌起点中；有外踝前动、静脉分支；有足背外侧皮神经分支及腓浅神经分支。

【穴效】理气开郁，消肿止痛，通经利节。

【主治】胸胁胀痛，颈项强痛，目视不明，下肢痿痹，转筋，外踝肿痛，脚气，疟疾。

【常用配伍】配支沟、阳陵泉、期门可通利胁肋，治胸胁胀痛，疼痛。

配行间、昆仑、太冲、足三里、阳辅、三阴交、复溜可通经壮骨，治足不能行。

配肝腧、胆腧、日月、期门、支沟、阳陵泉可疏肝利胆，清利湿热，理气止痛，治胆囊炎，胆结石。

【刺灸法】直刺 0.5 ~ 0.8 寸，灸 3 ~ 5 壮。

【附注】足少阳经所过为"原"。

四十一、足临泣

【取穴】正坐，垂足踏地。在足背外侧，当足第四趾（第四跖趾关节）的后方，小指伸肌腱的外侧凹陷处。

【解剖】有足背动、静脉网，第四跖背侧动、静脉；有足背中间皮神经。

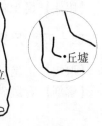

图 11-14 丘墟、足临泣、足窍阴

【穴效】疏肝利胆，清头明目，通经活络。

【主治】目眩，目外眦痛，耳聋，月经不调，乳痈，乳胀，偏头痛，胁肋痛，足跗痛。

【常用配伍】配膻中、中封、太冲可宽胸理气，治胸中胀满。

配风池、中渚、太阳可祛风活络止痛，治偏头痛。

配膈腧、心腧、内关可宣痹通阳，宣通心脉，治胸痹心痛。

【刺灸法】直刺 0.3 ~ 0.5 寸，灸 3 壮。

【附注】①足少阳经所注为"输"；②八脉交会穴之一，通于带脉。

四十二、地五会

【取穴】正坐，垂足踏地。在足背外侧，当足第四趾本节（第四跖趾关节）的后方，第四、五跖骨之间，小趾伸肌腱的内侧缘。

【解剖】有足背动、静脉网，第四跖背侧动、静脉；有足背中间皮神经。

【穴效】宽胸利胁，消痈散结，清热明目。

【主治】腰痛，腋肿，目赤，耳鸣，耳聋，乳痈，乳胀，胁肋胀痛，内伤唾血，足跗肿痛。

【常用配伍】配乳根、膻中、足三里、足临泣可消肿散结，治乳肿痛。

配阳辅、申脉、委阳、天池、足临泣可通经活络，消肿止痛，治腋下肿。

【刺灸法】直刺 0.3 ~ 0.5 寸，禁灸。

四十三、侠溪

【取穴】正坐，垂足踏地。在足背外侧，当第四、五趾间，趾蹼缘后方赤白肉际处。

【解剖】有趾背侧动、静脉；有趾背侧神经。

【穴效】清肝泻火，清利头目，消肿止痛。

【主治】头痛，眩晕，目外眦痛，耳鸣，耳聋，颔肿，胸胁支满，乳痛，足跗肿痛。

【常用配伍】配内关、三阳络、膈俞、章门可宽胸理气，治胸胁胀满疼痛。

配大椎、曲池、足三里、三阳络、环跳可祛风清热，活络止痛，治周身串痛，痛无常处。

【刺灸法】直刺0.3~0.5寸，灸3壮。

【附注】足少阳经所溜为"荥"。

四十四、足窍阴

【取穴】正坐，垂足踏地。在足第四趾末节外侧，距指甲角0.1寸。

【解剖】有趾背侧动、静脉，跖趾侧动、静脉形成的动脉网和静脉网；有趾背侧神经。

【穴效】清热利胁，聪耳开窍，清心除烦。

【主治】头痛，目赤肿痛，耳鸣，耳聋，咽喉肿痛，失眠，心烦，多梦，胁痛，热病，足跗肿痛。

【常用配伍】配心俞、内关、神门可养心安神，治失眠、多梦。

配少商、商阳、合谷、外关、尺泽可清热利咽，消肿止痛，治咽喉肿痛。

【刺灸法】浅刺0.1~0.2寸，或点刺出血，1~3壮。

【附注】足少阳经所出为"井"。

第十二章　足厥阴肝经

【经络循行】循行示意如下：起于大趾上→跗上→内踝前→胫骨侧→股内侧→阴器→小腹→挟胃→属肝→络胆→布胁肋→喉咙后→连"目系"→巅顶。

分支：目系→颊→唇内。

分支：肝→肺。

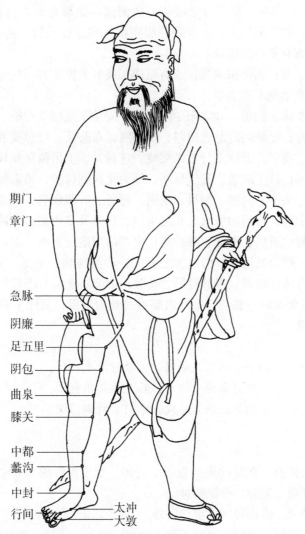

图 12-1　足厥阴肝经

大敦（LR1），行间（LR2），太冲（LR3），中封（LR4），蠡沟（LR5），中都（LR6），膝关（LR7），曲泉（LR8），阴包（LR9），足五里（LR10），阴廉（LR11），急脉（LR12），章门（LR13），期门（LR14）。

即：足厥阴肝经：①从大趾背毫毛部开始（大敦），向上沿着足背内侧（行间、太冲），离内踝 1 寸（中封），上行小腿内侧（会三阴交；经蠡沟、中都、膝关），离内踝 8 寸处交出足太阴脾经之后；②上膝腘内侧（曲泉），沿着大腿内侧（阴包、足五里、阴廉）；③进入阴毛中，环绕阴部；④至小腹（急脉：会冲门、府舍、曲骨、中极、关元），夹胃旁边，属于肝，络于胆（章门、期门）；⑤向上通过膈肌，分布胁肋部；⑥沿气管之后，向上进入颃颡（喉头部），连接目系（眼球后的脉络联系）；⑦上行出于额部，与督脉交会与头顶。

它的支脉：⑧从"目系"下向颊里，环绕唇内。

它的支脉：⑨从肝分出，通过膈肌，向上流注于肺（接手太阴肺经）。

【主治概要】是动则病，患者自觉腰痛不能俯仰，如果是男人，有阴器连少腹作痛，疝气等一类的患者；如果是妇人，有少腹肿胀症状；病势较重的，就有咽干、面色枯暗，好像蒙罩一层灰尘而有脱色的情状。

是主肝所生病，有：胸部满闷感，或有呕逆，或有大便完谷不化的水泻症，也可以有疝气，小便失禁，或小便不通等症。

足厥阴肝经之支脉、别络，和太阳少阳之脉，同结于腰踝下中髎、下髎之间，经气不利则腰痛不可以俯仰；足厥阴肝脉过阴器，抵小腹，布胁肋，肝脉受邪，经气不利，则胸胁胀满，少腹疼痛，疝气；肝脉上行者循喉咙，连目系，上出额至巅顶，本经经气不利则巅顶痛，咽干，眩晕；肝主疏泄，肝气郁结，郁而化火则口苦，情志抑郁或易怒。

本经穴主要治疗头面、胸胁、妇科、前阴、胃肠、肝胆疾病，以及本经循行部位的疾病。大敦治疝气、崩漏；行间治肝火上亢之头痛、目赤及茎中痛；太冲治胁痛、腹胀、呕逆、惊风抽搐；中封治黄疸、淋证、踝肿痛；中都治疗崩漏下血、腹痛、泄泻；曲泉治前阴诸证、小便不利、视力减退；章门是脾之募穴，治胸胁痛、呕逆、吞酸、黄疸。其中，太冲、行间、期门有疏肝解郁、平肝潜阳之功效；中都、蠡沟有清肝胆湿热的功能。

【注意事项】在刺灸时，蠡沟、中封内部为胫骨内侧面，只能平刺；期门、章门不宜深刺，避免伤及内脏。

【经穴歌】

> 一十四穴足厥阴，大敦行间太冲侵，
> 中封蠡沟中都近，膝关曲泉阴包临，
> 五里阴廉急脉穴，章门常对期门深。

一、大敦

【取穴】正坐或仰卧。在足（踇）趾末节外侧，趾甲角旁约 0.1 寸。

【解剖】有趾背动、静脉；有趾背神经。

【穴效】调理肝肾，活血理气，泄热解痉。

【主治】疝气，遗尿，癃闭，月经不调，经闭，崩漏，阴挺，淋证，癫狂痫。

【常用配伍】配关元、三阴交、血海可温散寒邪，舒经通络，治疝气。

配关元、归来、隐白、太冲、三阴交可调理冲任，益气固脱，治月经不调、崩漏。

【刺法】浅刺 0.1～0.2 寸或点刺出血，灸 3～5 壮。图 12-1 大敦、行间、太冲、中封。

【附注】足厥阴经所出为"井"。

二、行间

【取穴】正坐或仰卧。在足背侧，第一、二趾缝间，当趾蹼缘后方的赤白肉际处。

【解剖】有足背静脉网，第一跖背动脉；腓深神经的趾背神经分为趾背神经的分歧处。

【穴效】疏肝理气，清热化湿，息风宁神，活血调经。

【主治】头痛，目眩，目赤肿痛，月经不调，白带，遗尿，小便不利，癫痫，口㖞，小儿惊风，呃逆，疝气，消渴，胁痛。

【常用配伍】配地机、三阴交、合谷可疏肝理气，化瘀止痛，治痛经。

配风池、太阳、印堂、足三里可平肝潜阳，治眩晕。

配风池、率谷、百会可平肝降逆，息风止痛，治偏头痛。

【刺法】直刺0.5~0.8寸，灸3~5壮。

【附注】足厥阴经所溜为"荥"。

三、太冲

【取穴】正坐或仰卧。在足背侧，当第一跖骨间隙的后方凹陷中。

【解剖】长伸肌腱的外缘；有足背静脉网、第一跖背动脉；有趾背神经。

【穴效】疏肝解郁，平肝息风，理气行血，舒经养肝，通经活络。

【主治】头痛目眩，小儿惊风，癫狂，痫证，失眠，下肢痿痹，癃闭，遗尿，淋证，月经不调，漏下，经闭，腹胀，咽干，胸胁满痛，郁闷，急躁易怒。

【常用配伍】配合谷（开四关）可宁心安神，治虚烦不得眠。

配足三里、风池、三阴交可息风潜阳，治眩晕。

配归来、大敦可平补肝肾，治狐疝。

【刺法】直刺0.5~1寸，灸3~5壮。

【附注】①足厥阴经所注为"输"；②肝的原穴。

四、中封

【取穴】正坐或仰卧。在足背侧，当足内踝前，商丘穴与解溪穴连线之间，胫骨前肌腱内侧缘凹陷中。

【解剖】有足背静脉网；内踝前动脉；有足背内侧皮神经的分支及隐神经。

【穴效】疏肝理气，清热化湿。

【主治】疝气，黄疸，腹痛，小便不利，遗精，阴暴痛，足踝肿痛。

【常用配伍】配关元、曲谷、行间、三阴交可清热利湿，治湿热淋病，小腹痛。

配解溪、昆仑可消肿止痛，治足踝肿。

【刺法】直刺0.5~0.8寸，灸3~5壮。

【附注】足厥阴经所行为"经"。

五、蠡沟

【取穴】正坐或仰卧。在小腿内侧，当内踝尖上5寸，胫骨内侧面的中央。

【解剖】后方为大隐静脉；有隐神经前支。

【穴效】疏肝理气，清热利湿。

【主治】小便不利，遗尿，阴挺，月经不调，带下，睾丸肿痛，外阴瘙痒，腹痛，足胫痛。

【常用配伍】配中极、关元、三阴交、太冲可清利湿热，化瘀通经，治溃疝（睾丸炎）。

【刺法】平刺0.5~0.8寸，灸3~5壮。

【附注】足厥阴经络穴。

六、中都

【取穴】正坐或仰卧。在小腿内侧，当内踝尖上7寸，胫骨内侧面的中央。

【解剖】有大隐静脉；有隐神经分支。

【穴效】行气，止痛，化湿。

【主治】疝气，小腹痛，胁痛，泄泻，崩漏，产后恶露不尽，胫寒痹痛，脚软。

【常用配伍】配合谷、曲池、中渚、液门可化湿消肿，治四肢浮肿。

配关元、血海可补虚益气，摄血固冲，治产后恶露不尽。

【刺法】平刺0.5~0.8寸，灸3~5壮。

【附注】足厥阴经郄穴。

七、膝关

【取穴】正坐或仰卧，屈膝。在小腿内侧，当胫骨内上髁后下方，阴陵泉穴后1寸，腓肠肌内侧头的上部。

【解剖】在胫骨内踝后下方，腓肠肌内侧头的上部；深部有胫后动脉；有腓肠内侧皮神经分支，深部为胫神经。

【穴效】祛风湿，通经络，利关节。

【主治】膝股肿痛，历节风痛，下肢痿痹。

【常用配伍】配委中、足三里、阴市可通经活络，散瘀消肿，治两膝红肿疼痛。

配梁丘、犊鼻、血海可祛风通络，调和气血，治膝关节炎。

【刺法】直刺1~1.5寸，灸3~5壮。

八、曲泉

【取穴】正坐或仰卧，屈膝。在膝内侧，当膝关节内侧面横纹内侧端，股骨内侧髁的后缘，半腱肌、半膜肌止端的前缘凹陷处。

【解剖】在股骨内髁后缘，半膜肌、半腱肌止点前方，缝匠肌后缘；浅层有大隐静脉，深层有腘动、静脉；浅层有隐神经分布，深层为胫神经。

【穴效】清热利湿，调理下焦。

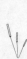

【主治】阴挺，阴痒，遗精，阳痿，月经不调，痛经，带下，少腹痛，小便不利，癃闭，膝股内侧痛。

【常用配伍】配百会、中脘、足三里、三阴交、大敦可益气升提固脱，治阴挺。

配阴谷、阴陵泉、复溜可温补肾气，利尿，治遗尿、小便不利。

配血海、足三里、中极、足五里、太冲可清利下焦湿热，治阴痒。

【刺法】直刺 1~1.5 寸，灸 3~5 壮。

【附注】足厥阴经所入为"合"。

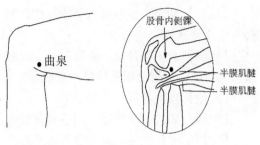

图 12-2　曲泉

九、阴包

【取穴】正坐或仰卧。在大腿内侧，股骨内上髁 4 寸，当股内肌与缝匠肌之间。

【解剖】在股内侧肌和缝匠肌之间，有长收肌，深层为短收肌；深部外侧有股动、静脉，有旋股内侧动脉浅支；有股前皮神经，闭孔神经浅、深支。

【穴效】疏调经血，清利湿热，固摄膀胱。

【主治】腹痛，遗尿，小便不利，腰骶痛引小腹，月经不调。

【常用配伍】配至阴、阴陵泉、地机、三阴交可利膀胱，通小便，治小便不利。

【刺法】直刺 1~2 寸，灸 3~7 壮。

十、足五里

【取穴】仰卧。在大腿内侧，当气冲穴直下 3 寸，大腿根部，耻骨结节的下方，内收长肌的外缘。

【解剖】在耻骨结节下方，有长收肌，其下为短收肌；有股内侧动脉浅支；有闭孔神经的浅支和深支。

【穴效】疏肝理气，清利下焦湿热。

【主治】小腹胀痛，小便不利，睾丸肿痛，嗜卧，阴囊湿疹。

【常用配伍】配三阳络、天井、厉兑、三间，治嗜卧，四肢不欲动。

【刺法】直刺 1~1.5 寸，灸 3~5 壮。

十一、阴廉

【取穴】仰卧。在大腿内侧，当气冲穴直下 2 寸处，大腿根部，耻骨结节的下方，内收长肌的外缘。

【解剖】在耻骨结节下方，长收肌起点的上端，其下为短收肌；有旋股内侧动、静脉的分支；有股内侧皮神经分支，深层为闭孔神经浅支和深支。

【穴效】补肝肾，调气血。

【主治】月经不调，带下，不孕，小腹胀痛，膝股内廉痛。

【常用配伍】配中极、关元、蠡沟可补肝肾，调冲任，理胞宫，治不孕。

【刺法】直刺 1~2 寸，灸 3~5 壮。

十二、急脉

【取穴】仰卧。在耻骨结节的外侧，当气冲穴外下方腹股沟股动脉搏动处，前正中线旁开2.5寸。

【解剖】有阴部外动、静脉的分支及腹壁下动、静脉的耻骨支，外方有股静脉；有髂腹股沟神经，深层为闭孔神经的分支。

【穴效】理气止痛。

【主治】疝气，少腹痛，阴茎痛，股内侧痛。

【常用配伍】配足五里、血海可通经活络止痛，治股内侧肿痛。

【刺法】避开动脉，直刺0.5～0.8寸，灸3～5壮。

十三、章门

【取穴】侧卧。在侧腹部，当第十一浮肋游离骨端下际。

【解剖】腹内、外斜肌及腹横肌中；有第十肋间动脉末支；有第十、十一肋间神经（右侧当肝脏下缘，左侧为脾脏下缘）。

【穴效】健脾理气，消滞散结。

【主治】腹胀，肠鸣，泄泻，呕吐，痞块，腰痛，胸胁痛，黄疸。

【常用配伍】配期门、中脘、巨阙、气海可健脾疏肝，理气降逆，治奔豚气。

配中脘、气海、天枢、上脘、腹通谷可理气活血，软坚散结，治积块。

配食窦、支沟、阳陵泉可宽胸利胁，治胁痛。

【刺法】直刺0.8～1寸，灸3～5壮。

【附注】脾的募穴；八会穴之一，脏会章门。

十四、期门

【取穴】仰卧。在胸部，当乳头直下，第六肋间隙，前正中线旁开4寸。

【解剖】在腹内、外斜肌腱膜中，有肋间肌；第六肋间动、静脉；有第六肋间神经。

【穴效】舒肝解郁，降逆和胃，调气活血。

【主治】胸胁胀痛，腹胀，呕吐，吞酸，奔豚，乳痈，郁闷，伤寒热入血室。

【常用配伍】配肝腧、膈腧、中封可疏肝利胁，治胁肋痛。

配章门、丘墟、行间、涌泉可宽胸利胁，治胸连胁痛。

配中脘、内关、足三里可和中降逆，治呕吐，食不下。

【刺法】斜刺0.5～0.8寸，灸3～5壮。

【附注】肝的募穴。

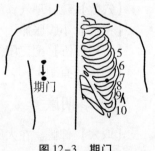

图12-3　期门

第十三章 任 脉

【经络循行】任脉：①任脉起始于中极下的会阴部，向上到阴毛处，沿腹里，上出关元穴，向上到咽喉部，再下行到下颌，口旁，沿面部入目下；②冲脉和任脉，都起于胞中，它的一支循背脊里面上行，为经络气血之海。其浮行在外的，沿腹上行，会于咽喉，别行，会于咽喉，别行的从咽喉上而络于唇口周围；③任脉，起于中极的下面，向上经过阴毛处，沿着腹壁深处再上行经过关元穴，到达咽喉部；④任脉别络，名尾翳（鸠尾），从鸠尾向下，散布于腹部。实症，尖腹皮痛；虚症，见瘙痒。取用其络穴。

【主治概要】任脉起于胞中，行于身前，沿正中线上行，对于阴经气血具有调节作用，有"阴脉之海"之称。任脉发病时，腹内有坚结急迫的紧张感；在男子易患七种疝症（厥疝、症疝、寒疝、气疝、盘疝、附疝、狼疝，《巢氏病源》），在女子易患赤白带下，腹中结块凝聚不散、无有常处等症。

任脉阻滞不通则经闭；任脉不通，气血失养则宫寒不孕，带下色白；气滞瘕聚则少腹积块，胀满疼痛，游走不定；任脉不通，肝经气滞，则睾丸胀痛，疝气。"任主胞胎"能调节月经，促进女子生殖功能，维持妊娠。任脉虚衰不能妊养胞胎，则胎动不安，少腹坠胀，阴道下血，甚或滑胎；任脉虚衰，不能调节月经则月经延期或经闭，或淋漓不尽；任脉虚衰，气血失于濡养，则头晕目花，腰膝酸软，舌淡，脉细无力亦为虚衰之象。

任脉总一身之阴经，调节阴经气血，为"阴脉之海"，任脉循行于腹部正中，腹为阴，说明任脉对一身阴经脉气具有总揽、总任的作用。另外，足三阴经在小腹与任脉相交，手三阴经借足三阴经与任脉相通，因此任脉对阴经气血有调节作用，故有"总任诸阴"之说。调节月经，妊养胎儿：任脉起于胞中，具有调节月经，促进女子生殖功能的作用，故有"任主胞胎"之说。本经腧穴主要治疗胸、腹、颈项、头面部病证及相应的内脏器官病证。其中，会阴穴主治溺水，用于急救；脐以下诸穴治下焦病，其中，曲骨、中极偏重于治疗膀胱疾病；关元、气海偏重于治疗肝脾肾及妇科疾病；神阙、关元既能治疗下焦虚寒，腹痛腹泻，又有回阳救逆之功，用于各种虚脱急救，还有保健强身的作用；上腹部诸穴，多用于治疗中焦病症，其中，中脘主治一切胃病，水分、气海主治腹胀水肿，鸠尾善治痫证、呃逆；胸部诸穴善治上焦病，如心胸满痛，咳嗽气喘等证，其中，膻中还能治缺乳，天突治哮喘，廉泉治中风不语，承浆治口喝流涎。

【注意事项】在刺灸时，针刺胸腹部的穴位，应避免误伤内脏，针刺下腹部腧穴时，针前要排空小便，避免刺伤膀胱，孕妇腹部穴要慎用。神阙禁针；膻中一般不用电针，防止电流通过心脏，造成心脏停搏；天突有降逆破气之功，对元气虚弱的患者，不宜用此穴，施术时注意针刺深度及方向，不宜用强刺手法，以免伤及肺脏，气管及有关动静脉，对肺气肿患者尤需谨慎。

【经穴歌】

任脉三八起会阴，曲骨中极关元锐，
石门气海阴交仍，神阙水分下脘配，

125

建里中上脘相连，巨阙鸠尾蔽骨下，
中庭膻中募玉堂，紫宫华盖璇玑夜，
天突结喉是廉泉，唇下宛宛承浆舍。

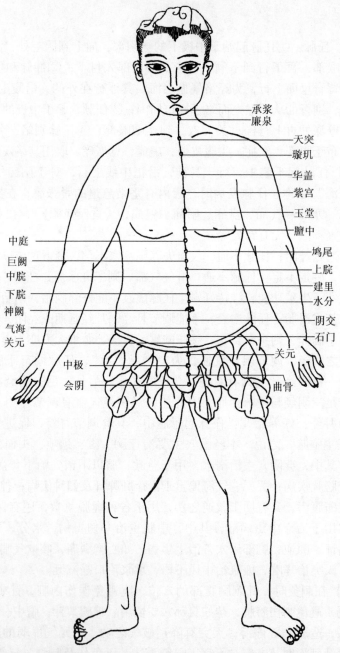

承浆
廉泉
天突
璇玑
华盖
紫宫
玉堂
膻中
鸠尾
上脘
建里
水分
阴交
石门
关元
曲骨

中庭
巨阙
中脘
下脘
神阙
气海
关元
中极
会阴

　　会阴（RN1），曲骨（RN2），中极（RN3），关元（RN4），石门（RN5），气海（RN6），阴交（RN7），神阙（RN8），水分（RN9），下脘（RN10），建里（RN11），中脘（RN12），上脘（RN13），巨阙（RN14），鸠尾（RN15），中庭（RN16），膻中（RN17），玉堂（RN18），紫宫（RN19），华盖（RN20），璇玑（RN21），天突（RN22），廉泉（RN23），承浆（RN24）。

图13-1　任脉

一、会阴

【取穴】仰卧屈膝。在会阴部，男性当阴囊根部与肛门连线的中点，女性当大阴唇后联合与肛门连线的中点。

【解剖】在球海绵体的中央，有会阴浅、深横肌；有会阴动、静脉分支；有会阴神经的分支。

【穴效】补肾调经，通调二阴，清利湿热。

【主治】二便不利，阴痛，阴痒，遗精，阳痿，脱肛，月经不调，癫狂。

【常用配伍】配蠡沟可清利湿热，治阴痒。

配中极、关元、肾腧可培元补肾，治遗精。

【刺灸法】直刺 0.5~1 寸，灸 3~5 壮（《大成》禁灸）。

二、曲骨

【取穴】仰卧位。在前正中线上，耻骨联合上缘的中点处。

【解剖】两侧有锥体肌；有腹壁下动脉及闭孔动脉的分支；有髂腹下神经的分支。

【穴效】培元固本，调经止带，清利湿热。

【主治】遗精，阳痿，赤白带下，小便淋漓，阴囊湿疹，月经不调，小腹胀满。

【常用配伍】配蠡沟、阴陵泉、带脉可清利湿热，调经止带，治带下。

配中极、三阴交、百会可清利湿热，调理膀胱，治小便淋漓。

【刺灸法】直刺 0.5~1 寸，排尿后进针，孕妇禁针，灸 7~15 壮。

三、中极

【取穴】仰卧位。在下腹部，前正中线上，当脐中下 4 寸，即曲骨穴上 1 寸。

【解剖】在腹白线上；有腹壁浅动、静脉分支及腹壁下动、静脉分支；有髂腹下神经的分支（内部为乙状结肠）。

【穴效】补肾壮阳，调经止带，清利湿热。

【主治】小便不利，阳痿，早泄，疝气，奔豚，阴部湿痒，阴挺，水肿，少腹胀痛。

【常用配伍】配膀胱腧，治疗膀胱气化功能不足引起的小便异常。

配肾腧、合谷、三阴交可补益肝肾，调理冲任，治月水渐绝。

配膏肓、肾腧、灸曲骨可滋肾阴，清心火，治梦遗。

【刺灸法】直刺 1~1.5 寸，排尿后进针，孕妇禁针，灸 7 壮至数十壮。

【附注】①膀胱的募穴；②任脉与足三阴经交会穴。

四、关元

【取穴】仰卧位。在下腹部，前正中线上，当脐中下 3 寸，即曲骨穴上 2 寸。

【解剖】有腹壁浅动、静脉分支及腹壁下动、静脉分支；有第十二肋间神经前支的内侧皮支（内部为小肠）。

【穴效】培元固本，调理冲任，回阳救逆。

【主治】中风脱证，小腹疼痛，遗精，遗尿，尿频，阳痿，早泄，脱肛，带下，月经

上篇

不调，崩漏，不孕。

【常用配伍】配中脘、巨阙、气海、章门、期门可疏肝理气，宽胸和胃，治奔豚气。

配气海、关元、三阴交、肾俞、次髎、足三里可益气养血，补肾填精，治男性不育症。

配天枢、小肠俞、足三里可温肾散寒，理气止痛，治腹痛腹泻。

【刺灸法】直刺 1～2 寸，排尿后进针，孕妇慎用，灸 7～10 壮。

【附注】①小肠的募穴；②任脉与足三阴经交会穴。

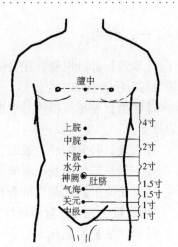

图 13-2　中极、关元、气海、神阙、水分、下脘、中脘、上脘、膻中

五、石门

【取穴】仰卧位。在下腹部，前正中线上，当脐中下 2 寸。

【解剖】有腹壁浅动、静脉分支及腹壁下动、静脉分支；有第十一肋间神经前支的内侧皮支（内部为小肠）。

【穴效】温肾调经，清利湿热，理气止痛。

【主治】腹痛，水肿，小便不利，阳痿，崩漏，带下，经闭，泄泻。

【常用配伍】配关元、阴交、中极、曲骨可清利下焦，通调膀胱，治小便不利。

【刺灸法】直刺 1～2 寸，孕妇慎用，灸 7～15 壮。

【附注】三焦的募穴。

六、气海

【取穴】仰卧位。在下腹部，前正中线上，当脐中下 1.5 寸。

【解剖】有腹壁浅动、静脉分支及腹壁下动、静脉分支；有第十一肋间神经前支的内侧皮支（内部为小肠）。

【穴效】补肾培元，益肾固精，理气和血，调理冲任。

【主治】崩漏，赤白带下，月经不调，阴挺，遗尿，遗精，阳痿，泄泻，便秘，四肢厥冷，中风脱证。

【常用配伍】配血海、阴陵泉、三阴交、太溪、照海（强刺激）可清利下焦湿热，治急性前列腺炎。

配中极、带脉、肾俞、三阴交可补肾调经，治月经不调。

配足三里、灸关元，可益气升提，治中气下陷。

配中脘、天枢、足三里、关元可健脾益气，升阳举陷，治阴挺。

【刺灸法】直刺 1～2 寸，灸 7～15 壮。

七、阴交

【取穴】仰卧位，在下腹部，前正中线上，当脐中下 1 寸。

【解剖】有腹壁浅动、静脉分支及腹壁下动、静脉分支；有第十肋间神经前支的内侧皮支（内部为小肠）。

【穴效】补肾益精，调理冲任，理气止痛，清热利湿。

【主治】绕脐腹痛，水肿，小便不利，泄泻，月经不调，崩漏，阴挺，产后恶露不尽。

【常用配伍】配下脘、天枢、足三里可温经散寒，理气止痛，治绕脐冷痛。

配关元、灸石门益肾暖宫，调和冲任，治不孕。

【刺灸法】直刺 0.8～1.5 寸，灸 7～15 壮。

八、神阙

【取穴】仰卧位。在下腹部，脐中央。

【解剖】有腹壁下动、静脉；有第十肋间神经前支的内侧皮支（内部为小肠）。

【穴效】回阳救逆，培元固本，健脾益胃，理气宽肠。

【主治】中风脱证，四肢厥冷，不省人事，肠鸣腹痛，脱肛。

【常用配伍】配石门、天枢、气海可温经通络，散寒止痛，治少腹疝气。

配天枢、足三里、神阙（拔罐）可健脾益气，温化寒湿，治泄泻。

【刺灸法】禁刺，可灸，灸 7～20 壮。

九、水分

【取穴】仰卧位。在上腹部，前正中线上，当脐中上 1 寸。

【解剖】有腹壁下动、静脉；有第八、九肋间神经前支内侧皮支（内部为小肠）。

【穴效】利水渗湿，健脾益气。

【主治】水肿，腹胀腹痛，泄泻，小便不通。

【常用配伍】配水道、三阴交可利水消肿，治水肿。

配阴交、灸水道、针足三里可健脾和胃，利水化湿，治腹胀。

【刺灸法】直刺 1～2 寸，灸 7～15 壮。

十、下脘

【取穴】仰卧位。在上腹部，前正中线上，当脐中上 2 寸。

【解剖】有腹壁下动、静脉；有第八肋间神经前支内侧皮支（内部为横结肠）。

【穴效】健脾和胃，理气化滞。

【主治】胃痛，呕吐，腹胀，腹痛，呃逆，食谷不化，便秘。

【常用配伍】配足三里、膈腧、肾腧、中脘、脾腧可和胃降逆，治翻胃。

配足三里、胃腧、四缝可健脾和胃，消食化滞，治胃痛，消化不良。

【刺灸法】直刺 1～2 寸，灸 5～15 壮。

十一、建里

【取穴】仰卧位。在上腹部，前正中线上，当脐中上 3 寸。

【解剖】有腹壁下动、静脉；有第九肋间神经前支内侧皮支。

【穴效】健脾和胃，消积化滞，理气止痛。

【主治】胃疼，腹胀，食欲不振，呕吐，泄泻，水肿。

【常用配伍】配水分、阳陵泉、阴陵泉可利水消肿，治水肿，腹胀。

配上脘、天枢、足三里可健脾和胃，消食导滞，治腹胀肠鸣，消化不良。

【刺灸法】直刺1~2寸，灸5~15壮。

十二、中脘

【取穴】仰卧位。在上腹部，前正中线上，当脐中上4寸。

【解剖】有腹壁上动、静脉；有第七肋间神经前皮支的内侧支（当胃幽门部）。

【穴效】健脾和胃，理气止痛，消积化滞。

【主治】胃痛，腹胀，呕吐，呃逆，便秘，虚劳，痰多，失眠，惊悸，癫狂，黄疸。

【常用配伍】配日月、足三里、阳陵泉、内关、迎香透四白可疏泄胆气，宽中和胃，治胆道蛔虫症。

配脾腧、天枢、三焦腧、大肠腧、足三里、三阴交可健脾理肠，利湿，治久痢。

配大陵、劳宫、足三里、然谷、太溪可清热利湿，利胆退黄，治黄疸。

配天枢、内关、气海可消积导滞，疏通肠腑，治肠梗阻。

【刺灸法】直刺1~2寸，灸7~15壮。

【附注】①胃的募穴；②八会穴之一，腑会中脘。

十三、上脘

【取穴】仰卧位。在上腹部，前正中线上，当巨阙穴下1寸，脐中上5寸。

【解剖】有腹壁上动、静脉分支；有第七肋间神经前皮支的内侧支（内部为肝下缘及胃幽门部）。

【穴效】健脾益气，和中化湿，降逆止呕，化痰安神。

【主治】胃痛，呕吐，吞酸，脘腹胀痛，心中烦热，惊悸，癫狂痫。

【常用配伍】配丰隆、风池、申脉、照海可化痰开窍，宁神定志，治癫痫。

配中脘、足三里、内关、天枢可和中降逆，消食导滞，治胃痛，呕吐，腹胀。

【刺灸法】直刺1~1.5寸，灸7~15壮。

十四、巨阙

【取穴】在上腹部，前正中线上，当脐中上6寸。

【解剖】有腹壁上动、静脉分支；有第七肋间神经前皮支的内侧支。

【穴效】和胃宽中，行气降逆，宁心安神。

【主治】胃痛，胸痛，腹胀暴痛，吞酸，惊悸，癫狂，黄疸。

【常用配伍】配上脘、石门、阴交可宽胸理气，止痛，治腹中暴痛、汗出。

配心腧、内关、通里、神门可养心安神，宁心定悸，治心悸，心绞痛。

【刺灸法】直刺0.3~0.5寸，灸3~7壮。

【附注】心的募穴。

十五、鸠尾

【取穴】仰卧位。在上腹部,前正中线上,当胸剑结合部下1寸(或剑突下0.5寸)。

【解剖】有腹壁上动、静脉分支;有第六肋间神经前支的内侧皮支。

【穴效】宽胸降逆,化痰安神。

【主治】胸闷,心悸,心痛,胃痛,腹胀,呕吐,喉痹,癫狂痫,脏躁症。

【常用配伍】配后溪、申脉、心腧、太冲可清心开窍,宁神定志,治癫狂。

配内关、丰隆、天枢可宽胸理气,舒经解痉,治贲门痉挛。

【刺灸法】向下斜刺0.3~0.5寸,灸3~5壮(《甲乙》《千金》禁刺灸)。

十六、中庭

【取穴】仰卧位。在胸部,前正中线上,即胸剑结合部。

【解剖】有胸廓内动、静脉的前穿支;有第五肋间神经前支的内侧皮支。

【穴效】宽胸理气,降逆止呕。

【主治】胸胁胀满,饮食不下,呕吐,小儿吐乳,噎嗝。

【常用配伍】配支沟、章门、日月、膻中可宽胸利胁,治胸胁胀痛。

配天突、中脘、脾腧、胃腧可和中降逆,治噎嗝吐逆。

【刺灸法】平刺0.3~0.5寸,灸3~5壮。

十七、膻中

【取穴】仰卧位。在胸部,前正中线上,平第四肋间,两乳头连线的中点。

【解剖】在胸骨体上,有胸廓内动、静脉的前穿支;有第四肋间神经前支的内侧皮支。

【穴效】宽胸理气,宁心安神。

【主治】咳嗽,气喘,胸闷,气短,胸痹心痛,咳吐脓血,心悸,心烦,乳汁少。

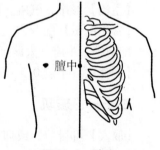

图13-3 膻中

【常用配伍】配天突、肺腧、尺泽、列缺可清肺化痰,理气宽胸,治肺疾。

配少泽、乳根、液门可清心和络,理气通乳,治乳汁少。

配心腧、厥阴腧、阴郄、内关可行气通阳,化瘀止痛,治心绞痛。

【刺灸法】平刺0.5~0.8寸,灸3~5壮(《铜人》《明堂》禁灸)。

【附注】①心包的募穴;②八会穴之一,气会膻中。

十八、玉堂

【取穴】仰卧位。在胸部,前正中线上,平第三肋间。

【解剖】在胸骨体中点上,有胸廓内动、静脉的前穿支;有第三肋间神经前支的内侧皮支。

【穴效】宽胸理气,降逆平喘。

【主治】咳嗽,气短,胸胁胀满,喉痹咽塞,心烦呕吐。

【常用配伍】配廉泉、天突可开窍利咽，治咽塞喉痹。

配郄门、巨阙、神封可理气宽胸，宣痹通阳，治胸痹，胸痛。

【刺灸法】平刺0.5~0.8寸，灸3~5壮。

十九、紫宫

【取穴】仰卧位。当前正中线上，平第二肋间。

【解剖】有胸廓内动、静脉的前穿支；有第二肋间神经前支的内侧皮支。

【穴效】宽胸理气，清热利咽。

【主治】咳嗽，气喘，胸痛，胸闷，烦心，喉痹，咽肿，胁肋痛。

【常用配伍】配中庭、涌泉可理气宽胸，利胁，治胸胁支满。

配肺腧、风门、天突可疏风清热，止咳平喘，治咳嗽。

【刺灸法】平刺0.5~0.8寸，灸3~5壮。

二十、华盖

【取穴】仰卧位，或仰靠坐位。在胸部，平第一肋间隙。

【解剖】在胸骨柄、体之间，有胸廓内动、静脉的前穿支；有第一肋间神经前支的内侧皮支。

【穴效】宽胸理气，宣肺平喘。

【主治】咳嗽，气喘，胸痛，胁肋痛，咽喉肿痛。

【常用配伍】配紫宫、玉堂、太溪可降气平喘，治咳逆上气、心烦。

配膻中、中府、太渊可清肺化痰，降逆平喘，治哮喘。

【刺灸法】平刺0.3~0.5寸，灸3~5壮。

二十一、璇玑

【取穴】仰卧位，或仰靠坐位。在胸部，前正中线上，胸骨上窝中央下1寸。

【解剖】在胸骨柄上，有胸廓内动、静脉的前穿支；有锁骨上神经前支及第一肋间神经前支的内侧皮支。

【穴效】清肺利咽，止咳平喘，宽胸理气。

【主治】咳嗽气喘，胸满痛，咽喉肿痛。

【常用配伍】配华盖、膻中、肩井、太渊、肩中腧、足三里（全灸）可宽胸理气，降逆平喘，治哮喘。

【刺灸法】平刺0.3~0.5寸，灸5壮。

二十二、天突

【取穴】仰靠坐位。在颈部，当前正中线上，胸骨上窝中央。

【解剖】在胸骨切迹中央，左右胸锁乳突肌之间，深层为胸骨舌骨肌和胸骨甲状肌；皮下有颈静脉弓，甲状腺下动脉分支，深部为气管，向下胸骨柄后方为无名静脉及主

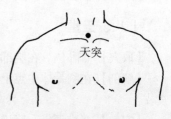

图13-4　天突

动脉弓；有锁骨上神经前支深部神经。

【穴效】宽胸理气，降逆平喘，宣肺利咽，滋阴降火。

【主治】咳嗽，哮喘，暴喑，咽喉肿痛，胸痛，瘿瘤，梅核气。

【常用配伍】配曲池、阳陵泉、中封、气舍可疏肝解郁，通气散结，治甲状腺功能亢进。

配列缺、照海可宣肺化痰，清利咽喉，治梅核气。

【刺灸法】先直刺0.2寸，当针尖超过胸骨柄内缘后，即向下沿胸骨柄后缘，气管前缘缓慢向下刺入0.5～1寸，灸3～7壮。

二十三、廉泉

【取穴】仰靠坐位。在颈部，当前正中线上，喉结上方，舌骨上缘凹陷处。

【解剖】在舌骨上方，左右颏舌骨肌之间；有颈前浅静脉；有颈皮神经的分支，深层为舌根，有舌下神经及舌咽神经的分支。

【穴效】清热除烦，化痰开窍，利喉舌。

【主治】舌下肿痛，舌强不语，口舌生疮，喉痹，哮喘。

【常用配伍】配金津、玉液、风府可舒经通络，开窍利舌，治舌强难言。

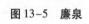

图 13-5　廉泉

【刺灸法】针尖向舌根部斜刺入0.5～1寸，灸3～5壮。

二十四、承浆

【取穴】仰靠坐位。在面部，当颏唇沟的正中凹陷处。

【解剖】在口轮匝肌下方，下唇方肌和颏肌之间；有下唇动、静脉的分支；有面神经的下颌支及颏神经分支。

【穴效】祛风清热，消肿止痛，通经活络。

【主治】口㖞，唇紧，面肿齿痛，龈肿，流涎，口舌生疮，癫痫，消渴嗜饮。

【常用配伍】配太阳、合谷、下关、地仓、颊车可通经活络，牵正，治口㖞。

配意舍、关冲、然谷可滋阴清热，生津敛液，治消渴嗜饮。

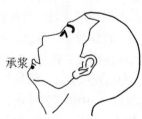

图 13-6　承浆

配地仓、厉兑可清热泻火，治口唇疱疹。

【刺灸法】斜刺0.3～0.5寸，灸3～5壮。

第十四章 督 脉

【经络循行】循行示意如下：起于下极→并于脊里→上至风府→入属脑→上巅循额→鼻柱。

即：①督脉的循行，起始于小腹部，当骨盆的中央，在女子，入内联系阴部的"廷孔"——当尿道口外端。由此分出一络脉，分布为阴部，会合于会阴，绕向肛门之后，它的分支别行绕臀部到足少阴，与足太阳经的分支会合。足少阴经从股内缘上行，贯通脊柱而连属肾脏。督脉又与足少阳经起于目内眦，上行至额，交会于巅顶，入络于脑；又退出下项，循行肩胛内侧，挟脊柱抵达腰中，入循脊里络于肾脏。在男子，则循阴茎，下至会阴部，与女子相同。督脉另一支从小腹直上，穿过肚脐中央，向上通过心脏，入于喉咙，上至下颌部环绕唇口，向上联络两目之下的中央；②督脉，起始于躯干最下部的长强穴，沿着脊柱里面，上行到风府穴，进入脑部，上至巅顶，沿额下行到鼻柱；③督脉别络，名长强，挟脊旁上项，散布头上；下当肩胛左右，分别走向足太阳经，深入贯膂。实症，见脊强反折；虚症，见头重、震掉。取用其络穴。

【主治概要】督脉发病时，有脊柱强直，角弓反张等症（据《难经》）。并有自少腹上冲而痛，令人不得前后溲的"冲疝"症，以及癃、痔、遗尿、嗌干等；在女子方面，更可有不孕症（据《素问·骨空论》）。

主神志昏迷，发热，苔白或黄，脉弦或数。督脉上行属脑，与足厥阴肝经会于巅顶，与肝肾关系密切，督脉之海空虚不能上荣于脑，髓海不足，则头昏头重，眩晕，健忘；两耳通于脑，脑髓不足则耳鸣耳聋；督脉沿脊上行，督脉虚衰经脉失养，则腰脊酸软，佝偻形俯；舌淡，脉细弱为虚衰之象。督脉主司生殖，为"阳脉之海"，督脉阳气虚衰，推动温煦固摄作用减弱，则背脊畏寒，阳事不举，精冷薄清，遗精，女子小腹坠胀冷痛，宫寒不孕，腰膝酸软，舌淡，脉虚弱亦为虚象。

本经腧穴主要治疗热病、神志病、肛肠疾患、腰脊强痛、角弓反张等疾病。如颈项强痛、角弓反张等证。督脉督一身之阳气，只要是阳气衰弱都可以在督脉上找到合适的穴位进行治疗。其中长强治痔疾、癫狂痫等证；腰阳关、命门治月经不调、腰痛、下肢痿痹；至阳治黄疸、喘咳、脊强；陶道、大椎泄热，治疟疾并兼治项强反张；哑门、风府治舌强不语、癫狂；百会治头晕、脱肛；上星、素髎治头痛、鼻疾；水沟用于急救；龈交治齿龈肿痛。

【注意事项】在针刺长强时，沿尾骨前缘向上呈45°角斜刺，避免刺及直肠；脊椎棘突之间各穴，因颈椎和腰椎棘突比较平直，故宜直刺，胸椎棘突向下斜，可以向上斜刺，深度一般在0.5~1寸之间为宜，不宜深刺，否则误伤脊髓；哑门、风府不可向上方深刺，以免误入枕骨大孔，损伤延髓，引起事故，应向下颌方向缓缓刺入0.5~1寸。百会应慎刺，3岁以下小孩及顶骨愈合不好的小儿不得针刺本穴，对脑积水患儿尤应注意。面部腧穴不宜灸，以免皮肤烧伤化脓引起瘢痕。

【经穴歌】

督脉中行二十八，长强腰腧阳关密，

上篇

命门悬枢接脊中，中枢筋缩至阳逸，
灵台神道身柱长，陶道大椎颈椎七，
哑门风府上脑户，强间后顶百会率，
前顶囟会上星圆，神庭素髎水沟穴，
兑端口开唇中央，龈交唇内任督毕。

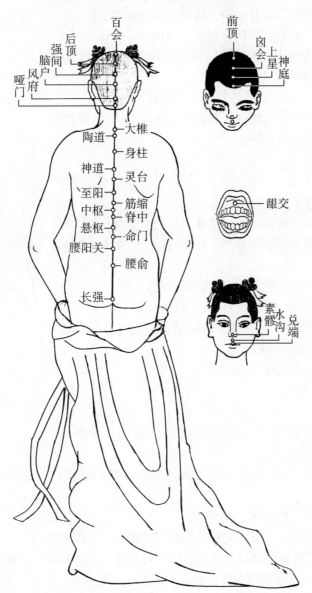

长强（DU1），腰腧（DU2），腰阳关（DU3），命门（DU4），悬枢（DU5），脊中（DU6），中枢（DU7），筋缩（DU8），至阳（DU9），灵台（DU10），神道（DU11），身柱（DU12），陶道（DU13），大椎（DU14），哑门（DU15），风府（DU16），脑户（DU17），强间（DU18），后顶（DU19），百会（DU20），前顶（DU21），囟会（DU22），上星（DU23），神庭（DU24），素髎（DU25），水沟（DU26），兑端（DU27），龈交（DU28）。

图 14-1　督脉

一、长强

【取穴】跪法，或胸膝位。在尾骨尖下0.5寸。约当尾骨尖端与肛间的中点处。

【解剖】在肛门膈中；有肛门动、静脉分支，棘突间静脉丛的延续部；有尾神经后支及肛门神经。

【穴效】宁神解痉，涩肠止泻，通便消痔，益气固脱。

【主治】痔疾，脱肛，泄泻，便秘，癫痫狂，尾骶骨痛。

【常用配伍】配会阳、大肠俞、承山可疏通经气，宣通瘀血，治疗痔疾（痔疮便血）。

配百会、气海、足三里可益气升提，固脱，治脱肛。

【刺灸法】针尖向上与骶骨平行刺入0.5～1寸，不得刺穿直肠，以防感染。灸3～5壮。

【附注】督脉络穴。

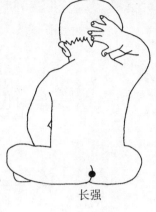

长强

图14-2　长强

二、腰俞

【取穴】俯卧。在骶部，后正中线上，当骶管裂孔处。

【解剖】有骶尾韧带；有骶中动、静脉后支及棘间静脉丛；有尾神经。

【穴效】培补下焦，散寒除湿，舒经活血。

【主治】月经不调，便秘，痔疾，腰脊强痛，下肢痿痹。

【常用配伍】配委中、涌泉、小肠俞、膀胱俞可舒经通络，益肾壮腰，治腰脊强痛。

【刺灸法】向上斜刺0.5～1寸，灸3～7壮。

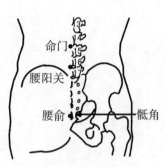

图14-3　腰俞、腰
阳关、命门

三、腰阳关

【取穴】俯卧。在腰部，后正中线上，当第四腰椎棘突下凹陷中，约与髂嵴相平。

【解剖】有腰背筋膜，棘上韧带及棘间韧带；有腰动脉后支，棘突间静脉丛；有腰神经后支内侧支。

【穴效】温肾阳，祛寒湿，利腰腿。

【主治】月经不调，带下，遗精，阳痿，腰骶痛，下肢痿痹。

【常用配伍】配肾俞、环跳、次髎、委中可益肾，强健腰腿，治腰腿痛。

配次髎、关元、三阴交可益肾固精，调经止带，治遗精，阳痿，月经不调。

【刺灸法】直刺1～1.5寸，灸3～7壮。

四、命门

【取穴】俯卧。在腰部，后正中线上，当第二腰椎棘突下凹陷中，约与两肋骨下缘相平。

【解剖】有腰背筋膜、棘上韧带及棘间韧带；有腰动脉后支、棘突间静脉丛；有腰神

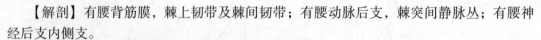

经后支内侧支。

【穴效】培源固本,强健腰腿,舒经调气,固精止带。

【主治】遗精,遗尿,尿频,阳痿,早泄,月经不调,赤白带下,腰痛,泄泻,下肢痿痹。

【常用配伍】灸肾腧、气海、然谷可益肾壮阳,治阳痿。

配百会、关元、三阴交、中髎可温补肾阳,治遗尿。

针命门、灸肾腧可益肾壮腰,治肾败腰痛,小便频。

【刺灸法】直刺0.5~1寸,灸5~7壮。

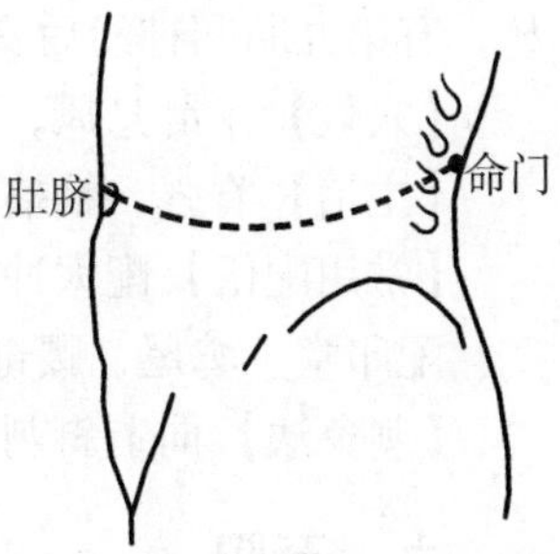

图14-4 命门

五、悬枢

【取穴】俯卧。在腰部,后正中线上,当第一腰椎棘突下凹陷中。

【解剖】有腰背筋膜、棘上韧带及棘间韧带;有腰动脉后支、棘突间静脉丛;有腰神经后支内侧支。

【穴效】益肾健脾,强壮腰脊。

【主治】腰脊强痛,腹痛,腹胀,肠鸣,泄泻,痢疾。

【常用配伍】配委中、肾腧、昆仑可益肾壮腰,舒经通络,治腰痛脊强。

【刺灸法】直刺0.5~1寸,灸3~7壮。

六、脊中

【取穴】俯卧。在背部,后正中线上,当第十一胸椎棘突下凹陷中。

【解剖】有腰背筋膜、棘上韧带及棘间韧带;有第十一肋间动脉背侧支及棘突间静脉丛;有第十一肋间神经后支内侧支。

【穴效】健脾化湿,宁神镇痉。

【主治】腹泻,小儿疳积,黄疸,腰脊强痛,癫痫,脱肛,痔疾。

【常用配伍】配中脘、脾腧、肾腧、足三里可补肾健脾,治腹痛,腹泻。

【刺灸法】斜刺0.5~1寸,灸5~10壮。

七、中枢

【取穴】俯卧。在背部,后正中线上,当第十胸椎棘突下凹陷中。

【解剖】有腰背筋膜、棘上韧带及棘间韧带;有第十肋间动脉背侧支及棘突间静脉丛;有第十肋间神经后支内侧支。

【穴效】利胆退黄,理气和胃。

【主治】胃痛,腹泻,呕吐,黄疸,腰脊疼痛。

【常用配伍】配大椎、命门、腰阳关可舒经通络,治腰以下瘫痪。

【刺灸法】斜刺0.5~1寸,灸3~7壮。

八、筋缩

【取穴】俯卧。在背部,后正中线上,当第九胸中棘突下凹陷中。

【解剖】有腰背筋膜、棘上韧带及棘间韧带;有第九肋间动脉背侧支及棘突间静脉丛；有第九肋间神经后支内侧支。

【穴效】平肝息风，宁神镇痉。

【主治】脊强，抽搐，癫痫狂，胃痛。

【常用配伍】配太冲、合谷可平肝息风，解痉，治抽搐。

配印堂、鸠尾、腰奇可息风定痫，治癫痫。

【刺灸法】向上斜刺0.5~1寸，灸3~7壮。

九、至阳

【取穴】俯卧。在背部，后正中线下凹陷上，当第七胸椎棘突下凹陷中，约与肩胛骨下角相平处。

【解剖】有腰背筋膜、棘上韧带及棘间韧带；有第七肋间动脉背侧支及棘突间静脉丛；有第七肋间神经后支内侧支。

【穴效】利胆退黄，宽肠利胁，健脾和中。

【主治】黄疸，胸胁胀满，咳喘，气短羸瘦，脊背强痛。

【常用配伍】配气海、足三里、中脘、天枢可补益脾胃，升举中气，治胃下垂。

配肝俞、脾俞、足三里、阳陵泉可疏肝利胆，清热利湿，治传染性肝炎。

【刺灸法】斜刺0.5~1寸，灸3~5壮。

十、灵台

【取穴】俯卧。在背部，后正中线上，当第六胸椎棘突下凹陷中。

【解剖】有腰背筋膜、棘上韧带及棘间韧带；有第六肋间动脉背侧支及棘突间静脉丛；有第六肋间神经后支内侧支。

【穴效】止咳平喘，清热解毒。

【主治】咳嗽气喘，脊背强痛，疔疮，痈疽。

【常用配伍】配大椎、风池、后溪可通督舒经，治脊痛项强。

配然谷、委中（放血）可疏通督脉，清除血热，治疔疮。

【刺灸法】斜刺0.5~1寸，灸3~5壮。

十一、神道

【取穴】俯卧。在背部，后正中线上，当第五胸椎棘突下凹陷中。

【解剖】有腰背筋膜、棘上韧带及棘间韧带；有第五肋间动脉背侧支及棘突间静脉丛；有第五肋间神经后支内侧支。

【穴效】清热宁心，安神定志。

【主治】心痛，惊悸，失眠，健忘，咳喘。

【常用配伍】配幽门、列缺、膏肓俞可安神益智，治健忘。

【刺灸法】斜刺0.5~1寸，灸3~7壮。

十二、身柱

【取穴】俯卧。在背部，后正中线上，当第三胸椎棘突下凹陷中，约与两侧肩胛骨高点相平处。

【解剖】有腰背筋膜、棘上韧带及棘间韧带；有第三肋间动脉背侧支及棘突间静脉丛；有第三肋间神经后支内侧支。

【穴效】宣肺止咳，宁心安神，清热解痉。

【主治】咳嗽，气喘，身热头痛，癫痫狂，疔疮，腰脊强痛。

【常用配伍】配风门、膻中、肺腧、列缺可宽胸利膈，宣肺平喘，治胸膈满闷，喘息不得卧。

配关元、足三里（灸）可健脾益气，强健筋骨，治佝偻病。

【刺灸法】斜刺0.5～1寸，灸3～5壮。

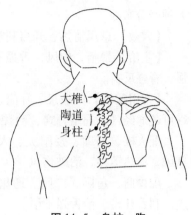

图14-5 身柱、陶道、大椎

十三、陶道

【取穴】俯卧。在背部，后正中线，当第一胸椎棘突下凹陷中。

【解剖】有腰背筋膜、棘上韧带及棘间韧带；有第一肋间动脉背侧支及棘突间静脉丛；有第一肋间神经后支内侧支。

【穴效】祛风解表，镇静安神。

【主治】头项强痛，咳嗽，癫狂，汗不出，骨蒸潮热。

【常用配伍】灸身柱、肺腧、膏肓可补气养血，养阴清热，治五劳七伤。

配风门、身柱、至阳、后溪可通督舒经，活络止痛，治头顶、脊背强痛。

【刺灸法】斜刺0.5～1寸，灸3～7壮。

十四、大椎

【取穴】俯卧或正坐低头。在于颈部，后正中线上，当第七颈椎棘突下凹陷中。

【解剖】有腰背筋膜、棘上韧带及棘间韧带；有棘突间静脉丛；有第八颈神经后支。

【穴效】祛风解表，升阳益气，镇静截疟，清解里热。

【主治】热病，狂疾，骨蒸盗汗，咳嗽，气喘，癫痫，小儿惊风，角弓反张，头项强痛，五劳七伤，风疹。

【常用配伍】配后溪、间使可祛邪截疟，治疟疾。

配风池、后溪、人中、申脉可息风解痉，镇静安神，治小儿惊风。

配太阳、风池、合谷、鱼际可清热解表，治风热感冒。

配天突、丰隆可化痰平喘，治哮喘。

【刺灸法】斜刺0.5～1寸，灸3～7壮。

【附注】督脉与手足三阳经交会穴。

十五、哑门

【取穴】正坐或低头。在项部，当后发际正中直上0.5寸，第一颈椎下。

【解剖】在第一、二颈椎之间；有枕动、静脉分支及棘突间静脉丛；第三枕神经和枕大神经分布处。

【穴效】息风清热、开窍利咽。

【主治】暴喑，中风，舌强不语，癫狂痫，头痛，项强，脊强反折。

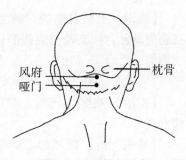

图14-6 哑门、风府

【常用配伍】配廉泉、耳门、听宫、听会、翳风、合谷可疏通经气，通络开窍，治聋哑。

配大椎、筋缩、腰阳关、人中、后溪、申脉可平肝息风，清热镇痉，治破伤风。

配少商、鱼际、二间、通里、阴谷、然谷可息风清热，利舌开窍，治舌强不语。

【刺灸法】伏案正坐位，直刺或向下斜刺0.5～1寸，禁止向上斜刺或深刺，因为该穴深部为延髓，所以针刺时应严格掌握进针的角度和深度，禁灸。

十六、风府

【取穴】正坐或低头。在项部，当后发际正中直上1寸处，枕外隆凸直下，两侧斜方肌之间凹陷中。

【解剖】在枕骨和第一颈椎之间，有枕动脉分支及棘突间静脉丛；有第三枕神经与枕大神经之分支。

【穴效】祛风清热，开窍安神。

【主治】目眩，目痛，头痛项强，中风不语，舌强，半身不遂，癫狂痫，鼻衄，咽喉肿痛。

【常用配伍】配极泉、合谷可祛风通络，治震颤麻痹。

配风池、水沟、太阳、合谷可清热开窍，镇惊安神，治小儿惊风。

配太冲、丰隆、肺腧可清热除烦，镇惊安神，治狂躁奔走，烦乱欲死。

【刺灸法】伏案正坐位，直刺或向下斜刺0.5～1寸。不可深刺，以免误伤延髓。禁灸。

十七、脑户

【取穴】正坐或俯伏。在头部，后发际正中直上2.5寸，风府穴直上1.5寸，当枕骨隆凸上缘凹陷中。

【解剖】在枕外粗隆上缘，左右枕骨肌之间；有左右枕动、静脉分支；有枕大神经分支。

【穴效】清热祛风，醒脑开窍。

【主治】头痛，头重，头晕，项强，目痛不能远视，癫狂痫。

【常用配伍】配通天、脑空可祛风通络止痛，治头重痛。

【刺灸法】平刺0.5～1寸，灸3～5壮。

十八、强间

【取穴】正坐或俯伏。在头部，后发际正中直上4寸，脑户穴直上1.5寸，当风府穴与百会穴连线的中点。

【解剖】在矢状缝和人字缝交界处，帽状腱膜中；有左右枕动、静脉吻合网；有枕大神经分支。

【穴效】祛风宁神，行气化痰。

【主治】头痛，目眩，颈项强痛，癫狂，烦心，失眠。

【常用配伍】配腰奇、丰隆、足三里、间使、肾俞、大椎可镇静息风，醒脑开窍，健脾化湿，治癫痫。

【刺灸法】平刺0.5~0.8寸，灸5~7壮。

十九、后顶

【取穴】正坐或俯伏。在头部，当后发际正中直上5.5寸，强间穴直上1.5寸，当前、后发际连线中点向后0.5寸。

【解剖】在帽状腱膜中；有左右枕动、静脉吻合网；有枕大神经分支。

【穴效】醒脑安神，息风镇痉。

【主治】头顶痛，眩晕，项强，癫痫狂，心烦，失眠。

【常用配伍】配百会、上星、太冲可散风止痛，治头痛。

【刺灸法】平刺0.5~1寸，灸5~7壮。

二十、百会

【取穴】正坐。位于头顶部，后发际正中直上7寸，在头部中线与两耳尖连线的交点处。

【解剖】在帽状腱膜中；有左右颞浅动静脉吻合网及左右枕动、静脉吻合网；有枕大神经分支及额神经分支。

【穴效】升阳益气固脱，平肝息风安神。

【主治】头痛，眩晕，巅顶痛，惊悸，健忘，失眠，中风不语，口噤不开，半身不遂，癫狂痫，脱肛，阴挺，久泻。

【常用配伍】灸本神、承浆、风府、肩髃、心俞可舒经通络，调和气血，治半身不遂，失音不语。

配二白、精宫、长强可益气固脱，化瘀消痔，治脱肛、久痔。

配风池、大椎、曲池太阳可清热止痛，治高热头痛。

【刺灸法】平刺0.5~1寸，灸5~10壮。

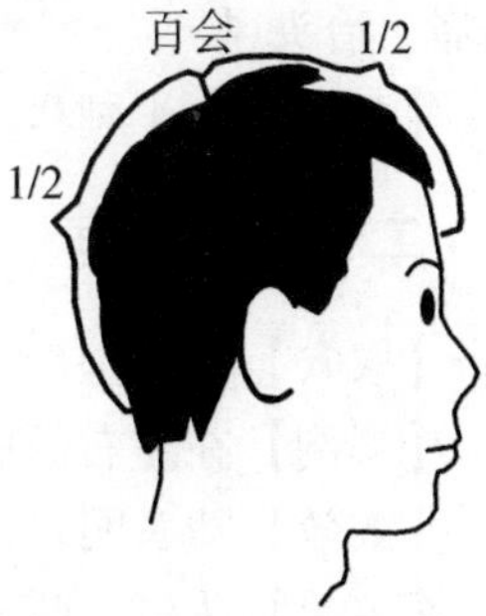

图14-7　百会

二十一、前顶

【取穴】正坐。在头部，当前发迹正中直上3.5寸，百会穴前1.5寸。

【解剖】在帽状腱膜中；有左右颞浅动、静脉吻合网；有额神经分支及枕大神经分支。

【穴效】祛风宁神，清利头目。

【主治】头顶痛，眩晕，癫痫，目赤，鼻多清涕，鼻渊。

【常用配伍】配合谷、风池、申脉、太冲可平肝潜阳，调理气血，治头晕、目眩。

【刺灸法】平刺0.3~0.5寸，灸3~5壮。

二十二、囟会

【取穴】正坐。在头部，前发际正中直上2寸处。

【解剖】在冠状缝和矢状缝交界处，帽状腱膜中；有颞浅动、静脉吻合网；有额神经分支。

【穴效】平肝息风，清热消肿。

【主治】头痛，目眩，面赤肿痛，鼻渊，鼻衄，癫疾，小儿惊痫。

【常用配伍】配支沟、血海、三阴交可益气养血，治血虚头晕。

配本神、前顶、天柱、头临泣可息风定痫，治小儿惊痫。

【刺灸法】平刺0.3~0.5寸，小儿禁刺，灸3~5壮。

二十三、上星

【取穴】正坐。在头部，前发际正中直上1寸（即神庭穴上0.5寸，入发际1寸）。

【解剖】在左右额肌交界处；有额动、静脉分支及颞浅动、静脉分支；有额神经分支。

【穴效】息风清热，通窍明目。

【主治】头痛，眩晕，目赤肿痛，迎风流泪，鼻渊，鼻衄，鼻痔，癫痫狂，热病汗不出。

【常用配伍】配素髎、迎香、合谷可清热凉血止血，治鼻衄。

配前顶、百会、合谷、阳谷、关冲、昆仑、侠溪可祛风活络止痛，治头风。

【刺灸法】平刺0.3~0.5寸，小儿前囟未闭者禁针。灸3~5壮。

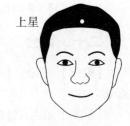

图14-8　上星

二十四、神庭

【取穴】仰靠坐位。在头部，前发际正中直上0.5寸处。

【解剖】在左右额肌交界处；有额动、静脉分支；有额神经分支。

【穴效】清头明目，宁心安神。

【主治】头痛，眩晕，失眠，目赤肿痛，目翳，泪出，鼻渊，癫痫。

【常用配伍】配神门、内关、三阴交可养心安神，治失眠。

配合谷、前顶、涌泉、丝竹空、灸神阙（1壮）、鸠尾（3壮）可化痰开窍，息风定痫，治风痫。

【刺灸法】平刺0.3~0.5寸，灸5~10壮。

二十五、素髎

【取穴】仰靠坐位。在面部，当鼻尖正中处。

【解剖】在鼻尖软骨中；有面动、静脉鼻背支，有筛前神经鼻外支。

【穴效】通利鼻窍，泄热消肿。

【主治】鼻塞，鼻渊，鼻衄，酒渣鼻，惊厥，昏迷，新生儿窒息。

上篇

【常用配伍】配迎香、合谷可宣肺气，清邪热，治酒渣鼻。

配内关、涌泉可用于触电后抢救。

【刺灸法】向上斜刺0.3～0.5寸，或点刺出血，禁灸。

二十六、水沟

【取穴】仰靠坐位。在面部，当人中沟上1/3与2/3交点处。

【解剖】在口轮匝肌中；有上唇动、静脉；有面神经颊支及眶下神经分支。

【穴效】醒脑开窍，回阳救逆，祛风利湿，强健腰脊。

【主治】昏迷，晕厥，中风口噤，口眼歪斜，唇肿齿痛，癫痫狂，脊膂强痛，挫闪腰痛，鼻衄，鼻塞，黄疸，消渴，遍身浮肿。

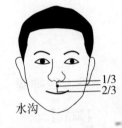

1/3
2/3

水沟

图14-9 水沟

【常用配伍】配涌泉、素髎、内关、灸气海、关元可回阳救逆，醒脑开窍，治休克。

配阴郄、列缺、大陵、神门可醒脑开窍，安神定志，治癔症。

配中脘、气海、曲池、合谷、中冲、足三里、内庭可宁心开窍，清泄暑热，治中暑。

【刺灸法】向上斜刺0.3～0.5寸，禁灸。

二十七、兑端

【取穴】仰靠或坐位。在面部，当上唇尖端，红唇与皮肤相接处。

【解剖】在口轮匝肌中，有上唇动、静脉；有面神经颊支及眶下神经分支。

【穴效】开窍息风，清热止痛。

【主治】昏迷，晕厥，癫狂，口歪，口腔臭秽，齿龈痛，鼻衄，鼻塞。

【常用配伍】配颊车、合谷、下关可清热消肿止痛，治牙痛，齿龈肿痛。

【刺灸法】斜刺0.2～0.3寸，禁灸。

二十八、龈交

【取穴】仰靠或坐位。在上唇内，当上唇系带与上齿龈连接处。

【解剖】有上唇动、静脉，有上颌内槽神经分支。

【穴效】清热泻火，活血化瘀，宣通鼻窍。

【主治】牙龈肿痛，出血，口喝，口臭，鼻渊，鼻塞，癫狂。

【常用配伍】配上关、大迎、翳风可清热泻火，开窍起闭，治口噤。

【刺灸法】向上斜刺0.2～0.3寸，禁灸。

第十五章　奇　穴

　　奇穴，指尚未纳入十四经系统，但临床应用有效的穴位。又称经外奇穴，简称奇穴，或称奇腧，是在"阿是穴"的基础上发展而来的。其有明确位置，并有固定名称的，称有名奇穴；一些仅有明确位置，但尚未定名的则称为无名奇穴。

第一节　头颈部奇穴

一、四神聪

　　【取穴】正坐。在头顶部，当百会穴前后左右各旁开一寸处，共4个穴位。

　　【解剖】在帽状腱膜中；有枕动、静脉，颞浅动、静脉顶支，眶上动、静脉的吻合网；有枕大神经、耳颞神经及眶上神经分支。

　　【穴效】聪耳明目，宁心安神，祛风清热。

　　【主治】头痛，眩晕，失眠，健忘，耳聋，癫痫狂，中风。

　　【常用配伍】配神门、三阴交可养心安神，治疗失眠。

　　配太冲、风池可平肝潜阳，息风通络止痛，治疗肝阳上亢之头痛、头昏。

　　【刺灸法】平刺0.5～0.8寸，灸1～3壮。

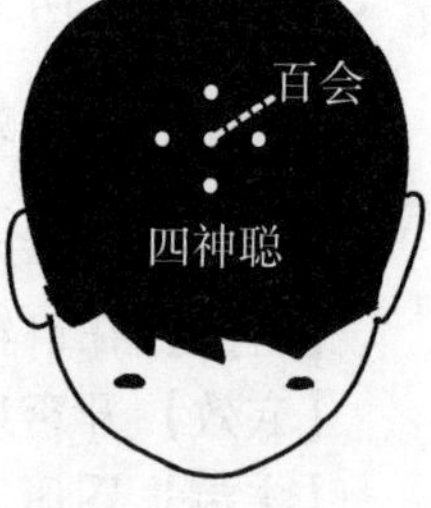

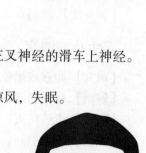

图15-1　四神聪

二、印堂

　　【取穴】正坐或仰卧。在额部，当两眉头连线中点处。

　　【解剖】在降眉间肌中；两侧有额内动、静脉分支；有来自三叉神经的滑车上神经。

　　【穴效】清热息风，明目通窍，镇静安神。

　　【主治】头痛，眩晕，目赤肿痛，鼻渊，鼻塞，鼻衄，小儿惊风，失眠。

　　【常用配伍】配风池、上星、曲差，迎香、合谷可宣肺气，祛风邪，治疗鼻渊。

　　配曲池、丰隆、百会、中脘可泻痰除湿，健脾和胃，治疗痰浊上扰之眩晕。

　　【刺灸法】向下平刺0.3～0.5寸，灸3～7壮。

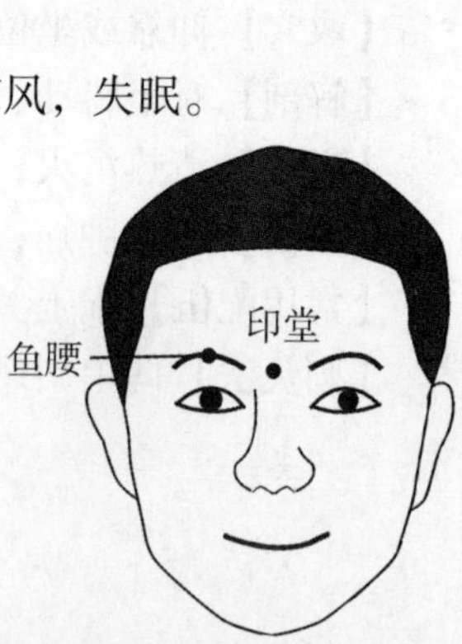

三、鱼腰

　　【取穴】正坐，两目正视。在眉毛中点，直对瞳孔处。

　　【解剖】在眼轮匝肌中；有额动、静脉外侧支；有眶上神经、面神经的分支。

　　【穴效】清头明目，息风通络。

图15-2　印堂、鱼腰

【主治】眉棱骨痛，眼睑瞤动，目赤肿痛，眼睑下垂，偏正头痛，口㖞。

【常用配伍】配攒竹、四渎、内关可通络止痛，治疗眶上神经痛。

【刺灸法】平刺0.3~0.5寸，禁灸。

四、太阳

【取穴】正坐或仰卧。在颞部，眉梢与目外眦连线中点外开1寸处凹陷中。

【解剖】在颞筋膜及颞肌中；有颞浅动、静脉；有三叉神经第二、三支分支，面神经颞支。

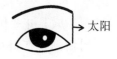

图15-3　太阳

【穴效】疏风清热，清头明目，通络止痛。

【主治】偏正头痛，目赤肿痛，口㖞，牙痛。

【常用配伍】配灸百会、四神聪、头临泣、听会、耳尖、光明、率谷可舒经通络，止痛，治偏正头痛。

配四白、颊车、肝俞、肾俞、耳尖、风池可祛风活络，补益肝肾，治斜视。

【刺灸法】直刺或斜刺0.3~0.5寸，宜浅刺出血。

五、耳尖

【取穴】正坐或侧卧。在耳郭的上方，当折耳向前，耳郭上方的尖端处。

【解剖】有颞浅动、静脉的耳前支，耳后动、静脉的耳后支，耳颞神经耳前支、枕小神经耳后支和面神经耳支等。

【穴效】清热消肿，明目利咽。

【主治】目赤肿痛，目翳，睑腺炎，咽喉肿痛。

【常用配伍】配攒竹、委中、风池、光明、合谷、关冲、印堂可祛风清热，解毒消肿，治睑腺炎，目赤肿痛。

【刺灸法】直刺0.1~0.2寸，或点刺出血。

六、球后

【取穴】闭目。在眶下缘外1/4与内3/4交点处。

【解剖】在眼轮匝肌中，深部为眼肌；浅层有面动、静脉；有面神经颧支和眶下神经、结状神经和视神经，深层有眼神经。

【穴效】明目退翳，活血止痛。

【主治】目疾（青光眼，早期白内障，视神经萎缩，视神经炎）。

【常用配伍】配风池、合谷、曲池、太冲可清热泻火，平肝息风，治青光眼。

配睛明、风池、养老、光明可行气活血，清肝明目，治视神经炎。

【刺灸法】用押手将眼球推向上方，针尖沿眶下缘从外向内上方，针身成弧形沿眼球刺向视神经孔方向刺0.5~1寸，刺入后不宜捻转，可轻度提插。

七、金津、玉液

【取穴】正坐张口，舌体卷向后方。在口腔内，舌面下，舌系带两侧静脉下，左为金津，右为玉液。

【解剖】有舌下静脉、舌下神经、舌神经。

【穴效】清热开窍，通络利舌。

【主治】舌强不语，舌肿，口疮，呕吐，消渴。

【常用配伍】配廉泉、风府可开窍利舌，治舌强难言。

【刺灸法】点刺出血。

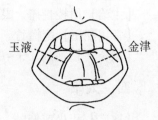

图 15-4　金津、玉液

八、百劳

【取穴】正坐俯卧。在颈部，当大椎直上 2 寸，后正中线旁开 1 寸。

【解剖】在斜方肌、头夹肌中；有枕动、静脉和椎动、静脉；有枕大神经、枕小神经分支。

【穴效】舒经活络，滋阴清热，化痰散结。

【主治】颈项强痛，咳嗽，气喘，瘰疬，骨蒸潮热，盗汗自汗。

【常用配伍】配孔最、列缺、手五里、鱼际、中府、膈俞可清肺养阴，滋阴降火，治肺结核咳血。

【刺灸法】直刺 1～1.5 寸，灸 3～7 壮。

九、安眠

【取穴】侧伏或俯伏。在翳明与风池连线中点处。

【解剖】在胸锁乳突肌和头夹肌中；有枕动、静脉；有耳大神经和枕小神经。

【穴效】平肝息风，宁心安神。

【主治】失眠，眩晕，头痛，心悸，烦躁，癫狂。

【常用配伍】配内关、三阴交可宁心安神，治失眠。

【刺灸法】直刺 0.5～1 寸，灸 3 壮。

十、翳明

【取穴】正坐或侧卧。项部翳风穴后 1 寸处。

【解剖】胸锁乳突肌上；有耳后动、静脉；有耳大神经和枕小神经。

【穴效】息风宁神，活血明目。

【主治】视物不明，青盲，目翳，头痛，眩晕，失眠，耳鸣。

【常用配伍】配承泣、鱼腰、丝竹空、睛明、攒竹、风池、肾俞、肝俞可补益肝肾，养血明目，治近视。

【刺灸法】直刺 0.5～1 寸，灸 3 壮。

第二节　胸腹躯干部奇穴

一、子宫

【取穴】仰卧位。在下腹部，脐中下 4 寸，中极旁开 3 寸处。

【解剖】在腹内、外斜肌处；有腹壁浅动、静脉；有髂腹下神经。

【穴效】调理冲任，固摄胞宫。

【主治】子宫脱垂，痛经，不孕，崩漏。

【常用配伍】配三阴交、隐白灸3壮，可固摄冲任，治功能性子宫出血。

【刺灸法】直刺0.8～1.2寸，孕妇禁针灸。

二、提托

【取穴】仰卧。腹部脐下3寸，旁开4寸处。

【解剖】当腹内、外斜肌及腹横肌肌部；有旋髂动、静脉；有髂腹下神经。

【穴效】升提气机，调理冲任。

【主治】阴挺，腹痛腹胀，痛经，肾下垂。

【常用配伍】配足三里、三阴交、中极透曲骨可益气升提，治子宫脱垂。

【刺灸法】直刺0.8～1.2寸，灸3～5壮。

三、定喘

【取穴】俯伏或俯卧。在背部第七颈椎棘突下，旁开0.5寸。

【解剖】在斜方肌、菱形肌、头夹肌、最长肌中；有颈横动脉和颈深动脉分支；有第八颈神经后支。

【穴效】宣肺理气，止咳平喘。

【主治】哮喘，咳嗽，落枕，隐疹。

【常用配伍】配天突、列缺、膻中、内关、丰隆可降逆平喘，宣肺化痰，治哮喘。

【刺灸法】直刺或偏向内侧刺0.5～1寸，灸3～7壮。

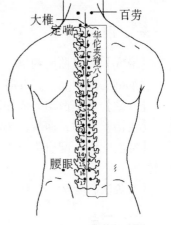

图15-5　百劳、定喘、
腰眼、华佗夹脊

四、夹脊（华佗夹脊）

【取穴】俯卧。在背腰部，当第一胸椎至第五腰椎棘突下，后正中线旁开0.5寸处，一侧17穴。

【解剖】横突间韧带和肌肉中，一般位置不同，涉及的肌肉也不同。一般分三层：浅层斜方肌、背阔肌、菱形肌；中层有上、下锯肌；深层有骶棘肌和横突棘突间的短肌。每穴都有相应椎骨下方发出的脊神经后支及其伴行的动、静脉丛分布。

【穴效】通利关节，调节脏腑。

【主治】胸1～5夹脊：心、肺、胸部及上肢疾病。

胸6～12夹脊：胃、肠、脾、肝、胆疾病。

腰1～5夹脊：下肢疼痛，腰骶动脉，腹部疾病。

【刺灸法】斜刺0.5～0.8寸，或用皮肤针叩刺。各灸7～15壮，轮番灸之。

五、腰眼

【取穴】俯卧。在腰部，第四腰椎棘突下旁开3.5寸凹陷处。

【解剖】在腰背筋膜、背阔肌、髂肋肌中；有第四腰动、静脉背侧支；有第三腰神经后支，深层为腰丛。

【穴效】补肾壮腰，活血通络。

【主治】肾虚腰痛，尿频，遗尿，虚劳，羸瘦，月经不调，带下。

【常用配伍】配委中、肾俞、阿是穴可补肾壮腰，治腰痛。

【刺灸法】直刺 1~1.5 寸，灸 3~7 壮。

六、腰奇

【取穴】俯卧。在骶部，尾骨尖端直上 2 寸处，骶角之间凹陷中。

【解剖】当棘上韧带处；有第二、第三骶动、静脉；第二、第三骶神经后支。

【穴效】宁心安神，通便。

【主治】癫痫，失眠，便秘。

【常用配伍】配照海、丰隆可理气解郁，化痰醒神，治癫痫。

【刺灸法】向上沿皮平刺 1~2 寸。

第三节　上肢部奇穴

一、肘尖

【取穴】正坐曲肘约 90°。在肘后部，尺骨鹰嘴的尖端。

【解剖】有浅筋膜；有肘关节动脉网；有前臂背侧皮神经。

【穴效】软坚散结，清热解毒。

【主治】瘰疬，痈疽，肠痈。

【常用配伍】配肩尖、人迎、肩外俞、天井、骑竹马可消肿散结，化痰消瘰，治疗瘰疬。

【刺灸法】灸 7~15 壮。

二、二白

【取穴】伸臂仰掌。在前臂掌侧，腕横纹上 4 寸，桡侧腕屈肌腱的两侧，一侧 2 穴。

【解剖】有指浅屈肌；有桡动、静脉和骨间掌侧动、静脉；有前臂内侧皮神经、前臂外侧皮神经、正中神经和桡神经。

【穴效】清热消痔，升阳举陷。

【主治】痔疮，脱肛，前臂痛。

【常用配伍】配百会、精宫、长强可调和气血，提肛消痔，治脱肛，久痔。

【刺灸法】直刺 0.5~1 寸。

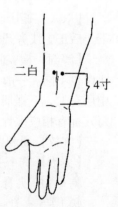

图 15-6　二白

三、腰痛点

【取穴】俯掌。在手背侧，第二、三掌及第四、五掌骨之间，当腕横纹与掌指关节中点处，一侧 2 穴。

【解剖】在骨间背侧肌中；有手背静脉网、掌背动脉分支；有桡、尺神经手背支。

【穴效】舒经活络，理气止痛。

【主治】急性腰扭伤。

【常用配伍】配水沟、腰阳关、阿是穴、后溪、委中可通经活络，行气止痛，治急性腰扭伤。

【刺灸法】直刺 0.3～0.5 寸。

四、外劳宫（落枕）

【取穴】俯掌。在手背侧，第二、三掌骨之间，掌指关节后 0.5 寸。

【解剖】有骨间背肌；有掌背动脉，手背静脉网；有桡神经分支。

【穴效】舒经活络，健脾消积。

【主治】落枕，小儿惊风，脐风，腹痛，腹泻，便溏，手指屈伸不利。

【常用配伍】配阿是穴、后溪、悬钟、风池可祛风散寒，通经活络，治落枕。

【刺灸法】直刺 0.5～0.8 寸，灸 3 壮。

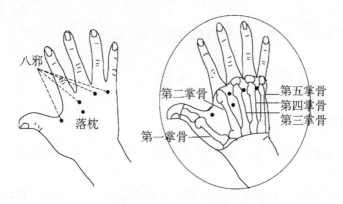

图 15-7　落枕、八邪

五、八邪

【取穴】微握掌，在手背侧，第一至第五指之间，指蹼后缘赤白肉际处，左右共 8 穴。

【解剖】当骨间肌处；有手背静脉网、掌背动脉；有尺、桡神经手背支。

【穴效】清热解毒，祛风通络，消肿止痛。

【主治】手指麻木，手背肿痛，毒蛇咬伤，烦热，目痛，齿痛。

【常用配伍】配后溪、三间、外关可活络通经，清热止痛，治手指麻痛。

【刺灸法】向上斜刺 0.5～0.8 寸，或点刺出血，灸 5 壮。

六、四缝

【取穴】仰掌伸直。在第二至第五掌侧近端指关节的中央，一侧 4 穴。

【解剖】有纤维鞘、指滑液鞘、屈指深肌腱，深部为指关节腔；有指掌侧固有动、静脉分支；有指掌侧固有神经。

【穴效】健脾消积，止咳平喘。

【主治】小儿疳积，百日咳，小儿腹泻，小儿消化不良。

【常用配伍】配足三里、中脘、脾腧、胃腧可健脾和胃，消积化滞，治小儿疳积。配风池、风门、合谷、列缺可宣肺解表，祛邪止咳，治百日咳初期。

【刺灸法】浅刺0.1~0.2寸，挤出少量黄白色透明黏液或出血。

七、十宣

【取穴】仰掌。在手指指尖端，距指甲游离缘0.1寸，左右共10穴。

【解剖】有指掌侧固有动、静脉形成的动、静脉网；有指掌固有神经和丰富的痛觉感受器。

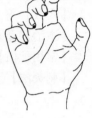

【穴效】开窍醒神，泄热镇痉。

【主治】昏迷，高热，晕厥，中暑，癫痫，咽喉肿痛。

【常用配伍】配十二井穴，可开窍醒脑，治中风痹证。配曲泽、劳宫、委中、行间可清营凉血，开窍止痉，治热入营血的痉证。

【刺灸法】直刺0.1~0.2寸，或点刺出血，灸3壮。

图15-8　十宣

第四节　下肢部奇穴

一、百虫窝

【取穴】正坐屈膝或仰卧位。在大腿内侧髌底内侧上3寸，即血海上1寸。

【解剖】在股内侧肌中；有股动、静脉；有股神经前皮支，深层有股神经肌支。

【穴效】祛风清热，解毒杀虫。

【主治】风疹，湿疹，皮肤瘙痒，下部生疮，蛔虫病。

【常用配伍】配大横、足三里、天枢、中脘、四缝可解痉止痛，驱虫，治蛔虫病。

【刺灸法】直刺0.5~1寸，灸5壮。

二、鹤顶

【取穴】屈膝。在膝上部，髌底的中点上方凹陷处。

【解剖】在髌骨上缘，股四头肌腱中；有膝关节动脉网；有股神经前皮支及肌支。

【穴效】祛风湿，利关节，通经络。

【主治】鹤膝风，腿足无力，脚气，瘫痪。

【常用配伍】配膝眼、三阴交可祛风通络，温经散寒，调和气血，治鹤膝风。

【刺灸法】直刺0.5~0.8寸，灸7壮。

三、膝眼

【取穴】屈膝。在髌韧带两侧凹陷处，在内侧的称内膝眼，在外侧的称外膝眼。

【解剖】在髌韧带两侧；有膝关节动、静脉网；有隐神经分支，股外侧皮神经分支，深层有胫腓总神经分支。

【穴效】祛风湿，利关节，通经络。

【主治】膝肿痛，脚气，鹤膝风，下肢痿痹。

【常用配伍】配曲池、合谷、足三里、悬钟可祛风清热，解毒，治全身性疥癞。

【刺灸法】向膝中斜刺 0.5~1 寸，灸 7 壮。

四、胆囊

【取穴】正坐或侧卧位。在小腿外侧上部，当腓骨小头前下方凹陷处（阳陵泉）直下 2 寸。

【解剖】在腓骨长肌与趾长伸肌处；有胫前动、静脉分支；有腓肠外侧皮神经，深层有腓深神经。

【穴效】疏肝利胆，清利湿热。

【主治】急慢性胆囊炎，胆石症，胆绞痛，胆道蛔虫症。

【常用配伍】配阳陵泉、期门、肝腧、胆腧、足三里、行间可疏肝利胆，清利湿热，治急慢性胆囊炎，症状严重者再配日月。

【刺灸法】直刺 1~1.5 寸。

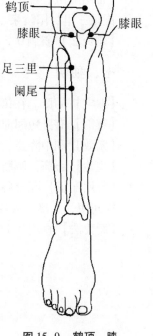

图 15-9　鹤顶、膝眼、阑尾

五、阑尾

【取穴】正坐或仰卧屈膝。在小腿前侧上部，足三里旁 2 寸，胫骨前缘旁开一横指。

【解剖】在胫骨前肌、趾长伸肌中；有胫前动、静脉；有腓肠外侧皮神经、腓深神经。

【穴效】清热解毒，通腑化瘀。

【主治】急慢性阑尾炎。

【常用配伍】配足三里、上巨虚、曲池可清热导滞，疏通腑气，治急性阑尾炎。

【刺灸法】直刺 1~1.5 寸。

六、八风

【取穴】正坐或仰卧位。在足背侧，第一至第五趾骨之间，趾蹼缘后方赤白肉际处，一侧 4 穴。

【解剖】在趾骨小头间前跖骨间肌中，有趾背动、静脉；有腓前、深神经。

【穴效】清热解毒，活血通经，消肿止痛。

【主治】足趾肿痛，毒蛇咬伤，脚气，头痛，月经不调。

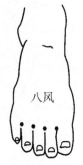

图 15-10　八风

【常用配伍】配陵后、足三里可活血通经，治足趾麻木。

配足三里、阳陵泉、阴陵泉、三阴交可清利湿热，舒经活络，治湿脚气。

【刺灸法】斜刺 0.5～0.8 寸，或点刺出血，灸 5 壮。

七、独阴

【取穴】俯卧。在第二趾的跖侧面，远端趾节横纹中点处。

【解剖】有趾短屈肌腱，有足底内侧动、静脉，有足底内侧神经，趾底固有神经。

【穴效】和中降逆，调理冲任。

【主治】心痛，胸胁痛，呕吐，胞衣不下，难产死胎，月经不调，疝气。

【常用配伍】配合谷、三阴交可理气活血，调理胞宫，治难产。

配间使、太溪、太冲、三阴交、肾腧、灸关元可补益气血，化瘀消积，治脐下结块。

【刺灸法】直刺 0.1～0.2 寸，灸 3～5 壮。

第十六章　耳　穴

耳穴是分布在耳郭上的腧穴，是耳郭表面与人体脏腑经络组织器官、四肢百骸相互沟通的部位，因此是人体各部分生理、病理变化在耳郭上的反应点，也是诊断疾病、治疗疾病的特定点。由于耳与脏腑息息相关，故当人体内脏或躯体患病时，往往在耳郭的一定部位上出现阳性反应点，如压痛、变形、变色、水疱、结节、丘疹、凹陷、脱屑、电阻值降低等，它们既是辅助诊断的依据，也是治疗疾病的刺激点。故称这些反应点部位为耳针穴位，简称耳穴。

耳穴在耳郭的分布有一定的规律，犹如一个倒置在子宫内的胎儿，头部朝下，臀部朝上。其分布规律是：与面颊相对应的穴位在耳垂；与上肢相应的穴位在耳舟；与躯干相应的穴位在耳轮体部；与下肢相应的穴位在对耳轮上下脚；与腹腔脏器相应的穴位在耳甲艇；与胸腔脏器相应的穴位在耳甲腔；与消化道相对应的穴位在耳轮角周围等。

一、耳轮穴位

（一）耳中

【部位】在耳轮脚处，即耳轮 1 区。

【穴效】和胃降逆，养血祛风。

【主治】呃逆，荨麻疹，皮肤瘙痒，小儿遗尿症，咯血。

（二）直肠

【部位】在耳轮脚棘前上方的耳轮处，即耳轮 2 区。

【穴效】健脾益气，升阳举陷。

【主治】便秘，腹泻，脱肛，痔疮，大便失禁。

（三）尿道

【部位】在直肠上方的耳轮处，即耳轮 3 区。

【穴效】清利湿热，调理水道。

【主治】尿频，尿急，尿痛，尿潴留。

（四）外生殖器

【部位】在耳轮下脚前方的耳轮处，即耳轮 4 区。

【穴效】清利湿热。

【主治】睾丸炎，附睾炎，外阴瘙痒。

（五）肛门

【部位】在三角窝前方的耳轮处，即耳轮 5 区。

【穴效】行气活血，益气升提。

【主治】痔核，肛裂。

（六）耳尖

【部位】在耳郭向前对折的上部尖端处，即耳轮6、7区交界处。

【穴效】退热消炎，镇静止痛，降压。

【主治】发热，高血压，急性结膜炎，睑腺炎，牙痛。

（七）轮1~4

【部位】轮1在耳轮结节下方的耳轮处，即耳轮9区；轮2在轮1区下方的耳轮处，即耳轮10区；轮3在轮2区下方的耳轮处，即耳轮11区；轮4在轮3区下方的耳轮处，即耳轮12区。

【穴效】均能清热消肿，降血压，抗感染。

【主治】扁桃体炎，上呼吸道感染，发热。

二、耳舟穴位

（一）指

【部位】在耳舟上方处，即耳舟1区。

【穴效】消炎止痛，通经活络。

【主治】甲沟炎，手指疼痛和麻木。

（二）腕

【部位】在指区的下方处，即耳舟2区。

【穴效】舒经通络。

【主治】腕部疼痛。

（三）风溪

【部位】在耳轮结节的前方，指区与腕区之间，即耳舟1、2区交界处。

【穴效】祛风和血，宣肺通窍。

【主治】荨麻疹，皮肤瘙痒，过敏性鼻炎。

（四）肘

【部位】在腕区的下方处，即耳舟3区。

【穴效】舒经活血，通络止痛。

【主治】肱骨外上髁炎，肘部疼痛。

（五）肩

【部位】在肘区的下方处，即耳舟4、5区。

【穴效】舒经活血，通络止痛。

【主治】肩关节周围炎，肩关节扭伤。

（六）锁骨

【部位】在肩区的下方处，即耳舟6区。

【穴效】通经和血，止痛。

【主治】肩关节周围炎，颈动脉狭窄。

三、对耳轮穴位

（一）跟

【部位】对耳轮上脚前上部，即对耳轮 1 区。

【穴效】舒经通络，化瘀止痛。

【主治】足跟痛。

（二）趾

【部位】在耳尖下方的对耳轮上脚后上部，即对耳轮 2 区。

【穴效】疏通经络，行气活血。

【主治】甲沟炎，趾部疼痛、冻伤。

（三）踝

【部位】在趾、跟区下方处，即对耳轮 3 区。

【穴效】舒经活络，消肿止痛。

【主治】踝关节扭伤。

（四）膝

【部位】在对耳轮上脚中 1/3 处，即对耳轮 4 区。

【穴效】祛风通络，温经散寒，调和气血。

【主治】膝关节肿痛，风湿性关节炎，髌骨骨折后止痛。

（五）髋

【部位】在对耳轮下脚下 1/3 处，即对耳轮 5 区。

【穴效】舒经通络，行气止痛。

【主治】髋关节疼痛，坐骨神经痛。

（六）坐骨神经

【部位】在对耳轮下脚的前 2/3 处，即对耳轮 6 区。

【穴效】舒经通络，宣通痹阻。

【主治】坐骨神经痛，下肢瘫痪。

（七）交感

【部位】在对耳轮下脚末端与耳轮内缘相交处，即对耳轮 6 区前端。

【穴效】调理脏腑，行气止痛，解痉。

【主治】神经功能紊乱，胃肠痉挛，心绞痛，胆绞痛，心律不齐，心动过速。

（八）臀

【部位】在对耳轮下脚的后 1/3 处，即对耳轮 7 区。

【穴效】舒经活络，行气止痛。

【主治】坐骨神经痛，臀筋膜炎。

（九）腹

【部位】在对耳轮体前部 2/5 处，即对耳轮 8 区。

【穴效】健脾理气。

【主治】腹痛，腹胀，腹泻。

（十）腰骶椎

【部位】在腹区后方，即对耳轮 9 区。

【穴效】舒经通脉，和血止痛。

【主治】腰骶椎骨质增生或退化，腰骶扭伤。

（十一）胸

【部位】在对耳轮体前部 2/5 处，即对耳轮 10 区。

【穴效】宽胸利胁，消肿散结。

【主治】胸胁疼痛，胸闷，乳腺炎。

（十二）胸椎

【部位】在胸区后方，即对耳轮 11 区。

【穴效】宽胸理气，通乳散结。

【主治】胸胁疼痛，经前乳房胀痛，乳腺炎，产后泌乳不足。

（十三）颈

【部位】在对耳轮体前部下 1/5 处，即对耳轮 12 区。

【穴效】舒经通络，调和气血。

【主治】落枕，颈项肿痛，甲状腺功能亢进或减退。

（十四）颈椎

【部位】在颈区后方，即对耳轮 13 区。

【穴效】通经活络。

【主治】落枕，颈椎综合征。

四、三角窝穴位

（一）角窝上

【部位】在三角窝前 1/3 的上部，即三角窝 1 区。

【穴效】调理气血。

【主治】高血压。

（二）内生殖器

【部位】在三角窝前 1/3 的上部，即三角窝 2 区。

【穴效】补肾调经，益气摄血。

【主治】痛经，月经不调，白带过多，功能性子宫出血，遗精，早泄。

（三）角窝中

【部位】在三角窝前 1/3 的下部，即三角窝 3 区。

【穴效】宣肺平喘。

【主治】哮喘。

（四）神门

【部位】在三角窝1/3的上部，即三角窝4区。

【穴效】镇静安神，泻火解毒，止痛。

【主治】失眠，多梦，痛证，戒断综合征。

（五）盆腔

【部位】在三角窝1/3的下部，即三角窝5区。

【穴效】清利湿热，行气活血，化瘀止痛。

【主治】盆腔炎。

五、耳屏穴位

（一）上屏

【部位】在耳屏外侧面上1/2处，即耳屏1区。

【穴效】清利咽喉，宣通鼻窍。

【主治】咽炎，鼻炎。

（二）下屏

【部位】在耳屏外侧面下1/2处，即耳屏2区。

【穴效】宣通鼻窍。

【主治】鼻炎，鼻塞。

（三）外耳

【部位】在屏上切迹前上方近耳轮部，即耳屏1区上缘处。

【穴效】疏导经气，宣通耳窍。

【主治】外耳道炎，中耳炎，耳鸣，耳郭冻伤。

（四）屏尖

【部位】在耳屏游离缘上部尖端，即耳屏1区之间。

【穴效】清热泻火，消肿止痛。

【主治】发热，牙痛。

（五）外鼻

【部位】在耳屏外侧面中部，即耳屏1、2区之间。

【穴效】清热泻火，宣肺通窍。

【主治】鼻前庭炎，鼻炎，酒渣鼻。

（六）肾上腺

【部位】在耳屏游离缘下部尖端，即耳屏2区后缘处。

【穴效】退热消肿，抗风湿，抗感冒。

【主治】低血压，风湿性关节炎，腮腺炎，间日疟，链霉素中毒性眩晕。

（七）咽喉

【部位】在耳屏内侧面上1/2处，即耳屏3区。

【穴效】利咽开窍。

【主治】声音嘶哑，急性咽炎，扁桃体炎。

（八）内鼻

【部位】在耳屏内侧面下 1/2 处，即耳屏 4 区。

【穴效】宣通鼻窍。

【主治】鼻炎，鼻窦炎，鼻衄。

（九）屏间前

【部位】在耳屏尖切迹前方。

【穴效】清热泻火。

【主治】口腔炎，上颌炎，鼻炎。

六、对耳屏穴位

（一）额

【部位】在对耳屏外侧的前部，即对耳屏 1 区。

【穴效】宁心安神，镇静止痛。

【主治】头痛，头晕，失眠，多梦。

（二）屏间后

【部位】在屏间切迹后方对耳屏前下部，即对耳屏 1 区下缘处。

【穴效】清热，消炎。

【主治】额窦炎。

（三）颞

【部位】在对耳屏外侧面的中部，即对耳屏 2 区。

【穴效】平肝息风，活络止痛。

【主治】偏头痛。

（四）枕

【部位】在对耳屏外侧的后部，即对耳屏 3 区。

【穴效】养心安神，止痛，止咳平喘。

【主治】头痛，头晕，哮喘，癫痫，神经衰弱。

（五）皮质下

【部位】在对耳屏内侧面，即对耳屏 4 区。

【穴效】镇静止痛，消炎退肿，止汗。

【主治】痛证，间日疟，神经衰弱，假性近视。

（六）对屏尖

【部位】在对耳屏游离缘尖端，即对耳屏 1、2、4 区交点处。

【穴效】清利湿热，化痰平喘。

【主治】哮喘，腮腺炎，皮肤瘙痒，睾丸炎，附睾炎。

上篇

（七）缘中

【部位】在对耳屏游离缘上，对屏尖与轮屏切迹之中点处，即对耳屏 2、3、4 区。

【穴效】滋水涵木。

【主治】遗尿，内耳眩晕症。

（八）脑干

【部位】在轮屏切记处，即对耳屏 3、4 区之间。

【穴效】清利头目，滋养肝肾。

【主治】后头痛，眩晕，假性近视。

七、耳甲穴位

（一）口

【部位】在轮脚下方前 1/3 处，即对耳甲 1 区。

【穴效】疏肝利胆，通经化湿。

【主治】面瘫，口腔炎，胆囊症，胆石症，戒断综合征。

（二）食管

【部位】在耳轮脚下方中 1/3 处，即耳甲 2 区。

【穴效】调胃气，开胸膈，解痉挛。

【主治】食管炎，食管痉挛。

（三）贲门

【部位】在耳轮脚下方后 1/3 处，即耳甲 3 区。

【穴效】理气和胃，解痉止痛。

【主治】贲门痉挛，神经性呕吐。

（四）胃

【部位】在耳轮脚消失处，即耳甲 4 区。

【穴效】健脾和胃，调气止痛。

【主治】胃痉挛，胃炎，胃溃疡，失眠，牙痛，消化不良。

（五）十二指肠

【部位】在耳轮脚及部分耳轮与 AB 线之间的后 1/3 处，即耳甲 5 区。

【穴效】疏肝理气，利胆和胃。

【主治】十二指肠溃疡，上腹部疼痛，胆囊症，胆石症，幽门痉挛。

（六）小肠

【部位】在耳轮脚及部分耳轮与 AB 线之间中 1/3 处，即耳甲 6 区。

【穴效】健脾理气，养心安神。

【主治】消化不良，腹痛，心动过速，心律失常。

（七）大肠

【部位】在耳轮脚及部分耳轮与 AB 线之间的 前 1/3 处，即耳甲 7 区。

【穴效】调理肠腑，消积化痔。

【主治】腹泻，便秘，痢疾，咳嗽，痤疮。

（八）阑尾

【部位】在小肠区与大肠区之间，即耳甲6、7交界处。

【穴效】疏通腑气，清泄郁热。

【主治】单纯性阑尾炎，腹泻。

（九）艇角

【部位】在对耳轮下脚下方前部，即耳甲8区。

【穴效】补肾固摄，清利湿热。

【主治】前列腺炎，尿道炎。

（十）膀胱

【部位】在对耳轮下脚下方中部，即耳甲9区。

【穴效】健运下焦，调理膀胱。

【主治】膀胱炎，尿道炎，尿潴留，腰痛，坐骨神经痛。

（十一）肾

【部位】在对耳轮下脚下方后部，即耳甲10区。

【穴效】补肾壮腰，调经止遗，聪耳明目。

【主治】腰痛，耳鸣，神经衰弱，肾盂肾炎，哮喘，遗尿症，月经不调，遗精，早泄。

（十二）输尿管

【部位】在肾区与膀胱区之间，及耳甲9、10区交界处。

【穴效】清利湿热，通瘀化石。

【主治】输尿管结石绞痛。

（十三）胰胆

【部位】在耳甲艇的后上部，即耳甲11区。

【穴效】疏泄肝胆，清热利湿。

【主治】胆囊炎，胆石症，胆道蛔虫症，偏头痛，带状疱疹，中耳炎，耳鸣，听力减退。

（十四）肝

【部位】在耳甲艇的后下部，即耳甲12区。

【穴效】疏肝理气，补肾调经，明目健胃。

【主治】胁痛，眩晕，经前期紧张症，月经不调，更年期综合征，高血压，假性近视，单纯性青光眼。

（十五）艇中

【部位】在小肠区与肾区之间，即耳甲6、10区交界处。

【穴效】行气止痛，清热解毒。

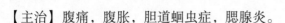

【主治】腹痛，腹胀，胆道蛔虫症，腮腺炎。

（十六）脾

【部位】在 BD 线下方，耳甲腔的后上部，即耳甲 13 区。

【穴效】健脾益气，固摄经血。

【主治】腹胀，腹泻，便秘，食欲不振，功能性子宫出血，白带过多，内耳眩晕。

（十七）肺

【部位】在心、气管区周围处，即耳甲 14 区。

【穴效】推气行血，通利小便，止咳平喘。

【主治】咳喘，胸闷，声音嘶哑，痤疮，皮肤瘙痒，荨麻疹，便秘，戒断综合征。

（十八）心

【部位】在耳甲腔正中凹陷处，即耳甲 15 区。

【穴效】宁心安神，调和营血，清泄心火。

【主治】心动过速，心律失常，心绞痛，无脉症，神经衰弱，癔症，口舌生疮。

（十九）气管

【部位】在心穴与外耳门之间，即耳甲 16 区。

【穴效】止咳平喘。

【主治】咳喘。

（二十）三焦

【部位】在外耳门后下，肺与内分泌之间，即耳甲 17 区。

【穴效】调理脏腑，通利水道。

【主治】便秘，腹胀，水肿，上肢外侧疼痛。

（二十一）内分泌

【部位】在屏间切迹内，耳甲腔的前下部，即耳甲 18 区。

【穴效】疏肝健脾，调和冲任。

【主治】痛经，月经不调，更年期综合征，痤疮，间日疟。

八、耳垂穴位

（一）牙

【部位】在耳垂正面前上部，即耳垂 1 区。

【穴效】清热止痛。

【主治】牙痛，牙周炎，低血压。

（二）舌

【部位】在耳垂正面中上部，即耳垂 2 区。

【穴效】清热泻火。

【主治】舌炎，口腔炎。

（三）颌

【部位】在耳垂正面后上部，即耳垂 3 区。

【穴效】清热舒经，理气止痛。

【主治】牙痛，颞颌关节功能紊乱。

（四）垂前

【部位】在耳垂正面前中部，即耳垂4区。

【穴效】健脾益气，养心安神。

【主治】神经衰弱，牙痛。

（五）眼

【部位】在耳垂正面中央部，即耳垂5区。

【穴效】补益肝肾，健脾强心，养血明目。

【主治】假性近视。

（六）内耳

【部位】在耳垂正面后中部，即耳垂6区。

【穴效】补益肝肾，聪耳开窍。

【主治】内耳眩晕症，耳鸣，耳聋，聤耳，听力减退。

（七）面颊

【部位】在耳垂正面眼区与内耳区之间，即耳垂5、6区交界处。

【穴效】疏风解痉，调和气血。

【主治】周围性面瘫，三叉神经痛，痤疮。

（八）扁桃体

【部位】在耳垂正面下部，即耳垂7、8、9区。

【穴效】疏风清热，清利咽喉。

【主治】扁桃炎，咽炎。

九、耳背穴位

（一）耳背心

【部位】在耳背上部，即耳背1区。

【穴效】宁心安神。

【主治】心悸，失眠，多梦。

（二）耳背肺

【部位】在耳背中内部，即耳背2区。

【穴效】止咳平喘，养血润燥。

【主治】咳喘，皮肤瘙痒。

（三）耳背脾

【部位】在耳背中央部，即耳背3区。

【穴效】健脾和胃，理气止痛。

【主治】胃痛，消化不良，食欲不振。

（四）耳背肝

【部位】在耳背中外部，即耳背 4 区。

【穴效】疏肝利胆，宽胸利胁。

【主治】胆囊炎，胆石症，胁痛。

（五）耳背肾

【部位】在耳背下部，即耳背 5 区。

【穴效】补肾健脾，益气摄血。

【主治】头痛，头晕，神经衰弱。

（六）耳背沟

【部位】在耳轮沟和耳轮上、下脚沟处。

【穴效】调理气血。

【主治】高血压，皮肤瘙痒。

十、耳根穴位

（一）上耳根

【部位】在耳根最上处。

【穴效】清热泻火，凉血止血。

【主治】鼻衄。

（二）耳迷根

【部位】在耳轮脚后的耳根处。

【穴效】疏肝利胆，清热利湿。

【主治】胆囊炎，胆石症，胆道蛔虫症，鼻塞，心动过速，腹痛，腹泻。

（三）下耳根

【部位】在耳最下处。

【穴效】补益心脾，调和气血。

【主治】低血压。

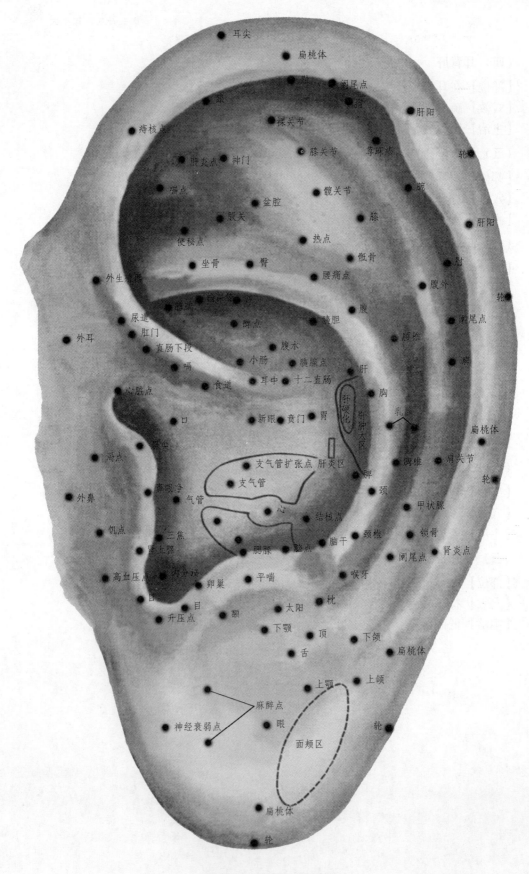

图 16-1　耳穴穴位示意图

第十七章 针灸技术

刺法和灸法是两种不同的治疗方法。刺法是用金属针等器具通过特定的针刺技术，刺激体表经络腧穴以治疗疾病；而灸法是通过温热刺激和艾绒的药物特性来防治疾病的。

虽然两种疗法在器具、治疗手段上有所不同，但都是通过刺激腧穴，在治疗疾病上有殊途同功的效果，具有疏通经络，调和脏腑，平衡阴阳，增强机体抵抗力，行气活血，祛除病邪等功效。临床上，刺法和灸法常联合应用，针灸并施。

针是刺法的主要工具。《灵枢·九针》中出现不同名称、形态和治疗作用的针。现代针法在"九针"的基础上发展出金针、银针、不锈钢针和其他合金针，这些针在制法和形态上都与《灵枢》中不同。

临床上常用的有毫针、三棱针、皮肤针和皮内针。

《灵枢》第一章"九针十二原"中描述的九针：

镵针：1.6寸，头圆末锐，浅刺皮肤或放血，治疗头身热证。

圆针：1.6寸，身如圆柱，针尖卵形，用于按摩分肉之间，治疗分肉间气滞（避免损伤肌肉）。

鍉针：3.5寸，针身较大，针头如粟，用于按压经脉外部（按之勿陷）。

锋针：1.6寸，针身圆柱形，针头锐利，刺出血，治疗痈疾，热病。

铍针：长4寸，宽2.5分，形如剑，锋利，用于切开排脓，治疗痈肿已成脓。

圆利针：1.6寸，针头微大，针身反小，深刺治疗痈疾，痹症。

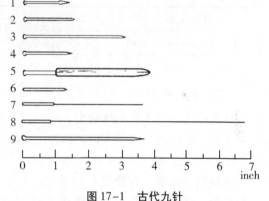

图17-1 古代九针

1. 镵针 2. 圆针 3. 鍉针 4. 锋针 5. 铍针
6. 圆利针 7. 毫针 8. 长针 9. 大针

毫针：3.6寸，纤细如毫毛，用于治疗寒热痛痹。

长针：7寸，深刺肌肉肥厚处，治疗深邪远痹。

大针：4寸，身粗圆，用于针刺放水，治疗关节积液；或火针治疗瘰疬，乳痈。

以下章节将介绍针法和灸法和一般治疗方法：毫针、艾灸、头皮针、耳针。

一、毫针基本操作

（一）毫针的结构和规格

毫针是临床应用最广泛的一种针具，多数的针刺法都可以使用毫针。

虽然现代与古代的毫针在材料、针身粗细或长度以及制作方法上有很多不同，却是现代运用最广泛的针具，大部分用不锈钢制成，同时还有金、银和其他合金等。

毫针的构成，分为针柄、针尾、针尖、针身和针根五部分：

针柄：是用金属（铜或铝）缠绕成，为医者持针、行针的操作部位。

针尾：针柄的末端部分，是放置艾绒温针的部位。

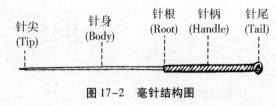

图 17-2　毫针结构图

针尖：针的尖端部分，亦称针芒，尖如松针，是刺入腧穴肌肤的关键部位。

针身：针尖至针柄间的部分，挺直滑利而有韧性。

针根：针身与针柄连接的部分。

毫针的长度和粗细用来描述针身的尺寸。如表 17-1、表 17-2 所列。

在毫针"长度和粗细表"中以直径 28～31 厘米，长度 1.5～3.5 寸的毫针使用最多。

表 17-1　　　　　　　　　　毫针长短规格表

寸（cun）	0.5	1.0	1.5	2.0	2.5	3.0	3.5	4.0	4.5
毫米（mm）	15	25	40	50	65	75	90	100	115

表 17-2　　　　　　　　　　毫针粗细规格表

号数（No.）	24	26	28	30	32	34	36
直径（Diameter）（mm）	0.45	0.40	0.35	0.30	0.25	0.22	0.20

（二）操作练习

针灸操作需要练针和练指力，毫针因其纤细、柔韧性高，很难在最小的疼痛下进针。并且要有一定指力，操作才能灵活自如。因此初学者要勤加练习。

1. 纸垫练针法

用松软的绵纸，折叠成 8 厘米长，5 厘米宽，2～3 厘米的厚度，外用棉线呈"井"字形扎紧。练习时，左手拿住纸垫，右手拇指置于针柄 1 寸处，食指和中指如执毛笔式持针。

将针尖刺入纸垫内，手指渐加压力顺时针和逆时针捻转针柄。如此反复练习可以增强指力，熟练操作和捻转的手法。

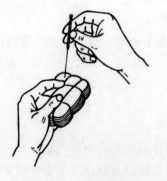

图 17-3　纸垫练针法

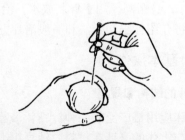

图 17-4　棉球练针法

2. 棉球练针法

用棉絮一团做成直径6~7厘米的圆球,外包纱布并缝制。方法同纸垫练习,棉球练习可用于多种操作手法,如提插捻转。

练习时,要注意捻转快慢适中,控制捻转角度均匀;同时练习提插手法,直到可以熟练操作。作提插练针时,要求深浅适宜,幅度均匀,快慢适中。

使用纸垫或棉球练习与针刺人体有很大不同。为了体会手法的不同感觉,可以在自己身上进行试针练习。唯有这样才能亲身体会,提高针刺技能。

(三)毫针的选择

目前临床广泛采用不锈钢毫针,因其具有坚韧锋利,耐高热,防锈,方便耐用等优点。用金、银制作的毫针因其较差的韧性和昂贵的价格,一般很少应用。

不同针具有其各自的特点,不同病症选择相应的针具,避免造成患者不必要的痛苦。同时要根据患者的性别、年龄、体型、体质、病情和病因,病位和腧穴部位的不同,选择长短粗细不同规格的毫针。

《灵枢》中九针因其功能不同而制成不同规格。例如,相对较长和粗的针适用于体型适中,体质强壮的男性,治疗病位较深的疾病;若是身体较瘦,体质较虚的女性,病位表浅,则应使用相对短细的针。

针刺表浅的肌肉、皮肤,选择短而细的毫针;针刺深部的肌肉则使用长而粗的毫针。

临床上选择用针的长度要大于穴位深度,当针达到刺穴深度时,针体要有一部分留在皮肤外。例如,针刺部位为0.5寸,应当选择1寸的毫针;如果针刺深度为1寸,则应当选择1.5寸的毫针。

(四)体位选择

合适的体位对于正确的取穴,针刺操作,持久留针和防止针刺意外等都有重要意义。如果患者因紧张或严重的疾病,体位选择不当,会发生晕针的现象。此外,由于体位选择不当,在患者移动时,常会导致弯针或折针,给患者增加痛苦。因此,选择恰当的体位,对于毫针治疗具有重要的意义。

临床常用的针刺体位有仰卧位、侧卧位、俯卧位、仰靠坐位、俯卧坐位、侧伏坐位。

仰卧位:适用于针刺头、面、胸腹部和四肢的部分腧穴。

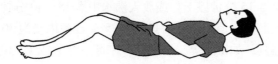

图 17-5 仰卧位

侧卧位:适用于针刺侧身部,少阳经和四肢的部分腧穴。

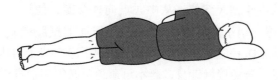

图 17-6 侧卧位

下篇

俯卧位：适用于针刺头、项、背、腰部和臀部，以及四肢背面的腧穴。

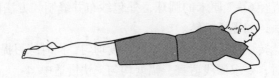

图 17-7　俯卧位

仰靠坐位：适用于针刺前额、颜面和颈部的腧穴。

俯卧坐位：适用于针刺背部、头部和枕项的腧穴。

侧伏坐位：适用于针刺侧头、面颊和耳部的腧穴。

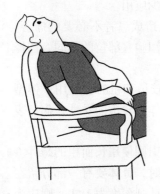 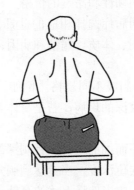 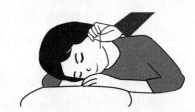

图 17-8　仰靠坐位　　　　图 17-9　俯卧坐位　　　　图 17-10　侧伏坐位

除了以上提到的体位外，根据针刺部位的不同，还可采用其他体位，患者的体质和病情都应考虑在内。对于首次接受治疗者、年老、精神紧张及疾病严重者等，应选择卧位。

（五）消毒

针刺前要严格消毒，包括针具器械的消毒，针刺部位和医者手指的消毒。

下面介绍几种常用的消毒方法：

1. 针具器械消毒

将毫针等针具用布包好，放入密闭的高压蒸汽锅内进行灭菌，一般在 98～147kPa 的压强下，115～123℃保持 15 分钟以上。或放入沸水中煮 15～30 分钟。

另外，还可使用乙醇进行消毒。将针具放入 75% 乙醇内浸泡 30 分钟，取出擦去表面的液体。同时，其他器具，如镊子等，可用 2% 来苏尔溶液或 1：1000 升汞溶液浸泡 1～2 小时。

治疗传染病的针具要另放并严格消毒，并注意一针一穴。

2. 针刺部位和医者手指消毒

在患者需要针刺的皮肤腧穴部位，从中心点向外绕圈，使用 75% 乙醇棉球擦拭消毒（或先用 2.5% 碘酊涂擦，稍干后，再用 75% 乙醇棉球擦拭脱碘）。当皮肤腧穴消毒后，要保持洁净。在针刺前，医者应先用肥皂水将手洗刷干净，待干再用 75% 乙醇棉球擦拭。持针施术时，医者应尽量避免接触针身，若不可避免，必须用消毒干棉球作间隔物，以确保针身无菌。

（六）针刺角度和方向

进针角度要根据腧穴部位特点和针刺要求确定，一般分以下三种情况：直刺法、斜刺法、横刺法。

直刺法：将针体垂直刺入皮肤，针体与皮肤呈90°角，适用于大多数穴位。

斜刺法：针体与皮肤呈45°角左右，倾斜刺入皮肤。用于针刺重要脏器或浅部肌肉等不能直刺或深刺的部位。

横刺法：又称平刺，沿皮下进针，横刺腧穴，针体与皮肤呈15°角左右。适用于针刺头面等皮肤肌肉较薄的部位。

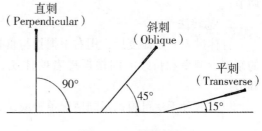

图17-11　针刺角度

不仅要考虑刺穴角度，还要注意以下因素：

体质：瘦弱者宜浅刺；肥壮者宜深刺。

年龄：年老体弱者和婴儿宜浅刺；体质强壮的青年和中年宜深刺。

病情：阳证和新病宜浅刺；阴证和久病宜深刺。

腧穴部位：头面部、胸背部等皮肤肌肉较薄的部位当浅刺；四肢、臀部、腹部等皮肤肌肉丰厚的部位当深刺。

针刺角度与深浅密切相关。一般深刺使用垂直进针，浅刺用斜刺或横刺法。而且，在针刺天突、哑门、风府等腧穴，以及胸背部有重要脏器的部位时，要特别注意角度和深度。

二、针刺操作与得气

毫针进针后施以一定的行针手法，使腧穴产生针刺的感应，这种针刺的感应就是得气，又称为针感。是施行针刺产生补泻作用的关键。得气时，医者在针尖部有缓和、沉紧的感觉，患者在腧穴部位出现酸、麻、胀、痛、重感，向某部位或方向传导。如不得气，医者觉针下空虚；患者无感觉。窦汉卿《针经指南》说："轻滑慢而未来，沉紧涩而以致，气之至也，如鱼吞钓饵之浮沉；气未至也，如闲处幽堂之深邃。"针下气至的速迟，与针刺取效的快慢和病情的预后密切相关，《灵枢》说："刺之要，气至而有效。"

针刺反应与气至速迟的关系：一般而论，针后得气迅速，则取效快，疾病易愈；若针后经气迟迟而至，收效相对缓慢，疾病缠绵难愈；若反复施针仍不得气，属正气衰竭，预后不良。在临床上，如手下无针感，可能为取穴失准，手法失熟，角度偏差或浅深失宜，故应调整针刺的角度、方向和深浅，正确选穴，熟练针刺手法。有些患者由于疾病的原因或者体质虚弱，出现反应迟钝、术者针下感觉和患者自觉针感均不明显的情况，故应熟练操作，留针、温针或以灸法来促使得气。如气仍不止，则说明脏腑经气衰绝。《针灸大成》"针若得气速，则病易痊而效亦速也；若气来迟，则病难愈而有不治之忧。"

行针操作技术包括基本手法和辅助手法两种。

（一）基本针刺手法

临床常用的基本手法为提插法和捻转法。

1. 提插法

针刺入一定深度后，针体垂直地上提和下插，由浅入深为插；由深到浅为提。提插的幅度，频率和持续时间要根据患者的体质，疾病的阴阳盛衰，腧穴部位和治疗需要而逐步调节。

2. 捻转法

针体进入一定深度后，用右手拇指与食指来回旋转捻动，反复交替使针体转动。捻转的幅度、频率和持续时间根据患者的体质，疾病的阴阳盛衰，腧穴特点和治疗需要而调节。

以上两种手法可根据不同情况单独或结合使用。

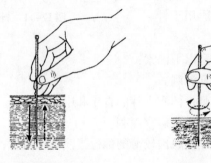

图 17-12　提插法　　　　　图 17-13　捻转法

（二）辅助针刺手法

1. 按

用左手或右手手指按腧穴周围皮肤，或循经脉按压。使气血流通，促进得气；疏散气血，降低皮肤紧张感。

2. 刮

针刺入一定深度时，用拇指和食指指腹固定针尾，再用拇指、食指和中指指甲由下到上刮擦针柄。刺激经气运行，促进得气。

3. 弹

针刺入一定深度后，以手指轻弹针柄，使经气流通充实。《针灸问对》说："如气不行，将针轻轻弹之，使气速行。"

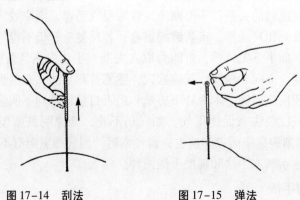

图 17-14　刮法　　　　　图 17-15　弹法

4. 盘

针刺入一定深度后，用拇食中三指扣住针尾进行盘转，向左或右盘，每盘3～5次，同时，提插以防止肌纤维缠绕。盘法可使针下气至而调和，从而增强正气，驱散外邪。

5. 摇

针刺入一定深度后，手持针柄，将针轻轻摇动，状如摇桨或绞盘。这种针刺方法是以指捻针柄，摇动针体，边摇边退针，从深到浅，摇大针孔，以宣散邪气。卧倒针身或直立针身，从左向右，较浅而大的摇，可以加强得气感应，使经气沿一定方向传导，这就是青龙摆尾的基本手法。《针灸问对》载云："摇（针）以行气。"

6. 颤

针刺入一定深度后，右手持针柄，用小幅度、快频率的提插、捻转手法，使针身轻微震颤。本法可促使针下得气，增强针刺感应，祛除病邪，增强机体抵抗力。

三、针刺补泻

针刺补泻法源于《灵枢》："盛则泻之，虚则补之，热则疾之，寒则留之，陷下则灸之。"补法和泻法是针刺治疗的两种基本原则。《灵枢》："虚实之要，九针最妙。补泻之时以针为之。"《千金要方》载云："补泻，针刺之要也。"补泻在针刺治疗中起着关键性作用，尤其是毫针刺法。所谓"补法"，即可扶助正气，促使低下的功能恢复正常的手法；"泻法"，是能疏泄邪气，使亢进的机能恢复正常的手法。补法和泻法都是通过针刺腧穴来达到目的，补泻效果的产生，主要取决于三个方面的因素：机体反应状态、腧穴的特性、针刺手法。

（一）机体反应状态

针刺的疗效取决于人体自身的机能状态。人体机能处于不同的病理状态时，针刺可以产生不同的作用而收到补或泻的不同效果。例如，当机体的正气虚惫呈虚证时，针刺相应的腧穴可以起到补虚的作用。当机体邪热壅盛呈实证时，针刺相应的腧穴又可起到泻实的作用。另外，针刺可以治疗胃肠痉挛疼痛，收到解痉止痛之效；增强胃肠蠕动，治疗蠕动迟缓而使消化功能恢复正常。

（二）腧穴的特性

腧穴的主治作用不仅有其普遍性，而且某些腧穴还具有相对特异的治疗作用。例如，足三里和关元等穴具有强壮机体的作用，多用虚证；少商和十宣等穴具有疏泄病邪的作用，多用于实证。

（三）针刺手法

针刺可以调整机体的内在因素，历代针灸医家在长期的医疗实践中，创造和总结了许多针刺补泻的手法，并沿用至今。

1. 捻转补泻法

针刺得气后，在针下得气处轻缓捻转，幅度小，时限短者为补法；若捻转的频率、速度和时限较大者则为泻法。

同时，捻转补泻法要以方向而区分：向左捻转为补；向右捻转为泻。

2. 提插补泻法

针刺得气后，在针下得气处小幅度上下提插，重插轻提为补法；轻插重提为泻法。

3. 徐疾补泻法

徐徐入针，快速出针，为补法；疾速入针，缓缓出针，为泻法。

4. 迎随补泻法

针刺得气后，针尖随经而行为补法；针尖逆经脉而行即为泻法。

5. 呼吸补泻法

补法：患者吸气时进针，呼气时出针；泻法反之。

6. 开阖补泻法

出针时疾按针孔为补法；出针时摇大针孔，不加按压为泻法。

7. 平补平泻

针刺得气后，缓缓提插、捻转、盘针后再出针。

临床上这些方法常配合应用，创立了如"烧山火""透天凉"这样的复式补泻手法。

（1）烧山火：首先，将针刺入浅层，约为需要深度的1/3（天部）。得气后，补法捻转，将针刺入中层，约为需要深度的2/3（人部）。有针感后，补法捻转，将针刺入深层（地部）。得气后，补法捻转，最后，缓缓出针。重复3次上述操作，直到针入需要深度。施针时，可结合使用呼吸补泻法。此法常用于治疗虚寒疾患，如寒痹证（关节疼痛）和肢体麻木等。

（2）透天凉：将针刺入深部（地部），得气后，泻法捻转，将针迅速提至中层（人部）；得气后，再次用泻法捻转，将针迅速提至浅层（天部）。得气后，再次泻法捻转，然后缓缓进针入深部。出针前，重复3次上述操作。施针时，可结合使用呼吸补泻法。此法常用于治疗实热疾患，如热痹、痈肿。

四、留针法和出针法

留针法指针刺入所需深度后，将针体留置穴内，停留一段时间。可以增强治疗作用，并利于进一步操作。通常，得气后留针10～20分钟，同时施以补泻法。但是在某些情况下，如急腹痛、破伤风、寒证或痉挛等疾患时，留针时间要相应延长，有时可长达数小时。

留针时，间隔一段时间可采用捻转、提插结合的方法以巩固疗效。静以留针，以候气至。临床上，留针与否，取决于患者的体质状况和疾病的情况。

出针法是针刺达到要求或留针后将针取出的方法。出针时，用左手拇、食指按压住穴位周围的皮肤，右手稍捻针柄，提至皮下，最后，迅速退出皮肤，用棉球按压针孔，以防出血。使用徐疾或开阖补泻法针刺后，要按照一定顺序出针。检查用针数，防止遗漏。患者稍事休息后方可离去。

五、针刺事故的预防和处理

虽然针刺法是很安全的，但有时可因医生的粗心，不妥的操作或解剖知识的欠缺而导致事故的发生。可能发生的事故如下：

（一）晕针

晕针是指在针刺过程中患者发生晕厥的现象。这是可以避免的，医者应该注意防止。

【原因】患者体质虚弱，精神紧张，或疲劳、饥饿、大汗、大泻之后，或体位不当，或医者在针刺时手法过重，而致针刺时或留针过程中出现此症。

【症状】患者突然出现精神疲倦、头晕目眩，面色苍白，恶心欲吐，多汗、心慌、四肢发冷，血压下降，脉象沉细，甚至神志昏迷，扑倒在地，唇甲青紫，二便失禁，脉微细欲绝。

【处理】立即停止针刺，将针全部起出。使患者平卧，注意保暖，轻者仰卧片刻，给饮温开水或糖水后，即可恢复正常。重者在上述处理基础上，可刺人中、素髎、内关、足三里、灸百会、关元、气海等穴，即可恢复。若仍不省人事，呼吸细微，脉细弱者，可考虑配合其他治疗或采取急救措施。

对于晕针应注重预防。如初次接受针刺治疗或精神过度紧张，身体虚弱者，应先做好解释，消除对针刺的顾虑，同时选择舒适持久的体位，最好采用卧位，选穴宜少，手法要轻。若饥饿、疲劳、大渴时，应令进食、休息、饮水后再予针刺，医者在针刺治疗过程中，要精神专注，随时注意观察患者的神色，询问患者的感觉，一旦有不适等晕针先兆，可及早采取处理措施，防患于未然。

（二）滞针

这个现象发生在行针或留针后，医者感觉针下滞涩，捻转、提插、出针均感困难，而患者则感觉痛剧，称滞针。

【原因】患者精神紧张，当针刺入腧穴后，患者局部肌肉强烈收缩；或行针手法不当，向单一方向捻针太过，以致肌肉组织缠绕针体而成滞针。若留针时间过长，有时也可出现滞针。

【症状】医者感觉针下滞涩，捻转、提插、出针均感困难，而患者则感觉痛剧。

【处理】若患者精神紧张，局部肌肉过度收缩时，可稍延长留针时间，或于滞针腧穴附近，进行循按或用叩弹针柄，或在附近再刺一针，以宣散气血，而缓解肌肉的紧张。若行针不当，或单向捻针而致者，可向相反方向将针捻回，并用刮柄、弹柄法，使缠绕的肌纤维回释，即可消除滞针。

【预防】对精神紧张者，应先做好解释工作，消除患者不必要的顾虑。注意行针的操作手法和避免单向捻转，若用搓法时，应注意与提插法的配合，则可避免肌纤维缠绕针身而防止滞针的发生。

（三）弯针

弯针是指进针时或将针刺入腧穴后，针身在体内形成弯曲，称为弯针。

【原因】医生进针手法不熟练，用力过猛、过速，以致针尖碰到坚硬组织器官或患者在针刺或留针时移动体位，或因针柄受到某种外力压迫、碰击等，均可造成弯针。

【症状】针柄改变了进针或刺入留针时的方向和角度，提插、捻转及出针均感困难，患者感到疼痛。

【处理】出现弯针后，不得再行提插、捻转等手法。如针轻微弯曲，应慢慢将针起出。若弯曲角度过大时，应顺着弯曲方向将针起出。若由患者移动体位所致，应使患者慢慢恢复原来体位，局部肌肉放松后，再将针缓缓起出，切忌强行拔针，以免针体折断在患者体内。

【预防】医者进针手法要熟练，指力要均匀，并要避免进针过速、过猛。选择适当体位，在留针过程中，嘱患者不要随意更换体位，注意保护针刺部位，针柄不得受外物碰撞和压迫。

（四）断针

断针或称折针，是指针体折断在人体内。若能术前做好针具的检修和施术时加以应有的注意，是可以避免的。

【原因】针具质量欠佳，针身或针根有损伤剥蚀。进针前失于检查。针刺时将针身全部刺入腧穴。行针时强力提插、捻转，肌肉猛烈收缩。留针时患者随意变更体位，或弯针，滞针时未能进行及时正确地处理等，均可造成断针。

【症状】行针时或出针后发现针身折断，其断端部分针身尚露于皮肤外，或断端全部没入皮肤之下。

【处理】医者态度必须从容镇静，嘱患者切勿更动原有体位，以防断针向肌肉深部陷入。若残端部分针身显露于体外时，可用手指或镊子将针起出。若断端与皮肤相平或稍凹陷于体内者，可用左手拇、食二指垂直向下挤压针孔两侧，使断针暴露体外，右手持镊子将针取出。若断针完全深入皮下或肌肉深层时，应在X线下定位，手术取出。

【预防】为了防止折针，应于术前仔细地检查针具，对不符合质量要求的针具，应剔出不用。避免过猛、过强的行针。在行针或留针时，应嘱患者不要随意更换体位。针刺时更不宜将针身全部刺入腧穴，应留部分针身在体外，以便于针根断折时取针。在进针行针过程中，如发现弯针时，应立即出针，切不可强行刺入、行针。对于滞针等亦应及时正确的处理，不可强行硬拔。

（五）血肿

血肿是指针刺部位出现的皮下出血而引起的肿痛，称为血肿。

【原因】针尖弯曲带钩，使皮肉受损，或刺伤血管所致。

【症状】出针后，针刺部位肿胀疼痛，继则皮肤呈现青紫色。

【处理】若微量的皮下出血导致局部小块青紫时，一般可自行消退，故不必处理。若局部肿胀疼痛较剧，青紫面积大而且影响到活动功能时，可先做冷敷止血后，再做热敷或在局部轻轻揉按，以促使局部瘀血消散吸收。

【预防】仔细检查针具，熟悉人体解剖部位，避开血管针刺，出针时立即用消毒干棉球按压迫针孔。

六、针刺禁忌

在进行针刺治疗时，因患者的体质和生理情况有差异，所以医者应注意以下几个方面：

（1）患者在过于饥饿、疲劳、精神紧张时，不宜立即进行针刺。对身体瘦弱、气血亏虚的患者，进行针刺时手法不宜过强，并应尽量选用卧位。

（2）妇女怀孕3个月者，不宜针刺小腹部的腧穴。若怀孕3个月以上者，腹部、腰骶部腧穴也不宜针刺。至于三阴交、合谷、昆仑、至阴等一些通经活血的腧穴，在怀孕期亦应予禁刺。如妇女行经时，若非为了调经，亦不应针刺。

（3）小儿囟门未合时，头顶部的腧穴不宜针刺。

（4）自发性出血和损伤后出血不止的患者不宜针刺。

（5）皮肤有感染、溃疡、瘢痕的部位不宜针刺。

（6）对于胸胁、腰、背、脏腑内居之处的腧穴，不宜深刺。肝、脾肿大，肺气肿患者更应注意。

（7）针刺眼区和项部的风府、哑门等穴以及脊椎部的腧穴，要注意掌握一定的角度，更不宜大幅度提插、捻转和长时间留针，以免伤及重要组织器官，产生严重的不良后果。

（8）对尿潴留患者，在针刺小腹部腧穴时，也应掌握适当针刺方向、角度、深度等，以免误伤膀胱等器官，出现意外事故。

下

篇

第十八章 灸 法

第一节 艾灸概述

灸法是借助灸火的温和热力以及药物的作用，烧灼、温熨体表的穴位，通过经络的传导，以达到治病和保健目的的一种外治法。艾灸具有葆养生命，抗衰老的作用，尤其对老年人的常见病有很好的疗效。关于艾灸，最早记载于两千多年前的《扁鹊心书》中："保命之法，艾灼第一。"《医学入门》中记载："凡病药所不及，针所不到，必须灸之"。说明对于使用药物、针刺等方法治疗无效或效果不显著的病证，采用灸法往往能够奏效。

几千年的经验证明艾灸的治疗作用非常突出，主要表现在温经散寒、扶阳固脱两个方面。"温经散寒"是指不仅能祛除寒邪，还包含有散瘀、散结、化痰的功效。再者，艾灸具有良好的保健作用。无病自灸，可以激发人体正气，增强抗病能力，使人精力充沛，长寿不衰。

可用于灸法的药物很多，但艾叶以其独特的药效而被历代医家所采用。《本草纲目》记载："以叶入药，性温、味苦、无毒，纯阳之性，通十二经，具回阳、理气血、逐寒湿、止血安胎等功效。"艾为菊科多年生草本植物，味辛，微苦，为纯阳之性，具温阳之功，可通经络、逐寒湿。艾叶不仅具有药物的作用，而且芳香易燃，燃烧时热力温和，比较舒适，艾火之热力可深透肌层，并能穿透经络，发挥其温通气血，散寒除湿，消肿散结，扶阳固脱的作用。通过艾灸刺激人体某个特定穴位，调节经络、脏腑的功能，达到治疗疾病的目的。

一、艾炷灸法

将艾绒置于平板上，用手指边捏边旋转，捏成上尖下平的圆锥体，如麦粒大，枣核大，或半截橄榄大小。艾炷灸又分直接灸和间接灸两种。

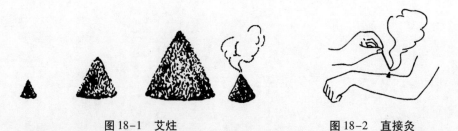

图 18-1 艾炷　　　　　　　　　图 18-2 直接灸

（一）直接灸

将艾炷直接放置施灸部位皮肤上烧灼的方法。施灸后，若局部皮肤组织烧伤、发泡、溃烂而形成瘢痕，称之为化脓灸；不形成瘢痕为非化脓灸。

1. 化脓灸法

该法又称为瘢痕灸，艾炷安放时先在穴位上涂少量蒜液或凡士林，以增加黏附性，使艾炷紧贴于皮肤。放好后，用线香点燃艾炷，接近皮肤时患者有灼痛感，可用手在穴位四周拍打以减轻痛感。大约1周左右，灸穴逐渐出现无菌性化脓反应，如脓液多，膏药应勤换，经5~6周后，灸疮结痂脱落，局部留有疤痕。此灸法有后遗瘢痕，灸前应征求患者同意。此法适于全身慢性顽固病症，如哮喘、肺结核、瘰疬、骨髓炎、关节病等。

2. 非化脓灸法

施灸时先在所灸腧穴部位涂少量的凡士林，以使艾炷便于黏附，然后将艾炷放置于腧穴部位点燃施灸，当艾炷燃剩2/5或1/4而患者感到微有灼痛时，即可易炷再灸。若用麦粒大艾炷施灸，当患者感到有灼痛时，医者可用镊子将艾炷熄灭，然后继续易炷再灸，待将规定壮数灸完为止。一般应灸至局部皮肤红晕而不起泡为度。因其皮肤无灼伤，故灸后不化脓，不留瘢痕。一般虚寒性疾患均可采用此法。

（二）间接灸法

间接灸法是用药物将艾炷与施灸腧穴部位的皮肤隔开进行施灸的方法。常用的药物有姜、蒜、盐等。常用的间接灸有隔姜灸、隔蒜灸、隔盐灸和隔附子饼灸几种。

1. 隔姜灸

将鲜生姜切成厚约0.2~0.3厘米生姜片，用针扎孔数个，置施灸穴位上，用艾炷点燃放在姜片中心施灸。反复进行，以局部皮肤潮红湿润为度。这种方法具有温中、散寒、止呕、解表的作用，适用于感冒、呕吐、腹痛、泄泻、遗精、阳痿、早泄、不孕、痛经、面瘫及风寒湿痹等。

2. 隔蒜灸

将鲜大蒜切成厚约0.2~0.3厘米薄片，用针扎孔数个，置施灸穴位上，用艾炷点燃放在蒜片中心施灸。反复进行，以局部皮肤泛红为度。这种方法具有消肿、拔毒、散结、止痛的作用，临床用于治疗瘰疬、肺结核及皮肤溃疡早期等。

3. 隔盐灸

将盐纳入脐中，或盐上放置姜片，用大艾炷点燃施灸。这种方法具有温中、回阳、救逆、固脱的作用，临床用于治疗呕吐、泄泻、痢疾、四肢厥冷、中风脱证等。

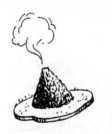

图18-3 隔姜灸

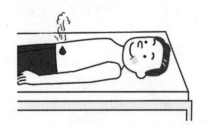

图18-4 隔盐灸

4. 隔附子饼灸

将生附子切细研末，用黄酒调和作饼，厚约0.3~0.5厘米中间用针扎孔数个，置于穴位上，再以大艾炷点燃施灸。这种方法具有温肾壮阳的作用，临床适用于命门火衰所致的遗精、早泄、阳痿及疮疡久溃不敛等症。

二、艾条灸法

1. 纯艾条

取制好的陈久艾绒24g，平铺在26厘米长、20厘米宽，质地柔软疏松而又坚韧的桑皮纸上，将其卷成直径约1.5厘米的圆柱形艾条，越紧越好，用胶水或糨糊封口。

2. 药艾条

就是在艾条中加入一些中草药而制成。有以下三种：

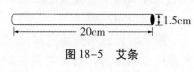

图18-5　艾条

（1）常用药艾条：是用肉桂、干姜、木香、独活、细辛、白芷、雄黄、苍术、没药、乳香、川椒各等份，研成细末。将药末混入艾绒中，每支艾条加药末6g制成。

（2）太乙神针：人参125g，穿山甲250g，山羊血62.5g，千年健500g，钻地风500g，肉桂500g，小茴香500g，苍术500g，甘草1000g，防风2000g，麝香少许，共研为末。以桑皮纸一张，宽约40厘米，摊平，取艾绒24g，均匀铺在纸上和艾绒150g混匀，然后卷紧如爆竹状，外用鸡蛋清涂抹，再糊上桑皮纸一层，捻紧即成，阴干待用。

（3）雷火神针：其制作方法和太乙神针一样，只是里面的药物处方有区别。用细艾绒125g，沉香、木香、乳香、羌活、干姜、穿山甲各9g，研为细末，加入麝香少许混匀。

艾条灸又可分为悬灸和实按灸两种。

（一）悬灸

悬灸又分为温和灸和雀啄灸。

1. 温和灸

将艾炷的一端点燃，对准应灸的腧穴部位或患处：约距离皮肤2~3厘米进行熏烤，使患者局部有温热感而无灼痛为宜，一般每穴灸10~15分钟，至皮肤红晕潮湿为度。如遇到昏厥或局部知觉减退的患者及小儿时，医者可将食、中两指置于施灸部位两侧，这样可以通过医生的手指来测知患者局部受热程度，以便随时调节施灸距离，掌握施灸时间，防止烫伤。

2. 雀啄灸

施灸时，艾炷点燃的一端与施灸部位的皮肤并不固定在一定的距离，而是像鸟雀啄食一样（图18-7），一上一下活动地施灸。雀啄灸时应注意灸的程度，掌握量的变化。

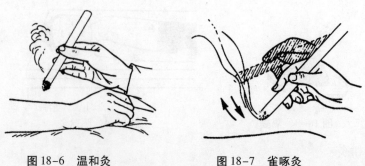

图18-6　温和灸　　　　　　图18-7　雀啄灸

3. 回旋灸

施灸时，艾炷点燃的一端与施灸部位的皮肤虽保持一定的距离，但不固定，而是向左

下篇

向右方向移动或反复旋转地施灸。

温和灸可用于一切灸法适应病证；雀啄灸多用于昏厥急救、小儿疾患、胎位不正、无乳等；回旋灸多用于治疗风寒湿痹及瘫痪。

艾灸时间的规定，一般穴位要求 5～7 分钟。雀啄灸时应与扎针时穴位要酸麻胀痛的要求区分开。除了化脓灸（个别情况下会有灼痛），灼痛也不是我们要求的，大部分穴位出现红晕、潮红、皮肤感觉温热即可。

（二）实按灸

这种方法是用药艾条来施灸的，又分为太乙神针和雷火神针。操作时，将艾条点燃的一端，以 7 层棉布包裹，迅速紧按在穴位上，使热力透达深部，等热减再灸，如此反复。每穴可按灸 5～7 次。临床上用于治疗风寒湿痹、痿证、腹痛及泄泻等证。

三、温针灸

在操作时，针刺得气后，将针留在适当的深度，在针柄上穿置一段长约 2 厘米的艾炷施灸，或在针尾上搓捏少许艾绒点燃施灸，直待燃尽，除去灰烬，再将针取出。此法是一种简而易行的针灸并用的方法。

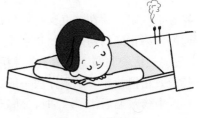

图 18-8　温针灸

四、温灸盒灸法

该法是用一种特制的盒形木制灸具，下面不安底，上面制作一个可随时取下的盖，在盒内中下部安铁窗纱一块。施灸时，把温灸盒安放于应灸部位的中央，点燃艾炷后，置铁纱上，盖上盒盖，放置穴位或患处，以皮肤潮红为度。

这种方法具有调节气血和温中散寒的作用，适用于临床上的一切灸法，特别适用于不宜直接施用灸法的小儿及妇女。

五、天灸疗法

天灸，是中医灸治疗法中非火热灸法中的主要疗法，又称发泡疗法、自灸、冷灸，根据贴药的时间分为三伏天灸和三九天灸。天灸疗法是中医传统的外治疗法，是借助药物对穴位的刺激，使局部皮肤发红充血，甚至起泡，以激发经络、调整气血而防治疾病的一种方法。

三伏天灸是在三伏天时进行天灸治病的方法，是中医时间医学、针灸学与中药外治相结合的一种疗法。三伏天人体阳气往往最盛，腠理疏松，天灸治疗利用"三伏天"的炎热气候，敷以辛温，逐痰，走窜、温经散寒、补虚助阳、通经平喘药物，通过辨证、分析后，选择相应的穴位进行敷贴灸治，以达到温阳利气，驱散内伏寒邪，使肺气升降正常，温补脾肾，增强机体抗病能力，并通过经络传接作用，调节脏腑阴阳，预防疾病发生的目的。

具体做法：每年夏季三伏期间，每伏第一天各贴药 1 次，贴于相应穴位，共灸治 3 次，可治疗和预防多种病症。另外，一些慢性病如咳嗽、支气管哮喘、过敏性鼻炎（即感冒）、慢性颈肩腰腿痛、慢性胃炎、结肠炎等慢性病症病程较长，短则数年，长则几十年，且易反复发作，正气虚时易诱发，中医认为："邪之所凑，其气必虚"，如能在此时进行治疗，对于治疗和预防这些病在冬季的复发有很大的帮助。因此，病员要有耐心坚持治疗。贴药年限长，次数多，则其疗效高，效果就好，因此，要多年坚持三伏天贴药。中医学认为，寒来暑往，时序变迁，对人体关系至大，《内经》提出，"春夏养阳"可以预防冬天疾病的发生。

例如哮喘、慢性支气管炎等呼吸道系统疾病，一般寒冬季节发作较频繁，症状明显，这时，常以治标缓解症状为主，不便从本质进行治疗。但到了夏天，这类疾病发作较少，或基本不发，正是根治的好时机。通过一些特殊的治疗来补益人体元气，增强抗病能力，以预防冬季来临时旧病复发，或减轻其症状。这就是中医所说的"冬病夏治"。

"三九灸"又名为冷灸，即选用某些对皮肤有刺激作用的药物敷贴于人体的穴位，利用药物的刺激作用，引起穴位局部皮肤的充血，甚至起疱，通过经络的调节作用，起到治疗疾病的目的。冬季的三九天是一年中最冷的时候，此时阳气敛藏，气血不畅，皮肤干燥，毛孔闭塞，在三九天行穴位贴敷疗法，能温阳益气，健脾补肾益肺，祛风散寒，起到通经活络止痛的功效。每年冬季三九天时进行三九灸来加强和巩固三伏灸疗效。

"三伏灸"与"三九灸"相配合，夏养三伏、冬补三九，能显著提高人体免疫能力，其疗效相得益彰。贴敷疗法一般 3 年为一疗程，病程长的患者可适当延长疗程。

中药敷贴后 4~6 小时，部分人群会有刺痒的感觉，这是药物渗透入表皮后的一种自然反应；还有人会出现红、肿、热、痛的感觉，大约只有1%~5%左右的人可能会起泡，这是由于药物被人体吸收充分、穴位敏感所造成的。皮肤起泡、反应强烈地患者疗效往往出乎意料的好。但要注意的是，为防止感染，起泡后一定不要搔破，少量小的水泡可等待其自行吸收，大水泡可用消毒针头刺破，排出液体，然后外涂碘伏，创面宜暴露并保持干洁，尽量避免覆盖患处。一般情况下，发泡疮很快就会痊愈，不会留下疤痕。

六、施灸顺序

《千金要方》上记载：灸法应先阳后阴，先上后下。

临床上，一般宜先灸上部，后灸下部；先阳后阴；艾炷先少后多，使艾火由弱而强。需大炷者，可先用小艾炷灸起，每壮递增之，或用小炷多壮法代替。但在特殊情况下，也可酌情灵活运用，不可拘泥。如气虚下陷之脱肛，可先灸长强以收肛，后灸百会以举陷等，如此才能提高临床疗效。

七、灸法补泻

《灵枢经》上记载：艾炷点燃置穴后，不吹其火，待其徐徐燃尽自灭，为补法；而用口吹旺其火，促其燃快，火力较猛，快燃快灭是为泻法。

八、艾灸的注意事项及施灸禁忌

（1）实热证、阴虚内热者不适宜灸法。
（2）颜面部、关节活动处或大血管处不宜施行瘢痕灸。
（3）孕妇及妊娠期妇女禁灸腹部及腰骶部。
（4）在进行艾灸前，患者不宜空腹，因为空腹时艾灸会给身体带来刺激，引起身体不适。

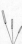

（5）艾灸后不应立即洗澡。因为洗澡的时候毛孔开放，寒邪容易再次侵袭人体。所以灸后切忌洗冷水澡，原则上应半小时以后才可洗热水澡。同理，喝水也应该喝温开水，不能喝凉开水。

九、灸后的处理

施灸过后，局部皮肤会发红和残留一些遗热，这是正常现象，不需做特殊的处理；如施灸过量，时间过长，局部出现水泡，只要不擦破，可任其自然吸收，如水泡较大，可用消毒毫针刺破水泡，放出水液，再涂以甲紫。瘢痕灸者，在灸疮化脓期间，1个月内慎做重体力劳动，疮面局部勿用手搔，以保护痂皮，并保持清洁，防止感染。在施灸过程中，要防止艾火烧伤皮肤或衣物。

十、艾条的选择

首先，拿起艾条在手里掂一掂，如果感觉特别实沉，硬度非常大，这种艾条就比较新，比较便宜，不适合作为艾灸来用。太硬的艾条不好，太软的也不行。太软的艾条里面裹得不紧，烧的时候容易掉渣，易烫伤。所以，我们应选择摸起来软硬适中，柱头有很多绒，不扎手，有韧性的艾条。

第二，要选择颜色。艾灸是用艾草做的，新鲜的艾草是绿色的，但是做成艾灸后并不是颜色越绿越好。药用或艾灸用的艾草都是要陈艾比较好，因为越陈的艾药力越强。新艾是草绿色或者墨绿色的，放置一年的艾条略微有些发黄，放置三年的艾条呈棕黄色，质地细腻绒密。

除了看外观，捏手感外，我们还可以闻一闻它的味道。新艾闻起来香味不是很足，同时可以闻到一些野草、青草的味道。陈艾闻起来有很香，且有馨郁的药味。

条件允许的话还可以把艾条点燃，观其烟雾。好的艾条点燃把火灭掉之后，冒出来的是非常均匀、细腻的白色烟雾，且可以闻到艾草的馨香药味。如果不是陈艾或质地不太好的艾条，则会有一些黑烟，气味也不那么地道，甚至还可看到有小火光。

总的来说，艾条的选择有四个要点：捏手感，看质地，闻味道，观烟雾。

第二节 艾灸的适应证及治疗方法

在临床上艾灸的治疗范围非常广泛，在内、外、妇、儿、五官科、皮肤科等均有运用。灸法不仅适用于阴证、寒证，也可用于阳证、热证。不少医者认为灸系火法，利少弊多，局限的认为灸治只适用于沉寒痼冷，无脉亡阳之证，而不适用于其他疾病。害怕灸疮易于感染，也有认为不如施用针刺简捷省事。而患者畏艾之灼痛，灸后遗留瘢痕。造成了今日习于用针而少于用灸，针刺确实具有很大的作用，但也不可偏废灸法。

历代医书中有关灸法治疗急性炎症性和发热性疾患的记载，是屡见不鲜的。治疗的有效与否在于施灸方法和取穴是否恰当。《神灸经纶》言："灸法要在明症审穴，症不明则无以知其病之在阴在阳，穴不审则多有误于伤气伤血，必精心体究，然后可收灸治之全功，而见愈病之神速也！"由于施灸方法众多，既有明灸（直接灸）和隔灸（间接灸）之分，而隔灸又可分为姜灸、蒜灸、盐灸、药饼灸等多种；又有补泻之分。这就要求医者在

下
篇

临证时，辨证选取恰当的施灸方法。明代医学家李梴对于灸法开拓性的论述可供医者参考，"虚者补之，使火气以助元气也，实者灸之，使实邪随火气而发散也，寒者灸之，使其气之复温也，热者灸之，引郁热之气外发，火就燥之义也。"灸法并非万能的灵药，"微微之脉，慎不可灸"但也有不建议首选艾灸治疗的病症，究竟哪些疾病用艾灸是显效、速效、高效，临床上必须有所抉择。如高热抽搐，艾灸的热刺激对高热抽搐的疗效并不是很好，所以原则上不建议选择这种方法。

艾灸的治疗作用广泛，治疗的病症也很多，是一种简便、实用、有效、安全易行的保健方法，可以自己学，自己治。总而言之，灸法用途之广而有效，不失为中医学宝库瑰宝之一，应当努力发掘。

艾灸主要的适应证如下：

寒凝血滞、经络弊阻引起的各种病症，如风寒湿痹、痛经、闭经、寒疝腹痛等证。

外感风寒表证与中焦虚寒呕吐、腹痛、泄泻等证。

脾肾阳虚、元气暴脱之证，如久泻、久痢、遗尿、遗精、阳痿、早泄、虚脱、休克等。

气虚下陷、脏器下垂之证，如胃下垂、肾下垂、子宫脱垂、脱肛、崩漏等。

外科疮疡以及瘰疬等证，既可用于疮疡初起，日久不溃之证，亦可用于疮疡溃久不愈者。

气逆上冲的病证，如肝阳上亢、肝气上逆等。

防病保健。用于抗衰老、预防中风及感冒。

灸法的临床应用如下：

一、内科疾病

（一）感冒

（1）取风池、列缺、风门、外关。伴身体浊不爽，口淡黏腻者加阴陵泉；伴乏力者加足三里；伴周身疼痛者加大椎；伴头痛者加太阳或百会。用艾卷温和灸，灸至穴位有温和舒适感为宜，一般每穴 10～15 分钟；或隔姜小麦粒灸至局部皮肤潮红、患者自觉有温热感亦有效。

（2）任取一侧外关穴，用麦粒灸法，当艾炷燃至患者疼痛时，轻拍周围皮肤以缓解疼痛，待艾炷即将燃尽时将艾火压灭，如此为 1 壮。继而 2 壮、3 壮，直至灸穴皮肤潮红，轻Ⅰ度烧伤为度，最后 1 壮保留艾灰，然后以创可贴外敷灸处。第二天灸处出现水泡为佳，泡大者可刺破水泡，再以创可贴外敷。一般 1 次即效，亦可重复施灸。

（二）哮喘

取定喘、大椎、膏肓、气海、肺腧、云门、膻中、足三里、丰隆、中脘、内关；或取膏肓，三焦腧，肾腧，气海穴在夏季三伏天时化脓灸，每年 1 次，连续 3 年为一疗程。小儿哮喘可取大椎、肺腧、身柱、膻中、天突、中府、云门、神阙。

（三）胃脘痛

化脓灸中脘及双侧足三里穴。足三里是长寿保健大穴，是胃痛的第一大选择。足三里具有良好的补益作用，常揉或针灸足三里，可获补益之功。足三里是胃经的一个穴位，刺

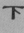

激足三里顺着经脉可直接调节到脾胃功能。所以，足三里对于治疗多种胃肠道疾病来说，都是一个很好的穴位。灸疮化脓期间用神灯治疗仪照射上腹部，以中脘穴为中心，热度以患者能耐受为宜，每次20分钟，每日1次，10次一疗程，间隔3~5日，再行下一疗程，直至灸疮痊愈。

肝气犯胃者加期门、太冲，脾胃虚寒的加胃腧穴，若胃酸过多可配巨阙、阳陵泉、内关。寒邪犯胃加合谷。瘀血阻络加内关。灸疗期间忌食生冷辛辣。

（四）呃逆

新证、急证，可先针足三里，悬灸中脘穴15分钟左右。内关、足三里留针30分钟。

重证、久病或继发于其他疾病之后者，直接灸膈腧、膏肓、气海穴。灸后若不能止，悬灸上述穴位，每日2次，每次每穴20分钟。

久病突然出现呃逆，一般多属危象。可灸天突穴。

（五）不寐

主穴选申脉、照海（均双侧）。配穴：心脾两虚者加百会；如有头晕、耳鸣、腰酸痛、口干少唾液、手足心热及盗汗等属阴虚火旺者，可加三阴交、涌泉以滋阴降火；胃脘不和或气血虚者配足三里、内庭；如烦躁、心情抑郁等属肝郁气滞者，可加灸太冲、阳陵泉，以行气解郁；肝火上扰者加行间。治疗时选在下午2~6点之间，诸穴采用温和灸法，每日1次，10次为一疗程，疗程间休息2~3日。

（六）水肿

阳水：隔姜灸大椎、肺腧、三焦腧、肾腧，关元腧，水道，阴陵泉。灸至皮肤潮红，以不起泡为度。偏风热者，宜点刺少商出血，以助散热。

阴水：直接无瘢痕灸水分、脾腧、肾腧穴，每穴7壮。偏脾虚者，悬灸三阴交；偏肾虚者悬灸太溪；至局部穴位皮肤潮红，触之温热为度。

以上灸法，均每日1次，7日为一疗程，疗程间隔2日。若遇皮肤起泡，起泡处停灸2日，外涂烫伤膏。

（七）泄泻

无论何种类型腹泻，均可选"腹泻奇效穴"（取穴：足外踝最高点直下，赤白肉际之处）、中脘、足三里，采用温和灸法，每穴每次各灸10~15分钟，每日灸2~3次，治愈为止。老年人最易出现的腹泻是"五更泻"，亦称"鸡鸣泻"，多发生在清晨。夜属阴，昼属阳，由阴往阳转化的这一时间段，是一个交接的时间点。在中国讲究"天人合一"的基本观点。人体的阳气盛衰，和自然界的阳气盛衰是统一对应的。清晨时，人体阳气较虚，而外界阴寒，正是由阴往阳转化的阶段，阳气不太充盛，就容易出现泄泻。特别是体质较为虚弱的中老年人，如果平时就比较怕冷，冬天穿的特别多，甚至连夏天都想穿很多衣服，吃东西也不敢吃凉的，这类情况下，就更容易发生五更泻了。五更泻在中医的辨证中属脾肾阳虚。治疗五更泻的主要穴位为：神阙、关元、天枢、太溪。神阙是一个补阳作用很好的穴位，天枢治泄泻、便秘疗效很好，太溪是肾经的原穴，有补肾阳、肾气的作用。

（八）便秘

采用穴位悬灸法与无瘢痕灸法相结合。其中，悬灸穴位每穴灸15~20分钟；无瘢痕

下篇

灸每穴灸 3~5 次。每日治疗 1~2 次，7 日为一疗程。具体选穴如下：

热秘、气秘均选大肠腧、天枢、上巨虚、支沟穴无瘢痕灸；热秘加悬灸曲池、合谷穴；气秘加悬灸阳陵泉、太冲穴。

虚秘、冷秘无瘢痕灸大肠腧、天枢、脾腧、足三里；虚秘加悬灸气海、胃腧；冷秘加悬灸神阙、关元穴。

（九）中风

化脓灸大椎穴及患者肩髃、曲池、环跳、足三里。足三里愈后再灸，余穴灸疮愈后可视机体恢复情况选穴再灸。

（十）中暑

中暑轻症：选大椎、中脘穴，予艾条悬灸，并以温水擦拭身体，直至症状缓解，微微出汗为止。

中暑重症：选神阙穴隔盐灸，关元、气海穴悬灸，同时温水擦身或 30% 酒精擦身。

（十一）虚劳

取大椎、膏肓穴，以化脓灸法，灸疮愈后，隔 1 周再灸，连灸 3 次为一疗程。

（十二）头痛

（1）独取百会法：直接灸百会 7 壮，每周 1 次，连续 4 次。无论何类型头痛，均可使用。

（2）头风疼痛可取百会、侠溪穴。

（十三）高血压

艾灸在调节和预防心脑血管疾病方面有很好的疗效。心脑血管疾病是慢性疾病，绝大多数需终身服药，持续治疗。在这个过程中艾灸是很好的辅助治疗方法。而病情较轻的患者，甚至可以把艾灸作为主治方法。这是因为艾灸的作用机制之一是消瘀散结，作用机制和发病机理吻合，从这个角度上说，艾灸是可以调节、防治心脑血管疾病的，但对于重症患者则不建议。

治疗高血压可取：太冲、曲池、足三里。太冲是肝经的一个穴位，中医认为高血压发病重要原因之一是肝阳上亢，太冲穴可以通过肝经平抑肝阳，治疗高血压作用较好，可以选择麦粒灸。麦粒灸是灸法的一种，其操作方法为先在穴位皮肤上标记，涂凡士林，安放麦粒大的艾炷，线香点火，灸 3~7 壮，灸后不用膏药贴敷。灼痛时可在穴位周围轻轻拍打减轻疼痛。麦粒灸调节经络，腧穴的作用很大。

如果血压突然升高则应用医嘱药物或者到医院采取急救措施，此时不建议艾灸。这时血压往往很高，易诱发急性心脑血管疾病和高血压脑病。而待血压稳定后可以施灸，因为艾灸是对经络、腧穴、脏腑的良性调节，是稳定的过程。

（十四）冠心病

艾灸可以防治冠心病，中医认为冠心病和高血压的基本病机是血瘀，艾灸的作用机制就是活血化瘀，所以可以用艾灸来温通经络。

治疗冠心病的三个重要穴位是膻中、内关、心腧。可采取雀啄灸和温和灸，中医里雀啄灸主要是泻法，而温和灸主要是补法，应该先进行中医治疗，明确病因，再确定是泻是补。心绞痛患者治疗时间宜选在静止期，每穴 5 壮，每周灸 1 次，每穴 15 分钟，每 4 周为一疗程，疗程间隔 1 周。

（十五）糖尿病

艾灸大椎、神阙法：用普通艾卷于每日上午 4 时 30 分和下午 4 时 30 分，2 次温和灸大椎、神阙穴各 30 分钟，半日一疗程，两日为期。

（十六）面瘫

取患侧翳风穴，隔姜灸 5～7 壮，至局部皮肤潮红，面部（颧髎、上关、下关、地仓、颊车、四白、迎香）以清艾条温和灸 20 分钟左右，每日 1 次，10 次为一疗程。

（十七）类风湿性关节炎

艾条悬灸：取大椎、曲池、阳陵泉、丰隆、犊鼻、委中、梁丘、血海各 15～30 分钟，以皮肤发红为度。每日 1 次，10 次为一疗程。

（十八）风湿病

选取患者疼痛周围部位的穴位，麦粒灸，每穴 7 壮。7 壮尽，压艾灰于施灸处。第 2 日起贴灸疮膏，使之发泡化脓，贴 30～40 日，脓尽脓收，治疗完毕。若无缓解，10 日后可复灸，至痊愈。

（十九）关节痛

中医认为关节痛的主要原因是感受风寒之邪，《内经》云："风寒湿三气杂至，合而为痹。"自然界的风邪、寒邪、湿邪这三种邪气侵犯人体以后，会引起人体肌肉关节的疼痛，主要原因是风寒湿。劳累和体质差可能是关节痛的根本或诱因。中医认为每日施灸 1 次，可以达到预防疾病和止痛的作用。前面提到艾灸首要作用之一是温经散寒，艾灸的材料是艾叶，艾叶本身有一种温通的作用。在施灸的过程中，艾叶的温通作用能祛除人体的寒邪，能够鼓舞人体的阳气，打通经络，使气血得以运行周身，具"温经散寒"之功。

1. 老寒腿

老寒腿主要表现为膝关节疼痛，治疗关节疼痛的主要穴位是膝眼、阳陵泉、阿是穴。可用隔姜灸的方法，姜片的厚度可以为 2～3 毫米。姜本身具有温散的作用，与艾条连用时起到加强药效的作用。一般来说，艾灸 1 壮时，皮肤不会热，应该灸到 5 壮或 7～8 壮以上，直到皮肤潮红。姜片作为艾灸的间隔物本身就具有药效，且能保证皮肤不被烫伤。在同一次艾灸中，除非姜片因灸而干燥，否则就不用频繁更换姜片。

2. 肩周炎

肩颈痛常见为肩周炎，又称"五十肩或四十肩"，这是一种特定的年龄病症，表现为局部炎症，严重者会伴有炎症渗出。如果不加强锻炼的话，时间长了这个渗出的地方会沉着机化，沉淀后变成冻结肩，肩膀动不了，病情就加重了。所以有肩周炎的患者不应该静养，应越痛越练。治疗肩周炎的主要穴位是曲池、阿是穴、肩部腧穴。在施灸时可用太乙神针（由艾叶和一些具有活血化瘀的中药粉组成的）。在用艾条点灸时，应垫着纱布。

（二十）阳痿

取穴气海、关元、三阴交。每次每穴艾卷温和灸 10～15 分钟，每日 1 次，10 次为一疗程。应坚持三疗程以上。

（二十一）遗精

梦遗：温和灸心腧、肾腧、关元、太冲穴。其中心腧、肾腧每次不宜超过15分钟，关元在30分钟以上，太冲在20～30分钟之间。每日1次，不间断，直至病愈。

滑精：温和灸气海、三阴交、志室、肾腧。各穴温灸时间宜在30分钟左右，每日1次，不间断，直至病愈。

（二十二）高脂血症

温灸法：取神阙穴。选扁圆形方便灸疗器及纯艾绒制成的艾条段，插入灸疗器内，自调风门，取适合自己的最佳温度，然后放入滤烟防护袋内，将灸疗器置于脐上，系紧松紧带。每次灸30～40分钟，每日1次，连续2个月。

（二十三）癌症

艾灸对于恢复人体正气方面疗效很好，另一方面止痛效果也很好。癌症患者比较虚弱，特别是在做了化疗之后，可以用中药调理，也可用针或灸恢复正气，扶助正气。但要注意的是，在癌症的局部（长肿瘤的地方），是不适合艾灸的。

关于针灸治疗癌症有效的猜想

【2013年4月17日参考消息文章】题：抗癌新技术：在肿瘤上打孔

【英国《每日邮报》网站2013年4月15日报道】在肿瘤上打微孔，同时又不会伤害周围的健康组织，这种将侵入性降到最小的癌症治疗方法有可能成为抗击癌症的最新武器。

不可逆穿孔技术（IRE）利用每秒数百万次的电脉冲杀死癌细胞，但不会伤害附近的组织。研究人员说："IRE在治疗肝癌、肺癌和胰腺癌等靠近血管、神经和其他敏感组织的癌症方面可能特别有用。"IRE包括做一个铅笔大小的切口和将微小器械对准肿瘤。强烈的电场随后产生，癌细胞膜上出现微孔。这可以破坏癌细胞内外分子的平衡，从而杀死癌细胞。由于IRE不会生热也不会生寒，所以周围的细胞不会受损。有些肿瘤靠近容易受损的组织，而上述优点使IRE成为治疗肿瘤的理想方法。

对于针灸是否可以治疗癌症，至今尚未有明确的定论，但临床上一直把针灸作为一种辅助的治疗手段，在缓解患者疼痛，提高患者生命质量，延缓生命周期方面，确实显现了一定的治疗效果，但是其治疗机理却一直未得到充分的阐释，妨碍了针灸在防治肿瘤疾病方面的运用与推广。本节根据《参考消息》所报道的最新研究结果，提出以下关于针灸治疗肿瘤疾病机理的猜想：

针灸可以调节细胞的内外环境，包括调节细胞内外的相关因子的平衡，对于肿瘤细胞也是同理。最新研究发现，在许多情况下，致使肿瘤患者死亡的并非原发性肿瘤，而是继发性肿瘤。肿瘤细胞除生长失控外，还会局部侵入周围正常组织甚至经由体内循环系统或淋巴系统转移到身体其他部位。在肿瘤局部体表部位或一定深度进行针灸治疗，通过艾条药性及热性的深入与扩散作用，影响及抑制肿瘤细胞的扩繁与生长，将肿瘤细胞的数量控制在一个稳定的阈值内，抑制细胞的活跃程度，使癌变细胞进入"冬眠"状态，防止癌细胞的扩散，以延长癌症患者的生命；艾灸的作用或许还能使肿瘤细胞的 DNA 发生变异，导致肿瘤细胞的萎缩与凋亡，从而使肿瘤患者得到治愈。艾灸的药性通过热力作用顺着银针进入到变异的细胞内，能够破坏细胞内外的分子平衡，这就使得针灸在治疗肝癌、肺癌和胰腺癌等靠近血管、神经和其他敏感组织的癌症时，成为一种潜在的治疗手段。

肿瘤被机体视为一种异体组织，其存在一定会干扰机体原本协调的生理功能，还能破坏甚至摧毁机体的免疫调控系统，使人体阴阳气血失去平衡，导致脏腑功能紊乱，进而发生衰竭，从而致人死亡。由于针灸能调节人体的阴阳气血，逐步重建人体衰竭的免疫系统，最终使失衡的阴阳气血回复到正常状态，只有这样才能对抗异体组织的生长与转移。稳定与平衡的内环境，一方面降低了肿瘤细胞对正常细胞的化学与生物趋向性；另一方面，降低了肿瘤细胞的活跃性，并加速其凋亡。

针灸的药性和热力作用具有扩散性的特点，当一个细胞内的热力超过了细胞本身所能承受的阈值，这种热力作用就会沿着细胞间隙传递到另一个细胞，逐级扩散。也就是说，针灸的热力作用呈一个同心圆模型，以肿瘤局部为中心点，热力和药力向周围扩散，那么肿瘤局部就是热力作用的主要部位。所以不会损伤癌症周围的正常组织，适当的热性作用对正常的组织细胞反而会产生一种正向调节作用，即增强周围正常组织的免疫能力，防止正常组织细胞的变异。针灸对肿瘤细胞靶向性的损伤不易波及其他组织，这应该是针灸防治肿瘤有效，并相对于化疗、放疗等治疗手段具有一定的优越性。那么肿瘤细胞是否较周围正常组织对针刺刺激及热性作用更为敏感，就是阐明针灸防治肿瘤有效及机理的前提。

肿瘤细胞对外界刺激较正常细胞敏感，肿瘤细胞在不断的增殖、复制过程中，需要大量消耗营养物质，也就是说，在其生长过程中，肿瘤细胞需要同正常细胞争夺营养物质，甚至抢夺正常细胞的营养物质，所以当机体接收到来自外界的刺激时，癌细胞会更为敏感。或许正如"青蛙效应"一样，当机体接收到针灸的药性和热力时，肿瘤细胞会将针灸的药气和热力误以为是对自己有利的物质，而且在一定程度上热力会促进肿瘤细胞的新陈代谢，所以当接收到针灸的刺激后，肿瘤细胞对针灸的反应性较正常细胞强烈，在热力的麻痹作用下，热力和药气不断蓄积，同时，通过针刺促进各种内源性物质释放的作用，或许能够抑制肿瘤细胞的生长、发育。癌症局部受到针灸刺激后，会引发机体做出自身调节反应。那么有关针灸治疗癌症的猜想，从传统认识的角度来看，针灸具有调和阴阳的功能；从现代生理学的机理来讲，也就是针灸能够激活与信号传导相关的一些细胞，调控神经递质的分泌，平衡神经系统的内环境，改善机体免疫功能。

二、妇科疾病

（一）痛经

太乙针灸法：取三阴交配关元或中极穴为主，酌配命门、肾俞、太溪、足三里、次髎等穴，每次选用 3~4 穴。或药饼灸法，艾炷中等偏大，灸关元、水道二穴 7~9 壮，隔日1 次。

（二）胎位不正

解松腰带，坐在靠背椅或仰卧床上，暴露两侧至阴穴。取两根艾条点燃后，分别置于至阴穴两旁，约离皮肤 1 厘米左右，待熏烤至皮肤潮红或略有灼热感时，稍稍拿开艾条片刻，然后继续施灸。每日 1~2 次，每次 15~20 分钟，至胎位转正为止。

（三）不孕症

取三阴交、关元、足三里、子宫、神阙。艾条点燃一端后，对准应灸的腧穴，约距皮肤 2~3 厘米左右，徐徐熏烤，使患者局部有温热而无灼痛感为宜。一般每穴灸 5~7 分钟，至皮肤出现红晕为度。每于患者月经干净后开始施灸，隔日 1 次，至下次月经来潮时止。3 个月为一疗程。

（四）子宫脱垂

隔姜灸百会、气海、提托（在下腹部，脐下 3 寸，旁开 4 寸处；仰卧取穴）。

（五）缺乳症

艾条灸膻中、乳根。

麦粒灸双侧隐白穴。

（六）崩漏

艾条灸大敦、归来、隐白、太冲。一般每穴灸 10~15 分钟，每次治疗半小时，出血时每日灸 2 次，无症状时可每日灸 1 次或隔日灸 1 次。经行时施灸，灸至出血量减少至正常或经净为止。

隔姜灸关元、子宫、三阴交、次髎，止血加合谷，隐白。

（七）妊娠恶阻

艾条灸：取中脘、足三里、内关、公孙为主穴。伴呕吐清涎，神疲思睡，舌淡苔白，脉缓滑无力属脾胃虚弱者，加温灸上脘；如伴呕吐苦水或酸水，口苦，胸胁胀痛，嗳气叹息，苔微黄，脉弦滑属脾胃不和者加灸太冲；伴呕吐痰涎，胸闷纳呆，口淡，苔白腻，脉象滑属痰湿阻滞者，加灸丰隆。

（八）闭经

艾条灸：以归来、关元、中脘、气海、三阴交为主穴。伴胸胁胀满小腹胀痛属血滞经闭者加太冲、丰隆、合谷、地机；伴头晕肢软，纳差，心悸失眠，腹无胀痛属血枯经闭者加肝腧、脾腧、肾腧、足三里。

（九）产后恶露不净

隐白麦粒灸：气海、足三里、三阴交麦粒灸。

（十）盆腔炎

清艾条 3 根，捆扎一起，灸关元、子宫、足三里穴。一般穴灸 5~7 分钟。每日 1 次，10 次为一疗程。

（十一）带下病

主穴取带脉、三阴交。带下色白、淋漓不断、面色萎黄少华、神疲肢冷、腹胀冷坠，纳少便溏、唇舌淡红苔白腻滑，脉缓而弱为主的脾虚之带下，治当健脾益气，升阳除湿，可加脾腧、足三里、隐白；表现以白带清冷，腰膝酸软，少腹冷坠，溲清便溏，舌质淡红，苔薄白，脉沉迟或五心烦热，失眠多梦，舌质淡红少苔，脉细数为主的肾虚之带下，治宜滋阴益肾，培元固涩，可加取关元、肾腧、次髎。每穴施艾条温和灸15分钟，每日1次，连续10次为一疗程。

三、儿科疾病

（一）惊风

急惊风：麦粒灸上星3壮。

慢惊风：艾条悬灸神阙穴20～30分钟，每日1次，半月为一疗程，疗程间隔3日。同时，取鲜地龙5条，捣烂如泥，加入白糖少量，平摊于纱布上，盖贴囟门12小时。隔2日1次，5次为一疗程，疗程间隔3日。

（二）百日咳

麦粒灸大椎、肺腧穴。每穴各20壮，局部红润，涂以绿药膏或者紫药水。若第二日局部产生水泡，则改用隔姜灸。每日1次，7次为一疗程。

（三）小儿哮喘

隔姜灸神阙穴。连续灸3壮，患者感到一股热气向脐眼内渗透，以局部皮肤潮红为度。每日1次，15日为一疗程。

悬灸法：取天突、肺腧和膻中、定喘两组穴位，每日1组，每穴灸3～5分钟，每周治疗6次，两组穴位交替使用，4周为一疗程。

独穴灸法：选大椎，每日上午用艾条温和灸半小时，1月为一疗程。

（四）小儿泄泻

雀啄灸中脘、下脘、神阙、天枢、足三里。每日灸2次。

取神阙穴，用食盐填满脐部，上置艾炷施灸，每次3～5壮，每日1次。

（五）小儿遗尿

每日临睡前在关元、三阴交穴悬灸20～30分钟。每日1次，10次为一疗程，疗程间隔2日。

四、外伤科疾病

（一）疔疮

麦粒灸：取肺腧、灵台、委中为主穴，生于颜面部者加合谷；发于手臂部者加曲池；背部加肩井；下肢部加足临泣。每穴各灸5壮，每日1次，灸至愈止。

疮疡痈疽：于病变部位进行艾灸。

（二）急性肠梗阻

隔姜灸神阙穴。一片生姜烧3炷艾炷，换姜片再灸，每次约灸15～25分钟，每日1次。

（三）急性胆囊炎及胆石症

隔姜灸神阙穴。每次15～20分钟，根据病情每日灸1～3次。如右上腹剧痛可加期门、阳陵泉、支沟；恶心呕吐加足三里。

（四）急性乳腺炎

（1）隔蒜灸膻中5~7壮至皮肤潮红；再用右手拇指指尖作分筋样推压拨动患者天宗穴，手法稍重，反复拨动多次。每日灸、拨各1次。

（2）用葱白或大蒜捣烂敷患处，用艾条熏灸10~20分钟，每日1~2次。

（五）肱骨外上髁炎

隔姜灸肱骨外上髁痛点处，每日灸1次，每次灸7~10壮，每5次为一疗程。

（六）网球肘，腱鞘炎或腱鞘囊肿

网球肘取曲池、完骨、阳溪、阿是穴针刺加艾灸；指屈肌腱鞘炎取阿是穴、外关；桡骨茎突腱鞘炎取阳溪、列缺、合谷。艾条熏灸，每日1~2次，每次5~10分钟。

五、五官科疾病

（一）白内障

取太阳、攒竹、肝腧、肾腧、足三里、光明、三阴交、百会、风池等穴，艾条温和灸。每次4~6穴，每穴10~15分钟，每日1次，10次一疗程，疗程间隔3~5日，应坚持5~10疗程。

（二）近视

取风池、睛明、承泣、四白、合谷、球后穴。艾条温和灸，每次选3~4穴，每穴15~20分钟，每日灸1次。

（三）角膜炎

艾炷隔蒜灸。左眼病灸右侧阳溪，右眼病灸左侧阳溪。每次灸5~7壮，每日灸1~2次，灸3~5日。

（四）结膜炎

取患眼对侧耳郭上部，艾条温和灸。每次10~15分钟，一般1次即可。

（五）牙痛

取合谷、内庭、太溪、行间穴，灯火灸。每穴2壮，每日灸1次。

（六）过敏性鼻炎

取肺腧穴，艾条温和灸，每次15~20分钟，每日1次，10日为一疗程。

（七）鼻衄

取风府穴，艾条温和灸20~30分钟，每日1次。

（八）急性扁桃体炎

取角孙穴，灯火灸法。每次3壮，每日1次。

第十九章　头针及芒针

第一节　头　针

头针是针刺头皮部特定区域，以治疗疾病的一种方法。临床上常用于治疗大脑或颅内疾患。头针疗法是在传统的针灸学及现代解剖学、生理学基础上，产生的一种新的治疗方法，与脏腑、经络、腧穴理论有着密切联系。

头针的作用原理，目前仍处在探讨阶段。头针疗法出现的初期，根据西医理论，曾用大脑皮层功能定位来解释。在老年患者中，因脑血管病一类的疾患所引起的肢体瘫痪、麻木、失语等症状屡见不鲜，不少患者长期卧床，生活不能自理，痛苦极大。以往用体针治疗不仅费时长，而且疗效不显著。学者通过观察病情发展的每一个微小变化，发现脑血管这一类的疾患其发病根源在脑内。脑源性的疾患在临床上所表现出来的各种功能性障碍，是因为支配肢体、内脏等器官的运动、感觉和其他功能的大脑皮层细胞或传导路径受到抑制或损害的缘故。因此，根本的问题是要使这些受抑制的或损害的部位恢复正常功能。针刺皮层对应的头皮部位，如果能够使皮层细胞发生作用的话，那么，皮层就可能要发放冲动。如果这种冲动能够传导到它所支配的肢体或内脏部位，就可能产生治疗效果。并且不同机体，由于体质不同，在接受针刺治疗时，对针刺的敏感程度有所差异。按中医学理论，仍采用经络及脏腑学说来解释。如针刺顶中线治疗肝阳上亢型高血压，表明了头针与经络、腧穴有着密切的关系。近年来，有人在头针针刺前后用肌电图、脑电图记录来分析其原理。总之，无论采用哪一种理论及方法，仍需进一步探讨其作用原理。

头针疗法具有操作简便，易掌握，疗效高，见效快，副作用少等优点，不受设备、条件、场地的限制，适用范围广泛。

一、头针的刺激部位和作用

为了便于取穴，预先将头部区域用两条标准线分开。划分刺激区的两条标准定位线。前后正中线：是从两眉间中点（正中线前点）至枕外粗隆尖端下缘（正中线后点）经过头顶的连线。眉枕线：是从眉中点上缘和枕外粗隆尖端的头侧面连线。

（一）运动区

【位置】上点在前后正中线中点往后0.5厘米处；下点在眉枕线和鬓角发际前缘相交处。

如鬓角不明显，可以从颧弓中点向上引垂直线，此线与眉枕线交叉处向前移0.5厘米为运动区下点。上下两点连线即为运动区。运动区可分为上、中、下三部：

上部：上运动区的1/5，为下肢、躯干运动区。

中部：运动区的中2/5，为上肢运动区。

下部：运动区的下2/5，为面运动区，亦称言语一区。

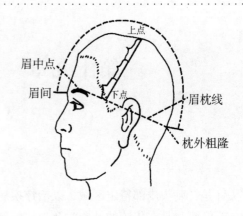

图 19-1　标准定位线　　　　　图 19-2　运动区分布图

【主治】上部：对侧下肢，躯干部瘫痪。

中部：对侧上肢瘫痪。

下部：对侧中枢性面神经瘫痪，运动性失语，流涎和发音障碍。

（二）感觉区

【位置】运动区向后移 1.5 厘米的平行线即是本区。感觉区可分为上、中、下三部。

上部：感觉区的上 1/5，为下肢、头和躯干感觉区。

中部：感觉区的中 2/5，为上肢感觉区。

下部：感觉区的下 2/5，为面感觉区。

【主治】

上部：对侧腰腿痛，麻木，感觉异常。

中部：对侧上肢疼痛，麻木，感觉异常。

下部：对侧面部的麻木，偏头痛，颞颌关节炎。

（三）舞蹈震颤控制区

【位置】在运动区向后前移 1.5 厘米的平行线。

【主治】舞蹈病，震颤麻痹，震颤麻痹综合征。

（四）血管舒缩区

【位置】在舞蹈震颤控制区前距区 1.5 厘米引一平行线即是。

【主治】皮层性浮肿。上 1/2 治疗对侧上肢皮层性浮肿；下 1/2 治疗对侧下肢皮层性浮肿。

（五）晕听区

【位置】从耳尖直上 1.5 厘米处，向前及向后各引 2 厘米的水平线，共 4 厘米。

【主治】眩晕，耳鸣和听力减退。

（六）言语二区

【位置】从顶骨结节后下方 2 厘米处引一平行于前后正中线的直线，向下取 3 厘米长的直线。

【主治】命名性失语证（患者称呼名称能力障碍）。

（七）言语三区

【位置】晕听区中点向后引4厘米长的水平线。

【主治】感觉性失语（患者答非所问）。

（八）运用区

【位置】从顶骨结节起分别引一垂直线和与该线夹角为40度的前后正中两线，长度均为3厘米。

【主治】失用症（患者能力、肌张力及基本运动正常，但存在技巧能力障碍，如不能解纽扣、拾硬币等）。

（九）足部运动感觉区

【位置】在前后正中线的中点旁开左右各1厘米，向后引平行于正中线的3厘米长的直线。

【主治】麻痹，对侧下肢的疼痛或麻木，急性腰扭伤，遗尿，多尿症，子宫脱垂。

（十）视区

【位置】从枕外粗隆顶端旁开1厘米处，向上引平行于前后正中线的4厘米长的直线。

【主治】皮层性视觉障碍。

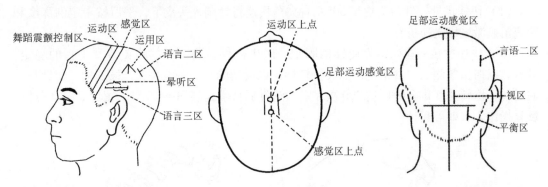

图 19-3 头侧部刺激区　　图 19-4 头顶部刺激区　　图 19-5 头后部刺激区

（十一）平衡区

【位置】从枕外粗隆顶端旁开3.5厘米处，向下引平行于前后正中线的4厘米长的直线。

【主治】平衡障碍，小脑功能障碍引起的共济失调和眩晕；脑干功能障碍引起的四肢麻木或瘫痪。

（十二）胃区

【位置】从瞳孔直上的发际处为起点，向上引平行于前后正中线的2厘米长的直线。

【主治】肠胃炎、胃溃疡所致的胃痛和上腹部不适。

（十三）胸腔区

【位置】在胃区与前后正中线之间，从发际向上下各

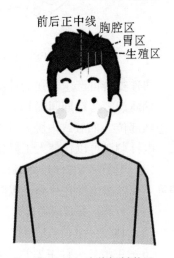

图 19-6 头前部刺激区

引 2 厘米长的平行于前后正中线的直线。

【主治】支气管哮喘，胸部不适或胸部疾患。

（十四）生殖区

【位置】从额角处向上引平行于前后正中线的 2 厘米长的直线。

【主治】功能性子宫出血，盆腔炎，子宫脱垂等。

二、头针刺激区域的选择

单侧肢体疾病，选用对侧刺激区；双侧肢体疾病，选用双侧刺激区；内脏疾病和体质性疾病，应选用两侧相关对应的刺激区域，例如，下肢瘫痪，选用运动刺激区和足运动刺激区。

三、头针操作

在确诊疾病和正确选择刺激区域后，嘱患者配合治疗，并进行局部常规消毒。一般选用 26 ~ 30 号 1.5 ~ 2.5 寸长的不锈钢毫针，进针方法须如下：明确诊断后，根据临床体征，选好刺激区，进行常规头皮消毒后，沿头皮斜向捻转进针，针刺在头皮下或肌层均可。达到该区的深度后，要求固定不行提插手法。

（1）快速进针：针与头皮呈 30°左右夹角快速将针刺入头皮下，然后按一定的深度和距离沿刺激区域迅速进针。

（2）快速捻转：首先，为使针柄固定，医生需保持肩、肘、腕关节及手指的稳定。其次，以拇指掌侧面与食指桡侧面夹持针柄，以食指的掌指关节快速连续屈伸，使针身左右旋转，捻转速度每分钟可达 200 次左右，进针后持续捻转 30 ~ 60 秒，留针 5 ~ 10 分钟，反复操作 2 次即可起针。

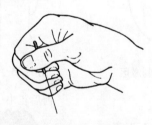 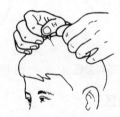

图 19-7　头针持针法　　　　图 19-8　头针捻转法

快速捻转可产生较强的针刺感，因此，在治疗某些疾病时可增强疗效。

偏瘫患者留针期间嘱其活动肢体以增强疗效。一般情况下，留针 3 ~ 5 分钟后，如患者患病部位（四肢或内脏）出现热、麻、胀、冷或抽搐则说明在治疗后可产生良好的效果。电针刺激可以代替人工操作。

（3）起针：出针时，如针下无沉紧感，可快速抽拔出针，也可缓缓出针，起针后用消毒干棉球按压针孔片刻，以防止出血。

（4）疗程：每日或隔日针 1 次；10 ~ 15 次为一疗程。休息 5 ~ 7 日后，可以再下一疗程。

（5）体位：坐位或卧位。

（6）主治：头针主要适应治疗脑源性疾患，如瘫痪、麻木、失语、眩晕、耳鸣、舞

下篇

蹈病等。

此外，也可以治疗腰腿痛、夜尿、三叉神经痛、肩周炎、各种神经痛等常见病多发病。头针还应用于外科手术的针刺麻醉。

由于头针运用的时间尚不长，适应证还在实践中不断探索发展。

四、注意事项

（1）选好刺激区后，应将刺激区附近的皮肤做常规消毒，防止感染。

（2）如进针时患者感到疼痛或阻力较大时，应将针尖退至皮下，换个进针角度继续进针。头部血管丰富，容易出血，起针时要缓慢出针，且用消毒干棉球按压针孔片刻，如有出血或皮下血肿出现，应轻轻揉按，促其消散。

（3）头针会产生较强的针刺感，并需要较长的刺激期。治疗时，需掌握适当的刺激量，注意防止晕针，尤其取坐位时，应随时观察患者的面色及表情，如发现患者出现头晕、眼花、面色苍白、四肢发凉等情况，应立即起针，嘱其平卧休息，饮温开水，必要时对症处理。

（4）中风患者，急性期如脑溢血引起发热、昏迷、血压过高时，暂不宜用头针治疗，待病情及血压稳定后再行针刺治疗。如脑血栓形成引起偏瘫者，宜及早采用头针及芒针配合治疗。有高热、急性炎症及心衰等症时，应慎用头针。

（5）有些患者在针刺后，疾病逐渐恢复。而且有些患者恢复呈波浪式的。针刺时患者可能出现麻木感，有的在针刺之后麻木感立刻消失，但是下午或次日又会出现轻微的麻木感，这时，继续进行针刺，疾病就会逐步好转。所以，一般在麻木感消失后，需再针一疗程，以巩固效果。

五、针感

（一）针感的种类

常出现热、麻、抽等。以热感最多见。部分患者原来有感觉异常如麻、凉、抽、痛等，在针刺过程中这些异常感觉即减轻或消失。也有部分患者虽无针感，但也取得较满意的疗效。

（二）针感的范围及形状

（1）在对侧肢体出现针感占多数。

（2）在同侧肢体出现针感。

（3）在全身出现热感。

（4）有块状针感。可局限在一个关节或一块肌肉。

（5）有带状针感。一般为 1.5～4 厘米宽，其走行有些基本上和经络循行上是一致的，如心包经、胃经、膀胱经等。

（三）针感出现的时间及消失的时间

（1）针感出现的时间：在进针后几秒到 3 分钟出现针感的为多。个别患者起针后几小时才出现针感（多见于脑出血后遗症患者）。

（2）针感持续时间：①持续 3～10 分钟即开始减退或消失；②个别患者可以持续几

小时甚至 2 日。

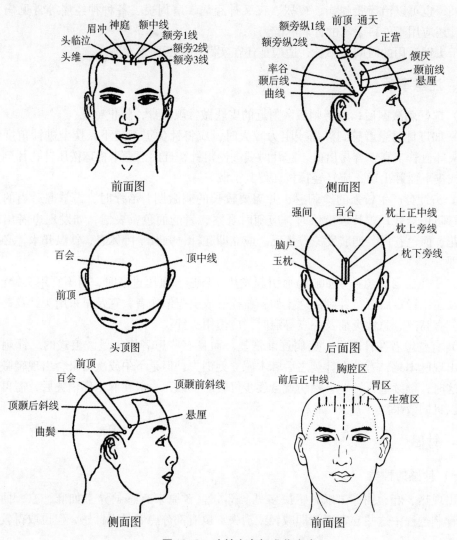

图 19-9　头针穴名标准化方案

六、头针的禁忌证

（1）未满周岁的幼儿，头部的前囟及后囟未闭合，骨化不完全，故不予针刺。

（2）头颅骨缺损者。

（3）开放性颅脑损伤者。

（4）精神紧张，过劳或过饥者，禁用或慎用针刺，避免晕针。

七、常见病的头针疗法

（一）高血压

【处方 1】取穴：取头维穴。

【操作】常规头针操作，留针 15 ~ 30 分钟，快速捻转，每日 1 次，10 ~ 15 次为一疗程。

【处方 2】取穴：取百会穴。

【操作】常规头针操作，留针 15 ~ 30 分钟，快速捻转，每日 1 次，10 ~ 15 次为一疗程。

（二）感冒

【处方】取穴：取风池穴（双侧）。

【操作】进针后针尖向对侧下颌角方向刺入 1 ~ 1.5 寸，用快速捻转手法，留针 30 分钟，行针 1 ~ 2 次，疗程 10 日。

（三）支气管炎

【处方】取穴：取额旁 1 线，急性支气管炎加额中线，慢性支气管炎加额旁 2 线、额旁 3 线。

【操作】用 1.5 寸毫针沿皮平刺，进针至帽状腱膜下，快速捻转，持续约 30 秒 ~ 1 分钟，留针 30 分钟，留针期间每隔 5 ~ 10 分钟行针 1 次，每日 1 次，10 次为一疗程。

（四）头痛

【处方】取穴：取顶颞前斜线下 1/3 段（双侧）及顶中线。

【操作】常规头针操作，快速捻转，留针 15 ~ 30 分钟，每日 1 次，10 ~ 15 次为一疗程。

（五）失眠

【处方】取穴：取穴以额中线、颞后线为主。

【操作】针刺额中线，逆经脉循向下刺 1 寸；针刺颞后线，平补平泻，留针 30 分钟。每日 1 次，10 次为一疗程。

（六）便秘

【处方】取穴：取额旁 2 线。

【操作】常规消毒，用 28 号 1.5 寸毫针平刺入帽状腱膜下，待刺入 1 寸后，快速捻转，留针 30 分钟，每隔 5 分钟，行针 1 次，每日 1 次。10 次为一疗程。

（七）落枕

【处方】取穴：取顶枕带上 1/3。

【操作】常规操作，行快速捻转手法，留针 30 分钟。每 10 分钟行针 1 次，每日 1 次，10 次为一疗程。

（八）腰肌劳损

【处方 1】取穴：取顶中线，顶旁 1 线（双侧）。

【操作】顶中线由百会向前顶透刺，顶旁 1 线由承光穴沿经向进针 1.5 寸，虚证用补法，实证用泻法，日 1 次，10 次为一疗程。

【处方 2】取穴：取风池穴（双侧）。

【操作】进针后针尖向对侧下颌角方向刺入 1 ~ 1.5 寸，用快速捻转手法，留针 30 分钟，行针 1 ~ 2 次，疗程 10 日。

下篇

（九）痛经

【处方】取穴：取顶中线，额旁3线（双侧）。

【操作】用1.5寸毫针沿皮平刺，进针至帽状腱膜下，快速捻转，留针30分钟，留针期间每隔5~10分钟行针1次，每日1次，10次为一疗程。

（十）更年期综合征

【处方】取穴：取顶中线，额旁3线。

【操作】用1.5寸毫针沿皮平刺，进针至帽状腱膜下，快速捻转，留针30分钟，留针期间每隔5~10分钟行针1次，每日1次，10次为一疗程。

（十一）荨麻疹

【处方】取穴：取顶颞后斜线（双侧），额旁线（双侧）。有胃肠症状者加额旁2线。

【操作】快速进针，迅速推进至帽状腱膜层，快速捻转，持续1~3分钟，留针30分钟，每隔10分钟运针1次，每日1次，10日为一疗程，疗程间隔5~7日。

（十二）近视

【处方】取穴：取视区（双侧）。

【操作】快速进针，迅速推进至帽状腱膜下层，快速捻转，持续1~3分钟，留针30分钟，每隔10分钟运针1次，每日1次，10日为一疗程。

（十三）白内障

【处方】取穴：取枕上旁线（双侧）。

【操作】快速进针，迅速推进至帽状腱膜下层，快速捻转，持续1~3分钟，留针30分钟，每隔10分钟运针1次，每日1次，10日为一疗程，疗程间隔4~5日。

（十四）风湿性舞蹈病

【处方】取穴：舞蹈震颤区（双侧）、配运动区、平衡区、足运感运。

【操作】用1.5寸毫针沿头皮快速进针至帽状腱膜下层，快速捻转，留针半小时。

（十五）三叉神经痛

【处方】取穴：对侧感觉区下2/5。

【操作】常规操作，留针30分钟，每5分钟行针1次，每日1次，10次为一疗程。

（十六）坐骨神经痛

【处方】取穴：对侧感觉区上1/5，头运动区上1/5。

【操作】用26号2寸毫针快速刺入患肢对侧的头运动区上1/5、感觉区上1/5，快速捻转，留针30分钟。

（十七）肩关节周围炎

【处方】取穴：对侧感觉区中2/5，运动区中2/5。

【操作】常规操作，快速捻转，每10分钟行针1次，留针30分钟。

（十八）荨麻疹

【处方】取穴：双侧感觉区上2/5，瘙痒明显加足运感区。

【操作】快速进针，迅速推进至帽状腱膜下层，快速捻转，每隔10分钟运针1次，

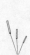

198

留针 30 分钟。

（十九）功能性子宫出血

【处方】取穴：双侧生殖区。

【操作】快速进针，迅速推进至帽状腱膜下层，快速捻转，每隔 10 分钟运针 1 次，留针 30 分钟。

（二十）脑出血

【处方】取穴：对侧运动区，配以感觉区、足运感区。

【操作】沿皮刺入 1.5 寸左右，快速捻转，每 10 分钟捻 1 次，留针 40 分钟。

八、经典病例

（一）脑血栓形成

患者：男，54 岁。主因右侧偏瘫，开始头针治疗。

某日晚上开会后入睡，醒后发现右侧偏瘫，当时不伴昏迷、呕吐及大小便失禁。既往有高血压病史。

次日来诊时，血压 180/110 毫米汞柱。神志清楚，对答正确，伸舌微偏右，右上肢轻瘫，能活动在正常范围，仅力弱。右下肢全瘫，右半身痛觉减退，右巴宾斯基征阳性。当时诊断为脑血栓形成，即用头针治疗。

头针刺左侧运动区、感觉区。5 次后右侧肢体运动及感觉均恢复正常，血压虽然还高，但已恢复工作。一年后随访，精神状况仍好，肢体运动、感觉正常，而且还经常参加体力劳动 。

（二）脑挫裂伤

患者：男，24 岁。主因脑外伤，11 日后开始头针治疗。

患者因左额颞部受伤，当即昏迷，持续抢救 7 日后清醒。当时检查神志清楚，右侧鼻唇沟浅，完全性运动性失语，右上肢全瘫，右霍夫曼氏征阳性，右下肢伸屈正常，抬高 80 度，不能站立。左侧肢体正常。

头针刺左侧运动区，19 次后痊愈出院。一年后随访，精神智力正常，无头痛头晕，言语流利，四肢肌力正常，经常参加强体力劳动。

（三）脑炎恢复期

患者：女，2 岁。主因高热昏迷，半个月后开始头针治疗。

某日，患儿突然高热，体温达 40℃伴昏迷、抽风，经半个月治疗，神志开始清醒，但发现失明、失语及四肢瘫痪。检查双侧瞳孔散大，完全失语，四肢瘫痪，颈软。

头针针刺运动区、视区等，5 日后眼睛能看见东西，瘫痪肢体开始恢复功能，20 日以后四肢能正常活动，自己能站立，逐渐恢复正常。一年后随访，患儿精神智力正常，说话流利，面部表情，双眼视力及四肢活动均正常。

（四）舞蹈病

患者：女，15 岁。主因为四肢不自主乱动，40 日后开始头针治疗。

开始治疗 40 日前，开始无明显原因的发生挤眉弄眼、吐舌，四肢不自主、无定向、不规则乱动，呈进行性加重，不能静卧，坐立及行走。一切活动需他人照管。

头针刺双侧舞蹈震颤控制区，每日针 1 次，共针 16 日，四肢乱动停止，面部表情正常。针 24 次后，生活能自理，痊愈出院。一年后随访，患者精神正常。

（五）失用症

患者：男，41 岁。

某日突然昏倒，不省人事伴右侧肢体偏瘫，经头针治疗逐渐好转，遗右侧无力及右手失用。查右侧肢体力弱，但下肢可以走路，上肢可活动在正常范围，握力微差。右手不能解扣子，拿不起钢笔等。

头针刺左侧运用区后，右手马上能解扣子、拿钢笔，而且能很方便地将在地上的硬币拿起。

（六）脑出血

患者：男，54 岁。

患者来诊前 1 日，在工作时突然昏倒不省人事，来诊后持续昏迷 24 小时始清醒。检查神志清楚，运动性失语，右上肢全瘫，右下肢能抬高 10 厘米，脑脊液血色。

头针刺左侧运动区，1 次针完后，右下肢可以抬高伸屈正常，且能站立 20 秒。2 次针完后，下肢力大，能自己走 4 米远。针 29 次后走路基本正常，上肢基本能在内正常范围内活动。能正常说话，但较慢。出院后观察两个月，患者能从事一般体力劳动。

（七）帕金森病

患者：男，70 岁。

8 年来右侧肢体震颤，腰伸不直。手颤动，不能拿筷子吃饭，下肢不能站立、行走。

头针刺 4 次后下肢力大，腰能伸直走路，手能拿筷子吃饭。于停针 6 月后进行随访，患者长徒步行走也不觉倦乏。唯右手书写时仍然有抖动。

（八）脑囊虫病

患者：男，63 岁。主因双下肢无力、麻木，走路扶拐杖 2 月后来诊。

检查：双下肢力弱，皮下有结节状物，取结节状物做病理检查，证实为囊壁，诊断为脑囊虫病。

头针刺双下肢运动区。针 2 次后，患者双下肢肌力增加，不扶拐杖自己能上下三层楼梯。

（九）腰扭伤

患者：女，57 岁。腰部扭伤 2 月，弯腰及躺下起来时疼痛明显。

头针刺感觉区上 1/5，1 次后腰痛消失，活动正常。

（十）坐骨神经痛

患者：女，39 岁。主因右下肢疼痛，伴腰部难受 2 年后来诊。查腘窝压痛点（+），咳嗽时疼痛，诊断坐骨神经痛。

头针刺右侧感觉区上 1/5，针 2 次后疼痛消失。

（十一）跟腱炎

患者：男。主因右足跟疼痛 2 月来诊。

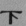

下篇

【检查】右足跟因疼痛不能走路，碰硬物、手捏时痛甚。诊断为右跟腱炎。

头针刺左足运感区 1 次后走路不痛，仅用力时痛。针 2 次后，恢复正常。

（十二）阵发性室上性心动过速

患者：男。发作性心慌气短、胸部憋闷已 17 年。发作时间最短 15 分钟，最长达 1 日。血压 180～200/90～120 毫米汞柱，心电图有改变。每次发作需用西地兰等药，症状才能逐渐控制。

此次突然发病，当时脉搏 164 次/分，即用头针刺双侧胸腔区治疗，行针 30 秒钟，脉搏即变缓，为 64 次/分，直至症状完全消除。

（十三）小儿夜尿

患者：男，9 岁。主因夜尿 3 年来诊。

3 年前不明原因的发生夜间尿床，不分冬夏，夜夜不空。有时每夜尿 2～3 次，先后用中药、体针等治疗未见明显效果。

头针刺双侧足运感区 1 次后，夜尿停止。巩固治疗 3 次，未再复发。

第二节　芒　针

芒针是一种用不锈钢特制而成的长针，形状细长如麦芒，故称之为芒针。它是根据古代的"长针"，经过长期的实践、研究，逐步发展而成的。针体较一般毫针长，最短者 5 寸，最长者达 3 尺。由于芒针针体较长，刺法与一般手法不同，对治疗某些疾病，也有特异的疗效。

芒针在治病时，必须根据中医基本理论和芒针的特点，加以辨证施治，应掌握好处方配穴的原则，在特定的穴位上应用。

芒针是"以内治外"的。芒针辨证施治的基本原则是虚证宜用补法，实证宜用泻法，热证宜用疾刺速出针，寒症当留针，络脉瘀血用泻血法，对虚中有实、实中有虚的病症，可先泻后补或补泻并用。芒针处方配穴常以透穴为主穴，以循经穴及阿是穴为补穴。

本书将简要叙述芒针的特有操作方法、特有孔穴和一般孔穴及适应证的治疗等，并附有典型病例。对研究针灸及针灸临床，均有参考价值。

一、芒针质量要求及种类

芒针的质量，以不锈钢最为相宜。针尖不宜过于锋利，过于锋利则容易刺伤血管和由于保护不当而致针尖弯曲，不宜进针。其粗细标准有：29 号、30 号、31 号、32 号等 4 种。另外还有一种 20 号的，但不常用。针身的长度，最短的为 5 寸，另外有 6 寸、7 寸、8 寸、1 尺、1 尺 5 寸、2 尺、2 尺 5 寸、3 尺等。针柄较一般针要为长，主要看针体的长短而定，如 5 寸芒针其柄为 2 寸，再长者，可以适当地增加柄的长度。总之，以使用便利为原则。

二、收藏

芒针的针体长，不易存放，如果收藏不当，容易损伤针尖。一般在使用后，随即用纱

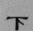

布或干棉球将针体仔细擦净，以光亮为度。然后于针体上涂些凡士林油，将针放于玻璃试管内，管底应先垫上药棉，放置时针尖向上针柄在下，上口可用软橡皮塞封盖。

如果芒针针体有弯时，可将其弯度捋大，形成一活弯，然后慢慢捋直。如针体因存放不当而生锈时，用细砂纸轻轻地擦拭，待锈擦净时，再用纱布或棉球反复擦拭。如发现针体有死弯或有伤痕时，切勿使用，以免发生折针事故。如针尖发现有钩或扁斜不圆利时，可在细油石上研磨；石上稍加植物油，以右手持柄，左手按针尖于石上，然后右手捻动针柄，慢慢研磨，达到针尖圆利光滑为止。

三、手法练习

针刺的手法，是发挥治疗作用的一种医疗操作。手法的灵活、得法与否，对于治疗效果的关系，非常重要。特别是芒针既长且软，如无熟练的手法，进针即很困难，当然也达不到治疗的效果。所以，芒针的手法，必须反复练习、一再练习，直到练习纯熟，才能临床治疗。方法是：先在一定厚度的棉垫上练习捻旋进出，待熟练后，再用棉垫和草纸合制成一个方块，用线扎好，这种方块物，较棉垫的阻力又再大一些，再行练习捻旋进出。以操作灵敏，指力增强为度。练习时，持针的姿势是：右手拇、食、中指持针柄，左手拇、食二指扶挟针体的近下端，以左手的中、无名、小指三指屈曲固定于纸垫上，防止来回摇摆，针体紧靠中指，右手捻动针柄，稍加压力，待针尖进入练习物后，左手的拇、食二指向下缓缓协助捻进。如开始时，就以左手捻送针体，针尖容易弯曲；在人体上，就引起刺痛的感觉。

四、针刺的方向

人体上的孔穴，由于部位不同，所以针刺的方向，也不尽同。常用的有以下三种：

直刺：用于腹部及侧腹的深刺。

斜刺：用于腰背部及臀部较大而厚的肌肉处，或肘及膝关节上下斜穿。

平刺：用于头面部及背胸部较重要脏器的体表部。

五、针刺的深度

芒针的针刺深度，较一般毫针要深。但应按孔穴部位的不同和患者的胖瘦情况而定，不宜过于拘泥规定。特别是要根据患者的感觉，而决定针刺的深浅，一有感觉，即可停针不进。一般来说，人体各部的针刺深度，如上腹部正中线自剑突开始至下腹以上的穴位，都可深刺七八寸。不过在临床运用时，往往进针四五寸后，患者就有较重的感觉，这样就可以不必再深刺了。带脉穴，可进针1尺2寸至2尺左右。腰以下至臀部各穴，可针5~8寸。心、肺、肝、脾等重要脏器的体表部分，不宜深刺；头部诸穴使用点刺。

六、针刺的感觉

芒针，非常注重感觉，进针时，必须随时询问患者有什么感觉，放射到什么部位。如针腹部正中线诸穴时，进针后达到一定的深度时，患者即产生一种抽胀感觉，向两胁及下腹两侧或后腰传导，如果这种感觉剧烈，并向上至胸部以上，同时产生一种不舒适的感觉时，即不宜再向深刺，这时可将针上提，转移方向再进。针下腹部的穴位，一般向会阴部及大腿传导。针后腰及臀部穴位时，其酸胀触电样感，一般传导到臀大肌及脚趾处。

七、操作方法

（1）进针：芒针的进针方法，不同于一般短针及毫针的刺法。必须两手相辅操作，用力协调均匀，才能顺利进针。进针时，左手的中指、无名指、小指三指屈曲于皮肤上，用力固定，再以左手的拇、食二指挟住针体徐徐捻送，要稳准直下，不得摇摆；同时右手的拇、食、中三指捻动针柄，缓缓捻进，不得操之过急，并随时注意患者的面部表情，询问其感觉，如有过分疼痛或针体受阻不能顺利进针时，可将针退出，不必提出体外，再换一个方向捻进。

（2）进针后：针刺皮肤后，并达到深层所在，患者会有一种酸麻重胀或触电样等感觉，向四外扩散，或向远处传导。这种感觉不同于一般针灸感觉的迅速，而是一种缓和的扩散和传导，使患者感到舒适，同时很少有后遗感的发生。如针上腹的中脘穴，其感觉首先向两胁扩散，然后徐徐传导少腹，甚至达到会阴部，虽然有这样大的感觉，但患者没有任何不适感。

芒针进针后，得到感觉，即行出针，概不留针。至于补泻问题，也不同于一般针灸有迎随、开合、烧山火、透天凉、呼吸等补泻方法。所用各穴，一般都不用补泻。仅只任脉经的气海一穴，使用补泻。方法是：大指向前一个方向捻转为泻；大指向后一个方向捻转为补，这与一般针灸补泻，恰恰相反。其他如四肢、背部、头面部等部位，凡是病情属实的，一般是捻转角度稍加大，使感觉较强；凡是病情属虚的，捻转时要缓和，不宜过强。总之，芒针的补泻问题，看来似乎单纯，这不过是初步体会，尚有待于将来更进一步探讨。

八、针刺前的准备

首先要有明确的判断；根据疾病的虚实表里，应用四诊八纲，来确定处方穴位。选用的芒针，其长短应按部位而定，如针侧腹之带脉一穴，可用2尺左右的芒针；如针上腹部各穴，可选用7寸、8寸长的针。另对针体，必须详细检查，应先用手捋一捋针体，要求光滑圆直，如果发现有死弯或损伤时，则不要使用，以防折断。患者的体位，必须舒适，一般地多采取卧位（仰卧、俯卧、侧卧），很少用坐位。术者的体位，也要求核实，因为芒针进针时间较长，两手必须协调动作，才能达到满意的效果。如果术者勉强站立，则易引致疲劳，因而两手无力，甚至颤抖，这样，可能影响疗效。关于消毒工作，和一般针灸的要求一样，用75％的酒精，将棉球泡湿，操作时先用棉球将术者的手指消毒，然后用湿棉球挟住针体捋拭，反复几次，再用棉球把针穴部位的皮肤消毒，以免因消毒不净而引起发炎或化脓。最后，对患者的解释工作，是一项重要的工作，由于芒针较长，很可能给患者造成紧张恐惧的心理。所以，对初诊的患者，最好不要让患者看见针体，并且做好解释工作，反复给患者讲解，使他了解芒针是一种很平妥的疗法，针身既细而软，进针绝无很大的痛苦。同时说明进针后，会有不同程度的酸麻胀重和触电样感觉，这是应有的感觉。这样患者才会与术者合作，以提高疗效。

九、体位

芒针的体位，均采取卧位行术，按刺针的部位不同，分为以下几种：

仰卧位：用于头面部、颈颌部、胸部、上下腹部及上肢的三阴经诸穴，下肢的肝、胆、脾、胃经诸穴。

仰卧举臂位：用于鸠尾穴、期门穴和极泉穴等。

侧卧屈膝位：用于偏头部及后头部诸穴、腰臀部诸穴、侧腹部穴及下肢的外面的穴位。

俯卧位：用于背部及下肢后面膀胱经的诸穴，如：秩边、委中、承山等。

仰卧屈膝位：用于膝关节周围的穴位和胫部踝、跖、足面部穴位。

十、配穴

芒针的配穴问题，总的来说，是根据疾病情况灵活运用的。其方法是：以芒针创用穴或重点经穴为主，以一般经穴为辅，再以阿是穴相配合。在临床应用顺序上，先刺芒针创用穴或重点经穴，而后一般经穴、阿是穴。具体应用如下：

中极、关元、三阴交、归来、秩边：治疗男女生殖泌尿系疾病。

上脘、中脘、关元、气海：治疗一切消化系疾病。

风府、风池、鸠尾、中脘、水分：治疗精神病或神经衰弱，头部及偏头部疾患。

肩背颈臂、全知、曲池、肩髃、外关、合谷、环跳、阳陵泉、极泉：治疗四肢关节痛或麻痹，半身不遂。

命门、肾腧、大肠腧、阳关、志室：治疗扭伤腰痛、腰神经痛，配委中、秩边，可治下痿。

太阳透下关穴、地仓透颊车穴、地仓透耳门穴：治疗面部疾患，其中包括麻痹、疼痛、痉挛等。

带脉：治疗脾脏肿大，腹水。

天突：治疗脑溢血，中风样发作，言语障碍，痰涎壅盛，可深刺达 1 尺 2 寸。

环跳、秩边、风市、承扶、阳陵泉：治疗坐骨神经痛和各种原因引起的腿痛或麻痹。

合谷、太冲，统称四关穴，合谷穴为手阳明大肠经之原穴，太冲系足厥阴肝经之原穴，两穴配用能起镇静安神之功，如配丰隆、阳陵泉，可治精神病，配百会治癫痫。

十一、芒针的适应证

芒针的治疗范围较广，一般疾病，都可治疗。如急慢性胃肠炎、肝脏疾患、支气管炎、哮喘、中风发作和偏瘫、遗精、早泄、阳痿、肾脏炎及水肿，月经不调、痛经，颜面神经麻痹和痉挛、鼻疾患等，都有较好的疗效。特别对身体各部的神经痛，其疗效尤为显著。

（1）疼痛性疾病：如扭挫伤、切割伤、落枕、骨折、烫伤性疼痛、术后疼痛、四肢痛、神经性疼痛（如头痛、偏头痛、坐骨神经痛、三叉神经痛）、风湿痛、痛经等。

（2）炎症性疾病：如急性结膜炎、急慢性鼻炎、鼻窦炎、咽炎、淋巴管炎、慢性支气管炎、结核性胸膜炎、大叶性肺炎、慢性胃炎、急性胃肠炎、慢性结肠炎、阑尾炎、关节炎、肩周炎等。

（3）功能紊乱性疾病：高血压、月经不调、遗精、阳痿、神经衰弱、癔症、眼肌痉挛、面肌痉挛等。

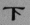

（4）过敏变态反应性疾病：如哮喘、过敏性鼻炎、过敏性结肠炎、风湿热、荨麻疹、类风湿性关节炎。

（5）内分泌失调性疾病：如单纯性甲状腺肿、甲亢、糖尿病、更年期综合征、肥胖症、青春期痤疮等。

（6）流行病、传染病：如流行性感冒、百日咳、猩红热、肺结核、细菌性疾病、乙型脑炎等。

（7）慢性病：如腰腿痛、肩周炎、颈椎病、腹胀、消化不良、脑外伤后遗症、胃及十二指肠溃疡、晕车、晕船、竞技综合征、戒断综合征等。

十二、芒针的禁忌证

关于芒针的禁忌证，和一般的针灸禁忌一样，如急性失血性贫血、肠寄生虫病、骨折、外伤等以及妇女妊娠期间，都不宜应用芒针治疗。

十三、芒针注意事项

（1）过饥、过饱、酒醉、劳累过度时或体虚弱的患者，应注意少针或缓针。

（2）孕妇 3 个月以下者，小腹部、腰骶部穴位禁针；3 个月以上者，上腹部、腰骶部及其能引起剧烈针感的穴位应禁针。

（3）人体部分禁针和禁深针的腧穴，这些腧穴的分布绝大部分在接近重要脏器或重要器官以及大血管所在之处。如承泣位于眼球下缘，鸠尾接近内脏主要器官，箕门接近股动脉等。凡是这些腧穴，应斜刺或浅刺，以免发生事故。操作不当，易刺伤心、肺、脾、胆囊、膀胱、脊髓等。

十四、芒针穴位

芒针所用的穴位，除了经穴外，还有两种，即芒针创用穴和阿是穴。特别是芒针创用穴，通过多年的临床实验，疗效很好。

（一）芒针创用穴

颈臂穴（双穴）

【位置】颈两侧浅静脉的前方，气舍穴与缺盆穴之中点。

【取穴】仰卧位。一般如静脉明显者，应避开血管下针；不明显者，则让患者憋住气，血管即可显出。

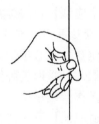

图 19-10　芒针

【操作】浅刺，一般进约 2 寸许。稍一捻动，即有触电样或酸麻的感觉，可放射到手指。如果感觉转向胸背，可另换方向刺进，直到感觉放射到手指为止。

【适应证】臂麻、臂神经痛、肩臂风湿症、手及臂肌肉萎缩等症。

全知穴（单穴）

【位置】左侧完骨穴直下约四横指，天窗穴上 2 寸处。解剖相当于胸锁乳突肌之后缘处。

【取穴】仰卧位，将头部放平正，略垫高，自左侧进针。

【操作】轻捻慢进，深度可刺进 2 寸。进针后，一种触电样或酸麻感觉向下肢放射。如感觉向胸背部放射，则不宜下针，应将针略向上提，或出针另刺。针此穴时，必须手法熟练，否则会出现胸痛、项强和全身不适的反应。

【适应证】颈神经痛、全身神经痛、风湿症、颈部肌肉痉挛、关节炎、半身不遂等。高血压、心脏病及体弱的禁忌。

肩背穴（双穴）

【位置】缺盆穴上约 2 寸，斜方肌上缘的中部。

【取穴】仰卧位。斜向下斜刺。透过斜方肌，直达陶道穴或身柱穴。

【操作】轻捻缓进，平刺。针此穴，必须手法熟练，注意不要刺及肺尖。

【适应证】肩背神经痛、肩胛风湿症、项背部肌肉疼痛及痉挛、疟疾。

外金津玉液（双穴）

【位置】廉泉上约 1 寸 5 分，旁开 3 分。

【取穴】仰卧位，后项部垫高。

【操作】轻捻缓进，刺入 1 寸 5 分。

【适应证】中风不语、舌肌麻痹或痉挛、舌炎、流涎病，以及一切口腔疾患。

太阳透下关（双穴）

【位置】眼眶外一横指陷中为太阳穴；耳前颧骨弓下缘陷中为下关。

【取穴】侧卧或仰卧位。针由太阳穴刺入，向后下方通过颧弓，直达下关穴处。

【操作】缓慢进针达 2 寸，有感觉到达牙或颊部。

【适应证】牙神经痛、颜面神经麻痹或痉挛、三叉神经痛、头痛。

颊车透地仓（双穴）

【位置】下颌角前上方二横指，有凹陷处为颊车；口角旁 4 分处为地仓。

【取穴】侧卧或仰卧位。

【操作】缓慢进针，横刺 2 寸。

【适应证】口眼歪斜、三叉神经痛。

地仓透耳门（双穴）

【位置】地仓位于口角旁开 4 分；耳门位于耳珠上耳前切迹前方。

【取穴】采取侧卧位。先在地仓穴处下针，沿皮向后上方斜刺。

【操作】缓慢捻进，使感觉扩散半面部。

【适应证】三叉神经痛、面神经麻痹、面神经痉挛，以及其他面部疾患。

天窗透人迎（双穴）

【位置】天窗穴相当于完骨穴直下 3 寸。在胸锁乳突肌的后缘；人迎位于廉泉穴的后上方，胸锁乳突肌的前缘。

【取穴】采侧卧位。先在天窗穴下针，避开动脉，横刺透往人迎穴。

【操作】缓慢捻转，避开动脉进针，使感觉扩散至肩胛部。

【适应证】高血压、甲状腺肿、颈淋巴结结核、咽喉疾患。

迎香透印堂

【位置】迎香位于鼻翼旁 3 分，横平素髎穴；印堂位于两眉之间，直对鼻尖。

【取穴】仰卧位。先由迎香穴刺入，然后向上方捻进直达印堂穴。

【操作】缓慢捻进。

【适应证】鼻窦炎、鼻膜炎、嗅觉障碍、慢性鼻炎及一切鼻疾患。

（二）经穴

1. 手阳明大肠经

合谷（双穴）

【取穴】仰卧位。

【操作】捻转缓进，深达1寸。

【适应证】头痛、牙痛、扁桃腺炎、咽喉疾患、眼疾患、耳疾患、呼吸困难、喘息、虚脱、盗汗、失眠等。

手三里（双穴）

【取穴】仰卧位。前臂弯曲，呈横肱位。

【操作】缓慢捻进，深达1寸，使感觉传导手指或肩部。

【适应证】半身不遂、肘臂疼痛、面神经麻痹、乳腺炎、感冒、牙痛、颈淋巴结炎。

曲池（双穴）

【取穴】仰卧位，前臂弯曲呈横肱位。

【操作】缓慢捻转直下，使感觉传导到手背及手指。

【适应证】臂神经痛、上肢关节炎、半身不遂、胸膜炎、神经衰弱、贫血等。

臂臑（双穴）

【取穴】侧卧位。

【操作】缓慢捻进，深达1寸。

【适应证】臂肩神经痛、肩胛风湿、项淋巴结结核。

肩髃（双穴）

【取穴】仰卧或侧卧。

【操作】缓慢捻进，沿臂下刺、深达2寸。

【适应证】半身不遂、高血压、肩臂神经痛及风湿痛。

2. 足阳明胃经

归来（双穴。相当于奇穴子宫穴处）

【取穴】仰卧位。

【操作】缓捻，一般进针3~5寸即有感觉。

【适应证】水肿、月经不调、妇人不孕症、膀胱炎、便秘症、泌尿生殖系统疾病。

犊鼻（双穴）

【取穴】仰卧屈膝取之。

【操作】轻捻缓刺，可深达1寸5分~2寸。

【适应证】关节炎、风湿症、半身不遂等症。

丰隆（双穴）

【取穴】仰卧屈膝。

【操作】轻捻缓进，进针1寸后，即有酸麻向足背传导。

【适应证】下肢神经痛、麻痹或痉挛、胸膜炎、咳嗽、头痛、便秘、肝脏病、半身不遂。

3. 足太阴脾经

三阴交（双穴。本穴为芒针重点经穴）

【取穴】仰卧位。

【操作】缓慢捻进深 1 ~ 1.5 寸。

【适应证】统治男女生殖器方面疾患，尤以月经过多、子宫出血、遗精、遗尿、早泄、阳痿等症效果显著。此外对失眠、神经衰弱、下肢疼痛或麻痹均有效。

4. 手少阴心经

极泉（本穴位芒针重点经穴）

【取穴】仰卧举臂，腋下横纹内侧。

【操作】轻捻缓进。一般刺 5 分 ~ 1 寸，要求感觉向手部放射，如过深则无此感觉。

【适应证】上肢疾患，神经痛、麻痹、痉挛、风湿症、半身不遂、手指麻木、肘臂厥冷等。

5. 足太阳膀胱经

睛明（双穴）

【取穴】仰卧位。

【操作】缓慢捻进，深达 4 ~ 5 分，针尖方向可冲鼻后。

【适应证】急慢性结膜炎、角膜白斑、眼球充血或瘙痒及一切眼疾患。

神域（双穴。本穴为芒针重点经穴）

【取穴】侧卧位。十四椎下平脐。

【操作】一般手法，捻进 3 ~ 5 寸。

【适应证】肾脏疾患、腰痛、扭伤性腰痛、腰肌风湿症、下肢疾患。

大肠腧（双穴）

【取穴】俯卧或侧卧。

【操作】捻转缓进、深刺约 3 寸。

【适应证】腹部膨胀、肠炎、肠鸣、便秘、遗尿、肾脏炎、腰痛、坐骨神经痛。

膀胱腧（双穴）

【取穴】俯卧或侧卧。

【操作】缓慢捻进，深达 3 寸。

【适应证】膀胱炎、遗尿、尿闭、便秘、腰痛、慢性子宫病。

八髎穴（八髎系四穴的总称，分上髎、次髎、中髎、下髎各双穴）

【操作】侧卧位，轻捻缓进，深 2 ~ 3 寸，感觉可达小腹及下肢。

【适应证】生殖、泌尿系统疾患、腹部膨胀、便秘、坐骨神经痛、膝盖部厥冷和下肢麻痹等。

委中（双穴）

【取穴】俯卧位。

【操作】捻转缓进，深达 1 寸。

【适应证】腰背部疼痛、膝关节炎、腹部膨胀、痔疮出血、鼻出血等。

志室（双穴）

【取穴】侧卧位，肾腧旁开 1 寸。

【操作】轻捻缓进，进针4~6寸，有酸麻感觉，有时也出现触电样感，向腿部放射。

【适应证】腰痛、扭伤性腰痛、肾炎、遗尿等。

秩边（双穴。本穴为芒针重点经穴）

【取穴】侧卧位。

【操作】用缓慢进针，可深刺达8寸至尺余，感觉至脚上或小腹。

【适应证】坐骨神经痛、不孕症、月经不调、慢性盆腔炎、腰痛、膀胱炎，以及泌尿生殖系统一切疾病。

6. 足少阴肾经

大赫（双穴）

【取穴】仰卧位。

【操作】缓慢捻进，深达4~5寸，使感觉传导会阴部。

【适应证】遗精、阳痿、早泄、月经不调、慢性子宫病等，统治一切男女生殖泌尿系统疾患。

7. 手厥阴心包经

内关（双穴。本穴为芒针重点经穴）

【取穴】仰卧位。

【操作】缓慢捻进，深达5分~1寸。

【适应证】心跳过速、胸满、胃神经痛、神经性呕吐、肘臂神经痛、五指伸屈不灵、妊娠恶阻。

8. 手少阳三焦经

外关（双穴）

【取穴】仰卧位。

【操作】缓慢捻进，深达5分~1寸，使感觉传导手背及肩部。

【适应证】肘臂神经痛、上肢关节炎、耳聋、牙痛、眼疾患、失眠、感冒。

翳风（双穴）

【取穴】侧卧位，按之耳内痛。

【操作】缓慢捻进，深达5分~1寸，使感觉到达耳内。

【适应证】耳聋、耳鸣、面神经麻痹、语言障碍等。

9. 足少阳胆经

风池（双穴。本穴为芒针重点经穴）

【取穴】侧卧位。

【操作】轻捻缓进，针尖宜向内上方进针，约2~3寸，一般感觉能向头部放射。

【适应证】眼疾患、偏正头痛、颈项神经痛、神经衰弱等。

肩井（双穴）

【取穴】侧卧位。

【操作】缓慢捻进，进针2寸。

【适应证】半身不遂、高血压、肩背部神经痛、颈项肌痉挛不能回顾。

带脉（单穴。本穴为芒针重点经穴）

【取穴】平卧位。右侧，不取左侧。

下篇

【操作】轻捻缓进，深达2尺5寸。

【适应证】各种膨症，脾肿大、腹水、腹胀、脂肪过多症、肝硬化。

环跳（双穴。芒针重点经穴）

【取穴】侧卧取穴。伸下腿屈上腿。

【操作】缓慢捻进，深达4~5寸，使感觉传导脚上。

【适应证】偏瘫、坐骨神经痛、下肢关节炎及一切下肢运动障碍。

阳陵泉（双穴）

【取穴】侧卧或仰卧屈膝。

【操作】缓慢进针，可达1~2寸。

【适应证】下肢麻痹及神经痛、肌肉萎缩、关节炎、风湿症、半身不遂等症。

10. 足厥阴肝经

期门（双穴）

【取穴】仰卧位。

【操作】缓慢捻进，深达2~5分。

【适应证】胸膜炎、胆囊炎、高血压、肋间神经痛、咳嗽。

11. 任脉

中极（单穴。本穴为芒针重点经穴）

【取穴】仰卧位。

【操作】缓慢捻进，深达3寸，使感觉传导会阴部及阴部。

【适应证】遗精、遗尿、尿意频数、水肿病、月经不调、经行腹痛等。

关元（单穴。本穴为芒针重点经穴）

【取穴】仰卧位。

【操作】缓慢进针，深达4寸，使感觉传导会阴部及阴部。

【适应证】遗精、慢性肠炎、肠出血、水肿病、肾脏炎、遗精、尿闭、妇女慢性子宫病。

气海（单穴。芒针重点经穴）

【取穴】仰卧位。

【操作】缓慢捻进，深达4~5寸，使感觉传导会阴部及后腰。

【适应证】月经不调、痛经、白带、遗尿、遗精等，统治男女一切生殖泌尿系统的疾病。

注：本穴有补泻之分。操作时大指向前一个方向捻转为泄；大指向后一个方向捻转为补。

水分（单穴。本穴为芒针重点经穴）

【取穴】仰卧位，腹白线稍右侧。

【操作】缓捻慢进，深达5~8寸。

【适应证】肠炎、肠鸣、慢性胃炎、腹部疼痛、呕吐胀满。

中脘（单穴。本穴为芒针重点经穴）

【取穴】仰卧位。距正中线稍右方。

【操作】缓慢进针，可达5~8寸。

【适应证】急慢性胃炎、胃痉挛、消化不良、食欲不振、高血压、一切肠胃病。

上脘（单穴。本穴为芒针重点经穴）

【位置】巨阙下1寸，脐上5寸。

【取穴】仰卧位。偏右，距正中线2~3分下针。

【操作】缓慢进针，有感觉即出针，可深达5~7寸。

【适应证】胃痛、胃炎、消化不良、食欲不振、胃酸过多、中风失语、高血压症、肝胆疾病、身体虚弱等。

鸠尾（单穴。本穴为芒针重点经穴）

【取穴】剑突下5分，稍向右斜1~2分，取穴时要举二臂于头上。

【操作】轻捻缓进，针体垂直；一般深度为4~8寸。针刺的深浅不同，一般会出现不同的感觉，放射到胸部、两肋、下腹和后腰。

【适应证】精神病、癫痫、胃痛、吐酸、呕吐、胸满、头晕、头痛等。

天突（单穴。本穴为芒针重点经穴）

【取穴】仰卧位。枕头宜低，尖针向后下方循胸骨后缘进针。

【操作】轻捻缓慢进针，可深刺1尺~1尺2寸，一般进针7~8寸。

【适应证】中风不语、痰涎壅盛、食道瘤喘息、支气管炎、气管炎、贲门狭窄、神志不清，以及中风发作后的一系列症状。

12. 督脉

长强（单穴）

【取穴】侧卧位。尾骨与肛门之间是穴。

【操作】缓捻进针，找到感觉后即出针，深刺可达8寸。

【适应证】脱肛、肠炎、痔疮、痢疾等。

命门（单穴）

【取穴】俯卧位。

【操作】捻转进针，深达3~4分。

【适应证】腰痛、头痛、遗精、阳痿、早泄、遗尿、白带、月经不调等。

风府（单穴。本穴为芒针重点经穴）

【取穴】侧卧位。

【操作】轻捻缓进2~3寸，有麻胀感到舌根。

【适应证】神经衰弱、中风失语、精神病、癫痫、颈部神经痛等。

百会（单穴）

【取穴】侧卧位。

【操作】捻转沿皮刺3分。

【适应证】头痛眩晕、癫痫、脱肛、遗尿。

上星（单穴）

【取穴】仰卧位。

【操作】捻转进针3分深。

【适应证】鼻窦炎、嗅觉障碍、鼻膜炎以及其他鼻疾患，前额神经痛、眩晕。

下篇

13. 经外奇穴

印堂（单穴）

【取穴】仰卧位。

【操作】缓慢捻进，深达 2~3 寸，使感觉传导鼻尖。

【适应证】神经性呕吐、三叉神经痛、头痛头晕、失眠多梦及鼻疾患。

太阳

【取穴】仰卧或侧卧。

【操作】缓慢捻进，向下深刺 2 寸。

【适应证】三叉神经痛、面神经麻痹及痉挛、头痛、牙疼、眼疾患。

上列这些经穴和经外奇穴，都系芒针常用的一些穴位，其他穴位，由于不常应用，故未列入。

（三）阿是穴

阿是穴在芒针疗法中应用较多，而且效果也好。不过有瘢痕的地方，不宜刺。除此之外，全身各处都可取穴，在运用时根据具体情况，适当取用。

十五、常见病的芒针疗法

（一）坐骨神经痛

【体位】侧卧位。

【疗法】①主穴：环跳、秩边；配穴：阳陵泉；②环跳、秩边、阳陵泉透阴陵泉、志室透命门、承山、太冲透涌泉。

【手法及疗程】缓慢进针，找到感觉后即将针取出。感觉之大小及刺激的程度，视患者身体强弱和病的轻重而定。一般每日 1 次，较轻者隔日 1 次，12 次为一疗程。

（二）神经衰弱

【体位】侧卧或仰卧。

【疗法】①主穴：风池、百会、内关、归来；②中脘、足三里、风池、神门、四神聪、头维、内关透外关、三阴交透悬钟、太溪。

【手法及疗程】缓慢进针，找到适当的感觉后起针，一般刺激不宜过重。隔日 1 次，12 次为一疗程。

（三）癔症（脏躁）

【体位】仰卧或侧卧位。

【疗法】主穴：风府、风池、鸠尾、中脘；配穴：内关。

【手法及疗程】缓慢进针，有烦躁不安者重刺，其他用一般刺法。每日 1 次，12 次为一疗程。

（四）癫痫狂

【体位】仰卧。

【疗法】①主穴：鸠尾；配穴：风府、风池、上脘、中脘、百会；②风池、人中、内关透外关、曲池透少海、合谷透后溪、太冲透涌泉。

【手法及疗程】先刺鸠尾穴，缓慢捻进，15次为一疗程。

（五）头痛

【体位】侧卧或仰卧。

【疗法】①主穴：风池、太阳、百会；配穴：合谷；②风池、头维、印堂、上星、太阳、百会、足三里、合谷透后溪。

【手法及疗程】缓慢进针，找到感觉后即起针，每日1次。

（六）三叉神经痛

【体位】侧卧或仰卧位。

【疗法】主穴：太阳透下关、地仓透耳门；配穴：风池、合谷。

【手法及疗程】缓慢进针，找到感觉后即起针，一般要求酸胀感觉到牙、颜面。

（七）颜面神经麻痹

【体位】仰卧或侧卧。

【疗法】①主穴：颊车透地仓、地仓透耳门、太阳透下关；配穴：阳白、合谷、风池；②鱼腰透攒竹、地仓透耳门、地仓透颊车、地仓透承浆、太阳透下关、合谷透后溪、太冲透涌泉。

【手法及疗程】每日1次，找到感觉即出针。

（八）臂神经痛

【体位】侧卧略高举臂。

【疗法】主穴：极泉、颈臂、肩背；配穴：肩髃、曲池、臂臑。

【手法及疗程】找到感觉即起针，每日或隔日1次。12次为一疗程。

（九）性神经衰弱

【体位】仰卧位。

【疗法】主穴：关元、大赫、归来；配穴：三阴交。

【手法及疗程】隔日1次，一般用刺法，要求感觉到生殖器。在治疗期间不宜性交，1月后观察效果。

（十）神经性耳聋耳鸣

【体位】侧卧位。

【疗法】主穴：翳风；配穴：风池、上脘、中脘、水分。

【手法及疗程】轻刺缓进，每日或隔日1次，15次为一疗程。

（十一）三叉神经痉挛及麻痹

【体位】侧卧位。

【疗法】主穴：太阳透下关、地仓透耳门、颊车透地仓；配穴：合谷、风池。

【治法及操作】缓慢捻进，每日1次。

（十二）舌下神经麻痹

【体位】仰卧位。

【疗法】主穴：外金津玉液；配穴：上脘、中脘、合谷。

（十三）横膈膜痉挛

【体位】仰卧位。

【疗法】主穴：上脘、中脘、水分；配穴：内关。

【手法及疗程】缓慢捻进，每日1次。

（十四）扁桃体炎

【体位】仰卧位。

【疗法】主穴：外金津玉液、天窗透人迎；配穴：合谷。

【手法及疗程】轻刺，每日1次。

（十五）过敏性鼻炎及慢性鼻炎

【体位】仰卧位。

【疗法】主穴：迎香透印堂；配穴：上星。

【手法及疗程】轻刺缓进，隔日1次，15次为一疗程。

（十六）感冒

【体位】仰卧及侧卧位。

【疗法】主穴：风池、迎香；配穴：合谷。

【手法及疗程】一般手法，每日1次。

（十七）气管炎

【体位】仰卧位。

【疗法】①主穴：天突、上脘、中脘、气海（补）；②肺腧、天突、尺泽、大椎七点、合谷透后溪。

【手法及疗程】一般手法，隔日或每日1次，12次1疗程。

（十八）遗尿症

【体位】仰卧。

【疗法】①主穴：关元、归来、秩边；配穴：三阴交；②肾腧、膀胱腧、中极、三阴交透悬钟、大敦、关元、气海、风池。

【手法及疗程】轻捻缓刺，找到感觉即出针，隔日1次，12次为一疗程。

（十九）尿闭症

【体位】仰卧。

【疗法】主穴：中极、归来、秩边；配穴：三阴交。

【手法及疗程】同上。

（二十）痛经

【体位】仰卧、侧卧位。

【疗法】主穴：中极、八髎、归来；配穴：三阴交；实证：血海、地机、中极、合谷透后溪、大巨；虚证：关元、脾腧、肾腧、足三里、三阴交透悬钟。

【手法及疗程】轻刺，隔日1次，15次为一疗程。

（二十一）闭经

【体位】仰卧。

【疗法】主穴：气海、关元、归来、秩边；配穴：三阴交、八髎。

【手法及疗程】轻刺，隔日1次，15日为一疗程。

（二十二）慢性输卵管炎

【体位】仰卧。

【疗法】主穴：归来、关元；配穴：三阴交。另配局部阿是穴。

【手法及疗程】一般刺法，隔日1次，15次为一疗程。

（二十三）阴道炎

【体位】仰卧。

【疗法】主穴：中极、关元、归来；配穴：三阴交。

【手法及疗程】一般刺法，隔日1次。

（二十四）慢性肾炎

【体位】仰卧或伏卧位。

【疗法】主穴：肾腧、八髎、秩边、水分；配穴：三阴交。

【手法及疗程】一般手法，找到感觉后出针，隔日1次，15日为一疗程。

（二十五）水肿

【体位】仰卧。

【疗法】主穴：带脉；配穴：上脘、中脘、水分、关元、秩边。

【手法及疗程】用2尺余之长针，自右侧带脉穴刺入，徐徐捻进，刺向左侧之期门穴处。隔日1次，12次为一疗程。

（二十六）急慢性胃炎

【体位】仰卧位。

【疗法】主穴：上脘、中脘。

【手法及疗程】一般手法。急性者每日1次，慢性者隔日1次，12次为一疗程。

（二十七）胃下垂及溃疡

【体位】仰卧位。

【疗法】主穴：中脘、上脘。

【手法及疗程】一般手法。隔日1次，15日为一疗程。

（二十八）十二指肠溃疡

【体位】仰卧位。

【疗法】主穴：中脘、上脘、水分。

【手法及疗程】同上。

（二十九）高血压

【体位】侧卧位。

【疗法】①主穴：天窗透人迎；配穴：内关、鸠尾、上脘、中脘、水分、风池；②天窗透人迎、风池、太溪、头维、足三里、内关透外关、中脘、太阳。

【手法及疗程】缓慢进针，运用一般手法，隔日1次，12次为一疗程。

下
篇

（三十）贫血

【体位】仰卧位。

【疗法】主穴：中脘、水分、气海（补）；配穴：内关。

【手法及疗程】一般手法，隔日1次，15次为一疗程。

（三十一）甲状腺肿

【体位】仰卧位。

【疗法】主穴：天窗透人迎；配穴：合谷。

【手法及疗程】一般手法，找到感觉即出针，隔日1次，15次为一疗程。

（三十二）风湿性关节炎

【体位】侧卧位。

【疗法】主穴：全知、环跳、阳陵泉、犊鼻（下肢）。

主穴：极泉、曲池、合谷；配穴：阿是（上肢）。

主穴：命门、委中、肾腧、环跳（腰骶背部）。

【手法及疗程】缓慢进针，极泉、环跳要达到有电触样感，隔日1次。

（三十三）脑出血

【体位】仰卧或侧卧。

【疗法】①主穴：天突（深刺）、天窗透人迎、风池；配穴：百会、鸠尾、中脘、水分、合谷；②人中、百会、内关透外关、太冲透涌泉、太冲透人迎、合谷透后溪。

【手法及疗程】轻刺缓捻，每日1次，15次为一疗程。

（三十四）视神经萎缩

【体位】仰卧位。

【疗法】主穴：睛明、太阳；配穴：风池。

【手法及疗程】轻慢缓进，隔日1次，15次为一疗程。

（三十五）青光眼

【体位】仰卧位，侧卧位。

【疗法】主穴：睛明、太阳、风池；配穴：印堂。

【手法及疗程】轻刺，隔日1次，15次为一疗程。

（三十六）流行性乙型脑炎

【芒针疗法】百会、合谷透后溪、内关透外关、曲池透少海、太冲透涌泉、大椎七点、十宣、委中。

（三十七）急性咽炎

【芒针疗法】①实证：少商点刺出血，合谷透后溪、内庭、天容；②虚证：太溪、合谷透鱼际、照海、列缺。可交替使用。

（三十八）流行性腮腺炎

【芒针疗法】内关透外关、翳风、颊车、曲池透少海、合谷透后溪。

（三十九）肺炎

【芒针疗法】肺腧、中脘、尺泽、合谷透后溪、曲池透少海、大椎七点。

（四十）支气管哮喘

【芒针疗法】肺腧、天突、大椎七点、尺泽、气海、合谷透后溪、中脘、脾腧。

（四十一）无脉症

【芒针疗法】天窗透人迎、极泉透肩贞、曲池透少海、内关透外关、合谷透后溪、太渊。

（四十二）中暑

【芒针疗法】人中、百会、委中、十宣、气海、合谷透后溪、曲池透少海、内关透外关、大椎七点、金津玉液。

（四十三）休克

【芒针疗法】人中、合谷透后溪、内关透外关、气海、十宣。

（四十四）胃炎

【芒针疗法】足三里、中脘、天枢、内关透外关、公孙透涌泉、太冲透涌泉、脾腧、金津、玉液。

（四十五）消化性溃疡

【芒针疗法】足三里、中脘、内关透外关、章门、期门、脾腧、公孙透涌泉。

（四十六）癔症

【芒针疗法】人中、中冲、足三里、巨阙、神门、三阴交透悬钟、内关透外关、公孙透涌泉、合谷透后溪。

（四十七）自主神经失调症

【芒针疗法】①肝肾气逆：气从少腹直冲咽喉，惊悸不宁，发作欲死，腹痛喘逆，呕吐烦躁，甚则抽搐厥逆，气回则止，反复发作，脉象弦数，舌苔白或黄。取期门、公孙、太冲透涌泉、内关透外关；②寒水上逆：脐下悸动，逆气上冲至心下心慌不止，形寒肢冷，脉象弦紧，舌苔白腻。取关元、膻中、水道、三阴交透悬钟、气冲。

（四十八）急性多发性神经根炎

【芒针疗法】合谷透后溪、内关透外关、曲池透少海、大椎七点、地仓透人中、地仓透颊车、阳陵泉透阴陵泉、三阴交透悬钟、公孙透涌泉。

（四十九）小儿舞蹈症

【芒针疗法】风池、神门、完骨、三阴交透悬钟、中脘、极泉、曲池透少海、秩边、合谷透后溪、太冲透涌泉。

（五十）小儿惊风

【芒针疗法】①急惊风：十宣、印堂、人中、曲池透少海、太冲透涌泉、阳陵泉透阴陵泉、行间、合谷透后溪、大椎七点；②慢惊风：中脘、关元、足三里、章门、印堂。

（五十一）颈椎病

【芒针疗法】风池、肩贞、大椎七点、曲池透少海、内关透外关、合谷透后溪。

（五十二）肩周炎

【芒针疗法】肩髃、极泉透肩贞、内关透外关、曲池透少海。

（五十三）落枕

【芒针疗法】风池、落枕穴、大椎七点、合谷透后溪、曲池透少海。

（五十四）肋间神经痛

【芒针疗法】阳陵泉透阴陵泉，支沟、期门、丘墟、肝俞、三阴交。

（五十五）急性腰扭伤

【芒针疗法】肾俞、腰阳关、飞扬、命门、太溪、人中、委中及腰扭伤穴（手背3、4掌指关节近侧1.5厘米处）

（五十六）急性单纯性阑尾炎

【芒针疗法】阑尾穴、上巨虚、曲池透少海、天枢。随症配穴，大椎七点、合谷透后溪、内关透外关、中脘。

（五十七）胆道蛔虫症

【芒针疗法】胆囊，内关透外关、胆俞、大横、期门、足三里、迎香透四白、中脘透梁门、阳陵泉透阴陵泉、太冲透涌泉。

（五十八）胆石症

【芒针疗法】日月、期门、胆俞、巨阙、章门、足三里、丘墟、阳陵泉透阴陵泉、太冲透涌泉、内关透外关。

（五十九）月经不调

【芒针疗法】足三里、三阴交透悬钟、关元。

（六十）功能性子宫出血

【芒针疗法】关元透中极、太冲透涌泉、隐白、血海、百会、阳池、合谷透后溪。

（六十一）子宫脱垂

【芒针疗法】子宫、关元、气海、三阴交透悬钟、带脉。

（六十二）阳痿

【芒针疗法】关元、命门、肾俞、合谷透后溪、百会、神门、三阴交透悬钟。

（六十三）近视眼

【芒针疗法】太阳、承泣透睛明、鱼腰透攒竹、太冲透涌泉。

（六十四）糖尿病

【芒针疗法】天突、足三里、中脘、内关透外关、关元、秩边等。

（六十五）带状疱疹

【芒针疗法】腰以上病损：支沟、合谷透后溪、曲池透少海、内关透外关。

腰以下病损：阳陵泉透阴陵泉、三阴交透悬钟、太冲透涌泉、血海、阿是穴。

（六十六）直肠脱垂

【芒针疗法】提肛、长强、气海、足三里、天枢、灸百会。提肛穴位于肛门两侧，截石为 3 点、9 寸处旁开半寸。针刺时向同侧腹股沟方向刺入 2 寸，强刺激，使肛门处有酸胀及紧缩感。

十六、典型病例

为了帮助读者能更好地了解芒针的疗效，我们下面简单地介绍几例病例。这些，大都是多方治疗未收效的，但经芒针治疗后，收到了较为满意的效果。但是病例本身存在一些缺点，比如缺乏化验、X 光检查以及其他方面的配合检查，记载也欠详细。但是我们认为还有一定的参考价值。

1. 患者：女，23 岁。

【主诉】腹胀胸闷，呃逆，不思饮食已 4 年。

症状及发病经过：病程 4 年，时轻时重，呈不自止的打嗝，胸闷气短，腹胀，不思饮食，呼吸困难，几年来经中、西医治疗无显效。

【检查】体弱羸瘦，心肺正常，腹部膨胀，腹壁紧张。

【诊断】呃逆症（横膈膜痉挛）。

治疗概况：用上脘、中脘、内关。

【手法】缓进慢捻。

经治疗 1 次后呃逆即减轻，2 次后有显著进步，经 16 次治疗，症状完全消失，通过40 多天观察，未见上述症状再次出现。

2. 患者：男，49 岁。

【主诉】胸部刺痛，眼角膜及小便均发黄，有时呕吐。

【症状】病起已久，4 年来逐渐加重，发现眼球发黄，胸部有刺痛，并时有呕逆，腹部胀满，食欲不佳。上述症状每遇饮食不慎或气候变化，都可能加剧，曾在某院诊断为慢性胆囊炎，经中、西医治疗无显著效果。

【检查】心肺正常，腹部胀痛，面呈慢性病容。

【诊断】慢性胆囊炎。

【治疗】用中脘、上脘、鸠尾。

【手法】缓进慢捻。

经过两次治疗，即有好转，5 次治疗后，疼痛及其他症状有显著改变，共治疗 15 次，症状完全消失。

3. 患者：男，35 岁。

【主诉】阳痿不举已七八年，鼻塞嗅觉不佳已四五月。

【症状】阳痿病已七八年之久，生殖器发育正常，因在腰部受伤后致阴茎不能正常勃起，因此影响性生活，经多方治疗无效。鼻子觉堵塞有涕，嗅觉障碍达四五月之久。

【诊断】阳痿症、鼻窦炎。

【治疗】用中极、关元、三阴交等穴，阳痿症稍减轻。用上星、迎香、印堂、风池。

【手法】缓刺轻捻。

隔日 1 次，治疗达 13 次，鼻嗅觉完全恢复，鼻窦炎症状消失而停诊。

4. 患者：女，33 岁。

【主诉】右侧季肋部疼痛 3 年之久。

【症状】右肋下部疼痛已 3 年，时轻时重，甚而一日数次，下肢浮肿，消化不良，食欲不佳，曾在某院诊治为慢性胆囊炎，多方医治无效。

【查体】慢性病容，心肺正常，腹右侧肋部压痛，血压 130/85 毫米汞柱，其他无异常现象。

【诊断】慢性胆囊炎。

【治疗】用上脘、中脘、鸠尾轮番使用。共治疗 66 次，症状基本消失。

5. 患者：男，52 岁。

【症状】因患高血压及右肩风湿症多年，每遇阴雨劳累则症状加重，胳膊高抬及作回旋动作困难，大大影响工作，几年了一直采用中、西药及针灸治疗无效，曾用针灸治疗长达两年之久，症状虽有好转，但胳膊仍不能高抬。后改用芒针治疗。

【治疗】用穴：全知、肩井、肩背、肩髃、曲池、阿是穴。

【手法】轻刺缓捻，采用仰卧或侧卧体位。

隔日 1 次。共治疗 50 次，肩胛风湿症状完全消失而停诊，观察 3~4 个月未见出现上述症状。

6. 患者：男，35 岁。

【主诉】右季肋间痛已 1 月余，且时伴有呕吐。

【症状】1 月前某日突然感到右季肋部疼痛，呕吐、胸闷，遂到某院急诊，诊断为急性胆囊炎。住院治疗 1 月后无效出院，当时仍有剧烈刺痛，讲话困难，呼吸也影响右侧肋部疼痛，呕吐、食欲不佳，局部拒按，影响睡眠。

【查体】心肺正常，右肋疼痛，面呈痛苦状，不能单独行走。

【诊断】胆囊炎。

【治疗】用鸠尾、中脘、期门、上脘、关元、内关（双）。

【手法】捻转缓进。

用上述治疗方法 2 次，症状即有减轻，继续治疗 19 次后，症状消失。为了巩固疗效，又继续治疗 5~6 次而痊愈。

7. 患者：女，51 岁（急诊）。

【主诉】家属代诉，突然发生昏迷半日。

【症状】患者于发病之日突然昏倒，不省人事，当时大小便排于裤内，上述症状出现后，立刻被关至医院进行急救，经诊断为脑瘀血，作一般处理后，因无特殊疗法，建议针灸。

【诊断】中风，半身不遂症。

【治疗】

（1）昏迷不醒：用风池、风府、百会、太阳、上脘、中脘、手三里。

【手法】缓慢进针，随时观察颜面表情，达到一定深度后取针。

【效果】出针后 1 小时左右，随即清醒，2 次后即能讲话清楚。

（2）半身不遂：用肩髃、曲池、合谷、手三里、外关、肩井、环跳、阳陵泉、丰隆。

【手法】同上。

【效果】针 30 余次，完全恢复正常。

8. 患者：女，41 岁。

【主诉】家属代诉，昏迷 5 小时。

【症状】患者于发病前 5 小时正值吃饭，突然头晕，颜面麻木并发现左侧颜面㖞斜，突然昏倒，口吐白沫，大小便失禁，但无抽风现象。既往也无上述抽风历史。

【诊断】中风，半身不遂症。

【治疗】

（1）昏迷不醒：用风池、风府、百会、太阳、中脘、上脘。

【手法】一般刺激。

【效果】针后 12 小时，已能说出简单的语句。

（2）半身不遂：用曲池、肩髃、外关、合谷、环跳、阳陵泉。

【手法】一般刺激。

【效果】针 28 次左右，基本恢复正常。

9. 患者：男，50 岁。

【主诉】腰痛 3 年余。

【症状】病起 3 年余，腰痛、弯腰困难，仰或左右转动时疼痛加重，局部有显著压痛，不能仰卧。曾在医院诊断为腰椎间盘突出。先后住院达 2 年之久，无显著疗效，院方要动手术，患者拒绝而作芒针治疗。

【诊断】腰痛。

【症状】用肾腧、命门、八髎、膀胱腧、大肠腧、委中、环跳。

【手法】捻转进针，缓慢轻刺。

每日 1 次，共治疗 2 个月后，症状有显著减轻，可以平卧且可作腰部轻微活动，3 个月以后，隔日 1 次，总共治疗 8 个月约 150 次，症状完全消失，恢复正常工作。

下篇

附：神经系统基本知识

头针疗法是一种新疗法。它是在学习祖国医学并结合现代医学关于神经解剖生理基本知识基础上，经过医疗实践加以总结的。这种疗法的刺激区大部分是根据大脑皮层功能定位在头皮投射区来确定的；其适应证亦多是精神系统疾病。以下介绍与头针疗法有关的神经系统基本知识。

一、神经系统解剖生理

（一）解剖生理简介

人的神经系统被假定的分为两大部分：即躯体神经和自主神经。躯体神经又分为中枢部分（脑、脊髓）和周围都分（十二对脑神经，三十一对脊神经）。自主神经则分为交感神经和副交感神经两部分。

脑是人体高级神经中枢。脑可简单分为大脑、小脑和脑干。

大脑由两侧大脑半球组成。大脑皮层是覆盖于大脑半球表面的灰质层，厚约 2～3 毫米。大脑皮层是中枢神经系统发展最晚，而且是最完善的。大脑半球在外表上看，凸出的称为脑回，凹下去的称为脑沟，大而深的沟称为裂。

以左侧大脑半球外侧面为例。大脑外侧裂、中央沟、顶枕裂的引线，将大脑半球分作额叶、顶叶、颞叶、枕叶四部分。在中央沟前面的为中央前回；中央沟后面的为中央后回；外侧裂下边有颞上回，围绕外侧裂尾端为缘上回，颞上沟尾端为角回，额下回后部、中央前回下部为布洛卡氏区。（附图19-1）

大脑半球内侧面有两个比较重要的部位，即旁中央小叶和枕叶距状裂上、下缘（楔回舌回）（附图19-2）。

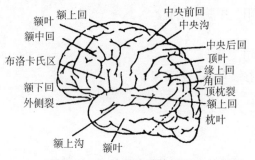

附图19-1　大脑半球外侧面（左半球）

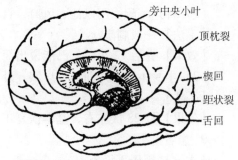

附图19-2　大脑半球内侧面（右半球）

头针疗法刺激区的主要部分是根据大脑表面的沟回在头皮上投影来确定的。

大脑皮层的功能定位概念，是确定头针疗法刺激区定位理论基础的主要部分，熟悉这一部分较为重要。

（1）中央前回和旁中央小叶：主要管理躯体之随意运动。其功能分布像一个倒挂半侧人体，脚在上，上肢在中间，头在下（附图19-3）。

损伤后出现局限性主动运动不能，如单肢瘫痪等。

（2）中央后回：为一般痛温觉、触觉分析器。是感觉的高级中枢。其功能分布，基本上与中央前回相似。损坏后出现感觉异常。

（3）颞上回中部：为皮层听觉分析器。损坏时可出现耳鸣、眩晕、听力下降。

（4）缘上回：有运用机能的分析器，借以调节个体在后天学会的综合性运动，如解衣扣、绘画、雕刻等。

损坏时不会解扣子、挖耳朵和做一些精细的工作等。临床上称为失用症。

（5）布洛卡氏区：其功能与口、舌、咽、喉诸肌肉运动有关。此区单纯损害后表现为能理解他人语意，但不能用语言表达本人心意，即运动性失语。

（6）角回：为书写文字符号的视觉分析器，和复杂感觉有关。损伤时，常出现失掉理解字和词义的能力，但无视觉障碍，称命名性失语或失读症。

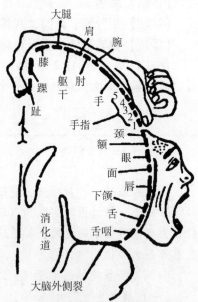

附图19-3　左大脑半球经中央前回额状切面（示运动分析器）

（7）颞上回后部：为语言信号听觉分析器。能检查自己和理解别人发言的含意，损害时不能理解他人的言意和词意，但能听到声音，即称感觉性失语症。

（8）距状裂上下缘（楔回、舌回）：为皮层视觉分析器。刺激性损害，产生视幻觉。破坏性损害，产生皮层性视力障碍。

基底神经节只介绍纹状体苍白球系统。它参与维持复杂反射性，运动性动作的协调。该部损害产生特殊的运动紊乱。如果苍白球损害为主，产生肌张力增强-运动减少综合征，同时伴有安静性震颤。临床常见为帕金森氏综合征等。纹状体损害，产生肌张力减低-运动增多综合征。临床常见为舞蹈病。

内囊是位于豆状核、尾状核及丘脑之间的很厚的白灰层，其纤维以扇状放射至大脑半球之皮层。在半球的水平切面上，分为前肢、后肢和膝部。内囊是极其重要的结构，聚集了全身上行、下行的大量神经传导束。尤以膝部（通过皮层延髓束）和后肢（前2/3通过皮层脊髓束，其后为丘脑皮层束，视束、听束）更为重要（附图19-4）。

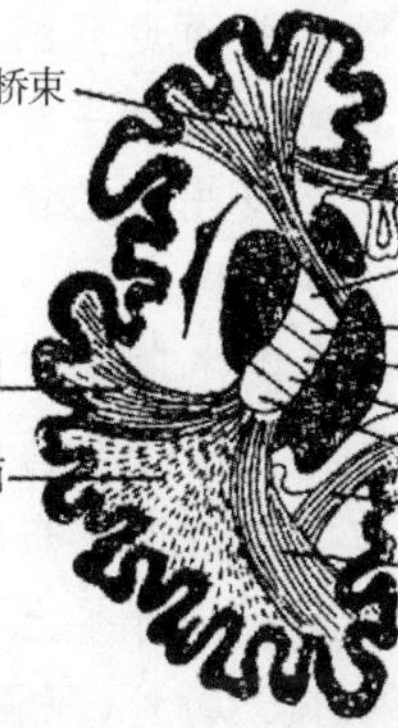

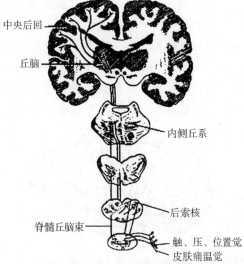

附图 19-4　内囊与放射冠

损害后常可出现偏瘫、偏盲、偏身的感觉障碍三偏症状群。

丘脑是一切传入神经纤维汇集的中转站，又是椎体外系的一小部分。

小脑位于后颅窝内，由一个中间的蚓部和两个半球构成。小脑是协调平衡、共济运动和肌张力的反射器官。损害时出现共济失调、平衡障碍。

脑干包括中脑、脑桥和延髓，为节段性结构。脑干中有上下通达的神经纤维，还包含大量神经核。

中脑有动眼神经核、滑车神经核。脑桥有三叉神经核、外展神经核、面神经核、位听神经核。延髓有舌咽神经核、迷走神经核、副神经核、舌下神经核。

脊髓为低级中枢。横断面中间有蝴蝶状之灰质及周围的白质。前方灰质内为前角细胞，有传导随意运动之冲动和营养肌肉之机能。后方由感觉神经细胞构成。

（二）感觉和运动系统传导路径简介

1. 感觉传导通路

（1）浅感觉传导通路：痛温觉感受器→传入神经→第一神经元（背神经节）→经后根入脊髓后角→第二神经元→经脊髓前联合交叉到对侧侧柱→脊髓丘脑束→上行经

附图 19-5　感觉传导通路

脑干至丘脑→第三神经元→经内囊终于中央后回和顶叶皮层（附图19-5）。

（2）深感觉传导通路：肌、腱、关节位置感受器→传入神经→第一神经元（脊神

下篇

223

经节）→ 经后根入脊髓组成后索上行 → 在延髓部位换神经元（薄束核、楔束核）交叉到对侧组成内侧丘系 → 丘脑（第三神经元）→ 经内囊终于大脑皮层（附图19-5）。

2. 运动传导通路

中央前回和旁中央小叶→ 皮层脊髓束 → 内囊 → 经脑干在延髓下端锥体进行交叉 → 沿侧行逐段终于前角细胞 → 前根 → 肌肉（附图19-6）。

脑的血液供应来源于椎动脉和颈内动脉。两侧椎动脉各自循延髓的腹面走至脑桥的后缘，联合为一个基底动脉，其前端形成一对大脑后动脉。颈内动脉在通过海绵窦后发出大脑前动脉和移行入大脑外侧裂深部的大脑中动脉。

大脑前动脉主要供应顶枕裂以前的大脑半球内侧面、顶叶的上缘和大脑外侧面的额上回。大脑中动脉在外侧裂分为数支，供应布洛卡氏区、中央前回、中央后回、缘上回、角颞上回、顶叶等。大脑后动脉供应枕叶及部分颞叶（附图19-7、19-8）。

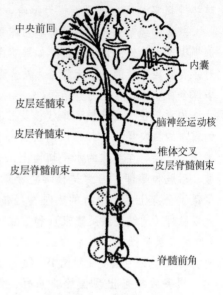

附图 19-6 运动传导通路

二、神经系统的检查

神经系统的检查，除内科的系统检查项目似外，还应检查脑神经、运动系统、感觉系统，反射等。在这一部分，我们只概略复习一下后面一部分。有关化验、X 线检查、生物电及其他特殊检查略。

（一）十二对脑神经检查

（1）嗅神经：检查嗅觉可用酒精、食醋、薄荷等。注意有无一侧嗅觉异常。

（2）视神经：注意检查视力、视野和眼底。视力测验用视力表；视野检查可用手试法或视野计检查；眼底检查注意视盘、血管、视网膜等有无改变。

（3）动眼神经、滑车神经、外展神经：动眼神经管理上直肌、下直肌、内直肌、下斜肌之运动及瞳孔括约肌活动。动眼神经损害表现为上睑下垂、眼球偏向外方，瞳孔散大，以及眼球上、下、内方向运动障碍并出现斜视、复视等。

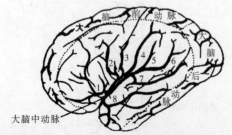

附图 19-7 左侧大脑半球皮层之动脉分布

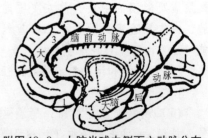

附图 19-8 大脑半球内侧面之动脉分布

滑车神经管理上斜肌之运动。损害时无法向外下方侧视，下楼梯常有困难。

外展神经管理外直肌运动。损害时眼球不能向外转而偏向内侧。

（4）三叉神经：主要管理面部及口腔黏膜的感觉等。损害时病侧痛觉过敏、减退或消失。如下颌支损害，张口时下颌偏斜。

（5）面神经：主要管理面部肌肉的活动。损害时表现为面部表情肌肉麻痹，多为一侧性。

检查时让患者作微笑、鼓颊、皱眉、蹙额、闭眼、吹口哨等动作。如果额纹消失、兔眼、一侧鼻唇沟变浅，张口偏斜，为周围性面神经麻痹。如仅有一侧鼻唇沟变浅，张口偏斜则为中枢性面神经瘫。

（6）听神经：包括耳蜗神经和前庭神经。耳蜗神经主要管听觉，检查主要看听力。可用钟表、耳语测定。耳聋有神经性耳聋和传导性耳聋之分，可借助韦伯试验和林纳试验鉴别。

附表 19-1

项目	神经性耳聋	传导性耳聋
韦伯试验	偏向健侧	偏向患侧
林纳试验	气导>骨导	骨导>气导

前庭神经主要管理平衡。损害时出现平衡障碍。可借助指误试验、变温试验检查。

听神经损害症状主要有耳鸣、重听、耳聋、眩晕、恶心、呕吐、眼球震颤。

（7）舌咽神经：管理咽腭部运动及咽部感觉。损害时，软腭反射消失，轻度吞咽困难。悬雍垂偏向健侧。

（8）迷走神经：除主要管理内脏活动外，还管咽部感觉及发音。损害时表现有发音困难、声嘶、吞咽困难等。

（9）副神经：检查转颈、耸肩。损害时出现斜颈等。

（10）舌下神经：主要管理舌的运动。检查伸舌运动、有无舌萎缩及纤维颤动等。周围损害表现同侧舌肌瘫痪、萎缩，偶尔可见舌肌纤维颤动。中枢性损害表现对侧瘫痪，伸舌偏向健侧，无舌肌萎缩及纤维颤动。

（二）运动系统

（1）主动运动及肌力评定：检查主动运动要测定其幅度、力量和速度（上肢前举、外展，下肢抬高、伸、屈，以度数记录；力量上肢以握力计算，下肢似单腿站和行速计算），两侧进行比较，并注意在生理范围内的差别。另外，对较细致的动作，可用解扣子、写字、用筷子、挖耳朵等进行检查。肌力评定记录一般分六级（适于瘫痪患者）。

0 级：完全瘫痪。

1 级：可见肌肉收缩而无肢体移动。

2 级：在去除地心引力影响后，能作肢体移动的主动运动。

3 级：能克服地心引力而作主动运动。

4 级：能作抵抗阻力的运动。

5 级：正常肌力。

（2）被动运动：肌张力有无增强、减弱，有否出现齿轮样或铅管样强直或无张力。

（3）肌肉营养状态：有无肌萎缩，是局限性还是普遍性，是对称性还是非对称性。

（4）不自主运动：有无震颤、舞蹈等不自主动作。

下篇

225

（5）共济运动

①静止性共济运动试验：昂白试验：患者将双足相并站立时，如有摇摆不定或倾跌时，为昂白试验阳性。感觉性共济失调（脊髓痨），闭目时立即极度不稳而倾跌。小脑性共济失调时，睁眼、闭眼时均有摇摆，不稳。

②运动性共济运动试验：见附表19-2。

附表19-2

项目	小脑病变	后索病变
指鼻试验	意向性震颤	粗大震颤
直线行进试验	脚步错乱无规律	八字步行走

（三）感觉系统

借助棉毛、针刺检查触觉、痛觉有无感觉减退、增强、过敏、过度、倒错等现象。头颈胸腹四肢应上下前后对照检查。并注意感觉障碍是末梢型还是神经干型，有无感觉分离及地图状感觉障碍。

（四）反射系统

（1）生理反射

浅反射：分为腹壁反射和提睾反射。

深反射：分为二头肌反射、三头肌反射、膝腱反射和跟腱反射。

（2）病理反射

上肢：霍夫曼征。

下肢：巴宾斯基征。

头面部：吸吮反射。

（五）步态

（1）小脑共济失调性步态：呈醉汉步态或蹒跚步态。

（2）感觉性共济失调性步态：行走时两眼看地两足分呈八字形步态。

（3）偏瘫步态：上股屈曲，下肢伸直，行走时足在地上画半圆。

（4）慌张步态：亦称前冲步态，见于帕金森病和帕金森综合征。呈醉汉状步态或蹒跚步态。

（5）痉挛步态：两腿不打弯，见于侧索硬化。

（6）剪式步态：两腿交叉见于儿童脑性瘫及严重的侧索硬化症。

（7）鸭式步态：行走时胸腹前膨，臀部左右摇摆。见于进行性肌营养不良症、脊髓性进行性肌萎缩。

（8）垂足步态（跨阈步态）：见于腓神经麻痹。

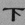

第二十章 针灸处方原则与方法

第一节 经络学说在临床各科中的应用

一、针灸科

经络学说的创始和发展，与针灸有着密不可分的关系。

针灸治病所用的腧穴，就是经脉之气注输出入的地方，所以不论在辨证论治，还是处方配穴、选择手法等方面，皆不能脱离经络学说的指导。经络学说在指导针灸临床实践上，具体表现在辨证取穴和补泻运用等方面。经络学说是运用针灸的必要基础，《灵枢·刺节真邪》云："用针者，必先察其经络之实虚，切而循之，按而弹之，视其应动者，乃后取之而下之。"针灸治病必先明辨病在何脏何经，然后按照脏腑经络和腧穴的相互关系，采取循经取穴、局部取穴或邻近取穴等方法相互结合使用，而定处方。所以无论表里，主客，原络配穴、子母配穴、子午流注配穴、灵龟八法配穴等方法，皆必须以经络学说为根据。在补泻手法中，也必须结合经脉的顺逆来考虑施术的方法。为此，在临床上，必须应用经络学说，从整体观去分析和归纳各个部位的生理病理变化，才能提高疗效。

（一）经络学说在辨证方面的应用

经络学说是中医"论治"以前所不可缺少的一门辨证知识，《灵枢·卫气》说："能别阴阳十二经者，知病之所生；候虚实之所在者，能得病之高下。"这说明临床上掌握经络学说，对推求疾病原因、明确疾病性质、观察疾病部位和变化等，都有十分重要的意义。经络学说在指导针灸临床辨证上，大致可分以下四个方面：

同一症状发生于不同的部位，可按经络循行路线而辨证。例如头痛，可以根据病位之不同和经络循行之各异而有阳明、太阳、少阴之分。足阳明之脉，循发际至额颅，故头额痛归属阳明；足太阴之脉，从巅入络脑系，还出别下项，故颠顶及后头痛归属太阳；足太阳之脉，上抵头角，下耳后两侧，故两侧头痛归属少阳。这是分经辨证的方法。

同一症状发生于同一的部位，可从两经不同的病候而辨证。例如哮喘，由于手太阴经之循行，上膈属肺，在病候中有肺胀满，嘭嘭而喘咳的症状；而足少阴经在体内有一部分循行，是上贯肝膈入肺中，因此在病候中也有喝喝而喘的症状。辨证施灸应该根据其症群之不同兼症，分别考虑。一般肺经之喘咳往往由于肺气壅滞，常兼见胀满等症；而肾经之喘则兼见唾血、气不足、善恐、心惕惕如人将捕之等症状，这分明是一种阴虚火旺、肾不纳气的征象。从生理关系而论，肺为气之主，肾为气之根，肺肾之间本是母子关系，在病理上有着一定的联系，这也是辨证中必须同时考虑的问题。

不同症状同时或先后出现于不同部位，可推求其病理机制而辨证。例如因伤风引起咳嗽、鼻塞、身热等症，这是时气寒邪外袭皮毛，入客于肺，其病在表；如同时出现腹泻，说明寒邪传变于大肠，这时应从表里关系的病机进行辨证。又如虚劳病咳嗽、唾血、烦心、口热、舌干，病在肺肾两经，但在久咳肺虚，伤及脾肾的时候，可出现便溏、纳少等症状；这里由于金虚不能生水，肾水不足，命门火衰不能生土，肾为胃关，土虚则脾胃失其纳运之功，故在足太阴。

局部出现的症状，可从经络之交叉、交会而辨证。例如胁痛，从其局部病位而言，应属肝胆两经；从其局部经脉分布情况而言，则有足太阴经复从胃别上膈注心下的支脉，与足少阳经（日月）、足厥阴经（期门）相交会。因此在胁痛而兼心下痞满之病例，就该从其经脉交叉、交会之联系而考虑其病理关系，这也是按经络辨证所不容忽视的一个方面。

（二）经络学说在针灸治疗方面的应用

1. 经络与腧穴之关系

经络是内属脏腑、外络肢节、运行血气的通路，它不是一个简单的形态，而是不同部位与各种功能之间的相互联系，这种复杂的联系，也可以说是功能与形态的综合；腧穴是人体脉气输注于体表的部位，它是这种复杂联系的信号站。《素问·调经论》说："夫十二经脉者，皆络三百六十五节，节有病，必被经脉，皆有虚实。"由此可知，经络在内脏与体表所具有枢纽与传达的功能，绝大部分是通过腧穴而表达其作用的。各个腧穴都有其一定的性能、腧穴所主治的病候，都是根据经络循行而论证的。这些腧穴根据其主治作用而归纳于各条经络系统，成为针灸从外治内的必经途径。譬如四总穴歌说："肚腹三里留，腰背委中求，头项寻列缺，面口合谷收。"这四句经验总结，完全是依据经络论治的。因为三里属足阳明胃经，胃经循行于胸腹深部的脉气是属胃络脾，肚腹之疾，一般都与脾胃有关，根据"治腑者治其合"的道理，必须取胃经合穴足三里；腰背为足太阳膀胱经脉气所经之处，此脉络肾属膀胱，以腰痛来说，一般都与肾和膀胱有关，所以也要取其合穴委中而治之；头项寻列缺则是说，根据八脉八穴的道理，列缺内通任脉任与督通而会与头，头项强痛一般都系外感风寒所致，肺主皮毛，主身之表，治肺之络穴，目的在于疏泄风邪，这是完全可以理解的；合谷是手阳明大肠经的原穴，其脉循头、上颊、入下齿、交人中后，左右交叉而上挟鼻孔，因此面部及口区的疾病，一般常用合谷来治疗。这都是说明腧穴的应用是不能离开经络的循行，类似这样不同特性的腧穴，在针灸临床上具有十分重要的价值。兹择其重要者简述如后，以说明腧穴与经络的关系。

2. 经络与腧穴的五行配用

五行学说是中医基础理论中一个重要部分，这种学说不但将自然界和人体一切功能形态作了系统的归纳，同时又用生克制化的道理来说明脏腑经络之间的相互促进和相互制约的关系，进而用以结合症状和推求病机规律，并在辨证论治的基础上做出补虚泻实的方针，来纠正人体内部机能的太过与不及的偏盛现象。古人对人体脏腑经络配以五行以外，又将四肢腧穴各以五行配属。四肢五行腧穴的应用，主要根据经络的五行所属以及脏腑的病理关系而定，在针灸临床上是一种循经远取的方法。

《难经·六十四难》曰："阴井木，阳井金；阴荥火，阳荥火；阴腧土，阳腧木；阴经金，阳经火，阳合土。"阳经的五行腧穴，是克制阴经的五行腧穴；例如：阳井金，阴井木；乙木为柔，庚金为刚；乙为阴，庚为阳。这种克者为刚，被克者为柔的关系，是从阴阳互根、刚柔相合的理论上衍化而成的。

古人把肘膝以下的腧穴分为井、荥、腧、经、合五大类，并结合脏腑经络，各以五行所属从"生我"与"我生"的概念中，运用虚则补其母、实则泻其子的论治原则。其具

下

篇

体用法，就是当某经出现虚证时，可补本经的母穴或母经的母穴，实证时可泻本经的子穴或子经的子穴。例如由于肾阴不足，不能涵养肝木而引起肝阳上亢，发生头痛、心悸、头眩、耳鸣、眼花、腰痛、气短等症，这种上盛下虚的征象，须用滋水涵木、育阴潜阳的方法，根据以上治则，应该补足少阴肾经的母穴"复溜"和母经的母穴"经渠"，泻足厥阴肝经的子穴"行间"和子经的子穴"少府"。这种循经远取的方法，在脏腑发生病变时均可根据上表之五行生克的关系，随症选用。

井、荥、腧、经、合五腧穴脉气流注与经脉的循行并不矛盾。五腧穴的脉气流注是指某一经脉之经气在其外行经上流注的特殊状态。《灵枢·九针十二原》指出："以上下所出为井，所溜为荥，所注为腧，所行为经，所入为合"。而经脉循行是指某一经脉在整个人体自始至终的分布路径，二者比较，前者是局部动态，反映营卫气血和输注情况；而后者则反映了经脉的整体分布和运行情况。两者合参，则有助于进一步了解经脉气血运行与输布的整体与局部的情况，所以两者并不矛盾。

3. 十二经表里主客原络的配用

十二经脉流注的次序，是从手太阴注入手阳明，如此一脏一腑，一里一表，循行流注，形成了经气的循环。疾病侵入人体，可以通过经脉表里的关系而相互传变。所以在诊治时，里经有病，可配表经同治；表经有病，可配里经同治；这是针灸临床上普遍常用的治法。

这里所谈是"主客原络"的配穴法，虽然也是属于表里相配的范畴，但不是按表里两经随便配用，而是以原发疾病的经脉的原穴为主，以相为表里的经脉的络穴为辅。例如，鼻塞不闻香臭，鼻虽是肺窍而为手阳明经脉之所络，此症应取手阳明之原"合谷"为主，配手太阴之络"列缺"以应。又如流感咳嗽、胸痛、喉痛，其病在肺，应取手太阴之原"太渊"为主，配手阳明之络"偏历"为辅。这种以原为主、以络为客的用法，也是针灸处方的基本法则之一。《灵枢·九针十二原》说："五脏有疾也，应出十二原。"又说："凡此十二原者，主治五脏六腑之有疾者也。"又说："五脏有疾，当取之十二原。"这些记载，都明确指出了十二经原穴在临床应用上的价值。这种主客原络的用法，虽与补母泻子的方法不同，但与经络的联系是基本一致的。

4. 经脉交叉和会穴的应用

由于经脉逆顺出入的分布，必然出现交叉循行错综复杂的联系；同时在两经或数经的交叉情况下，又必然会产生不少会穴。从治疗上说，不外乎以下三种情况：

某一会穴，既可主治本经的疾病，又可兼治与他经交会的疾病。例如，足太阴脾经的"三阴交"与肝、肾两经交叉而会，因此，在主治脾胃病的食不化、泄泻以外，又可兼治胎、产、经、带等妇科疾病，也可兼治遗精、遗尿等疾病。

同系一经，由于循行的左右交叉，可以刺右治左。例如，手阳明大肠经从缺盆上项贯颊，入下齿中，交于承浆。在针灸临床上刺合谷、内庭来治疗乳蛾、喉痹等症时，往往病左取右，病右取左。最近我们还用来代替扁桃体摘除时的局部浸润麻醉，也获得较好效果。

不属于本经的主症，往往因别络相通，也可兼治异经。例如，足太阳之经别，其一支下尻5寸，别入于肛，所以秩边、承扶、承筋、承山、束骨等穴，均可治疗痔疮。又如手厥阴之经别，入胸中，别属三焦，出喉咙，因此，间使穴能治咽中如哽，大陵穴能治喉

下篇

痹，劳宫穴能治口臭、口疮等症。头部虽为诸阳之会，但由于六阴经别之内在联系，有不少阴经之腧穴可以治疗头面疾患，这就是异经兼治的道理。

综上所述，因为经脉的循行有交叉现象，所以有会穴，故会穴既可主治本经的疾病，又可治与其相交会的它经之病。同理，因为经脉有交叉，所以病在右，可取左侧的腧穴；病在左，可取右侧的腧穴。因为经脉有别支，所以不属于本经主症的病，也可以兼治。由此可知，经络交叉的分布情况，在临床应用上有着重要的价值。如能掌握经络循行的规律，不仅在处方时可以抓住重点，精简用穴，同时亦有助于提高疗效。

5. 经络与脏腑疾病的论治

（1）经络疾病的论治：经络在人体上是一种内在联系、调节营卫气血运行的通路，当机体接触到内外致病因子的时候，经和络是最易反映病邪袭击的部位。由于经络在人体上有着部位的深浅、出入的变化，相应地可以产生不同程度的病理现象，在临床上应该有所区别。十二经脉和奇经八脉发病范畴与其循行的经络是一致的，多数为内联脏腑外及头身、四肢。例如手太阴肺经有了变动，在所属的内脏方面，可以出现肺胀满、喘咳等症状，由于这个变动而引出来的经脉症状，也可以在肺经循行的径路上出现缺盆、臑、臂内前廉痛。由此可见，疾病的出现，有经络与脏腑之分，针刺时当然也有浅深之别。

①经脉方面：当症状出现于体表的时候，在针灸临床上常常根据其症状之部位，联系所属经脉而施治。例如，由于经气闭塞所致的耳聋，是属于足少阳胆经的主症。因为手少阳三焦经之支，从膻中上出缺盆，上项、系耳后，直上、出耳上角，又一分支从耳后入耳中，走出耳前；足少阳胆经之支，也从耳后入耳中，出耳前，与手少阳三焦经之支相会合。除此以外，手太阳小肠经也有分支，从缺盆循项上颊，至目锐眦，却入耳中；手阳明之别，也如耳合于宗筋；在这些经脉的病候中，认为耳区经脉是否通调与耳部的功能有着密切关系。例如，《灵枢·经脉篇》所说的："小肠手太阳……所生病者耳聋"和"三焦手少阳……是动则病耳聋，浑浑焞焞。"《素问·热论》所说的："少阳主胆，其脉循胁络于耳，故胸胁痛而耳聋。"以及《素问·厥论》所说的："少阳之厥，则暴聋"等，这些都是说明经气阻滞均能发生耳聋的依据。在针灸临床上常选用翳风、耳门、瘈脉、中渚、外关、听会、合谷等穴，这也是循经取穴的方法。

②络脉方面：从络与经的关系上来讲，基本是属于一体的，所不同者深浅而已；络脉发病的范围，多数出现于头身四肢局部，很少有全身症状，而这些局部病候，基本上又是经脉病候的一小部分，经脉和络脉的疾病，彼此有着十分密切的联系。例如，痄腮病，有发热、两腮肿胀、热痛、拒按、胃纳不佳等症状，其发病机制，不外乎风温热毒壅遏，络气不宣，或为风毒上壅阳络所致，这是属于时毒一类的疾病；从经络辨证来说，这种病应属阳明、少阳两经，因为这两条经脉的病候，都有项肿、颊痛的主症，但本病在表不在里，因此在治疗时应该用清热解毒宣络的方法，宜刺合谷、偏历、列缺、颊车、翳风、人迎、商阳、厉兑、风池等穴，泻之可愈。这类病以小儿患者较多，因小儿为稚阳之体，阴为充实，遇阳毒易罹本病；同时由于经脉表里相通的关系，颇多并发睾丸肿痛。这是因为耳后少阳之脉与足厥阴互为表里，足厥阴之脉循股入阴中，环阴器；当邪毒内传厥阴脉络，就必然会继发这种症状。由此证明疾病是可以根据经络关系而传变，临床上就应该按经选穴而治，这种以原为主的用法，也是针灸处方的基本法则之一。此外，也有在临床上见到这类络病，选择同经的络穴而治，因为经病已经包括所属之络的病候，而络病能处理

得时，则不一定都能传入经脉而使其发病。

以上说明了治疗经络的疾病，应该根据病邪侵犯的"病所"和程度而定。《灵枢·官能篇》说："察其所痛，左右上下，知其寒温，何经所在。"这说明在针灸临床上必须掌握"经络所过、主治所及"的原理，否则就不能真正发挥经络在辨证论治方面的作用。

③经筋方面：随着十二经脉分布的十二经筋，也是经脉的另一部分；经筋的循行是在体表而不入内脏，因此其发病症状偏于筋肉方面。十二经筋各有病候，例如，《灵枢·经筋篇》说："手阳明之筋……其病……肩不举，项不可左右视。"这是指一般肌肉直中风寒所引起的头项强痛，这类病可用"以痛为腧"的方法，就是局部针刺以泄其邪。又说："足阳明之筋……其病……卒口僻。"这是指一般因风寒外邪所侵袭而发生的口眼歪斜，可用足阳明经循行于面颊的腧穴，如地仓、颊车、下关、大迎，结合"以痛为腧"的方法进行针刺，泄其病邪。

根据经脉路线所过之处出现的病症，即确定病属何经，而按经取穴，这是最普遍的取穴方法；同时根据疾病的性质，运用经脉、经筋等作为临床选穴处方的参证。

如上所述，经脉、络脉和经筋这三方面的疾病，虽然都在体表，但也有深浅之分，因此在刺法上就应该有所区分。

（2）脏腑疾病的论治：脏病和腑病之分，关系于原发"病所"的不同。一般说来，各有主症可辨，但两方面都具有相互联系和相互传变的关系。根据中医临床辨证的精神，不仅要密切注意局部情况，更要重视全身情况。因此身体各个器官的功能活动只是一个整体的分工而已，某一脏腑的罹病，从临床征象来看，有简单的，也有复杂的，前者可能是一种初期或局部的病变，但这种病变并不一定停留在初期或局部病变的阶段，它可以通过脏腑和经络的内在联系，趁机体抗病能力强弱不同程度的时期，在同时或先后、直接或间接地从体表影响到脏腑，或从这个脏腑影响到另外一些脏腑；后者往往是初期和局部病变发展恶化的结果，或者说是其他有关脏腑病理反映的影响所致。这就是一种从外治内的方法，故在论治之前，必须通过正确辨证，应根据人体各部生理特性的不同和罹病因素的差异，辨证求因，审因立法，掌握主次，据法定方。

例如脾和胃，论其脏象之特性，有脏腑、阴阳、表里之分，作用上又有燥湿、升降、运纳之异；在正常情况下，它们的这种相互促进和相互制约，是在矛盾和统一不断解决的过程中维持的。有偏盛的一面，必然会有偏衰的一面（过燥过湿，纳而不运，运而不纳，纳多运少，纳少运多等），这种平衡的破坏，就是发生病变的基本原因。由于两个脏器的生理功能各有特异之处，所以在临床症群方面也有差异，一般可按其罹病部位之不同分为二部：其一，食欲不振、善饥、呕吐、恶心、嗳气、噎膈、饱闷、嘈杂等症；其二，肠鸣、便秘、泄泻、痢疾等症。显而易见，这些都归属足阳明胃与足太阴脾的范围，在针灸临床上当然应该以这两条经脉为论治的主要依据，同时要在症状虚实、体质强弱的不同情况下，进一步分析其属气、属血、属湿、属痰、属火、属积等病因；除此之外，更要注意其他脏腑与本病的联系，这是在论治以前所不可忽视的问题。关于脏腑疾病的论治，一般有以下几种方法：

①表里相合的治法：脾胃病可出现无力、懒言、少食、消瘦、苍白、脘痛、完谷不化、脉细无力等症状，有的属于气虚，也有属于血虚，一般可用和胃健脾的治法，刺足阳明胃经的足三里、解溪、梁门；足太阴脾经的阴陵泉、大都、三阴交；胃的募穴中脘；以

及脾腧、胃腧、气海等穴以补之。这是一种比较简单的治法。

②病理传变的治法：这是从一种症状到多种症状和一个脏腑病变影响到另一个脏腑病变的治法，也是从一个方面或几个方面的复杂病理变化而分标本缓急先后的治法，这种治法必须通过准确的辨证才能运用。一般疾病的产生，有的常由于本身的不正常，因而影响其他脏腑发生病变。例如，脾胃（土）失健，日久体衰，而使肺（金）虚，金（肺）虚则不能制木（肝），木旺又必然伐土，这样就会使脾胃机能不能恢复。对这种病的论治，就必须补足三里、阴陵泉、中脘、胃腧、太渊、肺腧等穴，以培土生金；泻太冲、中封等穴，以疏泄木气。由于其他脏腑病变而影响脾胃运纳失健者，亦复不少。例如，黄疸病常见呕吐、胸闷、纳谷不消、腹胀、泄泻、便秘等症，这是由于少阳气机不利，阳明湿热熏蒸所致，是木乘土的缘故。其治疗原则，凡属阳黄，当以清热导湿为主，因此选穴处方除了太冲、阳陵泉、阳刚、胆腧、日月以外，又须配用足三里、天枢、合谷、上巨虚、曲池、腕骨、委阳等穴以泻之，一方面使肝胆两经气机通达，湿热得以宣化，另一方面清泄肠胃之郁热、宣通膀胱三焦之气化，使郁蒸之湿热从小便而解。而阴黄则又当用温补脾肾的方法，应补脾腧、肾腧、章门、中脘、关元、阴陵泉、复溜、三阴交等穴，以达到宽中健运、利湿散寒之目的，这是补中益气、导湿下行的方法。也有因脾土虚弱而引起的水肿咳喘等症，一般都是土不制水、水湿泛滥所致；因湿属水性，为脾所恶，湿甚则困脾，即水盛反侮土，这是一种"气（水）有余，即制己所胜（火）而侮所不胜（土）"的反侮现象。论其治则应温补脾肾、灸章门、肺腧、脾腧、肾腧等穴；刺水分、阴陵泉、三阴交、足三里、水道、列缺、复溜等穴。

其他如肾阳不足，也能导致脾不健运，但多兼见腰酸、肢软、遗精、早泄等症，此非补命门之火以温脾土不可，当刺灸肾腧、幽门、气海、足三里、三阴交、太溪等穴以补之。也有阴虚阳亢的体质，往往可因心火过旺，使脾胃运纳失职，表现出烦躁不寐、厌食等症状，这是母令子虚之象，须用泻火培土的方法，刺内关、神门等穴以泻之；刺灸足三里、中脘、梁门等穴补之。类似这样的情况，在临床上随时可见，如能掌握其病机传变而论治，则不致妄施针灸，引病深入。

③经脉同属的论治：手足阴阳同属的经脉，在治疗上有着相互的联系和一定的作用。例如，阑尾炎是一种内脏痛肿，它的病因病机，一般是由于湿热郁积肠胃，使致肠道传送不畅，形成血瘀血滞、郁久化热腐肉成痈。根据本病的发热、汗出、便秘、腹痛拒按、呕吐、脉洪数、苔腻等症，应属阳明"实热"的症型；根据经络关系来看，手阳明经下膈络大肠，足阳明经从缺盆下乳内廉，下挟脐，入气街中，其支起于胃口，下循腹里，两经之循行，都与大肠有直接联系。按照不通则痛、通则不痛的原理，必须用通导腑气、散瘀泄热的方法。因此，就以手足阳明两经为主，并结合腑病治"合"的治则，刺曲池、足三里、上巨虚（附近）以泄其病邪。其他如胃腧、大肠腧、合谷、次髎等，必要时亦可配合采用。

又如胆囊炎，在论治方面，一般都以少阳经为主，因为手少阳经下膈，隶属三焦，足少阳之支，下膈中，贯膈、络肝、属胆、循胁里，这些经脉都与病有密切联系；因此就选用支沟、阳陵泉、日月、外丘等穴而泻之。这些处方的配合，都是根据经脉同属而组成的。其他如胆腧、足三里、梁门（右），必要时亦可配合选用。

总的来说，对于脏腑的疾病，主要是判断疾病在"脏"在"腑"的问题。在"脏"

在"腑",虽各有主症,但其间有互相传变的关系,不可分割;所以在行针选穴时,应注意"表里相合"的关系、"传变"和"经络同属"的关系等。

(3)奇经疾病的论治:其中任、督两脉分居头身前后,各有腧穴主症,古人称为阴阳诸经之纲领,因此用之更多,虽然内五脏腑所属,但能据腧穴之分布而分段主治。

二、内科

《灵枢·经脉篇》说:"人始生,先成精,精成而脑髓生,骨为干,脉为营,筋为刚,肉为墙,皮肤坚而毛发长,谷入于胃,脉道以通,血气乃行。……经脉者,所以能决死生,处百病,调虚实,不可不通。"在这一段文字中,叙述先天构造的过程,与后天生活的资源,有赖于经络的传导与运输,形成脏腑之间、表里之间的联络网。故于脏腑表里之间,一旦发生疾病而必须进行治疗的时候,一则可用针灸以治外,通过经络而到达病所,故谓之能"处百病",对经络学说不可不通。无论在理论上,在许多临床实例上,足以证明经络学说在治疗疾病中的贡献及其重要性。《伤寒论》中,如太阳篇原文:"……若欲做再经者,针足阳明,使经不传则愈。"又:"初服桂枝汤,反烦不解者,先刺风池、风府,却与桂枝汤则愈。"又:"……此为热入血室也,当刺期门,随其实而取之。"以及三阴病中应用"灸法"等。这些都是依据经络学说,决定针、药并治的方法。

由于内科的治疗方法,以内服汤、丸、散剂为主。因此,和"腧穴"可以不发生什么直接关系。从表面上看来,"经络学说"似专为针灸而设,其实不然,因为"针灸学说"的内容,不仅是"腧穴",还有经脉的循行分布,各经所主的病候,以及营卫气血的循行与流注,经脉气血的虚实盛衰,脏腑"络""属"的联系,经脉的表里阴阳等。凡此,均与内科所常用的望色、切脉、辨证等密切地结合着,所谓四诊八纲的论治法则,正是"经络学说"与中医其他理论相结合而发展的体现。因此,运用"经络学说"的基础理论,善于掌握辨证论治的法则,除辨清"阴阳表里"之外,更须认识症情的"寒热虚实",结合药物归经及其气味、性能、效能等方面,从而处方用药。正如清代徐大椿说:"治病必分经络脏腑,病之从内出者必由于脏腑,病之从外入者必由于经络。有同一寒热而六经各殊,同一疼痛而筋骨皮肉有别;又有脏腑有病而反现于肢节,肢节有病而反现于脏腑,若不究其病根所在,而漫然治之,愈治而愈深矣。故治病者,必分经络脏腑之所在,而又知其七情、六淫所受所因,然后择合经合脏对病之药而治之,自然见效矣。"至于"药物归经"之说,徐氏认为宜遵循,不宜固执,"如柴胡治寒热往来,能愈少阳之病,桂枝治畏寒发热,能愈太阳之热,葛根治肢体大热,能愈阳明之病;盖其止寒热,已畏寒,除大热,此乃柴胡、桂枝、葛根专长之事,因其能治何经之病,后人即指为何经之药,熟知其功能实不仅入少阳、太阳、阳明也。故以某药能治某经之病则可,以某药独治某经则不可;谓某经之病,当用某药则可,谓某药不复入他经则不可;故不知经络而用药,其失也泛,必无捷效,执经络而用药,其失也泥。"这就说明不能机械地处方用药,认为治病必先辨经络脏腑,运用辨证论治原则,投以适当的方药,不得为药物归经之说所限制。

"药物引经"之说,例如本草中说的桔梗载药上升,牛膝引药下行,羌活、藁本走太阳,升麻、白芷走阳明,柴胡走少阳,苍术走太阴,细辛走少阴,吴茱萸走厥阴等,均可作为引经药。又如"以皮行皮肤",如茯苓皮、冬瓜皮、黄芪皮等;"以枝行四肢",如桂枝、桑枝等，也可作为引导药。像这些例子，指不胜屈，固为医者所熟知；但必审药性的温凉补泻，配合病情的寒热虚实，以及种种不同情况，灵活地加以运用。

（一）经络学说与外感热病的关系

后汉张仲景著《伤寒论》，是根据内经热论的六经分症原则，发展成为辨证论治法则的创始者。《素问·热论》云："伤寒一日，巨阳受之，故头项痛，腰脊强；二日、阳明受之，阳明主肉，其脉侠鼻络于目，故身热目疼而鼻干不得卧也；三日、少阳受之，少阳主胆，其脉循胁络于耳，故胸胁痛而耳鸣；三阳经络皆受其病，而未入于脏者，故可汗而已。"这里所提示的三阳经症，只是在原则上分清其界限，在内科临床上，应用何种方药来促使汗出，就须进一步加以补充；因此，仲景《伤寒论》中就把每一经病，加以详细分析，提出理法方药，充实了六经辨证的内容。

就太阳病来讲，麻黄汤治太阳表实的伤寒症；桂枝汤治太阳表虚的中风症，已为后世无数经验证实，成为太阳病的治疗法则。又如阳明经、腑同病的挟热下利，用葛根芩连汤；肺移热于大肠的喘而热利，用麻杏石甘汤。原文两条均谓汗出而喘，无大热者，可与此方，一在发汗后，一在下后，虽没有提到下利，但是我们在临床上遇到的病例，就因为肺热而下利秽黄与属寒者的下利清稀不同，方中石膏，对这种热性下利，并无妨害，清热即所以治下利。又如少阳经病，寒热往来，汗出不解，胸胁满或痛，用小柴胡汤和解表里，其效甚著。以上均为常用的经方，多少年来，已为中医界共同承认的客观事实，并载于各家医案中；因此，体会到内经所说的三阳经络有病，可汗而已的道理，从而得出三阳经不同的汗法，如辛温、辛凉、和解等种种法则，是必须在经络学说的指导下，依据四诊八纲来诊断和辨别，然后决定处方。否则，就没有预期的效果。

《内经·热论》又云："四日、太阴受之，太阴脉布胃中，络于嗌，故口燥舌干而渴；六日、厥阴受之，厥阴脉循阴器，而络于肝，故烦满而囊缩。三阴三阳、五脏六腑皆受病，荣卫不行、五脏不通则死矣。"在这里更提出三阴经病由热邪循经深入，伤阴耗血，病势扩大，不但腹满口舌干燥，甚至烦满囊缩，乃属从阳到阴、从脏到腑，邪气满布于经络之中（并不局限于某一经），以致荣卫之气不能运行于五脏、洒陈于六腑，邪势日盛，正气日衰，最后五脏机能告绝而死亡。

由于经脉是内属于五脏的，当疾病到了严重阶段，就要看经络是否能行血气而营阴阳，这是决定生死的关键，充分反映了经络学说在诊断方面的价值。

《伤寒论》的三阴病与《内经·热论》有所不同。《伤寒论》里的三阴病，有阳虚而寒的一面，也有阴虚而热的一面，这是因为张仲景在伤寒的传变过程中，看到很多的现象，就做了很多的补充；相反，在《内经》里所详的，《伤寒论》就比较简略，这完全是实事求是的态度。可以说，《伤寒论》是在《内经·热论》的基础上发展而来的。由此可见，经络学说在外感热病方面，确实起到了指导作用。

到了清末，温病学说大为昌盛，叶天士倡立卫气营血之论，如："卫之后方言气，营之后方言血，在卫汗之可也，到气才可清气，入营犹可透热转气，如犀角、元参、羚羊角等物；入血就恐耗血动血，直须凉血散血，如生地、丹皮、阿胶、赤芍等物；否则，前后不循缓急之法，虑其动手便错，反致慌张矣。"它是根据《灵枢·营卫生会篇》："清者为营，浊者为卫，营在脉中，卫在脉外"体会而来。这段文字的精髓，就是营与卫二者，是营在内而卫在外；气与血二者，是气主卫外，血主内守；这四者之间的界限深浅，就在于卫以气为本，营以血为本，攘外安内，各司其职，否则足以致病。叶氏在温病学说中运用卫气营血的分辨，认为整个病程的演变，就是四个类型的相互转化。因为温病传变最速，故与伤寒六经辨证的方法，表面上略有不同，其实渊源于《内经》"经络营卫"的理论，而灵活地加以运用，有其独到见解。目前，我们对外感热病的辨证，仍然是遵循《内经》与《伤寒论》的六经辨证原则，当邪势鼎盛的时候，熏蒸弥漫，并不在一经之中。那么，按照温病学说卫气营血的分辨，同样是一个简洁灵活的辨证方法；但是归根来说，总不外表里阴阳的范围。在八纲中，足以认清阴阳表里的道理。

（二）经络学说与内科杂病的关系

首先是《金匮要略·脏腑经络先后篇》中，关于病因的说明，如："一者经络受邪入脏腑，为内所因也"，认为外邪侵犯人体，由表传里，通过经络，再入脏腑，发生内脏疾患，实与经络有关，而更重要的，就在于五脏精气的通畅与否，因为腠理是三焦通会精气之处，而经隧伏行于腠理之中，所以与经络有密切的联系。人体的营卫气血，卫主外护，赖气以充实；营主内守，赖血以濡养，而分布于全身；若形体有衰，营卫失职，则经络松弛，邪乘虚入，内中脏腑，为害最大，试举中风为例，最属显而易见。如《金匮·中风历节病篇》，叙述中络、中经、中腑、中脏的各种症状。尤在泾《金匮翼》中风统论云："口眼歪斜，络病也，其邪浅而易治；手足不遂，身体重痛，经病也，邪差深矣，故多从倒扑后见之；卒中昏厥，语言错乱，腑病也，其邪为尤深矣。大抵倒扑之候，经腑皆能有之，其倒后神清识人者在经，神昏不识人者在腑耳；至于唇缓、失音、耳聋、目瞀、遗尿、声鼾等症，则为中脏，病之最深者也。然其间……脏腑经络齐病者有之，要在临病详察也。"补充了仲景中风论的不足，说明了浅深轻重的情况，更进一步在虚实方面，辨别何者为"闭"，何者为"脱"，来决定治疗，就更为完备了。

三、儿科

中医儿科学是祖国医学的一个重要组成部分。由于我国儿科医学已有很久远的历史，无论在疾病的诊断和防治方面，历代都有一定的成就和发展；从历代对小儿疾病的辨证和论治的基本法则中，可以看出，脏腑经络学说是起指导作用的。

小儿精气未充，肌肉柔脆，脏腑气弱。因为这是大多数小儿的特征，脏腑的寒热虚实，主要依靠气血经络的运用输注，故可在形象、面色、苗窍中反映出来。

像小儿春温一症，手少阴气分先病，失治则入手厥阴心包络。所以初病宜用辛凉，不应杂入消导发散。小儿脏腑娇稚，热邪易传，传入手厥阴心包，则必用至宝、牛黄清心等。又如小儿夏令受暑热，邪易入络，热气闭塞孔窍，则为暑厥，须用牛黄、至宝芳香利窍。

（一）经络学说在儿科诊断上的指导作用

中医儿科的诊治法则，同样也是以四诊八纲为主，但由于小儿生理上的特点，问切两诊的不可靠，所以特别注重望诊。望诊除察舌苔、看形体以及大小便变化等和内科相同者外，在儿科中比较突出的，还有望面色、审苗窍和验指纹等，与经络学说有着密切关系。

望面色：古代儿科专籍对小儿面部望诊最为重视，认为面部的五色和部位，同脏腑的盛衰极有关系，所以望面色也是根据脏腑经络学说而来的。

钱乙《小儿病症直诀》说："左腮为肝，右腮为肺，额上为心，鼻为脾，颏为肾。赤者热也，黄者积也，白者寒也，青黑者痛也。随症治之。"历代诸家，对此均有发挥，其中以《周氏幼科指南》（清·周学海），根据脏腑经络学说，归纳了前人的面部观色诊法，简单而实用。他说：面色青病在肝经，风也；面色红病在心经，热也；面色白病在肺经，寒也；面色黑病在肾经，肾气败也；面色黄病在脾，脾气虚也。假如青而兼红，那是心和肝二经之病。

审苗窍：也是根据脏腑经络学说而来的，它可以补充望面色的不足。夏禹铸说："五脏不可望，惟望五脏之苗与窍。"

小儿体表的苗窍，根据《活幼指南赋》（清·李子毅），有以下论述：

"脾应乎唇，肺通乎鼻，舌乃心苗，目为肝系，胃流注于双颐；肾开窍于两耳；爪则筋余，而脾为之运；发则血余，而肾为之主；脾司手足；肾连牙齿。

鼻红燥是脾热，惨黄为脾败；鼻孔干燥属肺热，流清涕属风寒；目努视而睛转者主肝风，直视而睛不转者，属肝气绝；耳萎失色，肾绝不治，耳枯色垢，肾败难治。"

直到现在，这许多论述都是我们儿科临诊辨证所常用的。

验指纹：观察虎口三关的指纹颜色和形状，来帮助儿科的诊断，也是根据脏腑经络学说而产生的。看指纹一项，乃是经络学说中"经络色脉"的发展。元代敖氏所著《金镜录》说："若面色未尽，当参之以指脉；指脉未尽，当参之以面色。色脉兼尽，无愈蕴矣。"他指出的脉形，有流珠、环珠、透关射指形、透关射甲形等十三种形象。明以前的儿科专籍，都极重视验指纹。大约自明末开始，如海阳程氏、会稽张介宾和夏禹铸、陈飞霞氏等，认为验指纹不足为凭；但是大多数儿科医家承认，如细心体认，察其行色，亦能辨其表里、寒热、虚实。如以沉浮分表里，红紫辨寒热，淡滞定虚实等，仍有其实际意义。

（二）经络学说在儿科治疗的应用

经络学说在儿科辨证诊断时，既是基础理论之一，在临床治疗上，大多数病症的立方用药，也是根据它为指导原则的。以下儿科常见的几种疾病，分别加以阐述。

1. 麻疹

麻疹在宋、元儿科医书已有零星记载，明代始见麻疹专籍。《麻疹拾遗》中说："古人重痘轻疹，今则疹之惨毒，与痘并酷。"从明代专论麻疹书中可以看出，自正德以迄万历，麻疹曾在我国大流行。

因此，明以后的儿科学家，对麻疹积累了很丰富的诊治经验。认为麻疹出自六腑，六腑属阳，故发于三阳者可治，发于三阴者难治。先自头面出而后及下体者顺，先出下体而后及头面者逆。正额，太阳经所会；唇颊，阳明经所经；耳后两旁，少阳经所过；麻疹为阳毒，故随阳而先见于面，面部不见者，俗称"白面痧"，为麻疹中最凶险的一种。

明徐谦撰痘疹专籍《仁端录中》，对痘疹有十二经症治专篇：分三阳经气病、血病，和三阴经气病、血病，各经见症和治法各不相同，有专用的药，亦有两经通用的药。

徐氏对麻疹的治疗、病因的见证，都是以脏腑经络学说为指导的。他说："麻者，惟肺脾两经受病，外应于手足太阴，合于肌肉皮毛。"所以他以为麻疹的病因和见证，是"由胎毒藏于脾肺，蕴于肌肉皮毛，居表者多，故与伤寒之邪藏于皮肤者类；始作必因外感内伤，致动太阴湿土，蕴积君相二火而然。故其症内为胎毒，则与痘疹同；外居于表，

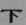

则与伤寒类。"他对麻疹病毒的传变，也论述得十分精确："麻虽胎毒，多带时行；毒盛于脾，热流于心；脏腑之伤，肺则尤甚……毒归五脏，变有四症：毒归脾胃兮，泄泻不止而变痢；毒归心肝兮，烦热不退而发惊；毒归于肺，咳嗽久而出血；毒归于肾，牙齿烂而成疳。肺受风寒，忽生喘急；心脾火灼，口舌生疮。毒为食带，肠鸣腹痛；肺胃蕴热，津液枯干。若还发不出而烦躁兮，虞不能腊；黑不变而谵妄兮，食不及新；热蒸蒸兮色赤，痢滴滴兮气腥，羸瘦骨肉之脱，瘛纵神识之昏；喘急兮胸高肩耸，疳烂兮漏腮缺唇。"把麻疹的并发症描写得淋漓尽致，非常完善。

徐氏对麻疹的症治，系受缪仲淳氏的影响，缪氏对麻疹的治疗，亦本之于经络学说。他说："麻疹不宜依症施治，惟当治本。治本者，手太阴肺、足阳明胃二经之邪热也；解其邪热，则诸病自退矣。"缪氏以麻疹为手太阴肺、足阳明胃二经之火热，发而为病，殆时气瘟疫之类；故治法当以清凉发散为主，宜用辛寒、甘寒、苦寒之剂以升发之，惟忌酸收，最宜辛散。他提出的辛散之剂，就是麻黄、石膏、荆芥、葛根、牛蒡、西河柳等组成的。

2. 流行性乙型脑炎

流行性乙型脑炎的治疗，都认为必须以温病学说为依据；温病学说的立论，也是本之于经络学说。"卫气营血"和"上中下三焦"的理论，就是从经络的功能上发展出来的。

古代文献中虽无流行性乙型脑炎这个病名，但从本病的临床症候和严格的季节性等方面来看，应该是属于温热病的"暑症"范畴；尤其是暑温、暑风、暑热、暑厥等的描述，更和本病相类似。

温热病学家对暑症辨证论治的基础，也是本于脏腑经络学说。如《温热暑疫全书》论暑风，认为患者忽然手足抽搐者，暑风也。……更有病势重者，手足抽搐，厉声呻吟，角弓反张，如中恶状。亦有先病热，服表散后渐成风者。谵语狂呼浪走，气力百倍，此暑风也。以寒凉攻劫之，与阴风不同，宜解散化痰，不宜汗下，日久而脾胃弱者。这种暑气热毒，是从口鼻而入，直中心胞经络。先烦闷，后身热，行坐近日，熏烁皮肤肢体者。实时潮热烦渴，入肝则眩晕顽麻，入脾则昏睡不觉，入肺则喘咳痿，入肾则消渴，非专心主而别脏无传入也。

《温病条辨》说："小儿暑热，身热，猝然痉厥，名曰暑痫，清营汤主之，亦可少与紫雪丹。由于小儿暑月一得暑温不移时有过卫入荣者。盖小儿之薄也，血络受火邪逼迫，火极而内风生，俗名'急惊'。火极而生内风生，混与发散消导，死不旋踵。惟以清营汤，清营分之热而保津液，使津充阳和，自然汗出而解，断断不可发汗也；可少与紫雪者，清心包络之热，而开内窍也。"

该书还在手厥阴暑温条中说："脉虚，夜寐不安，烦渴，舌赤，时有谵语，目常开不闭，或喜闭不开，暑入手厥阴也……清营汤主之。……手厥阴暑温，身热不恶寒，精神不了了，时时谵语者，安宫牛黄丸主之，紫雪丹亦主之。"

其他，如手太阴暑温、暑邪深入厥阴等，都是以经络学说立论的。

我们根据历代温热病学家治暑症的经验总结，认为暑邪本伤心气，入营中煎熬阴血，热极生风，风热伤肝。所以治疗应采用辛凉、甘清、苦寒为主，取清暑热、凉血、清火、平肝、息风、开窍、解毒、养阴等法为原则，就是在经络学说理论指导下产生的。

下篇

3. 其他

此外，在儿科范围中，除了针灸，还有很多外治方法，也都是由经络学说发展而来，像小儿推拿和按摩八法中的按、摩、推、运、揉、掐、搓、摇等基本方法，都指出应在穴位上摩搓和旋转或推运，上下或左右移动，不能歪曲，不离经络。

《幼幼集成》中的神气外治法，也是多半注重经络的。如通脉法条篇中说："凡小儿忽尔手足厥冷，此盖表邪闭其经络……速用生姜煨熟，捣汁半小杯，略入麻油调匀，以指蘸姜油摩儿手足，往下擦挪揉悗，以通其经络。"开闭法条说："凡小儿风痰闭塞，昏沉不醒，药不能入，甚至用艾火灸之亦不知痛，盖因痰塞其脾之大络，截其阴阳升降之隧道也……用生菖蒲、生艾叶、生姜、生葱各一握，共入石臼内捣如泥，以麻油、好醋同前四味炙热，布包之，从头、项、背、胸、四肢，乘热往下烫之。"脾络一通，其痰一豁，可以倏然而醒。疏表法中说："小儿发热，不拘风寒饮食，时行痘疹，并宜用之；以葱一握捣烂取汁，加少许麻油在内和匀，指蘸葱油摩运儿之五心、头面、项背诸处……此法最能疏通腠理，宣行经络，使邪气外出。"

就是现在常用于哮喘中的敷贴疗法，以细辛、甘遂、白芥子、延胡索和麝香作饼，敷于肺腧、膏肓和百劳等穴；脾经虚寒的腹泻，用肉桂、炮姜、胡椒敷于天枢穴；以及用生附捣烂敷于涌泉穴，以回阳固脱等；这些都是从经络学说中体现出来的具体治疗措施。其中尤以根据望诊的结果，结合其他症状，加以分析辨别，就可确定并属何经，在施治过程中有所遵循。

四、妇科

经络学说与妇科的关系，不论在生理、病理和临床治疗方面，都起着指导作用。历代文献论述女子生理功能的特点与某些妇科中特有疾病的病理机制问题时，都认为与奇经八脉中的冲、任、督、带和十二经中的肝、心、脾、肾四经最有关系；尤其对于奇经八脉中的冲、任二脉，特别重视，在文献中冲脉和任脉，往往相提并论，作为论述女子生理功能的成长与衰落的理论基础。由于妇科疾病的特点，所以在经络学说上，特别强调奇经八脉中的冲、任脉和心、肝、脾、肾四经的关系，这时有其客观存在的具体征象作为依据的。但是，强调冲、任二脉与心、肝、脾、肾四经的关系，并不等于说其他的经络与妇科无关；相反地，证实了经络学说是一个完整的理论体系，是论病辨证的纲领之一，是不可分割的。

在生理上如女子为什么无须、怀孕时为什么没有月经等问题，在病理上如不孕、带下、月经失常、血崩、肝气郁结等症，都可从经络学说的原理上阐明。

现在，就经络学说在妇科理论方法的运用和它在妇科临床上的指导作用，从这两方面加以论述。

（一）经络学说在妇科理论方面的运用

《素问·上古天真论》有这么一段的记载："女子七岁肾气盛，齿更发长；二七而天癸至，任脉通，太冲脉盛，月事以时下，故有子……七七任脉虚，太冲脉衰少，天癸竭，地道不通；故形坏而无子也。"王冰注云："任脉、冲脉，皆奇经脉也，肾气全盛，冲、任流通，经血渐盈，应时而下……冲为血海，任主胞胎，二者相资，故能有子。"这说明了冲、任二脉的旺盛和虚衰，与女子生殖功能的成长和衰退，有着密切的关系。

又如对于女子不生须的道理，《灵枢》中有这样的说法：因为冲、任二脉起于胞中，络于唇口，血气盛，就充肤热肉，血独盛就沾渗皮肤而生毫毛；由于妇人之生理，有余于气，不足于血（如有月经等）的缘故，故冲、任之脉不荣口唇，所以不生胡须。

又如对于妇人怀孕时没有月经和产后又有乳汁的问题，也从冲、任两脉的功能来说明。这是因为冲、任两脉按时排泄经血，怀孕后，冲、任两脉便转而供给胎儿营养，所以怀孕后便没有月经；生产以后，冲、任两脉又称为乳汁的源泉，所以也没有月经。

奇经八脉的冲、任、督、带四脉，有着相互的关系。

根据《素问·骨空论》记载："任脉者，起于中极之下""冲脉者，起于气街""督脉者，起于少腹以下骨中央"。三脉的起点，皆在会阴，所以王冰谓冲脉、任脉、督脉一源而三歧。

带脉与冲、任、督三脉的关系，正如张子和所说："冲、任、督三脉同起而异行，皆络于带脉。"根据《难经》中言，带脉是起于季胁，经肾腧、章门而回身一周的。这样看来，就把冲、任、督三脉紧密的相互沟通，成为不可分离的一个体系。因为这一个体系和女子盆腔的生殖器官相接近，而它的生理作用，也都与女子的生殖功能有关。

前人论述，凡有关妇科疾病，均责之于冲、任，如《素问·骨空论》述载："任脉之病……女子带下瘕聚。"《灵枢·经脉篇》说："任脉之别，名曰尾翳……实则腹皮痛，虚则瘙痒。"王叔和《脉经》说："……任脉也，动、苦少腹绕脐下引横骨阴中切痛。"又云："……冲脉也、动、苦少腹痛上抢心，有瘕疝，厥孕，遗矢溺……"。

以上所述，"带下瘕聚""腹皮痛""痒骚""少腹绕脐下引横骨阴中切痛"，加上"绝孕"等，则完全是子宫和阴道的疾患。这说明了妇科疾病都在带脉之下，正当冲、任二脉所过之处，这是符合经脉所过、疾病所生的原理的。除了奇经八脉与妇科有密切关系外，还有十二经脉的"手少阴心经"、"足太阴脾经"、"足厥阴肝经"和"足少阴肾经"，也有一定关系。如《素问》中所述的："二阳之病发心脾，有不得隐曲，女子不月。"以及"心生血，肝藏血，脾统血。"等都是。因为冲乃血海，任主胞胎，尤为诸阴之会，所以冲任损伤，大抵由于心、肝、脾三经之病。

张仲景说："太阴脉卑，少阴脉细，男子则小便不利，妇人则经水不通。"《伤寒论》有热入血室，刺"期门"的治法，"期门穴"是属于"足厥阴肝经"的穴位。

（二）经络学说在妇科临床应用的指导作用

妇科临床上，有许多疾病，是依据经络学说作为指导思想而确定与治疗的。现在举例如下，提供讨论。

1. 关于调经方面

【症候】有一种月经病，每逢经水将来的前的 3～5 日，脐下即感疼痛，且痛如刀刺，所下的经水像黑豆汁。

【辨证】一般根据经前腹痛为热的论断，总认为是"血热夹湿"其实不可一概而论的；像这种证象，应该考虑是"寒湿互阻"。傅青主就根据"冲、任"两经为病的理论，进行辨证而确定了"温寒化湿"的治疗原则。

傅氏说："妇人冲、任二脉，居于下焦、经水由二经所出，最恶寒湿相犯"；如果寒湿侵袭两经，则两经之气紊乱，邪正相争，所以脐下作痛而痛如刀刺。根据经文"寒气生浊"的理论，所以经水混浊如黑豆汁。又据经文"北官玄武"和"北方黑色，入通于肾，开窍于二阴"等论点，经水如黑豆汁，正为寒水之反映。

【论治】基于上述论断，所以定出了"驱寒化湿"的原则，使冲、任二经之气恢复正常；不必斤斤于止痛，而脐下的疼痛自止。

【处方】温脐化湿汤。

白术 30g，茯苓 9g，山药 15g，巴戟肉 15g，扁豆 9g，白果 10 枚，莲子 30 枚。

【方义】此方用白术为君，以利腰脐间的水气；巴戟、白果为臣，以温通任脉；扁豆、山药、莲子为佐，以卫护冲脉；茯苓为使，以化气渗湿。如是寒湿扫除，而经水自调。

此症如果误认为湿热而妄用寒凉，更使冲、任虚冷，血海变成冰海，血室反成冰室，自然不能达到治愈的目的。

基于以上这些论断，不难知道：如果不根据经络学说的指导思想，来进行辨证论治，是不能理解和运用理、法、方、药的。

2. 关于血崩方面

【症候】有一种血崩症，由于患者的情志郁结而起，它的症状是：口干、燥渴、呕吐、吞酸而血崩下。

【辨证】一般的论断，总以为暴崩属火；如果单纯地据火论治，往往不效；这种证象就应该从"足厥阴肝经"为病，肝气郁结，作为本症的辨证依据。

据傅青主的论治说：有些人以为"肝藏血"，肝气郁结，气为血帅，气滞则血液结滞，为什么反而出现血崩的现象？其实"肝性急"，正因为肝经之气郁结，其急更甚，所以血不能藏而反崩下。

【论治】基于上述的辨证论断，治法当然以"开郁"为主，但是单纯的"开郁"，而不平"肝经"之气，势必"肝火更旺"而血崩也不能止；傅氏根据经络学说的理论，进行辨证而定出了"平肝解郁止血汤"以治本症。

【处方】平肝解郁止血汤。

白芍、白术、当归各 30g，丹皮、三七末、生地、甘草各 9g，黑芥穗 6g，柴胡 3g。

【方义】白芍平肝，柴胡开郁，均属肝、胆两经之药；白术利腰脐，芥穗通经络，这样，可使下崩之血自能归还；丹皮清骨髓之热，生地清血中之火，当归、三七于补血之中，寓行血、止血之法；肝经郁结之气可散，止血之目的自达。

上述症候，需从经络学说中的"肝经"方面进行论治，才能获得满意的效果。

3. 子宫颈癌

在祖国医学文献上，虽没有子宫颈癌的名称，但是在《妇人良方》崩漏带下门内，有很多症候的描述，极符合这种病的临床表现。《妇人良方》（南宋·陈自明）云："妇人崩中，由脏腑损伤，冲任血气俱虚故也；或因阴阳相搏为热所剩，致伤冲任。"《女科经纶》云："女人带下之疾，带着奇经八脉之一也，八脉俱属肾，治法俱以补肾为主。"

上海中医学院附属第十一人民医院运用经络学说治疗子宫颈癌，效果良佳。他们是根据《素问·骨空论》"任脉为病……女子带下瘕聚"的原则，来治疗晚期子宫颈癌。治疗原则一般用温肾益气固涩之法，药用如党参、黄芪、白术、鹿角片、紫石英、赤石脂、炒阿胶、炮姜、归身、白芍等；气滞于下者加升麻、柴胡，如阴虚有热，应用养阴清热法，如生地、龟板、鳖甲、黄芩、黄柏、椿根皮、制香附、琥珀末等，并随症加减；又如小金

下
篇

丹、犀黄醒消丸、六神丸等，消坚止痛，亦经常采用。该院自 1955 年 9 月至 1959 年 5 月，共治疗晚期子宫颈癌 60 例（其中仅有 2 例属较早期），均经治疗 2 个月以上。通过后来随访，其中显著好转者 3 例；好转 4 个月至两年以上又趋恶化者 16 例；恶化死亡者 29 例。从这些疗效中，足以说明运用了"经络学说"作指导，进行辨证论治，对晚期子宫颈癌是有解除痛苦、延长生命和抑制癌症进展作用的可能。

五、外科

历代外科医书，对经络学说都很重视，如：《外科启玄》《外科大成》《疡医大全》《医宗金鉴》《外科心法要诀》等书，都将经络学说列于篇首，由此可见其重要性了。如《外科心法要诀》痈疽总论歌里开首就指出："痈疽原是火毒生，经络阻隔气血凝。"关于内消治法方面，更着重经络学说，它说："……清热解毒活气血，更看部位属何经，主治随加引经药，毒消肌肉自然平。"意思是须依据疮疡的部位所属的经脉，再结合全身症状，作为施治的准则。以下是经络学说在外科范畴内，有关病理、诊治等方面的简要介绍。

（一）经络学说在外科诊治上的重要性

在外科领域，经络学说运用得非常广泛，以"经络气血壅遏"为基本原理，进一步阐述发挥，来说明疮疡的发生机制。经络学说，在外科的领域中运用于阐述病理、指导诊断和治疗处理等方面。现分述于下：

表 20-1　　　　　　　　　　疮疡部位与经络关系简表

疮疡所发生的部位	名称	所关系的经络	备注
顶部	正中：对口疽 两旁：偏脑疽	属督脉经 属足太阳膀胱经	
面部和乳部	面部：面发霉 乳部：乳痈	属足阳明胃经	乳房属胃经。乳外属足少阳胆经，乳头属足厥阴肝经
耳部的前后	耳前：鬓疽 耳后：耳后疽	属足少阳胆经合手少阳三焦经	
颈项部及胸胁部	颈部：气瘿 胸胁：胁痛	属足厥阴肝经	
手、足心	手心：掌心毒 足心：涌泉疽	属手少阴心经和足少阴肾经	
背部	背中部：发背 背两旁：搭手	统属阳经	
臀部	外侧：臀痈 内侧：臀痈	属手三阳经 属手三阴经	
腿胫部	外侧：附骨疽 内侧：内踝疽	属足三阳经 足三阴经	

1. 病理方面

我们可以看到《外科启玄》作者申斗垣的话，他说："夫人之体者五也，皮、脉、肉、筋、骨，共则成形，五体悉具，外有部位，中有经络，内应脏腑……如有疮疡，可以即知经络所属脏腑也。"《洞天奥旨》作者陈士铎说："内有经络，外有部位，部位者，经络之外应也。"又说："脏腑各有经络，脏腑之气血不行，则脏腑之经络即闭塞不通，而外之皮肉即生疮疡矣。"例如：由于阳明经胃火旺盛，通过经络，外达于牙龈部位，因而发生"牙痛"。仅就以上两书的论述，以及临床上习见的牙痛为例，可以说明经络学说对于外科病理变化上的阐发与推求的作用。

2. 诊断方面

根据经络分布的区域部位，以确定疮疡的发生、关系于何经，并以此判断症情，见表20-1。例如头为诸阳之会，故头部易生"疔""疽"。现在分别说明于后：

（1）疮疡发生于头面、躯干及四肢者，大抵位在阳经部的，属于"阳证"较多；位于阴经部的，属于"阴证"较多（但不可一概而论，还要看症情的趋向如何而定）。

（2）疮疡发生在不同的五官上，如目、耳、口、舌等，也分别与其所属的脏腑经络有关。如疮疡生于目部的则属肝，因"肝主目"，所以关系于足厥阴肝经；但内经尚有"五脏六腑之精气皆上注于目"的说法，所以还须辨别疮疡生于目的何部而关系于何经，因属眼科的范围，此处不作论述。如疮疡生于耳部的则属肾，因"肾主耳"，所以关系于足少阴肾经；生于鼻部的则属肺，因"肺主鼻"，所以关系于手太阴肺经；生于口部，则属脾，因"脾主口"，所以关系于足太阴脾经；生于舌部的，则属心，因"心主舌"，所以关系于手太阴心经。

凡此，都是五脏所主五官与经络相关的道理。

明确了疮疡的部位属于哪一经哪一脏腑之外，还须辨明十二经的"气血"多少关系，因为各经"气"与"血"的多寡是不同的，气血的多寡可分三种类型，如表20-2。

表20-2　　　　　　　　　　　疮疡部位之经脉气血多寡表

气血多寡类型	经脉	症情
多气多血 （二经）	阳经：手阳明（大肠）、足阳明（胃）	疮发在这两经的部位上，初宜内消，治疗易收功
多血少气 （四经）	阳经：手太阳（小肠）、足太阳（膀胱） 阴经：手厥阴（心包）、足厥阴（肝）	疮在这四经的部位上，难于起发，治应着重托里
多气少血 （六经）	阳经：手少阳（三焦）、足少阳（胆） 阴经：手少阴（心）、足少阴（肾）、手太阴（肺）、足太阴（脾）	疮生在这六经的部位上，收口不易，治应着重养阴补血

总之，凡手足阳明经是多气多血；手足厥阴经和手足太阳经，是多血少气；手足太阴、少阴、少阳经，是多气少血。一般是多气多血之经，疮疡易治；反之，多气少血之经，就不易治，而且变成"阴证"的情况也较多。

所以根据经络学说，辨明疮疡的部位，可以知道它侵犯哪一经或延及哪一脏腑的可能；同时知道了十二经气之多少，便可在治疗中有所遵循。

3. 治疗方面

在临床上使用药物进行治疗，也必须根据经络学说，如《外科准绳》的作者王肯堂说："人之幼经络，犹地理之有界分，治病不知经络，犹捕贼不知方向，其能无诛伐无过之咎乎！"这说明了经络学说在治疗上的指导作用，所以历代医学家在用药上都着重指出以下两点：

要知道分经用药，知道十二经的气血多少。如气多者要行气；血多者可和其血；气少者则疮疡难以起发，应当注意补托；血少者当知疮疡有不易收口的可能，要予以滋养等。

要知道用引经药。须明辨何经，用适当的引经药，庶几容易奏效。前人有这样的说法："如不知引经用药，如将之用兵不识其路，纵兵强将勇，也难于取胜"，这就充分说明引经用药的道理。

各经各有它自己的引经药，大体是分经而别上下。例如：太阳经，上用羌活，下用黄柏；阳明经，上用白芷、升麻，下用石膏；少阳经，上用柴胡，下用青皮；太阴经，上用桔梗，下用白芍；少阴经，上用独活，下用知母；厥阴经，上用柴胡，下用青皮。

（二）病症举例

根据以上理论，说明了经络学说在外科上是广泛运用且有它的重要性。我们就来谈在临床上如何运用经络学说，并举例以说明之。例如：

（1）以一条经络上的病症来说，如足厥阴肝经，它的循行部位是由足起始，循股，入阴中，环阴器，抵小腹，上贯膈，布胁肋，循喉咙之后，上会于顶。在厥阴经所经过的部位，就其所生的病症，简单举例说明于下：

有一部分的颈部"瘰疬"，属于肝肾二经精血亏损、虚火内动而成者，治宜清肝经之火，可用加味逍遥散；欲生肾经之水，可用六味地黄丸。

"胁疽"属于肝胆二经气郁火结而成，用柴胡清肝汤加香附、青皮清肝解郁。

"乳痈"，乳头属肝经，乳房属胃经，由于厥阴气滞，阳明胃热而成，宜用橘叶栝蒌散，方中有"青皮"舒厥阴经之气，"石膏"清阳明经之热。

"肾子痈"，多是肝经为病，由于湿热流入肝经者，主要宜疏厥阴经之气，除肝经之湿热，可用龙胆泻肝汤；茴香丸亦可用。

（2）认为凡疮疡生三阴部位者难效，如"臁疮"在外臁三阳经亦治，在内臁三阴经难痊。所以《外科心法要诀上》说："外臁易治内难痊"。

（3）认为"脑疽"在督脉经为轻，膀胱经为重。因督脉经纯阳，毒易上发，故易溃、易腐、易敛；膀胱经主司寒水，毒易凝降，故难溃、难腐、难敛，又易散大旁流。

（4）"肠痈"，它的穴位（天枢穴）在足阳明胃经，病在手阳明大肠经，阳明经多气多血，所以治疗要用疏通气血的"大黄牡丹皮汤"。

六、伤科

祖国医学的伤科包含着丰富的内容及许多奇特之处，与经络学说、营卫气血等理论密切相关。

经络不仅内联脏腑，外络肢节，而且布满于全身，是营卫气血循行的通路，一旦受到损伤，就使营卫气血循行的通路受到了阻绝。因此，伤科与经络学说的关系，更加突显出来。明代陆师道说："肢体损伤于外，则气血于内，营卫有所不贯，脏腑由之不和。"伤科与十二经脉和奇经八脉、十二经筋等，都有关系。如奇经中的督脉，主脊强；带脉，主腰溶溶如坐水中；这与腰部闪伤酸痛等有关系。至于十二经筋，它主要是讲筋的"起"

下篇

"循""结"等问题，这些与"运动"有关的基本理论，和伤科的关系性，也就显得更为重要了。

伤科方面，与足厥阴经和足少阴肾经的关系较多，如《素问·缪刺论》说："人有所堕坠，恶血留内，腹中满胀，不得前后，先引利药；此上伤厥阴之脉，下伤少阴之络，……"这是因为损伤出血（内出血或外出血），以"肝藏血"来论证，所以注重于足厥阴肝经；但是这并不是说与其他诸经毫无关系，而且也不是说伤科的治疗，可以脱离了"气"而专治"血"的，因为气与血是不可分割的。

这种气血并重的论点，到了清代的沈金鳌，就有更清楚的认识和合理的发挥。他在《杂病源流犀烛》跌扑闪挫源流一篇上说："忽然跌，忽然闪挫，必气为之震，震则激，激则壅，壅则气之周流一身者，忽因所壅而凝聚一处，是气失其所以为气矣。气运乎血，血本随气以周流，气凝则血亦凝矣。气凝在何处，则血易凝在何处矣。夫至气滞血瘀，则作肿作痛，诸变百出……其治之之法，亦必于经络脏腑间求之，而为之行气，为之行血。"这就说明了伤科的诊治，并不注重于"血"，而是"气血"并重的。

所以金倜生的《伤科真传秘抄》上曾说："若伤科而不知此十二经四脉（指奇经而言）之系统者，则虽有良药，安能见效；而用药用手法，亦非遵循于此不可也。"故诊治的原则，也必须和其他各科一样，根据经络、血气的道理，进行辨证论治。

（一）经络学说在伤科理论与诊断方面的运用

中医的伤科，不仅是外伤和骨折，并且包括内伤脏腑失血和由损伤而引起的瘀血等症，在病因学上讲是属于"不内外因"。人体受了"外伤"后，可以发生伤筋、骨折、脱臼等，这是狭义的外伤；还有皮不破而内损者，这就是伤科的"内伤"，变化尽管错综复杂，然总不离于经络脏腑的气血流行受了影响。所以伤科的辨证方面，也必须以经络学说为依据；首先要明确受伤之处，关系于何经，尤其对于内伤方面，更应注重经脉的关系。因为内伤中主要问题之一，是瘀血内留，经脉之气为之阻滞，或脏器受了损伤。如《灵枢·邪气脏腑病形篇》说："有所堕坠，恶血留内……积于胁下则伤肝；有所击扑……则伤脾；有所用力举重……则伤肾……"所以瘀血的留止，要看它留在何脏何经，然后分经论治。

另一方面，也可以根据血之"瘀"和"失"而分虚实；原则上是："血瘀"者属实，宜泻，"血失"者属虚，宜补；但是也要看症势的情况而加以不同程度的处理，其总的目的，在于使经脉之气血畅通，于是"真气"得行。这种理论基础，也是建筑在经络学说的营卫气血必须循行贯通的这一个原则之上的，认为局部损伤与整体无关的看法，是完全不对的。

至于切脉方面，也和其他各科一样，当辨别浮沉、迟数、滑涩、虚实等，但对于肝脉尤应注意，这与上面所说的伤科注重于足厥阴的道理是一致的。如《素问·脉要精微论》说："肝脉搏坚而长，色不青（木之色），当病坠（跌伤），若搏（结也），因血在胁下（瘀血），令人喘逆……"这是对跌伤后有瘀血患者在脉象上的推断；张隐庵以为：脉盛色不见，是血蓄于下，因凝血在胁下，所以有喘逆之症。又如《脉经》说："从高颠扑，内有血，腹胀满，其脉坚强者生，弱小者死。……"这确是经验之谈。跌扑之后，脉见弱小是危象，论其理由，也是以肝经为主的；因为肝经之象，其性状是坚而强，脉见坚强，说明肝经之气尚有力，气血没有到衰竭的地步，故主生，而脉见弱小，则是肝经气血衰竭了。

（二）应用经络学说来辨证论治

伤科的论治，一方面固然根据损伤的局部情况加以不同的处理，但是也必须看到全局；尤其对于"内伤"方面，更必须依据经络学说，从整体观上予以分经论治。在治疗步骤上，要随着病史的变化，辨认气血，或气血并治，或先气后血，或先血后气等。即使先血后气，也要像刘纯所说："先逐瘀血，通经络，和血止痛，然后调气养血，补益胃气，无不效也。"但无论怎样，基本上是要从经络方面来考虑，所以再就经、络两方面加以说明。

1. 有关经脉方面

就内伤方面来讲，前已谈到，同样是因堕坠而恶血留内，要看所出现的病症如何而定。例如足厥阴肝经的循行是：抵小腹，挟胃、属肝、络胆、上贯膈，布胁肋；所以《素问·刺论》认为恶血积于胁下，而有腹中满胀的症状，是属于足厥阴肝经。又因足少阴肾经的循行分布是：属肾、络膀胱，开窍于二阴所以"不得前后"是足少阴肾经的见症。虽然同是恶血留内，但由于所表现的症状不同，所以必须通过以经络学说为指导的辨证方法，然后才能确定病在何经。

因外伤而使恶血留内积于胁下，已确定病在肝经，李杲在《医学发明》上，就补充了理论上的认识。他说："从高坠下，逆其上行之血气，非肝而何，以破血行经之药治之"主张用复元活血汤，并将药物配合，分君、臣、佐、使来解释，又如脑震荡这一病症，主要为持续不消的眩晕症状，据内经和李杲的理论，认为主要是"升降失调，内风僭越，上虚下实，病在足厥阴肝经"。因为上升之气从足厥阴肝经而出，如果逆其上行的血气，会使内风僭越，实于下而虚于上，所以治用柴胡细辛汤，君以柴胡。

又如瘀血腰痛这一病症，清尤在泾的《金匮翼》上说："瘀血腰痛者，闪挫及强力举重得之。盖腰者、一身之要，屈伸俯仰，无不由之，若一有损伤，则血脉凝濇，经络壅滞，令人卒痛，不能转侧。"

总的来说，只要是血脉凝濇，必定会经络壅滞，气血受伤；因此必须举症明辨，以确定属于何经（表20-3）。

表20-3　　　　　　　　　　　　　　　腰痛症状属经表

经脉	症状	备注
足少阴肾经	足少阴令人腰痛，痛引脊内廉	出《素问·刺痛腰痛篇》
	强力举重，久坐湿地，伤肾少精，腰背痛	出《巢氏病源》
	肾腰者，谓猝然伤损于腰而致痛也，此由损血搏于背脊所为……损肾故也	出《巢氏病源》
足厥阴肝经	厥阴之脉，令人腰痛，腰中如张弓弦	出《素问·刺痛腰痛篇》
	肝足厥阴之际……是动则病腰不可俯仰	出《灵枢·经脉篇》。难经二十二难"经言是动者气也"
	筋极则伤肝，伤肝则腰背引痛，难可俯仰	出《千金要方》

从表20-3所列诸症，可以说明这一病症多数是肝肾两经的气血阻滞。因此，论治用定痛丸或准绳地龙散，都是倾向于这方面的处理；因肾和膀胱是表里关系，所以也兼及膀胱经。

根据以上药物的归经理论来说，主要是从肝、肾两经用药，也兼及膀胱经，和上面的论证时一致，目的是行经镇痛，理气化瘀，但在经络学说的理论体系指导下，更明确了治这一病症的理法方药。当然，在治疗上，也并不局限于内服丸散汤剂，同时按照经脉循行的路线及在相应的腧穴上，辅以手法（包括推拿）或针灸，但总的目的依然"行经"。

2. 有关络脉方面

《灵枢·百病始生篇》上说："用力过度，则络脉伤。阳络伤则血外溢，血外溢则衄血。阴络伤则内溢，血内溢则便血。"这种用力过度、络脉受伤的病症，一种就是常见的劳伤吐血，尤怡的《金匮翼》上说："劳伤吐血者，经所谓用力太过，则络脉伤是也。盖络脉之血，随经上下，往来不休。若络脉有伤损之处，其血因得渗漏而出矣。"

所谓阳络，是上行的络脉，故见症为口鼻出血。阴络，是下行的络脉，故见症为二便出血。伤科见到这种病症，一般就要用旋覆花汤和三七散加减来和络。

伤科治疗的"理法方药"方面，注重于理气化瘀和养气血而培元。总之，病在经的要"行经"，病在络的要"和络"，以经络气血通调与否为判断；即使施行手法或针灸辅助治疗，也必须以经络学说为指导。而处方的原理，又须掌握药物归经的道理，而灵活运用。

七、眼科

眼是人体的五官之一，它和内在的脏腑有着不可分割的关联，这种关联是依靠"经络"为之贯通的。因为周身的气血，一定要通过经络的运行转输而上注于目，以发挥正常的功能。《灵枢·大惑论》说："五脏六腑之精气，皆上注于目而为之精；精之窠为眼，骨之精为瞳子，筋之精为黑眼，血之精为络，其窠气之精为白眼，肌肉之精为约束，裹撷筋骨血气之精而与脉并系，上属于脑，后出于项中。"《邪气脏腑病形篇》说："十二经脉，三百六十五络，其血气皆上于面而走空窍，其精阳气上走于目而为睛。"人的眼睛，是五脏六腑精气所注之处，而精气的运行，必然依靠经脉，所以诸脉皆属于目，可见眼科和经络学说的关系，何等密切。

（一）分布于眼部的经脉

十二经脉，除肺、脾、肾、心包经以外，有八条经脉是以眼部作为散集之处的；但是以脏腑表里相同的关系来讲，可以说十二经脉直接或间接的都同眼有着关系。在奇经中，除督脉、阴维、冲脉、带脉外，任脉、阳维、阴跷、阳跷等四条经脉也是以眼部作为集散处所的，其分布的经路如下：

1. 集中于眼或眼附近的经脉

手阳明大肠经：挟鼻孔至迎香。手少阴心经：目系（目球连脑汁脉络）。手少阳三焦经：目下到外眦。任脉：终于两目的中央。阳跷脉：至目内眦，阴跷脉：至目内眦。阳维脉：终于眉上。

2. 起于眼或眼附近的经脉

足阳明胃经：起于鼻根，过目内眦。行目眶下。足太阳膀胱经：起于目内眦。足少阳胆经：起于目外眦。

3. 经过眼或眼周围的经脉

手太阳小肠经：过目外眦，却入耳中，另有分支至目内眦。足厥阴肝经：连目系，上出于额。肺与大肠相表里，脾与胃相表里，肾与膀胱为表里，心包与三焦为表里，因此至少可以说，十二经脉直接或间接的多是和眼有着关联的。

（二）主病与论治举例

由于经脉与目有这样的连贯关系，所以眼病的形成，不论病邪外侵（外感六淫）或内发（七情内伤），都是通过经脉而反映在它所循行的部位，以下就经脉的关系，分别把主病与论治作简要的介绍：

1. 与十二经脉的关系

《灵枢·论疾诊尺篇》说："诊目痛，赤脉从上下者，太阳病；从下上者，阳明病；从外走内者，少阳病。"这因为是"太阳"为目上纲，故赤脉从上而下的，主太阳病；"阳明"为目下纲，故赤脉从下而上的，主阳明病。所谓上纲、下纲者，就是指上下目胞之两睑边，而足太阳经筋行于目上纲，足阳明经筋行于目下纲，一上一下而司眼的开阖。足少阳胆经起于目外眦，手少阳三焦经从目下到达外眦。因此，赤脉从外走内的主少阳病，例如：

（1）太阳受邪：往往见巅顶痛，上胞内眦起红肿，这是因为足太阳膀胱经起于目内眦，故赤脉翳自内眦出，如胬肉突起，畏明多泪，鼻塞多涕，甚或恶寒发热，伴有全身症状等。因为太阳主表，治疗应以发表的方法，如桂枝、川芎、羌活、防风、荆芥之类。

（2）阳明受邪：证见黄膜上冲，翳自下而上，眵多，下胞肿，或伴见口渴及大便秘结等全身症状。因为阳明主里，治宜下之、寒之等法，可用朴硝、大黄、石膏之类。少阳受邪：证见锐眦赤脉入内，口苦咽干，耳痛耳翳，或并见寒热往来、胁痛等症。因少阳在半表半里之间，有与肝相位表里，治疗方法或和解，或清肝胆之火，如柴胡、黄芩、龙胆草、山栀之类。

（3）足厥阴肝经受邪：证见目珠痛，热泪，或睛珠突起疼痛，不能上视等，乃属肝经有火，治宜羚羊角、石决明、龙胆草、青葙子、夏枯草、菊花之类。或见雀目，空中黑花，头目昏眩等证，是属肝虚血少所致，宜养血补肝为主，如当归、白芍、羊肝（其他肝亦好）之类。

（4）手少阴心经受邪：证见目眦（大眦属心、小眦属小肠），赤脉贯睛，痛如针刺，或血贯瞳神等，当属心经有火，治宜犀角、黄连、连翘之类以清心泻火。或见大小眦赤，赤涩散星，健忘惊悸等症，是属心经虚，宜以生地、丹参、柏子仁、茯神、茯苓之类为治。

（5）足少阴肾经受邪：每见瞳神水混色，黑花乱生，或昏如雾露（内障一类症候），或瞳神散大等，以地黄、枸杞子、五味子、菟丝子、何首乌之类为治。

（6）足太阴脾经受邪：多见上胞浮肿，或上下胞赤烂多痒（上下胞属于脾胃两经），椒疮、栗疮（椒疮，累累如疮红而坚者；栗疮，细颗黄而软者，即现在所谓沙眼），拳毛倒睫。神疲嗜卧等症，应用苍术、陈皮、茯苓、苡仁之类燥湿利湿为治。

2. 与奇经八脉的关系

《素问·缪刺论》说："邪客于足阳跷之脉，令人目痛从内眦始。"倪维德《原机启微》说："针经曰：'阴跷脉入䪼，属目内眦，合于太阳阳跷而上行（太阳膀胱经起于目内眦，而阴、阳跷合于目内眦）。'故阳跷受邪者，内眦即赤，生脉如缕，缕根生于瘀肉，瘀肉生黄赤脂，脂横侵黑睛，渐蚀神水，此阳跷为病之次第也；或兼锐眦而病者，以其合于太阳故也……俗呼为攀睛，即其病也，还阴救苦汤主之，拨云退翳丸主之，栀子胜奇散主之。"《灵枢·寒热病篇》说："阴跷、阳跷，阴阳相交，阳入阴，阴出阳，交于目锐眦；阳气盛则瞋目，阴气盛则瞑目。"《灵枢·大惑论》说："阳气满则跷盛，不得入于阴，则阴气盛，故目不瞑矣。"这种情况，治宜壮水之主，以制阳光。大惑论又说："阴气盛则阴跷满，不得入于阳，则阳气虚，故目闭也。"这种情况，宜益火之源，以消阴翳为治。

以上是举三阳、三阴（正经）和阴跷、阳跷（奇经）的主病和诊治的概况，至于局部外用的药以及针灸和手术等治疗，此处均从略。

（三）五轮八廓学说简述

根据经络和脏腑的关系，前人又创立"五轮"和"八廓"的学说。古人所谓："眼通五脏，气贯五轮"，因为五脏配合六腑，轮廓表里相关，所以脏有所病，可以反映于轮，这是前人在临床实践中经验的总结。五轮的分配，是以眼目全部划分为五，名曰五轮，分属五脏，黑珠属肝木为风轮；大小眦属心火为血轮；上下胞属脾土为肉轮；白珠属肺金为气轮；瞳神属肾水为水轮。

《圣惠方》云：肝脏病者应于风轮，风轮病者即望风泪出，睹物烟生，夜退昼增，碜痛畏日，或如青衣拂拂，时拟飞蝇联联，此是肝脏之疾，宜治肝也。心脏病者应于血轮，血病即飞花竞起，散乱纵横，胬肉渐渐沾睛，两眦泪淹赤烂，此是心脏之疾，宜治心也。脾脏病者应于肉轮，肉轮病即睑内肿疼，眦头涩痛，眼见飞丝缭乱，又如毛发纵横，夜半甚于昏黄，日没增于早起，此是脾脏之疾，宜治脾也。肺脏病者应于气轮，病即忽如云飞遮日，逡巡却渐分明，或如血影中花，或似飞蝇相趁，此是肺脏之病，宜治肺也。肾脏者应于水轮，水轮病即黑花簇簇，雾气昏昏，视一物而见两般，睹太阳如同水底，此是肾脏之疾，宜治肾也。

有轮当有廓，故以八廓分属于六腑及心包、命门。它的分配如下：膀胱为水廓而附于水轮；胆为风廓而附于风轮；大肠为天廓而附于气轮；胃为地廓而附于肉轮；以小肠为火廓（属内眦）而附于血轮；并将命门为雷廓，三焦为泽廓，心包为山廓（都属外眦），也附于血轮；因为命门、三焦、心包俱属相火，当禀命于君火，所以都附于血轮。

因此诊断目病，亟须审别经络，明确病在何经何脏何腑，再以八纲分析，然后用药，这样才能达到辨证论治的目的。

八、推拿科

经络学说是推拿科的主要基础理论之一；推拿之所以能治病而有效，就是基于八纲，通过四诊，明确病之或在皮、肉、脉、筋、骨，或在腑、在脏，然后循经取穴，运用手法，使气血调和而发挥它的治疗功能。推拿的理论基础，就是经络学说。它的方法，便是以经脉穴位为依据，通过辨证取穴，在体表的穴位或经脉路线上施行"按""压""拿""推"等手法，是由表入里的一种治疗方法，可以有发散、补泻、宣通等作用，以达到气血流畅而治愈疾病为目的。

《素问·血气形志篇》说："形数惊恐，经络不通，病在于不仁，治之以按摩醪药。"这是由于营卫行而不畅，经络之气血滞而不通，故病不仁，宜用推拿和药酒来宣通经络，调和营卫，使气血周流如常而见效。《调经论》说："神不足者，视其虚络，按而致之……以通其经，神气乃平。"血随气行，气到血到，因气虚而出现神气不足时，应先视其虚络，用推拿的方法导引气血，通其经络，复其神气，也就是调经论所说的"移气于不足，神气乃得复"。

推拿和经络既有如此的密切关系，正如马蒔所说："不懂十二经络者，开口动手便错"，由此可见经络学说是整个中医的基础知识，尤其对于推拿一科更显得重要。

（一）经络学说在推拿疗法中的指导作用

经络学说应用在临床上，确实起着指导作用，从实践的体会中，它与推拿治疗有着不可分割的关系；因推拿治疗，是以刚柔相济之"劲"推穴道，走经络，以调整内外各组织的平衡，使营卫调和，气血相贯，促进机体自然抗病功能，从而取得疗效。取穴须"得气"，是施术过程中取得预期效果的必要条件。

古人在无数次的实践中，积累了许多临床经验，记载下来给我们参考。如对于"痛"的治疗方法，《内经·举痛论》就指出了按法，并分别指出寒气所客的部位不同而施法按法。兹分别略述如下：

（1）寒气留滞在脉中的情况：倘若寒气留滞在背部的腧穴经脉之上，由于寒气能使血脉凝涩，凝涩则血虚，血虚则经络失养，经络失养则流行不畅而作痛。

《素问·举痛论》说："寒气客于背腧之脉，则脉泣（涩），脉泣则血虚，血虚则痛，其腧注入于心，故相引而痛。按之则热气至，热气至则痛止矣。"凡"腧"皆内通于脏而注于心，所以背与心相引而痛。如胃脘痛，用推拿之法，按其腹部"中脘穴"，则热气随手而至，热气至则心气外发，寒邪即散，经络疏通，故痛消失。如按背部"胃腧"，亦有同样功效。

（2）寒气留滞在脏腑的情况：在人受到寒气侵袭之时，如寒气留着于肠胃之间，或脏腑空隙之处，由于寒邪的影响，使血凝气滞而不散，故小络拘急，牵引作痛。这种病症，《素问·举痛论》记载说："寒气客于肠胃之间，膜原之下，血不得散，小络急引故痛。按之、则血气散，故按之痛止。"

所谓"小络"，就是指孙脉、络脉，意思是由于寒气在脏腑内，阳气不能布输到小络，所以显得"小络"拘急了。若以推拿之法取其部位，则使所凝之血流散，小络拘急得到舒伸，疼痛亦随之消失。

（二）临床经验介绍

（1）一般性胃痛：根据《素问·咳论》"脏治其腧、腑治其合"的经络学说原则，应用于临床，疗效较为显著。一般是采用点按法，例如点按"胃腧"，有以下的反应：① 酸胀随膀胱经向下传到"肾腧"，向上的可传到"心腧"，这与足太阳膀胱经的循行路线一致；②酸胀向肋间"期门穴"放射；③酸胀向中脘部扩散。

如按"足三里"，按时酸胀沿着足阳明胃经路线直达"内庭"。

（2）十二指肠溃疡：采用按法，按"中脘"约五分钟，则气热满腹，患者自觉有一股气随任脉上循过天突至咽喉，与督脉以及冲脉交会。如按"气海"，手指向上，则气向中脘；如手指向下，则气放射至"曲骨穴"，也取得一定的功效。

（3）腹胀：腹胀多气的，按"气海"；腹胀叩之有水声，按"水分"。《灵枢·百病始生篇》说："其着于缓筋也，似阳明之积，饱食则痛，饥则安。……其着于伏冲之脉者，揣之应手而动，发手则热气下于两股，如汤沃之状。"例如，酸胀多气者，按"气海"后的反应如下：①指略向上，则胃脘觉胀，这说明气至胃部；②指略向下，则少腹觉胀，这说明气随指下；③横按，则向后之背腧扩散，这说明气达五脏之腧；④不上不下，则向二腿阴侧下循，有一种说不出的软而舒适的感觉；腹胀多水，有水声音，按"水分"后，有气向下肢运行，少腹感到胀，并有胀感向腰部扩散。

（4）坐骨神经痛：即我们常说的"坐臀风"。杨上善说："按摩使气至于踵也。"因为坐骨神经痛，往往沿大腿直到足趾均作痛，我们根据经络路线采用"按法""点法"和"拿法"。按法和点法：按"居髎"，点"环跳"，酸胀皆能循足少阳胆经径路放射到足趾。拿法：拿"委中"，立感有酸麻之觉循足太阳膀胱经直放到脚跟。

（5）漏肩风：以推法推"天宗"约2~3分钟；就有酸胀的感觉从上臂的后侧循向小指处，这种感觉，完全循着手太阳小肠经的路线而下。如推"肩髃"，酸胀向下扩散，使肩部立感轻松。

（6）外感头痛：以推法"风府"，向上项扩散的酸胀感觉，疼痛立即消失或减轻。

（7）痿躄（灰髓炎后遗症）：根据《内经·痿论》"治痿者独取阳明"的道理，在足阳明的"气冲"进行按法，按后，患者自觉有温气直沿阳明经的路线放至脚下。

（8）腹泻：按"长强"，则有酸胀向里放射感。揉"长强"，则有酸胀感向里、向外以及周围扩散，能止腹泻，又能通大便，其效显著。这说明了督、任二脉与足少阴、少阳二经互通调节的作用。

以上这些例子，其所以能取得明显的效果，以及在施行按穴、点穴、推穴等方法的过程中，患者在感觉上反应的明确性，这都是以经络学说作理论指导而在实践中所得到的证实。如果脱离了经络学说，将使推拿疗法在治疗中失去了取穴和施术的依据。

（三）经络穴位与压痛点的关系

所谓压痛点，是在体表位置上的某一点加以按压，发生较敏感的痛觉之谓。这些"压痛点"，往往是因病种的不同，而特定地反映在某些经络路线之上。

经络是阴阳元气循行的路线，当人体有疾病的时候，其反应就在经络上表现出来；因此，经穴就是经络上的反应点。所以"压痛点"正好说明祖国医学经络学说的系统性，现举例如下：

（1）外感头痛的压痛点：有攒竹（足太阳膀胱经），脑空、风池、完骨（足少阳胆经），百会（督脉）等。

因为外感头痛时风邪所致，故首犯足太阳膀胱经，如检查其攒竹穴必有明显压痛点。因足少阳胆经交于风府，通于督脉，复挟足太阳膀胱经，所以在胆经中检查有风池诸穴之压痛点。督脉为阳脉之海，因此，在百会穴有强烈的压痛点。

（2）胃脘痛的压痛点：有胃腧、天柱（足太阳膀胱经），曲池（手阳明大肠经），足三里（足阳明胃经），神门（手少阴心经等）。

对胃脘痛患者，首先被发现的压痛点，便是足太阳膀胱经的胃腧，其次是天柱。因胃是足阳明经，故有必要考虑手阳明大肠经，因为这两经是手足同属之经，果然在曲池

（手阳明之穴）也找出了压痛点。与足太阳膀胱经相对的是手少阴心经，所以在神门穴处也发现压痛点。足三里也有明显的压痛，因为它本来是足阳明经穴。

又如坐骨神经痛的压痛点，在足少阳胆经居髎、环跳，足太阳膀胱经的承扶、委中，以及足阳明胃经的解溪穴都很明显。

第二节 选穴原则

针灸处方是指导针灸医生临床操作的医治对策；是针灸医生为患者实施治疗前详细制定的治疗方案，是影响针灸治疗效果的基本因素之一。针灸处方的制定直接反映了医生的专业水平和科学态度，因此制定针灸处方需要考虑选穴、配穴、组方、功效、操作、禁忌等多方面因素，其中尤其重要的就是选穴原则和组方规律。选穴原则就是临证选取穴位应该遵循的基本法则，包括近部选穴、远部选穴和辨证对症选穴。近部选穴和远部选穴是主要针对病变部位而确定腧穴的选穴原则。辨证对症选穴是针对疾病表现出的症候和症状所选取穴位的原则。

（一）近部选穴

就是在病变局部和距离比较接近的范围选取穴位的方法，是腧穴局部治疗作用的体现。如面瘫局部取颊车、地仓等。

（二）远部取穴

就是在病变部位所属的相关经络上，距病位较远的部位选取穴位的方法，是经络所过，主治所及治疗规律的体现。如胃痛取足三里。

（三）辨证、对症选穴

辨证选穴就是根据疾病的症候特点，分析病因病机而辨证选取穴位的方法。临床上有些病症，如发热、多汗、盗汗、虚脱、抽风、昏迷等均无明显局限的病变部位，而呈现全身症状，这时我们采用辨证选穴，如肾阴不足导致的虚热选肾腧、太溪等。另外对于病变部位明显的疾病，根据其病因病机而选取穴位也是治病求本原则的体现，如牙痛根据病因病机的不同可分为风火牙痛、胃火牙痛和肾虚牙痛，风火牙痛取风池、外关，胃火牙痛取内庭、二间，肾虚牙痛取太溪、行间。

对症选穴是根据疾病的特殊症状而选取穴位的原则，是腧穴特殊治疗作用及临床经验在针灸处方中的具体运用。如哮喘取定喘、腰痛取腰痛点。这是大部分奇穴的主治特点。

第三节 针灸配穴方法

经络学说是针灸医学的主要基础理论，以经络理论为核心的辨证施治，是针灸疗法最显著的特征之一。就针灸临床辨证配穴的原则来说，就是依据"经络所通，主治所及"的规律而进行"循经取穴"的。这种取穴，又称为"按经选穴"。现代临床常用的配穴方法有"三部配穴法""特定穴配穴法"和"对症配穴"法等。兹将历代以来的26种配穴方法列述于下。

（一）一般运用法

如：病在头部者，可酌取头维、百会、风池诸穴，病在上肢者，可酌取肩髃、曲池、合谷诸穴；病在下肢者，可酌取环跳、阳陵泉、悬钟诸穴；病在胸部者，可酌取膻中、华盖、内关诸穴，病在肋胁部者，可酌取章门、期门、京门及支沟、阳陵泉诸穴；病在上腹部者，可酌取上脘、中脘、足三里、内关诸穴；病在下腹部者，可酌取气海、关元、中极、三阴交、足三里诸穴；病在背部者，可酌取天宗、大抒、大椎诸穴；病在腰部者，可酌取肾腧、腰阳关、委中诸穴。

一般除了局部病灶取穴外，更须酌配四肢部同等作用的孔穴助治，其疗效尤为迅速。如病属急性实者，宜多刺四肢部孔穴，病居慢性虚寒者，宜多灸背部腧穴。

（二）单穴独用法

此法指某一穴位对某病或某症的疗效大。

如：霍乱吐泻肢冷脉伏者，取神阙穴隔盐灸，即可温中回阳；小儿惊风刺印堂；昏晕猝倒掐人中（或用针法）；贫血眩晕灸百会；溺水窒息针会阴；鼻出血灸上星等皆是。其他如大椎清热，陶道治疟，哑门治哑，长强疗痔等，均有一定独特疗效。

针灸取穴，费在精当，对症下针，辄奏奇效。考诸史册，先例甚多。如：虢太子尸厥，扁鹊刺三阳五会（百会）而随起；曹操头痛难禁，华佗针脑空而立愈；高黄袍疾未瘥，李氏刺巨阙而后苏等。

（三）双穴并用法

此法是采用主治某病的左右相同穴位，同时下针。这样左右开弓，双箭齐发，疗效更佳。如：胸痛取两内关或两丰隆等；腰痛取两肾腧或两委中等；胃痛取两足三里或两公孙等；喉痛取两少商或两合谷等；痛经取两血海或两三阴交等；头项痛取两列缺或两后溪等。这样双管齐下，疗效则更为加强。

（四）四肢相应法

此法是在四肢部同时取穴，使之对内脏机能互相发生调整而起作用。如：内关配公孙，可治胃痛、呕吐；支沟配阳陵泉，可治胆病、胁痛；合谷配太冲，可治肝阳头痛；内关配足三里，可治一切肠胃病；神门配厉兑，可治心悸、失眠；神门配太溪，可治多梦、遗精；合谷配内庭，可治牙痛、喉痛；劳宫配涌泉，可治高热、昏迷、癫狂等症。

（五）内外呼应法

此法是在某一部位的前后取穴、相对进针的方法。如，人中配风府，对治脑病的作用大，能治中风牙关紧闭；哑门配廉泉，对治哑病的效能强，可治暴喑、中风失语；水道、归来配八髎、白环腧，对妇科疾病效果好，可治痛经、经闭、白带；气海、关元、中极配命门、肾腧、精宫，对生殖疾患疗效佳；可治肾虚腰痛、遗精、滑精、阳痿等症。

（六）轮换交替法

此法是取某一局部或患处诸穴，进行上、下、左、右、前、后的轮番施治。如：上肢痛，可取肩髃、曲池、合谷，或取肩髎、手三里、外关等；下肢痛，可取环跳、阳陵泉、悬钟；或取髀关、足三里、昆仑等；肩背痛，可取肩井、臑腧、天宗，或取肩髎、肩中腧、肩外腧等；腰痛，可取命门、肾腧、腰眼，或取肾腧、志室、腰阳关等。

每日或隔日选用一组穴位，轮换使用，如此既能使穴位针痕得以恢复，同时，又能达到良好的治疗效果。

（七）循经取穴法

此法是病在何经，即在该经取穴治疗。如：手内侧痛及胸部病，取三阴经穴；手外侧痛及头面、五官病，取手三阳经穴；头身外侧痛及腹背病，取足三阳经穴；足内侧痛及胸、腹病，取足三阴经穴等。各经之穴，主治不同，医者当按经审病取穴，疗效尤为卓著。

（八）表里相配法

人有五脏六腑，经脉有三阴三阳，均是表里相配。如"肺与大肠相表里，心与小肠相表里，脾与胃相表里，肝与胆相表里，肾与膀胱相表里，心包与三焦相表里。"可以在其表里相配的两经中选择其互相协调的穴位配合使用，即可充分发挥治疗作用。

如，肺经与大肠经相表里，取合谷与太渊相配，就可治肺脏疾患；心经与小肠经相表里，取神门与后溪相配，对癫、狂、痫均有镇静的作用；脾经与胃经相表里，取足三里与公孙相配，就可治疗肠胃病；取血海、地机、三阴交与水道、归来相配，对妇女盆腔生殖器官的疾患疗效大。诸经相配，余皆类推。

这种配穴法，临床使用，每收良效，向为历代医家所重视，在针灸歌赋中有关这方面的记载甚多。如《百症赋》说："天府、合谷，鼻中衄血宜追""梦魇不宁，厉兑相谐于隐白""阴郄、后溪盗汗之多出""女子少气漏血，不无交信、合阳"。又如《杂病穴法歌》说："腰连脚痛怎生医？环跳、行间与风市"等，都是将表里两经的穴位配伍使用的。近代在针刺麻醉方面，表里配穴法也有应用。例如肺部手术取用三阳络透郄门，外关透内关等。这种由表透里或由里透表的方法，都是以经络的表里相配为理论根据的。

（九）腧募配穴法

"腧穴"是脏腑经气所输转的部位，有五脏腧和六腑腧，均散布于背部是太阳膀胱轻。因其在背，故又有"背腧"之称。"募穴"是脏腑经气聚会的部位，有五脏募和六腑募，均散布于胸腹部的任脉与手足阴、阳经。因为腧、募穴均与脏腑有密切的联系，所以五脏六腑发生病变时，均可采用腧募配穴治疗。

如：肝腧配期门，主治一切肝病，肋胁痛、呕吐吞酸、黄疸、寒热往来等；心腧配巨阙，主治心痛、癫痫。怔忡、失眠、惊悸等；肺腧配中府、主治肺病，如咳嗽、哮喘、咯血等；脾腧配章门，主治脾病，如腹胀、水肿、胁痛、肠鸣、泻痢、黄疸等；肾腧配京门，主治遗精、白带、肾虚腰痛等；胆腧配日月，主治胀满、胁痛、呕吐、黄疸等；小肠腧配关元，主治小便癃闭、遗尿、消渴症等；大肠腧配天枢，主治大便秘结或泄泻、腹胀、水肿等；膀胱腧配中极，主治不便不通或尿频、遗尿、五淋等；胃腧配中脘，主治胃痛、呕吐、消化不良等；三焦腧配石门，主治水肿、小便不利等；阙阴腧配膻中，主治膈气闷、胸肋疼痛、呼吸困难等症。

（十）原络配穴法

此法又名"主客配穴法"。"原穴"即十二经脉分布于手足腕，踝部位的十二个原穴。凡此十二原穴对内脏疾患的疗效很好。如《灵枢·九针十二原》篇云：五脏有六腑，六腑有十二原，十二原出于四关，四关主治五脏。五脏有疾，当取之十二原。"络穴"即十

 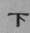

五络脉分布于四肢、腹腰等处的十五个络穴。凡此十五络穴，对十二经脉的阴经与阳经起着联络的作用。取原络相配，能通达内外，贯彻上下，对内脏与体表疾患均可治疗。原络配穴法是在十五络脉的理论指导下确立的一种针刺方法。十二经别的生理功能与十五络脉不同，它们主要深入体腔，并皆出归六条阳经，从而构成了经别的六合关系，故在生理上它们的主要作用是加强内行经脉的脏腑属络关系，同时它们还分布到十二经脉经气所没有分布到的某些部位和脏器，这就使机体的联系路径趋于紧密。

如：太渊配偏历，主治咳嗽气喘、上部浮肿等；合谷配列缺，主治外感咳嗽、偏正头痛等；冲阳配公孙，主治胃痛呕吐、肠鸣腹痛等；太白配丰隆，主治胸腹胀闷、痰饮咳嗽等；神门配支正，主治怔忡、惊悸、癫痫、目眩等；大陵配外关，主治胸胁疼痛、心烦吐血等；腕骨配通里，主治头项强痛、舌强不语等；太溪配飞扬，主治头痛咽肿、咳嗽、目眩等；阳池配内关，主治胸胁胀痛、头痛发热等；丘墟配蠡沟，主治少腹疝痛、胁肋胀痛等；太冲配光明，主治肝胆火邪上炎、目赤生翳等。

（十一）八脉交会配穴法

此法又名"八法配穴法"。此法是根据奇经八脉的交会穴位互相配偶而成的。

如：内关（通于阴维）配公孙（通于冲脉），主治心病、胃病、胸膈病；后溪（通于督脉），配申脉（通于阳跷），主治头项病、耳病、目病、肩病、小肠病、膀胱病；临泣（通于带脉）配外关（通于阳维），主治目病、耳病、面颊病、颈项病、肩病；列缺（通于任脉）配照海（通于阴跷），主治肺病、胸膈病、咽喉病。

（十二）八会配穴法

"八会"即脏会章门、腑会中脘、气会膻中、血会膈俞、筋会阳陵泉、髓会悬钟、骨会大杼、脉会太渊。这些腧穴对脏、腑、筋、骨、气、血、脉等诸疾患，具有特殊的治疗作用。

如：章门主治五脏病，以肝脾病为主；中脘主治六腑病，以胃与大肠病为主；膻中主治一切气病，如胸膈胀闷、呼吸不利、呕逆嗳气、噎膈、哮喘等；膈俞主治一切血症，如咳血、吐血、衄血、崩漏、尿血、便血、痔血以及外伤出血等；阳陵泉主治筋病，如半身不遂、拘挛、瘫痪、痿痹、疼痛等；大杼主治骨病，如周身关节疼痛、项背强急、角弓反张等；悬钟主治髓病，如下肢瘫痪、痿软、疼痛等；太渊主治一切脉病，如无脉症、心肺疾患等。

（十三）郄穴配穴法

"郄穴"多分布于筋骨空隙陷中，故名郄穴。这些腧穴，对一般急性疼痛的疾患疗效很好。

如：孔最主治咳逆唾血、头痛、咽肿等；温溜主治头痛、面肿、口舌肿痛、喉痛、疔毒等；梁丘主治胃痛、乳肿痛、膝肿痛等；地机主治腹胁胀痛、小便不通、急性水肿、月经不调等；阴郄主治心痛、吐血、盗汗等；养老主治手臂肿痛、目视不明等；金门主治小儿惊风、癫痫、耳聋等；水泉主治心胸闷痛、足跟肿痛等；郄门主治心胸疼痛、吐血、衄血等；会宗主治手臂酸麻、胁肋疼痛等；外丘主治头项强痛、胸胁胀痛等；中都主治崩漏、疝痛、少腹急痛等；阳交主治胸胁胀满、膝痛、足痿无力等；筑宾主治癫狂、疝痛、呕吐涎沫等；跗阳主治头重、头痛、腰痛、外踝红肿等；交信主治月经不调、崩漏、阴挺、睾丸肿痛等。

（十四）手三阳经下合穴配穴法

手三阳经的下合穴，即"大肠合于巨虚上廉，小肠合于巨虚下廉，三焦合于委阳。"根据《内经》"合治内腑"的原则，按照疾病所属的内脏不同，而取其相关的下合穴治疗。大肠病：肠鸣、腹痛、泄泻、痢疾、肠痈（阑尾炎）等症，可取上巨虚治之；小肠病：少腹疼痛、小便短赤或不利等症，可取下巨虚治之；三焦病：气机不畅、水道不利、小便癃闭等症，可取委阳治之。

（十五）上下配穴法

根据《灵枢经》"病在上者取之下，病在下者高取之"的原则而配穴。本法有"上病取下法"和"下病取上法"两种。

1. 上病取下法

此法即上部发生病变用下部的穴位治疗。如：头部病，正头痛取解溪，偏头痛取侠溪，头项痛取昆仑，头顶痛取涌泉；目病取足临泣、光明；耳病取侠溪、金门；鼻病取京骨、内庭；口病取内庭、太溪、太冲等；肚腹病取足三里配内庭或足三里配公孙；腰背病取委中、昆仑或委中配承山等。

2. 下病取上法

此法即下部发生病变用上部的穴位治疗。如：鼻塞、鼽衄取上星、通天；喉痛取印堂、阙上（印堂上五分处）；下肢瘫痪取腰阳关、次髎、十二椎间等。然亦有上下并用的。如：闪挫腰痛取人中配长强（取其首尾相应可彻腰痛）；脱肛、内痔取百会配长强等。

这种配穴方法，古今临床均采用之。如《百症赋》说："半身不遂，阳陵远达于曲池。"又说："热病汗不出，大都更接于经渠。"癫、狂病甚，取少商相配于隐白（此四穴采用艾炷灸，每次灸 7～15 壮，一日 1 次，至愈为度。古称"鬼哭穴灸法"）。就近代针麻配穴来说，亦多采用本法。如胃部分切除术的体针麻醉，上肢取内关，下肢取足三里或公孙相配。又如甲状腺摘除术的唇针麻醉，上唇取人中，下唇取承浆相配，均属于上下配穴的范围。

（十六）三部配穴法

"三部"即局部、邻部、远部三处。又名"天、地、人配穴法"。此法为针灸临床惯用而极为广泛的配穴方法。

如：卒中昏倒、不省人事者，可取百会（天）涌泉（地）、人中（人）针之，以开窍醒脑，即可苏醒。

又如：正面头痛（阳明头痛）可取印堂、头维、合谷、内庭；偏头痛（少阳头痛）可取太阳、率谷、液门、侠溪；头项痛（太阳头痛）可取天柱、大椎、后溪、昆仑；头项痛（厥阴头痛）可取百会、四神聪、太冲、涌泉。

目疾可取睛明、合谷、肝腧；迎风流泪可取头临泣、风池、足临泣；目生云翳可取睛明、丝竹空、中渚；目赤肿痛可取攒竹、太阳、内迎香；目视不明可取养老、天柱、光明、翳明、臂臑；眼帘下垂可取阳白、攒竹、鱼腰、陷谷；风炫烂眼可取凤眼、大骨空、小骨空、风池。

耳疾可取翳风、听会、合谷、肾腧；肾虚耳鸣可取听宫、足三里、肾腧；胆火耳聋可取侠溪、外关、耳门。

鼻疾可取迎香、上星、合谷；鼻塞不闻香臭可取通天、天柱、迎香、内庭。

口疾可取承浆、禾髎、合谷、内庭；口㖞可取地仓、颊车、列缺、太冲；牙痛可取合谷、内庭、下关、太溪。

喉疾可取合谷、少商或液门、鱼际、照海；白喉可取阙上、天突、合谷，喑哑可取哑门、合谷、印堂、通里。

胸膺痛可取膻中、内关、丰隆；胃痛可取中脘、梁门、足三里；腹痛可取天枢、气海、上巨虚；胁肋痛可取章门、京门、支沟、阳陵泉；腰背痛可取章门、腰阳关、委中、昆仑。

肢节酸楚或半身不遂者，上肢可取合谷、曲池、肩髃或外关、手三里、肩髎，下肢可取环跳、阳陵泉、绝骨，或取环中、风市、足三里、昆仑。

（十七）五行输配穴法

"五行输"是指十二经脉在肘、膝关节以下的井、荥、输、经、合六十六个腧穴。井荥输经合的意义是描述人体气血流行的情况。《灵枢·九针十二原》说："所出为井，所溜为荥，所注为输，所行为经，所入为合。"

"井"，东方春也，万物之始生，故所生为井，亦为泉源出水之处。二十七气循经上下，其始所出之穴名均为井穴，脉气由此而出。其穴在手足之端。

"腧"，水上而注下，下复水流，故所注为腧。注者，灌注也；腧者，输送之意也，脉气由此输于彼。其穴在荥之次，在腕关节和踝关节部分。

"原"，三焦所行之原也，三焦者，原气之别名，故所过为原。原为三焦之尊称，主行二气，经营五脏六腑。其穴在腧之次。阳经有原而与腧并，阴经无原以腧代之（为什么五脏无原而六腑有原？因为六腑为阳，三焦行于诸阳，故设一腧名曰原，然阳经之原是与腧穴相并也。阴经无原，以腧代之，治腧即所以治原也。难经六十六难曰："十二经皆以腧为原，何也？然五脏腧者，三焦之所行，气之所留止也。"又曰："原者，三焦之尊号也，故所止辄为原；五脏六腑之有病者，皆取其原也。"）

"经"，水行而过，故所行为经，经作通解，为经行之道路，凡从而经过之则为经，脉气大行于此。其穴在原之次。

"合"，北方冬也，阳气入脏，故所入为合。经脉由此而入脏，与诸经相合，即收藏而入合于内也。其穴在经之次，在肘关节、膝关节附近。

井、荥、腧、原、经、合诸穴皆在手足，而不过肘膝者，因为肘膝为四关，四关乃关节之处，系周身三百六十五节之气，主治五脏疾患，故十二经之要穴皆不离于手足。

《难经·六十八难》说："井主心下满，荥主身热，腧主体重节痛，经主喘咳寒热，合主逆气而泄，此五脏六腑其井、荥、腧、原、经、合的所主病也。"其意义如下：

井主心下满者，因为井属木，以应肝；邪在肝，肝乘脾（即木克土），故心下满。治之于井，不令木乘土（治之于腑井者，不令金刑木也）。

荥主身热者，因为荥属火，以应心；邪在心，心火灼于肺（火克金），故身热。治之于荥，不令火乘金（治之于腑荥者，不令水克火也）。

腧主体重节痛者，因为腧属土，以应脾；邪在脾，必及于肾（土克水）。肾主骨，故病则节痛。邪在土，土自病则体重，治之于腧，不令土刑水也（治之于腑腧者，不令木克土也)。

经主喘咳寒热者，因为经属金，以应肺；邪在肺为病，得寒则咳，得热则喘；且金必刑木，木者肝，肝怒则气逆乘肺故喘。治之于经，不令金刑木（治之腑经者，不令火克金也)。

合主逆气而泄者，因为合属水，以应肾；邪在肾，则肾气不足而气逆，肾开窍于二阴，如气逆则不禁而下泄；且水必乘火（水克火），火者心，心受邪，必忧子被刑，肝水又为肾水子，肾病又恐母受邪，肝怒则气逆，又恐克肺，而肺金又为肾之母，此五行更相乘克也。故治之于合，不令水克火（治之于腑合者，不令土刑水也)。

因各穴与五行相配，故名"五行腧"。这种配穴方法，是按照五行生克的道理，依次配属腧穴，并结合"虚则补其母，实则泻其子"的原则进行配穴。例如肺实证，咳喘胸满，则泻本经的合穴尺泽。因肺本身属金，尺泽属水，金能生水，水为金子，这是实则泻其子的方法。如系肺虚证，多汗少气，则补本经的腧穴太渊。因为太渊属土，土为金母，这是虚则补其母的意思。诸穴补泻由此类推。

（十八）前后配穴法

此法就是在人体的各部前面和后面配穴治疗。这种配穴方法可分为头部、胸背部、腹腰部和四肢部四种。

头部：人中配风府治卒中；前顶配后顶治头痛；风府配迎香治鼻衄；天柱配迎香治鼻塞；哑门配廉泉治喑哑；风池配太阳治头风痛等。

胸背部：如膻中配膈腧治胸膈气闷；巨阙配心腧治心腹疼痛等。

腹腰部：如关元配命门治遗精、阳痿；水道、归来配八髎治妇女月经不调等。

四肢部：三间配后溪治五指麻木；内关配外关治胸胁胀痛；曲池配少海治肘关节痛；髀关配承扶治股关节痛；曲泉配足阳关治膝关节痛；然谷配金门治足掌顽麻；丘墟配照海治踝关节扭伤疼痛等。

（十九）阴阳配穴法

此法就是取阴经的腧穴与阳经的腧穴相配；或取阳经的腧穴与阳经的腧穴相配；或取阴经的腧穴与阴经的腧穴相配。这种配穴方法，适用的范围很广，疗效颇佳。

阴经配阴经法：公孙配内关，主治胸腹疼痛；神门配三阴交，主治失眠遗精；神门配太溪，主治不寐多梦。

阳经配阳经法：曲池配足三里，主治一切肠胃病、发热病；合谷配内庭，主治牙痛、喉痛；合谷配外关，主治一切热病和头面五官病；支沟配阳陵泉，主治胁肋痛、肝胆病等。

阴经配阳经法：内关配足三里，主治胃痛呕吐；公孙配足三里，主治一切脾胃病；中脘配足三里，主治肚腹疼痛，消化不良；阴郄配后溪，主治心烦、盗汗；复溜配合谷，主治外感发热无汗等。

（二十）肢末配穴法

此法即取上下肢及其末梢部的腧穴相互配合使用，适用于全身症状和脏腑疾病。

如：委中配曲泽（即四弯穴），主治高热、胸腹绞痛及四肢拘挛；合谷配太冲（即四关穴），主治身热头痛、手足疼痛；鱼际配照海，主治咽喉肿痛；曲池配阳陵泉，主治半身不遂、四肢酸痛；劳宫配涌泉，主治癫、狂、痫症；八邪配八风，主治四肢浮肿、手足麻木；手十二井配足十二井，主治五心烦热、高热昏迷；十宣配气端，主治霍乱吐泻、烦躁欲死。

（二十一）本经配穴法

凡是本经内脏发生病变可采用本经的腧穴治疗。

肺病：咳喘、咯血可取太渊、列缺、鱼际、尺泽、中府诸穴。

心病：心悸、怔忡、失眠、癫痫可取神门、通里、灵道诸穴。

脾病：泄泻、下痢、腹痛、腹胀可取公孙、大横、腹哀、三阴交诸穴。

肾病：遗精、遗尿、阳痿、水肿可取复溜、照海、太溪、然谷诸穴。

肝病：胁痛、黄疸、疝气可取太冲、行间、大敦、期门、章门诸穴。

心包病：心痛、心烦、吐血、癫痫可取劳宫、大陵、内关、间使诸穴。

胃病：疼痛、呕吐、胀闷、消化不良、呃逆、反胃、噎膈可取足三里、上巨虚、内庭、梁门诸穴。

膀胱病：遗尿、小便不通可取膀胱腧、肾腧、气海腧、关元腧诸穴。

胆病：肋胁痛、黄疸、胆结石可取日月、京门、渊腋、阳陵泉、丘墟诸穴。

三焦病：肋胁疼痛、瘿瘤可取外关、支沟、天井诸穴。

大肠病：肠鸣、腹痛、小便不利可取曲池、温溜、下廉、合谷、上巨虚诸穴。

小肠病：少腹痛、小便不利可取少泽、后溪、小海诸穴。

任脉病：七疝、白带、癥瘕可取曲骨、中极、关元、气海诸穴。

督脉病：脊强、反折可取大椎、腰阳关、筋缩、命门诸穴。

（二十二）一经连用和数经互用配穴法

"一经连用法"是在同一经脉的上下连续取穴；"数经互用法"是在同一部位采用数经的穴位进行治疗。此法多用于四肢痿痹等病。

1. 一经连用法

取肩髃、曲池、合谷或肩髎、天井、外关，治上肢痿痹；取环跳、阳陵泉、绝骨或髀关、阴市、足三里，治下肢痿痹；取地仓、颊车、下关，治口眼㖞斜；取大椎、至阳、筋缩、腰阳关、腰腧、长强，治破伤风；取中脘、建里、水分、气海、中极，治水肿腹胀；取肾腧、委中、承山、昆仑，治腰背疼痛等。

2. 数经互用法

取阳池、阳溪、大陵、中泉，治腕关节痛；取曲池、小海、天井、少海，治肘关节痛；取肩髎、肩髃、臑腧、云门，治肩关节痛；取髀关、承扶、环跳，治髋关节痛；取膝眼、曲泉、委中、阳关（髋骨），治膝关节痛；取解溪、商丘、昆仑、丘墟，治踝关节痛。取气海、关元、中极、曲骨、足三里、三阴交或取关元、水道、子宫、维宫、天敦、曲泉（以上两组排针穴位），治疗子宫下垂等。

（二十三）脏象配穴法

此法是根据经络学说（经络所通，主治所及）与脏象学说而进行配穴治疗的。

如肝藏血，开窍于目。倘肝血不足，视物昏糊者，可取肝腧、行间以轻刺重灸；反之，肝火上炎，目赤肿痛者，可取肝腧、光明以针刺泻法或出血。

又如肾藏精，开窍于耳。肾虚耳鸣、耳聋者，可取肾腧、太溪针灸之。

肺主皮毛，开窍于鼻。外感风寒，鼻塞、无汗者，可取肺腧、列缺针灸之。

心主血，开窍于舌。心火上炎，舌部生疮者，可取心腧、少府针刺之。

脾主肌肉，开窍于口。脾虚湿困，消化不良，口淡无味者，可取脾腧、公孙针灸之。

（二十四）对症取穴法

此法是根据疾病过程中出现的症状来选用穴位的。

如：咳嗽取肺腧、太渊；痰多取丰隆、脾腧；气喘灸膻中、喘息；咳血针鱼际、尺泽；肺结核灸魄户、膏肓等。

妇人崩漏灸隐白，针三阴交；白带取带脉、白环腧；痛经取气海、血海、三阴交、次髎等。

男子遗精取气海、三阴交、肾腧、志室；滑精取关元、精宫、肾腧、会阴；阳痿取关元、足三里、命门、肾腧、三阴交，针灸之。

如：心悸取内关、神门；流涎取承浆、颊车、合谷；昏迷取人中、十宣、涌泉；发热取大椎、曲池、合谷；嘶哑取扶突、间使、合谷；皮肤瘙痒取曲池、血海（百虫窠）、三阴交等。

（二十五）辨证取穴法

此法是根据疾病发生的病因、病机而进行辨证取穴的。

如：外邪犯表、肺失宣降证，则取风池、风门、列缺、曲池、合谷诸穴，以宣肺解表；肝郁气滞证，则取肝腧、章门、行间、支沟、阳陵泉诸穴，以疏肝理气；肝胆郁热证，则取肝腧、行间、大敦、阴陵泉、丘墟、足临泣、至阳诸穴，以清泄肝胆；心神不守证，则取心腧、神门、少府、郄门、三阴交、间使诸穴，以养心安神；脾胃虚寒证，则取脾腧、肾腧、中脘、天枢、足三里诸穴，以温中健脾；中气不足、脾气下陷证，则取脾腧、中脘、足三里、膻中、气海、百会诸穴，以补中益气；肾阳亏虚证，则取肾腧、命门、志室、关元、气海、然谷诸穴，以温补肾阳；湿热积滞大肠之下痢证，则取天枢、上巨虚、足三里、关元、中膂腧，会阳诸穴，以清肠止痢；热结下焦之淋证，则取小肠腧、太溪、小海、阴陵泉、京骨诸穴，以泄热通淋；心肾不交证，则取心腧、肾腧、照海、太溪、神门、通里诸穴，以交通心肾；肝阳上亢证，则取风池、太冲、阳陵泉、三阴交、太溪诸穴，以平肝潜阳。

（二十六）验方配穴法

腧穴的主治功能具有一定的特异性，历代医家已经给我们积累了许多验方验穴，譬如，四总穴歌中的"肚腹三里留，腰背委中求，头项寻列缺，面口合谷收"，后人又增添了"酸痛取阿是，心胸内关谋，胁肋支沟取，肩痛阳陵搜"，这些都是临证取穴的经验。如唐代孙思邈："十三穴歌"；宋代马丹阳："十二穴主治杂病歌"；金元时代窦汉卿："标幽赋"；元代王国瑞："玉龙歌"；明代高武："百症赋""肘后歌"以及杨继洲的"胜玉歌"等，都是历代医家临床配穴经验的总结，值得认真继承。

近年来，中医学界在临床实践中摸索出许多特效穴位和经验配穴处方，如阑尾穴治疗阑尾炎，胆囊穴治疗胆囊炎和胆道结石之胆绞痛，绝骨穴治疗落枕，条口透承山治疗肩凝等，这种取穴少，疗效高的验方验穴，应加以深入地体会，并不断使其发挥更大的医疗价值。临床常用的验方验穴总结如下：幽门痉挛：内关，足三里；足跟痛：大陵；腕扭伤：外关，液门；肩凝：条口（条口透承山）；子宫出血：大敦；无脉症：太渊或人迎；癔症：内关；眼球震颤：球后；癫痫：长强；睾丸炎：中封；疳积：四缝；乳汁不足：膻中；肠梗阻：内关，足三里；口腔炎：劳宫；脱肛：百会；流感：大椎；眼睑下垂：血海；痔出血：二白；腹胀：公孙；阴道滴虫：蠡沟；乳胀：内关；痢疾：曲池等。

第二十一章 常见疾病针灸处方及治疗

第一节 肺系病证

一、感冒

（一）感受风邪

【主要症状】恶风，发热，头痛，鼻流清涕，鼻塞。

【诊断要点】脉浮，舌苔薄白。

【处方要义】祛风解表。

【处方】①大椎、风门、外关、风池、合谷、大杼、头维、上星、迎香、囟会（均针）；②风池、大椎、外关、合谷、列缺（均针）。

【治法及操作】泻法，疾出针。

（二）感受风寒

【主要症状】头痛体重，发热恶寒。

【诊断要点】脉浮紧，舌苔薄白。

【处方要义】辛温解表。

【处方】①大椎、风门、外关、风池、合谷、大杼、风府、足三里、太阳、列缺（均针）；②列缺、肺腧、风池、风门、合谷、肺腧（均针）。

【治法及操作】泻法，疾出针。大椎、风门（均灸）。

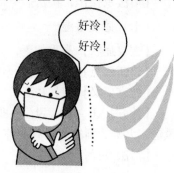

好冷！
好冷！

图 21-1 感冒

（三）感受风热

【主要症状】头痛发热，口渴，目赤。

【诊断要点】脉浮数，舌苔微黄。

【处方要义】辛凉解表。

【处方】①大椎、风门、外关、风池、合谷、大杼、曲池（均针）、太阳（放血），鱼际、尺泽（均针）；②大椎、曲池、合谷、鱼际、尺泽、外关（均针）。

【治法及操作】泻法，疾出针。大椎、风门、太阳点刺出血。

（四）感受时邪

【主要症状】突然高热，头项痛，体痛，呼吸气粗，咳嗽痰稠，咽痛目赤，面潮红。

【诊断要点】脉浮洪，舌苔黄，胸闷。

【处方要义】解表散邪。

【处方】①腕骨、大椎、风门、外关、风池、合谷、大杼、列缺、太渊、肺腧、少商、鱼际、陶道（均针）；②风池、大椎、外关、列缺、合谷、风门、曲池（均针）。

【治法及操作】泻法，疾出针。

（五）感受风湿

【主要症状】头痛，头重项强，骨节酸痛，不渴。

【诊断要点】脉浮缓而濡，苔白，不渴，骨节酸痛。

【处方要义】祛风除湿。

【处方】①大椎、风门、外关、风池、合谷、大杼、风府、曲池、阳陵泉（均针）；②中脘、足三里、风池、大椎、列缺、合谷、丰隆、外关（均针）。

【治法及操作】泻法，大椎、风门（均灸）。

（六）伏邪

【主要症状】头痛，心烦，神疲，睡眠不安，尿赤，口干，不思饮，谵语。

【诊断要点】脉数，舌赤。

【处方要义】清热解毒。

【处方】①大椎、风门、外关、风池、合谷、腕骨、大杼、曲池、委中（均针）；②肺腧、足三里、风池、大椎、列缺、合谷、外关（均针）。

【治法及操作】泻法。

（七）感受暑湿

【主要症状】头重如裹，无汗，烦闷。

【诊断要点】脉浮而濡，舌微红苔黄。

【处方要义】清暑祛湿解表。

【处方】①大椎、风门、外关、风池、合谷、大杼、内关（均针）；②中脘、足三里、风池、大椎、列缺、合谷、外关。

【治法及操作】泻法。

二、痄腮

（一）风热疫毒之轻证

【主要症状】耳下腮部酸痛肿胀，咀嚼不便，伴有恶寒发热，前耳轻度不适症。

【诊断要点】脉浮数，舌苔微黄。

【处方要义】清热祛风解毒。

【处方】①翳风、外关、合谷、颊车、风池、曲池（均针）；②翳风、外关、合谷、颊车、内庭、足临泣、中渚、关冲（均针）。

【治法及操作】浅刺，泻法。

（二）风热疫毒之重症

【主要症状】腮部焮热肿痛，咀嚼困难，高热头痛，烦躁口渴，大便干结，小便短赤或伴有呕吐，睾丸肿痛，甚则神昏惊厥。

【诊断要点】脉滑数，舌苔黄。

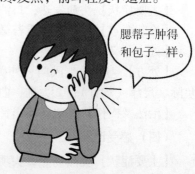

腮帮子肿得和包子一样。

图 21-2　痄腮

【处方要义】清热解毒，镇惊安神。

【处方】①口禾髎、外关、关冲、合谷、曲池、少商、丰隆、翳风、肺腧、经渠（均针）；②翳风、外关、合谷、颊车、内庭、足临泣、大椎、曲池、百会（均针）。

【治法及操作】泻法。

三、咳嗽

（一）风寒袭肺

【主要症状】咳嗽，鼻塞，喷嚏，恶寒发热。

【诊断要点】脉浮，舌苔薄白。

【处方要义】疏风散寒，宣肺止咳。

【处方】①风池、风门、肺腧、大椎、外关、经渠、合谷、三阴交（均针）；②肺腧、列缺、合谷、风门、大椎、太渊、中府（均针）。

【治法及操作】平补平泻，捻针 1~2 分钟出针。

（二）风热伤肺

【主要症状】咳嗽，口渴，身热有汗。

【诊断要点】脉两寸大，舌苔白微黄。

【处方要义】疏风清热，宣肺止咳。

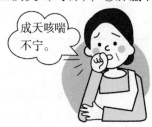

图 21-3 咳嗽

【处方】①风门、列缺、经渠、尺泽、鱼际、合谷、肺腧、外关、曲池、大椎（均针）；②肺腧、中府、列缺、太渊、大椎、曲池、尺泽（均针）。

【治法及操作】平补平泻，捻针 1~2 分钟出针。

（三）肺经燥热

【主要症状】咳嗽痰不易出，痰色黄，身微热，掌中热。

【诊断要点】脉右寸洪大，舌苔黄白而干。

【处方要义】疏风清肺，润燥止咳。

【处方】①风门、肺腧、合谷、列缺、尺泽、鱼际、天突、经渠（均针）；②肺腧、中府、列缺、太渊、太溪、照海（均针）。

【治法及操作】泻法，捻针 1~2 分钟出针。

（四）肺虚咳嗽

【主要症状】咳嗽日久，气短，神疲，动作喘气，口燥，咽干。

【诊断要点】脉虚。

【处方要义】补益肺气，化痰止咳。

【处方】①魄户、膏肓、气海、肺腧、中脘、足三里（均灸），风门、太渊、膻中、列缺（均针）；②肾腧、膏肓、太溪、脾腧、关元、足三里、肺腧、中府、列缺、太渊（均针）。

【治法及操作】灸穴灸 3 壮（忌多灸，伤阴分），针刺穴位均用补法。

（五）痰热壅实

【主要症状】咳嗽，胸闷，稠痰壅塞，咳不易出。

【诊断要点】脉滑实，舌黄腻，大便秘结，小便赤。

【处方要义】清热肃肺，豁痰止咳。

【处方】①尺泽、合谷、列缺、肺腧、太渊、足三里、阴陵泉、脾腧、丰隆（均针）；②肺腧、太渊、脾腧、太白、丰隆（均针）。

【治法及操作】泻法，捻针1~2分钟出针。

（六）肺痨咳嗽

【主要症状】咳嗽日久，痰中带血，颧赤，身热，午后潮热。

【诊断要点】六脉虚数，形容憔悴。

【处方要义】滋阴润肺，止咳化痰。

【处方】①魄户、膏肓、身柱、肺腧、天枢、气海、足三里（均灸）；②肺腧、尺泽、阳陵泉、太冲、太溪（均针）。

【治法及操作】补法泻法，灸3~5壮。

附：小儿咳嗽

1. 风寒咳嗽：风寒入肺。

【主要症状】清涕白痰，恶寒鼻塞。

【诊断要点】脉浮，苔薄白。

【处方要义】疏风散寒，宣肺止咳。

【处方】①风门、肺腧、气海、合谷、列缺（均灸），三阴交（刺）；②列缺、肺腧、风门、丰隆、合谷、外关（均针）。

【治法及操作】灸1~5壮。

2. 肺热咳嗽：肺有热痰。

【主要症状】面赤，咽干，痰黄稠，咳嗽。

【诊断要点】脉数，苔白厚较干。

【处方要义】宣肺清热，止咳化痰。

【处方】①大椎、风门、肺腧、肝腧、尺泽、鱼际（均针）；②列缺、肺腧、风门、丰隆、天突、孔最、鱼际、膈腧（均针）。

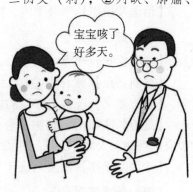

图21-4　小儿咳嗽

【治法及操作】平补平泻。

3. 食积咳嗽：食积生痰，热逆于肺。

【主要症状】气促痰壅，咳嗽，口中有食臭，便酸臭。

【诊断要点】脉滑，苔薄黄。

【治则要义】健脾化痰，宣肺清热。

【处方】①肺腧、公孙、脾腧、胃腧、孔最、中脘、足三里（均针）；②列缺、肺腧、风门、丰隆、鱼际、孔最、膈腧、气海、膏肓、足三里（均针）。

【治法及操作】平补平泻。

4. 风热咳嗽：感风入肺，化热起痰。

【主要症状】面赤，唇红，浊涕不恶寒，咳嗽，痰稍稠。

【诊断要点】脉浮数。

【处方要义】疏散风热，化痰止咳。

【处方】①风门、肺腧、尺泽、太渊（均针）；②天突、大椎、尺泽、丰隆（均针）。

【治法及操作】平补平泻。

5. 实火咳嗽：肺中实火，痰涎稠浊。

【主要症状】咳嗽时面赤，筋暴作吐，痰稠浊，口渴。

【诊断要点】脉洪实，苔黄而干。

【处方要义】宣肺清热，化痰止咳。

【处方】①天突、孔最、鱼际、内关（针），膻中（灸）；②天突、孔最、列缺、肺腧、风门、丰隆（均针）。

【治法及操作】平补平泻，灸1~5壮。

6. 肺虚咳嗽：伤风入肺，化热久不愈。

【主要症状】咳久气弱，咳时汗出，声低息短。

【诊断要点】右寸脉濡。

【处方要义】补肺益气。

【处方】①肺腧、身柱、膏肓、气海、足三里（均灸），太渊（针）；②太渊、太白、脾腧、足三里、鱼际、孔最、膈腧、气海、膏肓（均针）。

【治法及操作】灸3~5壮，补法。

7. 湿饮咳嗽：多饮茶水，或伤生冷。

【主要症状】面黄白，稀痰不黏，量多，便溏，胸闷。

【诊断要点】苔白腻，脉缓。

【处方要义】利湿化饮。

【处方】①肺腧、胃腧、内关（均灸），足三里、孔最、丰隆（均针）；②内关、内庭、列缺、肺腧、风门、丰隆（均针）。

【治法及操作】平补平泻，灸1~5壮。

四、暴喑

【主要症状】骤然失音。

【诊断要点】起病急，不是久病者。

【处方要义】祛风散邪，开宣肺气。

【处方】①风府、风池、风门、天突、廉泉、合谷、外关、照海、肺腧（均针）；②扶突、曲池、合谷、太溪。

【治法及操作】泻法。

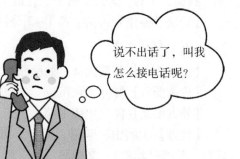

图21-5　暴喑

五、喘

（一）风寒束肺

【主要症状】发热恶寒，无汗，咳嗽，痰鸣，气喘。

265

【诊断要点】脉浮弦，苔白。

【处方要义】宣肺散寒，化痰平喘。

【处方】①肺俞、风门、合谷、复溜、列缺、鱼际、外关、天突、定喘、魄户、中府（均针）；②肺俞、风门、气喘、膻中、列缺（均针）。

【治法及操作】泻法，捻转1~2分钟出针。

（二）火郁于肺

【主要症状】喘促，身热，午后为甚，痰不易出，口干，面赤。

【诊断要点】脉寸数，舌苔薄黄。

【处方要义】清热宣肺，化痰定喘。

【处方】①肺俞、心俞、尺泽、太渊、鱼际、内关、腕骨、中府（均针）；②中府、肺俞、尺泽、丰隆、喘息。

【治法及操作】泻法，捻转1~2分钟出针。

（三）痰壅

【主要症状】喘促痰鸣，胸膈满闷。

【诊断要点】脉滑大，苔黄腻。

【处方要义】清热宣肺，涤痰定喘。

【处方】①尺泽、天突、内关、肺俞、中脘、丰隆、行间（均针）；②大椎、曲池、太白、肺俞、中府、天突、膻中、孔最、定喘、丰隆（均针）。

【治法及操作】泻法，捻转1~2分钟出针。

（四）支饮上攻

【主要症状】咳逆倚息不得卧，稀涎壅盛。

【诊断要点】脉寸关沉弦，苔白，不渴。

【处方要义】健脾益肺，化痰平喘。

【处方】①中脘、章门、尺泽、内关、足三里、脾俞、肺俞（均针灸）；②风门、太渊、肺俞、中府、天突、膻中、孔最、定喘、丰隆（均针）。

【治法及操作】泻法，捻1~2分钟，出针后每穴灸3~5壮。

（五）气逆上攻

【主要症状】气喘无痰，胸胁胀满。

【诊断要点】脉寸大尺沉。

【处方要义】降气化痰平喘。

【处方】①膻中、肺俞、灵台、肩井、足三里、天突、中府（均灸），天井、乳根、璇玑、俞府（均针）；②脾俞、足三里、心俞、肾俞、气海、关元、内关（均针）。

【治法及操作】灸3~5壮，平补平泻。

（六）肾不纳气

【主要症状】气不归根，形瘦面悴，口干，不思饮。

【诊断要点】脉两尺无根，舌质淡，小便清利。

【处方要义】补肺纳肾，降气化痰。

【处方】①肾俞、关元、太溪、复溜、足三里（均灸），太渊（针）；②肾俞、关元、太溪、气海、内关（针灸）。

【治法及操作】灸3~5壮。

（七）风寒喘：风寒袭肺

【主要症状】恶寒，咳喘，痰涎稀薄，口不渴。

【诊断要点】脉浮迟，苔白。

【处方要义】宣肺散寒，化痰平喘。

【处方】①风门、肺俞、气海、中脘、足三里（均灸）；②风门、太渊、肺俞、中府、天突、膻中、孔最、定喘、丰隆（均针）。

【治法及操作】灸1~5壮。

（八）风热喘：风热犯肺

【主要症状】发热，恶寒，面赤，唇红作喘。

【诊断要点】舌苔薄白，脉浮数。

【处方要义】解表清里，化痰平喘。

【处方】①膻中（灸），风门、肺俞、天突、列缺、丰隆（均针）；②大椎、曲池、列缺、尺泽、膻中、肺俞、定喘（均针）。

【治法及操作】平补平泻，灸1~5壮。

（九）里热喘：肥甘肆进，食物不洁，引起里热作喘

【主要症状】咳嗽，痰黏，唇红，口渴，心烦面赤。

【诊断要点】脉滑无表证，仅是喘促。

【处方要义】清热化痰，宣肺平喘。

【处方】①中脘、章门、肺俞、大杼、内关、丰隆（均针）；②列缺、尺泽、膻中、肺俞、定喘、丰隆（均针）。

【治法及操作】平补平泻。

（十）虚喘：肺虚气弱，久病后或服寒凉泻剂过多

【主要症状】气急，似喘非喘，气短，声低，面白。

【诊断要点】脉微，舌无苔。

【处方要义】补肺益气养阴。

【处方】①魄户、膏肓、膻中、气海、足三里（均灸）；②肺俞、膏肓（温针灸），肾俞、定喘、太溪、足三里、气海（均针），太渊（灸）。

【治法及操作】补法，灸5~7壮。

（十一）痰饮喘：痰饮停留在肺

【主要症状】喉中痰鸣作喘不得卧。

【诊断要点】脉滑，苔白厚。

【处方要义】豁痰平喘。

【处方】①肺俞、脾俞、中脘、丰隆、天突（均针）；②足三里、丰隆、阴陵泉、太渊、三阴交、肺俞（均针）。

下
篇

【治法及操作】平补平泻。

（十二）旧有喘病：喘邪伏肺，痰饮壅盛

【主要症状】遇天气寒暖不适即发病，间断发作。发过自愈，痰鸣气喘，重则呼吸困难，面白唇淡，吃过甜过咸食物均发喘。

【诊断要点】脉弦滑或弦弱。

【处方要义】补肺益气，化痰平喘。

【处方】①天突、足三里、尺泽、膻中、华盖（均针），肺俞、膏肓、气海（均灸）；②肺俞、脾俞、胃俞、肾俞、气海、关元、太渊、足三里（均针）。

【治法及操作】平补平泻，灸5~7壮。

（十三）肺气不敛

【主要症状】平时微喘，劳则加重，面白气微，声弱。

【诊断要点】脉微弱。

【处方要义】补肺益气平喘。

【处方】①身柱、肺俞、膏肓、气海、足三里、肾俞（均灸）；②气海、肺俞、膏肓、肾俞、定喘、太渊、太溪、足三里（均灸）。

【治法及操作】灸5~7壮。

（十四）马脾风：寒邪客于肺里，寒化为热。

【主要症状】气喘胸高，鼻扇，两胁陷下成坑，神气闷乱，来势凶猛。

【诊断要点】脉浮数。

【处方要义】清热涤痰，开肺定喘。

【处方】①身柱、膻中（均灸），鱼际、液门、列缺（均针）；②肺俞、中府、三焦俞、阳池、光明、丘墟（均针）。

【治法及操作】平补平泻，灸3~5壮。

（十五）旧有哮喘：因外感引起

【主要症状】气喘痰鸣，鼻塞，清涕少许。

【诊断要点】脉浮数。

【处方要义】补肺解表。

【处方】①膏肓、足三里（均灸），风府、风门、肺俞、外关、列缺（均针）；②孔最、内关、天突、定喘（均针）。

【治法及操作】平补平泻，膏肓灸7~15壮，足三里灸5~7壮。

第二节　气血津液病证

一、痰饮

（一）湿痰：脾阳衰惫，湿停不化，蕴蒸成痰

【主要症状】肢体沉重，腹胀脘闷。

【诊断要点】脉缓，面黄，舌淡而腻，痰多易咯。

【处方要义】温脾化饮。

【处方】①脾腧、肺腧、中脘、丰隆、足三里（均灸）；②脾腧、章门、足三里、上巨虚、阴陵泉（均针）。

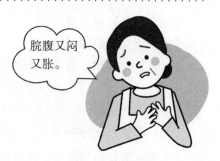

脘腹又闷又胀。

图21-6 痰饮

【治法及操作】平补平泻，灸3～5壮。

（二）燥痰：肺失清肃，津为热烁成痰

【主要症状】喉痒而咳，咳则痰少而浓厚，咳而不爽。

【诊断要点】面色㿠白，气短促。

【处方要义】清热宣肺化痰。

【处方】①经渠、尺泽、鱼际、前谷、解溪、陶道（均针）；②尺泽、肺腧、肝腧、期门、行间、足三里、三阴交（均针）。

【治法及操作】泻法，捻针1～2分钟出针。

（三）风痰：肺失肃降，肝风上扰，风火相灼，津乃成痰

【主要症状】神识昏迷，四肢抽搐，痰声如锯，胸肋满闷。

【诊断要点】脉弦，面青，两目怒视。

【处方要义】清热息风，宣肺化痰。

【处方】①大敦、行间、中脘、膻中、列缺、水沟（均针），关元、百会（均灸）；②三焦腧、石门、肺腧、列缺、期门、肝腧（均针）。

【治法及操作】平补平泻，捻针1～2分钟出针，每穴灸3壮。

（四）热痰：心火炽盛，湿热相蒸，酝酿成痰

【主要症状】烦热口渴，神昏好睡，咯痰稠黄。

【诊断要点】脉洪，面赤，神识不灵。

【处方要义】清泻心火，化痰利湿。

【处方】①经渠、二间、少府、支沟、间使、灵道（均针）；②尺泽、肺腧、肝腧、期门、行间、足三里、三阴交（均针）。

【治法及操作】泻法，捻1～2分钟出针。

（五）寒痰：命门火衰，不能蒸化津液，水泛为痰

【主要症状】咳逆痰稠，面有青黑色，手足清冷，小腹拘急，小便少。

【诊断要点】脉沉细，舌润有青紫色。

【处方要义】温肾化饮。

【处方】①膻中、命门、肾腧、肺腧、关元、足三里（均灸）；②脾腧、三阴交、三焦腧、气海、肾腧（均针）。

【治法及操作】补法，每穴灸3～10壮。

（六）痰饮：脾失健运

【主要症状】素盛今瘦，胸膈胀满。

【诊断要点】脉弦滑。

【处方要义】健脾化饮。

【处方】①脾腧、胃腧、中脘、章门、足三里（均灸），内关、尺泽（均针）；②脾腧、章门、足三里、上巨虚、阴陵泉、支沟（均针）。

【治法及操作】平补平泻，灸3～5壮。

（七）悬饮：水停胁下

【主要症状】两胁疼痛，水停胁间，沥沥有声，咳唾甚，流水声。

【诊断要点】脉沉而弦。

【处方要义】泻肺祛饮。

【处方】①章门、中脘、尺泽（均针），滑肉门、水道（均灸）；②肺腧、中府、三焦腧、阳池、光明、丘墟（均针）。

【治法及操作】平补平泻，捻针1～2分钟出针，每穴灸3壮。

（八）溢饮：水湿盛入四肢

【主要症状】身体疼重，四肢浮肿。

【诊断要点】脉浮。

【处方要义】发表化饮。

【处方】①脾腧、肾腧、章门、复溜、外关、足三里（均针）；②脾腧、阴陵泉、三阴交、风门、合谷（均针）。

【治法及操作】平补平泻，得气即出针。

（九）支饮：水饮停于胸膈之间

【主要症状】咳逆依稀不得卧，呕吐痰涎，身形如肿。

【诊断要点】脉寸关弦实。

【处方要义】宣肺化饮。

【处方】①膈腧、璇玑、章门、中脘、水道、阴陵泉（均针）；②膻中、肺腧、列缺、风门、脾腧、阴陵泉（均针）。

【治法及操作】泻法，捻1～2分钟出针。

（十）伏饮：饮邪留伏筋骨腧穴之间，脾肾阳虚，不能蒸散

【主要症状】腰背痛，心下痞，振振恶寒。

【诊断要点】脉浮而滑。

【处方要义】温脾补肾，以化水饮。

【处方】①膻中、关元、中脘、肾腧、脾腧、膏肓（均灸）；②脾腧、章门、足三里、太溪、行间、三阴交（均针）。

【治法及操作】补法，每穴灸3～5壮，膏肓多灸。

二、消渴

（一）上消：肺经燥热

【主要症状】饮水多，而小便如常。

【诊断要点】右寸脉大，面赤，舌苔黄。

【处方要义】清热润肺，生津止渴。

【处方】①肺腧、脾腧、胃腧、肾腧、足三里、太溪、内关、鱼际、膈腧、少商（均针）；②太渊、少府、胰腧、肺腧、脾腧、肾腧、三阴交、太溪（均针）。

【治法及操作】泻法。

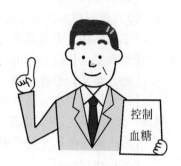

（二）中消：胃中燥热

【主要症状】口渴，善饥，消瘦。

【诊断要点】脉右关洪数，舌赤，苔黄，大便秘结。

图21-7 消渴

【处方要义】清胃泻火，养阴增液。

【处方】①肺腧、脾腧、胃腧、肾腧、足三里、太溪、照海、内庭、中脘（均针）；②内庭、地机、胰腧、肺腧、脾腧、肾腧、三阴交、太溪（均针）。

【治法及操作】泻法。

（三）下消：肾阴虚涸

【主要症状】口渴，饮一溲一，四肢消瘦。

【诊断要点】脉两尺无力，足胫酸软。

【处方要义】滋阴固肾。

【处方】①肺腧、脾腧、胃腧、肾腧、足三里、太溪、复溜、关元、水泉（均针）；②复溜、太冲、胰腧、肺腧、脾腧、肾腧、三阴交、太溪（均针）。

【治法及操作】平补平泻。

三、自汗、盗汗

（一）自汗

（1）表阳虚

【主要症状】不因天热衣厚劳动而自然汗出。

【诊断要点】无故汗出。

【处方要义】温阳固表止汗。

【处方】①大椎、关元、膏肓、肾腧、足三里（均灸），合谷、复溜（均针）；②合谷、复溜、支沟、太冲、曲池、中脘、阴陵泉（均针）。

【治法及操作】合谷泻法，复溜补法，灸3~5壮。

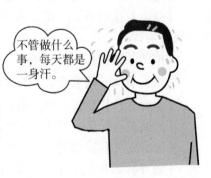

图21-8 自汗

（2）卫阳不固，风邪干于卫分，卫气不能固于外，则皮肤为之缓，腠理为之疏，因之津液妄泻，戢戢然润，戢戢然出。

【主要症状】汗出恶风，稍劳汗出尤甚，易于感冒。

【诊断要点】无故汗出蒸蒸。

【处方要义】益气固表。

【处方】①大椎、关元、合谷、内庭、复溜、阴郄（均针）；②合谷、复溜、百劳、肺腧、鱼际（均针）。

【治法及操作】平补平泻，灸3壮。

（3）体肥痰多，腠理疏松，胃热蒸腾而致。

【主要症状】无故汗出。

【诊断要点】时自汗出，舌红苔黄，脉弦滑。

【处方要义】健脾化痰，固表敛汗。

【处方】①中脘、足三里、曲池、合谷、内庭、大敦、列缺（均针）；②气海、后溪、阴郄、肺腧、足三里、内关、三阴交、大椎、外关（均针）。

【治法及操作】平补平泻。

（二）盗汗

阴虚不能鼓其脉气于外，津液无以约束。入寐则卫气行阴，血气无依，故腠理开而汗出。

【主要症状】寐则汗出，醒则汗止。

【诊断要点】寐则汗出。

【处方要义】滋阴敛汗。

【处方】①大椎、阴郄、后溪、肺腧、气海、关元、阴交、三阴交（均针）；②百劳、肺腧、鱼际、足三里（均针）。

【治法及操作】补法。

四、鼻衄

（一）肺热：风热袭肺，热迫血行于肺之上窍

【主要症状】鼻出血，发热口干，咳嗽痰少。

【诊断要点】舌红，脉数。

【处方要义】清泄肺热，凉血止血。

【处方】①合谷、上星、天府、尺泽、少商（均针）；②风府、迎香、上星、合谷、列缺（均针）。

【治法及操作】泻法。

（二）胃火：嗜食肥甘，胃火炽盛，血热妄行

【主要症状】口渴引饮，烦躁口臭，大便干结。

【诊断要点】舌红苔黄，脉洪数。

【处方要义】清胃泻火，凉血止血。

【处方】①内庭、上星、合谷、冲阳（均针）；②鱼际、内庭、厉兑、禾髎、上星（均针）。

【治法及操作】泻法。

（三）阴虚：肝肾阴虚，虚火上炎，血随火升，溢出清窍

【主要症状】鼻衄时作时止，口干少津，潮热盗汗，头晕目眩。

【诊断要点】舌红少苔，脉细数。

【处方要义】滋阴补肾，清虚热。

【处方】①太溪、太冲、通天（均针），大椎、哑门（均灸）；②行间、鱼际、大敦、

少商、迎香、温溜（均针）。

【治法及操作】平补平泻。

五、衄血

（一）火迫血逆

【主要症状】忽然鼻窍出血，其势甚剧。

【诊断要点】脉洪数，血色紫，面赤。

【处方要义】清热降火，凉血止血。

【处方】①合谷、上星、大椎、风府、迎香、内庭、印堂、孔最、京骨（均针）；②下关、曲池、列缺、合谷（均针）。

【治法及操作】泻法。

（二）气虚血不固

【主要症状】鼻衄日久不愈，时作时止。

【诊断要点】脉芤无力，血色浅红，面白。

【处方要义】补气摄血。

【处方】①脾俞、隐白、上脘、上星、膈俞、足三里、太白（均针）；②脾俞、足三里、禾髎、上星、列缺（均针）。

【治法及操作】平补平泻。

（三）风寒壅盛于经，迫血妄行

【主要症状】恶寒发热，头痛，无汗。

【诊断要点】脉浮紧，舌苔白。

【处方要义】祛风散寒。

【处方】①上星、风府、大椎、风门、合谷、风池、哑门（均针）；②关元、天枢、上巨虚、腰阳关、长强（均针）。

【治法及操作】泻法。

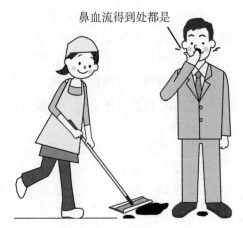

鼻血流得到处都是

图 21-9　衄血

（四）内虚寒，上假热

【主要症状】鼻衄日久，服凉药不止。

【诊断要点】脉芤缓或虚细，舌色淡，口干，不思食。

【处方要义】健脾温中，养血止血。

【处方】①大椎、上星、足三里、哑门（均针），脾俞、关元（均灸）；②脾俞、气海、天枢、足三里、隐白（均针）。

【治法及操作】平补平泻，灸3～5壮。

六、便血

（一）近血：大肠湿热

【主要症状】大便下血，先见血，后见便。

【诊断要点】脉沉数，小便赤。

【处方要义】清化湿热，凉血止血。

【处方】①大肠腧、长强、承山、天枢、上巨虚、孔最、阴陵泉、行间（均针）；②大肠腧、中髎、上巨虚、腰腧、承山（均针）。

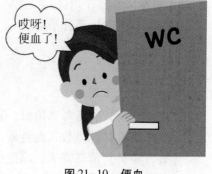

图21-10　便血

【治法及操作】平补平泻。

（二）远血：小肠寒湿

【主要症状】大便下血，先见便，后见血（色黯），腹痛喜按，神疲肢倦。

【诊断要点】脉沉缓，舌质淡，面色不华或萎黄，小便白。

【处方要义】温阳健脾，散寒除湿。

【处方】①太白、三阴交、郄门（均针），足三里、气海、中脘、小肠腧、脾腧（均灸）；②关元、天枢、上巨虚、腰阳关、长强（均针）。

【治法及操作】平补平泻，灸3～5壮。

（三）肠风：大肠血热受风

【主要症状】大便下血，血清色鲜。

【诊断要点】脉两尺浮。

【处方要义】清热凉血止血。

【处方】①大肠腧、长强、承山、合阳、膈腧、血海、三阴交、足三里、内庭（均针）；②风池、大椎、外关、大肠腧、中髎、上巨虚、腰腧、承山（均针）。

【治法及操作】平补平泻。

（四）脏毒：湿热蕴毒

【主要症状】大便下血，血浊色暗。

【诊断要点】脉两尺滑。

【处方要义】清热解毒，凉血止血。

【处方】①长强、承山、脾腧、肾腧、大肠腧、膈腧、血海、阴陵泉（均针）；②中脘、足三里、大肠腧、中髎、上巨虚、腰腧、承山（均针）。

【治法及操作】平补平泻。

（五）小便血：血室有热，血得热而妄行，或肝脾两虚，血室之血失于统

【主要症状】小便溲血。

【诊断要点】脉虚无力，神疲肢倦。

【处方要义】补肝健脾，益气摄血。

【处方】①关元、大陵、三阴交（针灸），照海、阴谷、水泉（均针）；②中极、足通谷、然谷、金门、大敦（均针）。

【治法及操作】平补平泻。

第三节　脾胃系病证

一、疟疾

（一）外感风寒

【主要症状】恶寒发热，发作有时，欲呕，头眩。

【诊断要点】脉弦，舌苔白，舌边绛。

【处方要义】和解表里，温阳达邪。

【处方】①大椎、陶道、间使、支沟、后溪、风府、合谷、曲池（均针）；②大椎、间使、陶道、复溜（均针）。

【治法及操作】必须在发作前1~2小时针之，才能收效。针时用泻法，感觉要重，行针15~20分钟，每隔4~5分钟，捻针1次。

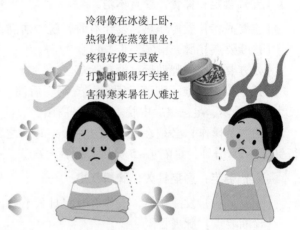

冷得像在冰凌上卧，
热得像在蒸笼里坐，
疼得好像天灵破，
打颤时颤得牙关挫，
害得寒来暑往人难过

图21-11　疟疾

（二）感受湿热

【主要症状】发作时暮热早凉，得汗而解，渴饮，热多寒少。

【诊断要点】脉弦，舌绛，苔少。

【处方要义】清热解表，和解祛邪。

【处方】①大椎、陶道、间使、支沟、后溪、合谷、曲池、足三里（均针）；②大椎、后溪、足三里、中脘、合谷、商阳、关冲、天枢（均针）。

【治法及操作】必须在发作前1~2小时针之，才能收效。针时用泻法，感觉要重，行针15~20分钟，每隔4~5分钟，捻针1次。

（三）伏气遇暑而发

【主要症状】骨节烦痛，时呕，但热不寒，消烁肌肉。

【诊断要点】其脉如常，口渴，舌苔黄腻。

【处方要义】清热解暑，益气养血。

【处方】①大椎、陶道、间使、支沟、后溪、大杼、太溪、合谷（均针）；②大椎、后溪、间使、陶道、委中（均针）。

【治法及操作】必须在发作前1~2小时针之，才能收效。针时用泻法，感觉要重，行针15~20分钟，每隔4~5分钟，捻针1次。

（四）瘅疟：阴气孤绝，阳气独发

【主要症状】但热不寒，口干口渴。

【诊断要点】脉洪。

【处方要义】解毒除瘴，清热保津。

【处方】①大椎、陶道、间使、支沟、后溪、合谷（均针），金津、玉液（出血）；②大椎、后溪、液门、间使、疟门穴（均针）。

【治法及操作】必须在发作前 1 ~ 2 小时针之，才能收效。针时用泻法，感觉要重，行针 15 ~ 20 分钟，每隔 4 ~ 5 分钟，捻针 1 次。

（五）食疟：停食，饮食不洁。

【主要症状】发冷作热，发作有时，脘中痞满，恶食嗳气。

【诊断要点】脉弦滑实，舌苔厚。

【处方要义】健脾助运，消食除疟。

【处方】①大椎、陶道、间使、支沟、后溪、中脘、内庭、公孙、足三里（均针）；②大椎、后溪、足三里、中脘、合谷、商阳、关冲、天枢（均针）。

【治法及操作】必须在发作前 1 ~ 2 小时针之，才能收效。针时用泻法，感觉要重，行针 15 ~ 20 分钟，每隔 4 ~ 5 分钟，捻针 1 次。

（六）劳疟：患疟日久，脾胃气虚

【主要症状】发冷作热，发作有时，日久不愈，四肢倦怠，寒热俱微，有汗气短。

【诊断要点】脉虚舌淡。

【处方要义】益气健脾，扶正祛邪。

【处方】①大椎、陶道、间使、支沟、后溪、脾俞、章门、经渠、痞根、三阴交（均针）；②大椎、后溪、间使、章门、痞根、肝俞、脾俞（均针）。

【治法及操作】必须在发作前 1 ~ 2 小时针之，才能收效。针时用泻法，感觉要重，行针 15 ~ 20 分钟，每隔 4 ~ 5 分钟，捻针 1 次。

二、痢疾

（一）寒痢：内脏虚寒，又伤生冷

【主要症状】面唇青白，喜热饮，腹痛肠鸣，泻痢，甚则手足逆冷，露睛，痢如鸭溏。

【诊断要点】脉沉，舌无苔。

【处方要义】温中燥湿，调气和血。

【处方】①天枢、气海、中脘、大肠俞、中膂俞、太溪、三阴交、神阙（均灸）；②中脘、天枢、关元、足三里、曲泽、委中、大椎、外关、合谷、商阳、关冲（均针）。

【治法及操作】灸 3 ~ 5 壮。

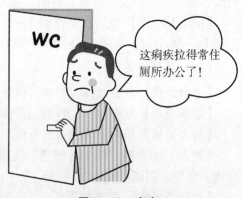

这痢疾拉得常住厕所办公了！

图 21-12　痢疾

（二）热痢：湿热凝结

【主要症状】舌赤唇焦，喜冷饮，腹痛下痢无度，尿短赤，里急后重。

【诊断要点】脉数，苔薄黄。

【处方要义】清肠化湿，调气和血。

【处方】①中脘、天枢、合谷、上巨虚、大都、内庭、曲池（均针）；②大椎、曲池、天枢（双）、下脘、关元、足三里（双）、神阙（均针）。

【治法及操作】平补平泻。

（三）时痢：外感风邪，内伤生冷

【主要症状】发热无汗，遍身痛，下痢作呕，腹痛后重。

【诊断要点】脉浮滑。

【处方要义】祛风除寒，调气和血。

【处方】①风门、中脘、外关、小肠腧、合谷、足三里、中膂腧（均针）；②天枢（双）、下脘、关元、足三里（双）、神阙（均针）。

【治法及操作】平补平泻。

（四）噤口痢：大毒冲胃，泻痢伤阴

【主要症状】身热，舌赤，唇红，不食下痢，喜冷饮。

【诊断要点】脉数。

【处方要义】清热解毒，凉血除积。

【处方】①脾腧、胃腧、中脘、天枢、足三里、小肠腧、复溜、公孙、内关、关元（均针）；②内关、中脘、天枢、下脘、上巨虚、关元、合谷（均针）。

【治法及操作】平补平泻。

（五）水谷痢：伤于饮食

【主要症状】泻痢互见，腹痛后重。

【诊断要点】脉缓。

【处方要义】健脾和胃，调和气血。

【处方】①脾腧、胃腧、建里、大肠腧、中膂腧、足三里（均灸）；②天枢、下脘、上巨虚、关元、合谷（均灸）。

【治法及操作】灸3～5壮。

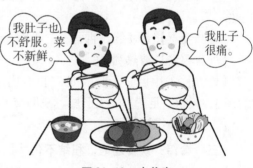

图21-13　水谷痢

（六）休息痢：痢久

【主要症状】痢疾时作时止，多至半年、一年内外者，面色黄白，饮食如常。

【诊断要点】脉细数。

【处方要义】温中清肠，调气化滞。

【处方】①脾腧、肾腧、关元、天枢、然谷、公孙、神阙、上巨虚（均灸）；②脾腧、肾腧、天枢、下脘、上巨虚、关元、合谷（均灸）。

【治法及操作】灸3～5壮。

（七）五色痢：止涩药用早，或积滞未尽

【主要症状】痢见五色脓血。

【诊断要点】脉两尺细。

【处方要义】涩肠固脱，消积化滞。

【处方】①大肠腧、小肠腧（均灸），天枢、足三里（均针）；②大椎、太冲、十宣、

下篇

天枢、下脘、上巨虚、关元、合谷（均针）。

【治法及操作】平补平泻，灸3~5壮。

三、泄泻

（一）湿泻：饮食生冷，坐卧湿地，或饮酒过度

【主要症状】四肢倦怠，阵泻如水，小便不利，口中觉淡，食不知味，胸膈苦闷，腹痛。

【诊断要点】脉濡滞，舌苔垢腻。

【处方要义】散寒化湿。

【处方】①中脘、天枢、脾腧、大肠腧、足三里、三阴交（均针灸），水分（针）；②中脘、天枢、神阙、足三里、大肠腧（均针）。

【治法及操作】平补平泻，灸3~5壮。

（二）火泻：热淫所致，或过食辛热及饮酒过度，火热郁结

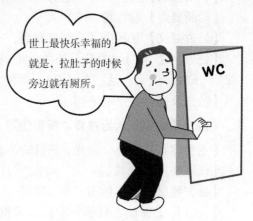

世上最快乐幸福的就是，拉肚子的时候旁边就有厕所。

图21-14　泄泻

【主要症状】暴注下迫，腹痛阵泻，其气热臭，肛门灼痛，便时谷道如火热，口渴，畏热。

【诊断要点】舌质绛，舌苔黄，小便短赤，脉象沉数。

【处方要义】清热利湿。

【处方】①中脘、天枢、足三里、内庭、曲池、合谷、阴陵泉、下巨虚（均针）；②中脘、天枢、足三里、大肠腧、三阴交、阴陵泉、曲池（均针）。

【治法及操作】泻法。

（三）食泻：饮食过饱，积结不化

【主要症状】噫气，腹满，泻下物恶秽而黏。

【诊断要点】脉实大，舌苔糙黄。

【处方要义】消食导滞。

【处方】①上脘、中脘、天枢、章门、内关、足三里、上巨虚、下巨虚（均针）；②中脘、上脘、天枢、足三里、脾腧、胃腧、内关、公孙（均针）。

【治法及操作】平补平泻。

（四）水泻：饮食生冷，水积不消

【主要症状】肠鸣，不腹痛，一泻如注，泻下皆水，口渴引饮，恶寒。

【诊断要点】脉迟，舌苔白腻。

【处方要义】健脾益气，化湿止泻。

【处方】①中脘、天枢、脾腧、肾腧、水分、水道（均灸），足三里、三阴交（均针）；②中脘、水分、天枢、脾腧、胃腧、大肠腧、足三里、三阴交（均针）。

【治法及操作】平补平泻，灸3~5壮。

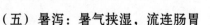

（五）暑泻：暑气挟湿，流连肠胃

【主要症状】面垢，汗出，口渴，烦扰，腹雷鸣，泻如水。

【诊断要点】脉濡，苔腻。

【处方要义】清暑利湿，调肠和胃。

【处方】①中脘、天枢、脾腧、大肠腧、大陵、足三里、三阴交（均针）；②中脘、水分、天枢、脾腧、章门、关元、肾腧、足三里、三阴交（均针）。

【治法及操作】平补平泻。

（六）痰泻：湿痰流注，大肠不固，滑脱而泻

【主要症状】时泻时止，胸窒闷，食减少，时欲吐痰。

【诊断要点】脉濡，苔腻。

【处方要义】化湿止泻，涩肠固脱。

【处方】①中脘、天枢、大肠腧、内关、足三里（均针），丰隆（针灸）；②中脘、天枢、足三里、大肠腧、三阴交、阳陵泉、曲池（均针）。

【治法及操作】平补平泻，灸3~5壮。

（七）寒泻：脾阳虚寒，运化失司

【主要症状】肠鸣切痛，大便如鸭溏，完谷不化，恶寒。

【诊断要点】脉迟，溲白。

【处方要义】温中散寒，健脾止泻。

【处方】①中脘、气海、章门、脾腧、胃腧、天枢、大肠腧、足三里、三阴交（均灸）；②中脘、天枢、神阙、足三里、大肠腧、脾腧、胃腧（均针）。

【治法及操作】补法，灸5~7壮。

（八）脾泻：脾虚，清阳不能上升，则生飧泻

【主要症状】腹部虚满，食后即泻，形消瘦，体无力，精神委顿，胃纳不佳。

【诊断要点】脉虚软，舌无华。

【处方要义】健脾益气，化湿止泻。

【处方】①百会、中脘、章门、脾腧、胃腧、大肠腧、天枢、关元、足三里、三阴交、关元腧（均灸）；②中脘、水分、天枢、脾腧、胃腧、大肠腧、足三里、三阴交（均针）。

【治法及操作】灸3~5壮。

（九）肾泻：肾虚寒，阳气不足

【主要症状】晨起作泻，所谓五更泻，肢冷，恶寒，腹中雷鸣。

【诊断要点】脉虚弱，舌无华。

【处方要义】温肾健脾，固涩止泻。

【处方】①中脘、章门、神阙、脾腧、肾腧、百会、关元、足三里、太溪、命门（均灸）；②中脘、脾腧、章门、天枢、关元、肾腧、足三里（均针）。

【治法及操作】灸3~5壮。

（十）滑泻：久泻不愈，肠滑不固

【主要症状】欲泻时，滑利不能自主。

【诊断要点】脉虚软，舌无华。

【处方要义】温肾健脾，涩肠固脱。

【处方】①百会、中脘、气海、肾腧、脾腧、意舍、命门、长强、神阙、足三里（均灸）；②神阙、天枢、足三里、公孙、脾腧、太白、太冲、肾腧、命门（均针）。

【治法及操作】灸3~5壮。

四、霍乱

（一）外受风寒，内停饮食，清浊相干，肠胃不和

【主要症状】上吐下泻，所吐如水泔状物，脘腹痞闷，恶寒发热，甚则转筋。

【诊断要点】脉沉弦，舌苔白滑。

【处方要义】祛风散寒，调和肠胃，化湿消积。

【处方】①中脘、天枢、足三里、内庭、外关、承山、公孙、阴陵泉（均针），章门（灸）；②中脘、关元、天枢、足三里、神阙、阴陵泉（均针）。

【治法及操作】泻法。

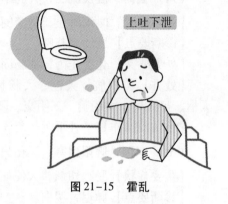

上吐下泄

图21-15 霍乱

（二）感受暑邪

【主要症状】发热无汗，呕吐下利，甚则转筋。

【诊断要点】脉浮弦，舌苔白。

【处方要义】清暑利湿。

【处方】①十宣、天枢、合谷、足三里、承山、中脘、大都、曲池（均针）；②中脘、天枢、关元、足三里、曲泽、委中、大椎、外关、合谷、商阳、关冲（均针）。

【治法及操作】泻法。

（三）暑热内侵

【主要症状】口渴心烦，身热，有汗，上吐下泻，肢冷转筋，眼眶陷落。

【诊断要点】脉虚大或濡，面赤，小便短。

【处方要义】清热除烦，化湿止泻。

【处方】①尺泽、委中（出血），合谷、中脘、足三里、内庭、天枢、承山（均针）；②中脘、天枢、关元、足三里、曲泽、委中、大椎、外关、合谷、商阳、关冲（均针）。

【治法及操作】泻法或平补平泻。

（四）寒湿伤脾

【主要症状】腹痛吐泻，手足厥冷，甚则转筋。

【诊断要点】脉沉细，舌苔灰白，不渴。

【处方要义】温中散寒，健脾利湿。

【处方】①神阙（隔盐灸），关元、脾腧、大肠腧、气海、天枢（均灸），足三里、承山（均针）；②中脘、关元、天枢、足三里、神阙、阴陵泉（均针）。

【治法及操作】平补平泻，灸3~7壮（神阙宜大艾炷灸）。

下篇

五、干霍乱

（一）卒中寒湿，秽浊阻滞不降

【主要症状】脘腹大痛，烦躁闷乱，欲吐不得吐，欲泻不得泻。

【诊断要点】脉沉弦而迟，甚则伏，四肢厥冷，舌苔滑润。

【处方要义】温中散寒，理气化浊。

【处方】①十宣（出血），中脘、气海、关元、合谷、足三里、三阴交（均针灸），神阙（灸）；②十宣、内关、少商、委中、水沟、足三里、合谷、曲池、素髎、太冲、内庭、中脘、间使（均针）。

【治法及操作】泻法，灸3~7壮。

（二）暑秽内侵，阻碍升降

【主要症状】腹中绞痛，欲吐不得吐，欲泻不得泻。

【诊断要点】脉沉滑，甚则伏，舌赤苔黄。

【处方要义】清暑利湿，理气化浊。

【处方】①十宣、尺泽、委中（放血），中脘、内关、足三里、内庭、公孙、曲池、太冲、绝骨（均针）；②中脘、天枢、关元、十宣、内关、少商、委中、水沟、足三里、合谷、曲池、素髎、太冲、内庭、中脘、间使（均针）。

【治法及操作】泻法。宜先在肘膝腘窝用手拍打片刻，令其缓解，然后施术。除上法治疗外，还可用铜钱蘸油刮肘、膝、腘窝以及背部膀胱经两行腧穴，使皮肤被刮处出现红斑为度。

六、呕吐

（一）胃热

过食厚味，积而成热，胃降失权。

【主要症状】食入即吐，吐出之物热而臭，喜冷恶热，口燥渴。

【诊断要点】脉象洪大，舌苔黄燥。

【处方要义】清热泻浊，降逆止呕。

【处方】①内关、中脘、足三里、胃腧、曲泽、公孙、内庭（均针），委中（灸），金津、玉液（出血）；②中脘、内关、足三里、大椎、曲池、金津、玉液（均针）。

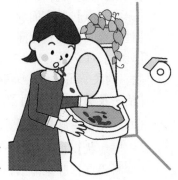

图21-16 呕吐

【治法及操作】泻法。

（二）脾寒：脾胃虚冷，阳气不布，食入不化，浊阴不降

【主要症状】吐多涎沫，其气清冷，朝食暮吐，并不热臭，口不渴，喜热恶寒，四肢厥冷。

【诊断要点】脉象缓细，舌苔白。

【处方要义】温中健脾，和胃降逆。

【处方】①中脘、章门、膻中、脾腧、胃腧、肾腧、内关、上脘、足三里、三阴交（均针灸）；②中脘、足三里、内关、合谷、风池（均针）。

【治法及操作】补法，灸3～5壮。

（三）气滞：心中怫郁，吁气不舒，上逆犯胃

【主要症状】食入即吐，胸腹饱闷，胁下窒然，口苦，头项时痛，或不痛而胀。但又有寒热之分，属热者必兼见吐出之物热臭，恶热口渴；属寒者必兼见吐多白沫，其气清澈，口不渴，恶寒喜热。

【诊断要点】热性者脉象弦滑，舌苔黄燥；寒性者脉象细，苔白。

【处方要义】疏肝理气，和胃降逆。

【处方】①属热：内关、中脘、足三里、内庭、阳陵泉、合谷、行间、解溪（均针），金津、玉液（出血）；②属寒：内关、中脘、足三里、膈腧、阳陵泉（均针），章门、太冲（灸），肝腧、脾腧、胃腧、腹中（均针灸）。

【治法及操作】属热用泻法；属寒：平补平泻，灸3～5壮。

（四）痰饮：素体痰多，或脾阳不运

【主要症状】遇冷即发，呕吐痰涎，胸膈满闷，不欲食。

【诊断要点】脉迟滑，舌苔白。

【处方要义】温中化饮，和胃降逆。

【处方】①内关、中脘、足三里，气海、膈腧、脾腧、胃腧、膻中（均针），丰隆（针灸）；②中脘、内关、足三里、丰隆、膻中、公孙（均针）。

【治法及操作】平补平泻，灸3～5壮。

（五）食积：食物过多，积食不消

【主要症状】胸膈饱满，恶闻食物，大便热臭异常，剧者腹中绞痛，嗳腐呕吐。

【诊断要点】脉实而涩，舌苔厚腻。

【处方要义】消食化滞，和胃降逆。

【处方】①内关、中脘、足三里、章门、天枢、合谷、璇玑、阳陵泉、公孙（均针）；②下脘、内关、足三里、天枢、内庭（均针）。

【治法及操作】平补平泻。

（六）中虚：脾胃虚弱，运化失权

【主要症状】食物不能下达，上逆而吐，肢体倦怠，形体消瘦。

【诊断要点】脉象虚细，舌苔薄腻。

【处方要义】健脾益气，和胃降逆。

【处方】①中脘、章门、脾腧、胃腧（均灸）、天枢、足三里、三阴交（均针）；②中脘、内关、足三里、脾腧、胃腧、章门（均针）。

【治法及操作】补法，灸3～5壮。

附：小儿呕吐

1. 伤乳吐：乳食过饱，停蓄胃中

【主要症状】呕吐乳片，身热面黄肤胀。

【诊断要点】脉滑数。

【处方要义】消食导滞，和胃降逆。

【处方】①中脘、足三里、内关、璇玑（均针）；②中脘、上脘、天枢、内关、四缝、足三里（均针）。

【治法及操作】平补平泻，浅刺。

2. 伤食吐：饮食不洁，过食油腻，壅塞中脘

【主要症状】肚腹胀热，口臭，呕吐酸黏，潮热。

【诊断要点】脉沉滑。

【处方要义】消食导滞，和胃降逆。

【处方】①中脘、章门、足三里、内关、璇玑（均针）；②脾腧、胃腧、中脘、内关、足三里、公孙（均针）。

【治法及操作】平补平泻，浅刺。

3. 寒吐：过食生冷

【主要症状】朝食暮吐，吐出物不臭不酸，四肢逆冷。

【诊断要点】脉沉迟，面唇色白。

【处方要义】温中散寒，降逆止呕。

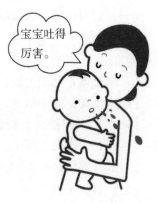

图21-17　小儿呕吐

【处方】①身柱、脾腧、胃腧、足三里（均灸）；②中脘、合谷、内关、足三里（均灸）。

【治法及操作】灸3~5壮。

4. 热吐：过食煎煿之物，热积于中

【主要症状】食入即吐，口渴身热，唇红，小便赤色，呕吐酸涎。

【诊断要点】脉数。

【处方要义】清中焦积热，和胃降逆止呕。

【处方】①内关、足三里、公孙、内庭（均针）；②中脘、内关、合谷、内庭、足三里（均针）。

【治法及操作】平补平泻，浅刺。

5. 虚吐：乳食停滞，胃热上攻

【主要症状】精神倦怠，频频呕吐，下利不渴，睡卧露眼。

【诊断要点】脉虚迟。

【处方要义】健脾和胃，消食导滞。

【处方】①身柱、关元、脾腧、胃腧、足三里（均灸）；②上脘、中脘、胃腧、内关、足三里、脾腧、章门、公孙（均灸）。

【治法及操作】灸3~5壮。

6. 实吐：乳食停滞，胃热上攻

【主要症状】胸腹胀痛，痞硬疼痛，二便秘涩，口渴喜凉，呕吐酸臭。

【诊断要点】脉沉实。

【处方要义】泄热通便，和胃降逆。

【处方】①足三里、内关、支沟、公孙（均针）；②中脘、内关、合谷、内庭、足三里（均针）。

【治法及操作】平补平泻，浅刺。

七、呃逆

（一）过食生冷，或胃本虚寒

【主要症状】气逆于下，直冲于上，出口作声，声短而频。特征：胃脘胀满，因热汤则呃逆稍定。

【诊断要点】脉象迟细，舌苔薄白。

【处方要义】温中散寒，降逆止呃。

【处方】①脾俞、胃俞、中脘、天枢、足三里、梁门（均灸）；②中脘、膻中、膈俞、巨阙（均灸）。

【治法及操作】灸3～5壮。

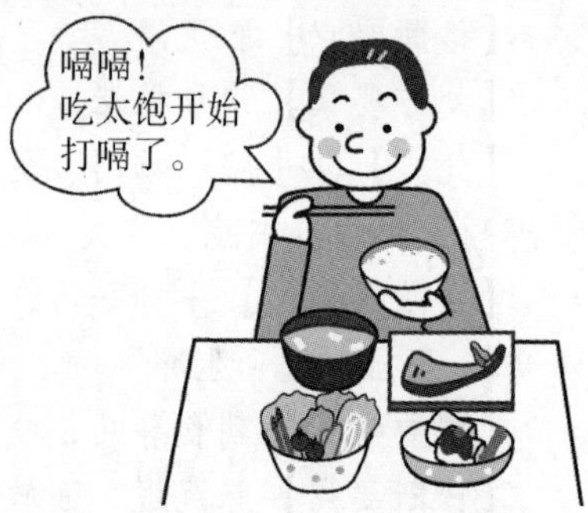

嗝嗝！吃太饱开始打嗝了。

图21-18　呃逆

（二）肝火上逆

【主要症状】气逆于下，直冲于上，出口作声，声短而频。特征：口渴。

【诊断要点】脉弦数，舌苔黄。

【处方要义】顺气解郁，和胃降逆。

【处方】①肝俞、行间、内关、足三里、阳陵泉（均针）；②太冲、阳陵泉、足三里、中脘、内关（均针）。

【治法及操作】泻法。

（三）中气虚弱

【主要症状】气逆于下，直冲于上，出口作声，声短而频。特征：声小息微。

【诊断要点】脉微或细。

【处方要义】温补脾胃，降逆止呃。

【处方】①膏肓、膻中、气海、膈俞、足三里、关元（均针）；②天突、膻中、膈俞、巨阙（均针）。

【治法及操作】补法。

（四）胃热燥实

【主要症状】气逆于下，直冲于上，出口作声，声短而频。特征：声强气盛，大便不通。

【诊断要点】脉滑实。

【处方要义】清胃泄热，降逆止呃。

【处方】①中脘、天枢、内关、巨阙、列缺、足三里、内庭、太冲（均针）；②中脘、内关、膈腧、足三里（均针）。

【治法及操作】泻法。

八、反胃

（一）中焦虚寒

【主要症状】食入反出。

【诊断要点】脉迟而弱，舌淡。

【处方要义】温中健脾，降气和胃。

【处方】①中脘、章门、脾腧、胃腧、足三里、三阴交（均灸）；②中脘、脾腧、胃腧（均灸）。

【治法及操作】灸 5~7 壮。

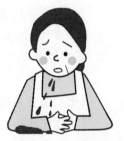

图 21-19　反胃

（二）中焦寒虚，痰多气滞

【主要症状】呕吐痰涎。

【诊断要点】脉弱，舌苔腻。

【处方要义】温中健脾，理气化痰。

【处方】①肩井、膻中、气海（均灸），中脘、内关、足三里、丰隆（均针）；②上脘、胃腧、内关、足三里、中脘（均针）。

【治法及操作】平补平泻，灸 3~5 壮。

（三）胃虚气滞

【主要症状】呕吐反胃，呃逆胸满。

【诊断要点】脉弱，舌淡。

【处方要义】和胃健脾，理气解郁。

【处方】①膏肓、中脘、胃腧、足三里（均灸），内关、公孙（针）；②中脘、梁门、天枢、足三里、脾腧、胃腧（均针）。

【治法及操作】平补平泻，灸 5~7 壮。

（四）寒痰客于上焦

【主要症状】咳逆呕吐。

【诊断要点】脉滑，舌苔腻。

【处方要义】清利上焦，理气降逆化痰。

【处方】①肩井、膻中、膈腧（均灸），中脘、足三里、公孙（均针）；②脾腧、胃腧、中脘、丰隆、阴陵泉、膻中、百会、内关、合谷（均针）。

【治法及操作】平补平泻，灸 3~5 壮。

（五）下焦虚寒，火衰土败

【主要症状】朝食暮吐或暮食朝吐。

【诊断要点】脉迟而弱，舌淡。

【处方要义】温补脾肾。

下

篇

【处方】①气海、关元、脾腧、肾腧、胃腧、章门、中魁、足三里、三阴交、中脘（均灸）；②水谷、气海、章门（均灸）。

【治法及操作】灸3~5壮。

（六）脾胃气虚，真阴枯槁

【主要症状】反胃已久，大便闭结。

【诊断要点】脉涩。

【处方要义】健脾益气，滋阴养血，润燥生津。

【处方】①中脘、章门、肾腧、脾腧、胃腧、足三里、支沟、膏肓（均灸）；②中脘、梁门、天枢、足三里（均灸）。

【治法及操作】灸3壮。

（七）酒食伤脾

【主要症状】呕吐反胃。

【诊断要点】脉迟弱，舌苔白腻。

【处方要义】消食化滞，理气和胃。

【处方】①中脘、章门、脾腧、内关、足三里（均针）；②肝腧、太冲、内关、足三里、阳陵泉（均针）。

【治法及操作】平补平泻。

（八）湿郁成热，胃火上冲

【主要症状】食入即吐。

【诊断要点】脉数，舌绛。

【处方要义】清利湿热，降逆止呕。

【处方】①肩井、中脘、章门、内关、足三里、内庭、太冲（均针）；②下脘、里内庭、中脘、足三里、内关、支沟、照海（均针）。

【治法及操作】平补平泻。

九、胃痛

（一）外感寒邪，内伤冷物，寒客于胃

【主要症状】猝然胃作痛。

【诊断要点】脉沉紧。

【处方要义】温胃散寒，行气止痛。

【处方】①上脘、中脘、下脘、内关、足三里、天枢、气海、梁丘、梁门（均针）；②上脘、梁门、足三里、内关（均针）。

【治法及操作】泻法，针后加灸。

（二）胃中郁热

【主要症状】胃中作痛，有烧灼感。

【诊断要点】脉滑数，口渴舌红，喜凉饮。

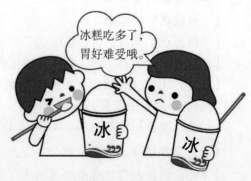

冰糕吃多了，胃好难受哦。

图21-20 胃痛

【处方要义】清泻胃热。

【处方】①上脘、中脘、下脘、内关、足三里、天枢、气海、内庭、陷谷（均针）；② 三阴交、内庭、足三里、内关、中脘（均针）。

【治法及操作】泻法。

（三）气滞

【主要症状】胃中作痛，胀满不舒。

【诊断要点】脉沉涩。

【处方要义】疏肝解郁，理气止痛。

【处方】①上脘、中脘、下脘、内关、足三里、天枢、气海、肝腧、章门、太冲（均针）；②膈腧、足三里、内关、中脘（均针）。

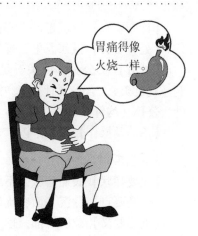

图 21-21　胃中郁热

【治法及操作】平补平泻。

（四）瘀血

【主要症状】胃中作痛，痛有定处如锥刺。

【诊断要点】脉涩，舌质暗。

【处方要义】活血化瘀，理气和胃。

【处方】①上脘、中脘、下脘、内关、足三里、天枢、气海、脾腧、胃腧、肝腧、胆腧、膈腧（均针）；②膈腧、足三里、内关、中脘（均针）。

【治法及操作】平补平泻。

（五）胃虚

【主要症状】胃中绵绵作痛，喜按。

【诊断要点】脉虚缓无力，面白，食少。

【处方要义】温中健脾，和胃止痛。

【处方】①上脘、中脘、下脘、内关、足三里、天枢、气海、脾腧、胃腧、肝腧（均针）；②中脘、足三里、内关、公孙、气海、关元、脾腧、胃腧、三阴交、内庭（均针）。

【治法及操作】补法。

（六）胃实：胃有停滞

【主要症状】胃部疼痛痞胀，大便不通。

【诊断要点】脉沉实，右关有力，舌苔黄厚。

【处方要义】消食导滞，理气除痞。

【处方】①上脘、中脘、下脘、内关、足三里、天枢、气海、内庭（均针）；②内关、天枢、足三里、内庭（均针）。

【治法及操作】泻法。

十、腹痛

（一）感寒

【主要症状】腹中绞痛，或大便溏。

下篇

【诊断要点】脉沉迟，舌苔白，喜热不渴。

【处方要义】散寒温里，理气止痛。

【处方】①公孙、内关、足三里、中脘、关元、天枢（均针灸），合谷（针）；②中脘、神阙、关元、足三里、公孙（均针）。

【治法及操作】平补平泻，灸3~5壮。

（二）七情气郁

【主要症状】腹痛痞胀，不思饮食。

【诊断要点】脉沉，面容忧郁。

【处方要义】疏肝解郁，理气止痛。

【处方】①公孙、内关、足三里、中脘、关元、天枢、阳陵泉、太冲（均针）；②足三里、中脘、天枢、三阴交、太冲、曲泉、血海、脾腧、胃腧、章门（均针）。

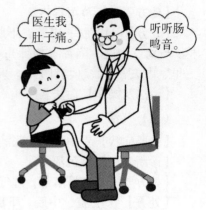

图 21-22　腹痛

【治法及操作】平补平泻。

（三）虚寒

【主要症状】痛不甚剧，绵绵不休。

【诊断要点】脉沉弦，舌质淡，不渴溲清，喜暖喜按。

【处方要义】温中补虚，理气止痛。

【处方】①公孙、内关、足三里、中脘、关元、天枢、章门、三阴交、脾腧、气海（均灸）；②中脘、章门、脾腧、胃腧、气海、足三里、神阙（均针）。

【治法及操作】灸5~7壮，或针后加灸。

（四）停食

【主要症状】腹痛胀满，恶食，嗳腐吞酸。

【诊断要点】脉沉滑，舌苔厚腻，拒按。

【处方要义】消食导滞，理气止痛。

【处方】①公孙、内关、足三里、中脘、关元、天枢、内庭、丘墟、阳陵泉（均针）；②中脘、下脘、神阙、关元、足三里、公孙（均针）。

【治法及操作】平补平泻。

（五）内热火郁

【主要症状】腹痛泛呕，渴喜冷饮。

【诊断要点】脉数，舌赤，溲短赤。

【处方要义】清热泻火。

【主穴】①公孙、内关、足三里、中脘、关元、天枢、合谷、内庭（均针）；②大肠腧、天枢、上巨虚、支沟、合谷、曲池、内庭（均针）。

【治法及操作】泻法。

十一、肠痈

湿热气滞凝结：多因恣食膏粱厚味，温热蕴于肠间；或因饱食后剧烈运动，肠络受损，或因感受寒邪，郁而化热。导致肠腑气血壅滞，酿而成痈。

【主要症状】初起时，绕脐腹痛旋即转移至右下腹部。按则痛剧，痛处固定，右腿屈而难伸。

【诊断要点】脉数有力，舌苔薄黄腻。

【处方要义】清利湿热，消痈散结。

【处方】①阑尾穴、上巨虚、天枢、地机、曲池、足三里、合谷、支沟、阿是穴（均针）；②肝腧、膈腧、血海、天枢、行间、三阴交（均针）。

【治法及操作】泻法，阑尾穴可留针30分钟。

十二、便秘

（一）热燥阳结

【主要症状】大便燥结不下，腹胀痞满。

【诊断要点】脉沉数有力，面红身热，小便短黄，舌苔老黄。

【处方要义】泄热导滞，润肠通便。

【处方】①支沟、天枢、大肠腧、阳陵泉、中脘、足三里、内庭、合谷（均针）；②丰隆、左水道、左归来、左外水道、左外归来（左侧水道、归来各开一寸）、合谷、天枢、内庭（均针）。

【治法及操作】泻法。

（二）寒燥阴结

【主要症状】大便秘结，腹中冷痛。

【诊断要点】脉沉迟有力，舌苔白厚，不食。

【处方要义】温里散寒，通便止痛。

【处方】①上巨虚、关元、天枢、大肠腧、支沟、足三里、三阴交、照海（均针）；②丰隆、左水道、左归来、左外水道、左外归来（左侧水道、归来各开一寸）、气海、关元、神阙、肾腧、太溪（均针）。

【治法及操作】平补平泻。

（三）气秘

【主要症状】大便秘结，噫气频作。

【诊断要点】脉沉，苔薄黄，胸膈痞满，腹胀。

【处方要义】顺气导滞。

【处方】①中脘、气海、支沟、阳陵泉、内关、足三里、长强、大敦、内庭（均针）；②太冲、中脘、天枢、支沟、水道、归来、丰隆（均针）。

【治法及操作】平补平泻。

（四）血秘

【主要症状】大便秘结。

【诊断要点】脉虚大，舌质紫，口干，心烦，夜卧不安。

【处方要义】养血润燥。

【处方】①膈腧、肝腧、心腧、支沟、大陵、三阴交、脾腧、关元（均针）；②大肠

下篇

289

腧、中髎、上巨虚、腰腧、承山、天枢、支沟、水道、归来、丰隆。

【治法及操作】平补平泻。

（五）风秘

【主要症状】大便秘结。

【诊断要点】脉浮弦，头眩，肢麻。

【处方要义】祛风通便。

【处方】风门、厥阴腧、大肠腧、支沟、阳陵泉、足三里、照海（均针）。

【治法及操作】平补平泻。

（六）虚秘

【主要症状】腹无胀痛，小腹不适，虚坐努责。

【诊断要点】脉弱无力，舌淡白，面色少华，汗出气短。

【处方要义】温阳益气通便。

【处方】①脾腧、胃腧、大肠腧、关元、足三里、肾腧（均针），三阴交、上巨虚（均灸）；②主穴、丰隆、左水道、左归来、左外水道、左外归来。

【治法及操作】补法。

十三、伤食

饮食伤脾所致。经曰："饮食自倍，肠胃乃伤。"

【主要症状】发热，恶食，噫气作酸，恶闻食气，欲吐不吐，气短，痞闷，吞酸，腹痛，腹胀。

【诊断要点】大便酸臭，夜热朝凉，足冷肚热，脉实有力。

【处方要义】健脾和胃，消食导滞。

【处方】①中脘、章门、脾腧、胃腧、内关、公孙、璇玑、足三里（均针）；②下脘、里内庭、中脘、足三里、内关、支沟、照海（均针）。

【治法及操作】平补平泻。

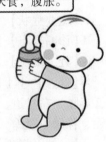

宝宝伤了脾胃，厌食，腹胀。

图 21-23　伤食

十四、疳积

（一）脾疳：乳食不节，停滞生热，消耗气血，疳热伤脾

【主要症状】面黄肌瘦，身热困倦，心下痞满，肚腹坚硬，好食泥土，头大颈细，有时吐泻，大便腥黏。

【诊断要点】脉右关沉细而数，面色黄。

【处方要义】消食导滞，健脾和胃。

【处方】①四缝（针刺出黄白色黏液），足三里、公孙、下脘（均针）；②中脘、下脘、天枢、脾腧、胃腧、足三里（均针）。

【治法及操作】浅刺。

（二）肝疳：饮食停滞，积热成疳，疳热伤肝

【主要症状】面、目、爪甲青，眼多泪，摇头揉目，耳流脓水，腹大青筋，羸瘦，烦

渴，大便青。

【诊断要点】脉左关弦数，面色青。

【处方要义】消食导滞，健脾疏肝。

【处方】四缝（针刺出黄白色黏液），足三里、行间、肝腧、中脘（均针）。

【治法及操作】浅刺。

（三）心疳：饮食停滞，积热成疳，疳热乘心

【主要症状】面赤，目赤，壮热有汗，时时惊烦，咬牙弄舌，口舌干燥，口疮，胸膈满闷，懒食，干瘦。

【诊断要点】脉洪数，面色赤。

【处方要义】消食导滞，清心泄热。

【处方】①四缝（针刺出黄白色黏液），足三里、少府（均针）；②脾腧、章门、长强、胃腧、神阙（均针）。

【治法及操作】浅刺。

（四）肺疳：饮食不节，积热成疳，疳热乘肺

【主要症状】面白，咳嗽，毛发焦枯，肌肤干燥，憎寒壮热，常流清涕，鼻孔生疮。

【诊断要点】脉右寸滑数。

【处方要义】消食导滞，清肺泄热。

【处方】四缝（针刺出黄白色黏液），足三里、鱼际、肺腧（均针）。

【治法及操作】浅刺。

（五）肾疳：饮食不节，积热成疳，疳热伤肾

【主要症状】面色黧黑，牙龈出血，口中气臭，足冷如冰，腹痛腹泻，兼有解颅或齿迟，行迟症。

【诊断要点】脉细数。

【处方要义】消食导滞，健脾益肾。

【处方】四缝（针刺出黄白色黏液），足三里、然谷、肾腧、内庭（均针）。

【治法及操作】浅刺。

（六）无辜疳：饮食不洁，积热成疳，疳热成毒

【主要症状】颈项生疮，或项内有核，日久便利脓血，身瘦，面黄发热。

【诊断要点】脉弦数，舌绛。

【处方要义】消食导滞，健脾益肾。

【处方】夹脊穴（用梅花针点刺），丘墟、蠡沟（均针）。

【治法及操作】浅刺。

宝宝肚子硬，爱吃泥土，头大颈细，还时常拉肚子。

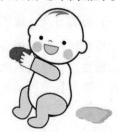

图 21-24　脾疳

宝宝烦躁不安，汗多干瘦，不爱吃东西。

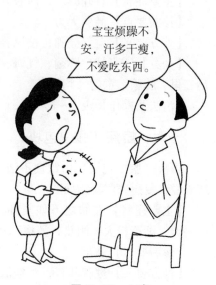

图 21-25　心疳

下篇

十五、慢脾风

(一) 吐泻日久, 脾阴大伤

【主要症状】闭目摇头, 面色青暗, 额汗出, 昏睡, 四肢厥冷。

【诊断要点】脉沉迟无力。

【处方要义】健脾益气。

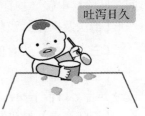

吐泻日久

【处方】①百会、身柱、脾腧 (均针), 公孙、足三里、三阴交 (均灸); ②脾腧、胃腧、中脘、内关、足三里、公孙。

【治法及操作】灸 5~7 壮。

图 21-26　慢脾风

(二) 大病日久, 脾虚不振, 筋无血养, 虚而生风

【主要症状】昏睡露睛, 四肢厥冷, 面色暗淡, 似抽无力。

【诊断要点】脉弱无力。

【处方要义】益气健脾, 祛风养血。

【处方】①身柱、脾腧、气海、太冲、足三里 (均灸); ②上脘、中脘、胃腧、内关、足三里、脾腧、章门 (均针)。

【治法及操作】灸 5~7 壮。

十六、癖疾 (腹中包块)

癖疾 (腹中包块) 由饮食不洁, 肠胃填满, 浊滞外溢, 复感寒气凝结而成。

【主要症状】左肋之下如复杯, 坚硬成块, 初如鹅卵, 渐渐长大, 潮热, 消瘦, 喜饮冷水。

【诊断要点】脉牢。

【处方要义】健脾和胃, 消癖散结。

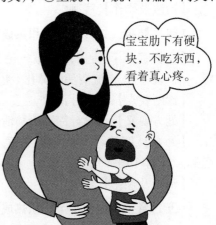

宝宝肋下有硬块, 不吃东西, 看着真心疼。

【处方】①癖根、太白 (灸), 章门、脾腧 (均针); ②中脘、丰隆、阴陵泉、膻中、百会、内关、合谷 (均针)。

【治法及操作】浅刺。

图 21-27　癖疾

十七、急惊风

(一) 心经有热, 目生异物, 耳闻异声

【主要症状】瘛疭善惊, 夜多啼哭。

【诊断要点】脉洪数, 面青舌赤。

【处方要义】清心开窍。

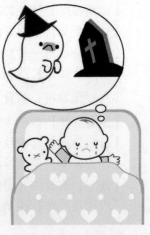

【处方】①大椎、人中、十宣、阳陵泉、太冲、腕骨、涌泉 (均针); ②印堂、内关、神门、阳陵泉、四神聪、百会 (均针)。

【治法及操作】点刺。

图 21-28　急惊风

（二）心肝火盛，外受风热

【主要症状】身热无汗，瘈疭便闭。

【诊断要点】脉浮洪滑数，舌苔黄白。

【处方要义】疏风清热，息风定惊。

【处方】①陶道、腕骨、太冲、合谷、列缺、劳宫（均针）；②人中、合谷、太冲、手十二井（少商、商阳、关冲、少冲、少泽）或十宣、大椎（均针）。

【治法及操作】点刺。

（三）痰盛生风

【主要症状】痰涌气促，牙关紧闭。

【诊断要点】脉滑。

【处方要义】健脾化痰，清热息风。

【处方】①身柱、中脘、丰隆、少商、关冲（均针）；②人中、中脘、丰隆、合谷、内关、神门、太冲、曲池（均针）。

【治法及操作】点刺。

（四）上焦热盛

【主要症状】身热烦急，四肢抽掣，面唇色青，小便赤少，口渴。

【诊断要点】脉洪数。

【处方要义】清利上焦，息风解痉。

【处方】人中、涌泉、印堂、太冲（均针）。

【治法及操作】点刺。

十八、慢惊风

（一）禀赋素弱，脾虚肝旺兼痰

【主要症状】抽搐无力，时作时止，面青白相兼，身不热，多痰。

【诊断要点】脉缓，微滑无力。

【处方要义】温运脾阳，扶土抑木。

【处方】①关元、足三里、中脘、天枢、气海、行间、大椎、身柱（均针）；②脾腧、胃腧、中脘、天枢、气海、足三里、太冲（均针）。

【治法及操作】补法。

（二）因为急惊风，过服寒药，转变而成

【主要症状】缓缓抽搐，睡卧露睛，神情不振，大便清。

【诊断要点】脉虚迟，小便清白。

【处方要义】固本培元，温运脾阳。

【处方】①关元、足三里、中脘、天枢、气海（均针），阳陵泉、身柱（均灸）；②脾腧、肾腧、章门、关元、印堂、三阴交。

【治法及操作】灸5~7壮。

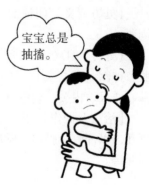

宝宝总是抽搐。

图 21-29 慢惊风

第四节　肝胆病证

一、中风

（一）中络：风邪中络

【主要症状】口眼㖞斜，肌肤麻木，走注作痛。

【诊断要点】脉浮弦急。

【处方要义】祛风活络。

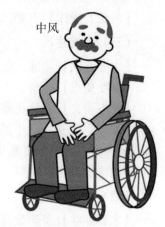

中风

【处方】①颊车、地仓、翳风、合谷、列缺、足三里、承浆、阳白、四白、风池、颧髎、迎香（均针）；②地仓、颊车、承浆、下关、牵正、合谷（均针）。

【治法及操作】每次用主穴 3～5 个，配穴 1～3 个。先刺患侧，用补法；如针数次无效，可针健侧用泻法。

（二）中经：风中于经

【主要症状】手足瘫痪，舌蹇。

【诊断要点】脉沉弦。

【处方要义】舒经活络。

图 21-30　中风

【处方】①百会、风府、肩髃、曲池、合谷、环跳、阳陵泉、悬钟、风池、外关、后溪、肩井、手三里、足三里、风市、昆仑（均针灸）；②哑门、风府、肩髃、曲池、合谷、外关、肾腧、大肠腧、环跳、髀关、伏兔、风市、阳陵泉、足三里、解溪、昆仑、太冲（均针）。

【治法及操作】久病或久治不愈者，宜先针健侧腧穴，后针患侧腧穴，健侧平补平泻，患侧用补法，并宜针后加灸。

（三）中脏腑：风邪中脏腑

【主要症状】猝然跌倒，不省人事。闭证：口噤不开，面色红赤，两手握固，呼吸粗促。脱证：目合口张，撒手，鼾声，遗尿，汗大泄。

【诊断要点】闭证：脉滑而劲。脱证：脉微而弱。

【处方要义】闭证治当以息风清火，豁痰开窍，通腑泄热；脱证以回阳救逆，益气固脱。

【处方】①十二井穴、十宣（均出血），百会、人中、合谷、颊车、涌泉（均针）。脱：神阙（隔盐灸），气海、关元（均灸），人中、百会、中冲（均针）；②人中、十二井、涌泉、内关、合谷、丰隆、太冲、劳宫。脱：关元、神阙、气海、太溪（均针）。

【治法及操作】闭证用泻法。脱证用补法，神阙、气海、关元，以大艾炷灸数十壮至百壮，以汗收、脚温、脉起、小便不遗为度。如神志不清，可针水沟、百会、中冲，以清浊开窍。

二、类中风

（一）火中：五志之火内发

【主要症状】猝然昏倒，身热便闭。

【诊断要点】面赤，舌赤，脉洪数。

【处方要义】清热泻火，醒神开窍。

【处方】①十宣（出血），人中、百会、行间、合谷、涌泉、中冲、阳陵泉（均针）；②人中、中冲、合谷、百会、行间、内关、涌泉、阳陵泉（均针）。

【治法及操作】泻法。

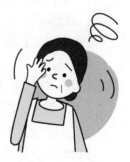

图 21-31 类中风

（二）寒中：阴寒中脏

【主要症状】猝倒口噤不语，手足震颤，面色苍白。

【诊断要点】脉沉迟或伏。

【处方要义】温中散寒，醒神开窍。

【处方】①关元、气海、中脘（均灸），合谷、太冲、人中、百会（均针）；②中脘、气海、天枢、百会、关元（均针），神阙（隔盐灸）。

【治法及操作】补法。

（三）食中：醉饱过度

【主要症状】食后忽然厥逆昏迷，口不能言，肢不能举，胸腹硬满。

【诊断要点】脉沉实或伏。

【处方要义】消食导滞，醒神开窍。

【处方】①十宣（出血），合谷、百会、人中、内关、中脘、足三里、天枢（均针）；②中脘、天枢、足三里、人中、中冲、合谷、百会、行间（均针）。

【治法及操作】泻法，以捻转得吐为佳。

（四）虚中：气虚过度

【主要症状】猝倒昏愦，面色淡黄，苍白，四肢厥冷。

【诊断要点】脉虚，舌淡。

【处方要义】温中健脾，补益气血。

【处方】①气海、关元、中脘、神阙（均灸），足三里、内关、太渊（均针）；②百会、神阙（隔盐灸），关元、内关、太渊、气海（均针）。

【治法及操作】补法，灸10~20壮。

（五）气中：七情气逆

【主要症状】猝倒昏愦，痰涌气塞，牙关紧急，身冷。

【诊断要点】脉沉。

【处方要义】疏肝理气，醒神开窍。

【处方】①人中、百会、十宣、合谷、颊车、天突、丰隆、下关（均针）；②人中、中冲、合谷、百会、行间、颊车、下关（均针）。

下篇

【治法及操作】泻法。

（六）暑中：暑邪内侵

【主要症状】精神昏愦，蒸蒸自汗，喘渴。

【诊断要点】面垢或面赤，脉芤无力。

【处方要义】清暑益气，醒神开窍。

【处方】十宣、委中（出血），合谷、人中、尺泽、足三里（均针）。

【治法及操作】泻法。

（七）湿中：湿邪扰内

【主要症状】头痛昏晕，身体沉重，肌肤浮肿。

【诊断要点】脉沉缓，苔腻。

【处方要义】清利湿热，醒神开窍。

【处方】①十宣（出血），水沟、合谷（均针），足三里、阴陵泉、三阴交（均灸）；②足三里、阴陵泉、三阴交、人中、中冲、合谷、百会、行间（均针）。

【治法及操作】泻法。

三、黄疸

（一）湿热疸：脾胃湿热熏蒸

【主要症状】目黄，身黄，小便黄，腹满，便秘。

【诊断要点】脉沉滑而实，舌苔黄腻。

【处方要义】清热通腑，利湿退黄，佐以健脾。

【处方】①中脘、足三里、胆腧、至阳、大椎、阳陵泉、内庭、公孙（均针）；②胆腧、阳陵泉、阴陵泉、至阳、内庭、太冲、百劳、中脘、足三里（均针）。

【治法及操作】平补平泻。

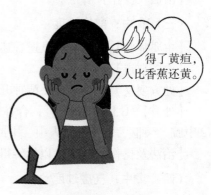

得了黄疸，人比香蕉还黄。

图 21-32　黄疸

（二）湿热内郁，膀胱气不化，湿重于热

【主要症状】身面俱黄，小便不利。

【诊断要点】脉沉滑，舌苔黄腻。

【处方要义】清热利湿退黄。

【处方】①胆腧、至阳、小肠腧、膀胱腧、中极、中脘、足三里、水道、阴陵泉（均针）；②腕骨、申脉、外关、涌泉（均针）。

【治法及操作】平补平泻。

（三）阴黄：脾肾虚寒，湿蓄不化

【主要症状】身面黄而色暗，手足逆冷。

【诊断要点】脉沉细，舌淡，苔白，脘闷，不思食，便溏。

【处方要义】温补脾肾。

【处方】①中脘、至阳、脾腧、肾腧、腕骨、足三里、阴陵泉、三阴交（均针灸）；②脾腧、中脘、足三里、胆腧、阳陵泉、阴陵泉、至阳（均针）。

【治法及操作】平补平泻，灸 3 壮。

（四）谷疸：湿热与宿食相搏

【主要症状】胃脘苦闷，食后头眩，身面发热。

【诊断要点】脉滑，舌苔滑腻。

【处方要义】消食导滞，清热利湿。

【处方】中脘、胆腧、脾腧、胃腧、内关、足三里、列缺、合谷、内庭（均针）。

【治法及操作】平补平泻。

（五）酒疸：嗜酒过度，湿热熏蒸

【主要症状】心中懊恼，或热痛不能食，食欲吐，足下热，小便下利，身面发黄。

【诊断要点】脉弦滑，舌苔滑腻。

【处方要义】清热利湿。

【处方】公孙、胆腧、至阳、委中、腕骨、小肠腧、膀胱腧、中脘、足三里、阴陵泉（均针）。

【治法及操作】平补平泻。

（六）女劳疸：热邪伤肾

【主要症状】身黄额上黑，少腹满，足下热，大便黑溏。

【诊断要点】脉沉细数，舌苔淡黑。

【处方要义】补肾育阴。

【处方】肾腧、至阴、公孙（均针灸），太溪（针），然谷（灸）。

【治法及操作】平补平泻，灸 3 壮。

四、腹胀

（一）臌胀

臌胀病，根在脾，由脾阴受伤，胃虽纳谷，脾不运化，或由怒气伤肝，渐触及脾，脾虚之极，故阴阳不交，清浊相混，隧道不通，郁而为热，湿热相生，故腹胀大。

【主要症状】腹胀大中空无物，外皮绷急，且食不能暮食（脐突出，肚见青筋，皮光如油，为凶症不治）。

【诊断要点】脉浮大为吉，虚小为凶，症见脐突出。

【处方要义】健脾助运，或疏肝理气，清热利湿。

【处方】①中脘、脾腧、肾腧、三焦腧、内关、复溜、公孙、足三里、三阴交（均针），章门、水分、气海（均灸）；②内关、太白、足三里、气海、水分（均针）。

【治法及操作】脉浮大者，针用平补平泻，灸 3~5 壮；脉虚小者，禁针灸。

（二）气臌

由大怒气逆，或谋虑不决，皆令肝火动甚，以致胁肋痛。

【主要症状】或左或右痛，或左右全痛。

【诊断要点】时作时止而膨胀，嗳即稍宽，旋复作痛，寸口脉弦。

【处方要义】疏肝理气。

【处方】①中脘、气海、肝腧、章门、期门、公孙、内关、足三里（均针）；②足三里、行间、曲泉（均针）。

【治法及操作】平补平泻。

（三）血臌

由恶血停留于胁下，以致胁肋痛，按之痛亦甚。

【主要症状】或左或右痛，或左右全痛。

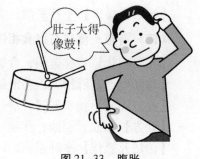

图21-33　腹胀

【诊断要点】按之痛，不按亦痛，无休止，不膨胀，死血阻滞，必日轻夜重，午后发热，脉短涩。

【处方要义】活血化瘀，行气止痛。

【处方】①膈腧、肝腧、章门、期门、委中、内关、丘墟（均针）；②肝腧、脾腧、三焦腧、水分、公孙、大敦（均针）。

【治法及操作】平补平泻。

（四）单腹胀（肝硬化）：暴怒伤肝，思虑伤脾致成（俗名蜘蛛臌）

【主要症状】四肢不肿但腹胀。医旨曰："有名蜘蛛胀者，单腹肿大，四肢极瘦"。

【诊断要点】见腹胀，应察其左右胁有无肿痛，腹胀有无积水。察左右胁，以识别气血，分肝脾病之所在。

【治则要义】疏肝理气，运脾利湿。

【处方】①中脘、气海、章门、脾腧、肝腧、胆腧、三焦腧（均针灸），足三里、三阴交、阴陵泉（均针），水分（灸）；②足三里、章门、京门、厉兑、内庭、阴谷、络却、昆仑、商丘、阴陵泉、曲泉（均针）。

【治法及操作】平补平泻，灸3～5壮。

五、积聚

（一）饮食不洁，渐成痞积

【主要症状】腹部癥块，胀闷疼痛。

【诊断要点】脉涩，舌苔厚。

【处方要义】健脾助运，消积除痞。

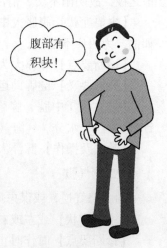

【处方】①中脘、章门、痞根（均灸），脾腧、胃腧、足三里、公孙（均针）；②脾腧、膈腧、足三里、阴谷（均针）。

【治法及操作】平补平泻，灸3～5壮。

（二）痰饮血气成积

【主要症状】胸腹癥痞。

【诊断要点】脉沉实而细，舌苔厚。

【处方要义】化痰散瘀，健脾消积。

【处方】①中脘、章门、脾腧、肝腧、内关、足三里、丰隆、内庭（均针），痞根（灸）；②足三里、阴陵泉、丘墟、解溪、冲阳、期门、水分、神阙、膀胱腧（均针）。

图21-34　积聚

【治法及操作】平补平泻，灸3~5壮。

（三）五劳七伤，内有干血

【主要症状】羸瘦腹满，不能饮食，肌肤甲错，两目暗黑。

【诊断要点】脉涩。

【处方要义】补益肝肾，活血化瘀。

【处方】①中脘、章门、膈腧、肝腧、血海、太溪、委中、足三里、三阴交（均针），膏肓（灸）；②肝腧、肾腧、肓腧、期门、中脘（均针）。

【治法及操作】平补平泻，灸5~7壮。

（四）七情伤感

【主要症状】上气喘急，胸膈不快，烦闷不食。

【诊断要点】脉涩，无形气聚，时散时聚。

【处方要义】疏肝理气，健脾消积。

【处方】①上脘、章门、气海、肺腧、膈腧、内关、足三里、内庭（均针）；②肝腧、章门、行间（均针）。

【治法及操作】平补平泻。

（五）冷积

【主要症状】痃癖，大便冷闭。

【诊断要点】脉迟。

【处方要义】温中散寒，化瘀散结。

【处方】①中脘、气海、天枢、大肠腧、足三里、三阴交（均灸）；②阿是穴、章门、期门、气海、关元（均针）。

【治法及操作】灸5~7壮。

（六）脾衰失运，虚邪成积

【主要症状】癥痞，羸弱倦怠。

【诊断要点】脉细涩。

【处方要义】补益气血，活血化瘀。

【处方】①中脘、章门、脾腧、胃腧、肾腧（均针灸），痞根（灸），足三里、丰隆、公孙（均针）；②大陵、中脘、三阴交（均针）。

【治法及操作】平补平泻，灸3壮。

（七）久积成疳，致动肝火

【主要症状】颊肿口糜，牙龈臭烂，便秘。

【诊断要点】脉弦数，口苦热渴。

【处方要义】清泻肝火，佐以健脾。

【处方】①中脘、章门、天枢、胆腧、三焦腧、脾腧、合谷、足三里、阳陵泉、行间（均针）；②肝腧、章门、行间（均针）。

【治法及操作】平补平泻。

下
篇

六、眩晕

（一）痰火郁于上焦，风邪上干窍络

【主要症状】头目眩晕。

【诊断要点】脉两寸虚大，舌边绛。

【处方要义】清热化痰，祛风通络。

【处方】①百会、风池、头维、合谷、太阳、中脘、公孙、内关、太冲（均针）；②足三里、丰隆、解溪、太白、太渊、中脘、内关、章门（均针）。

【治法及操作】平补平泻。

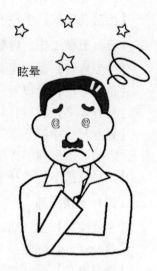

眩晕

图 21-35　眩晕

（二）阴虚火旺，水涸火升

【主要症状】眩晕心烦。

【诊断要点】脉两尺虚数，口干。

【处方要义】滋阴降火。

【处方】①关元、肾俞、肝俞、涌泉、阴谷、足三里、太溪（均灸）；②肾俞、太溪、绝骨、三阴交、脾俞、足三里、命门、头维、太阳（均针）。

【治法及操作】灸 3~5 壮。

（三）痰饮上逆

【主要症状】眩晕欲呕。

【诊断要点】脉弦滑，舌苔滑腻，口黏不渴。

【处方要义】降逆化饮，健脾和胃。

【处方】百会、上星、风池、合谷、中脘、阳陵泉、丰隆、足三里、解溪（均针）。

【治法及操作】平补平泻。

（四）肝火上冲

【主要症状】眩晕躁急，善怒。

【诊断要点】脉左关弦实。

【处方要义】清肝泻火。

【处方】①百会、风池、肝俞、神门、涌泉、合谷、行间、阳陵泉、侠溪（均针）；②太溪、肾俞、京门、三阴交、肝俞、太冲、风池、侠溪（均针）。

【治法及操作】泻法。

七、胁痛

（一）左胁痛：胁部瘀血

【主要症状】左胁作痛，其痛不移。

【诊断要点】脉弦涩，舌质紫黯。

【处方要义】活血化瘀，通络止痛。

【处方】①期门、支沟、足临泣、内关、中封、阳陵泉（均针）；②行间、大包、支

下篇

沟、膈俞、期门（均针）。

【治法及操作】平补平泻。

（二）右胁痛：停痰气滞

【主要症状】右胁胀痛，串痛有声。

【诊断要点】脉弦滑，舌苔滑白。

【处方要义】理气化痰。

【处方】①右期门、肝俞、中脘、右内关、左丰隆、左丘墟、右食窦（均针），膻中、太冲（均灸）；②阳陵泉、天枢、中脘、太冲、脾俞、胃俞（均针）。

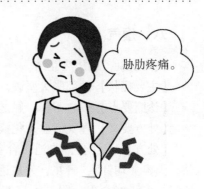

图21-36 胁痛

【治法及操作】平补平泻，灸3～5壮。

（三）肝实：肝旺气逆

【主要症状】两胁作痛，难以转侧。

【诊断要点】脉沉弦有力，面青。

【处方要义】疏肝理气。

【处方】①期门、肝俞、章门、支沟、阳陵泉、内关、太冲（均针）；②天枢、中脘、太冲、脾俞、胃俞（均针）。

【治法及操作】泻法。

（四）肝虚：肝虚气逆

【主要症状】两胁微痛，痛引肩胸。

【诊断要点】脉弦而虚。

【处方要义】养阴柔肝。

【处方】①巨阙、章门、期门、内关、丘墟、太溪（均针），肝俞（灸）；②阴陵泉、丘墟、外关、肝俞（右）、胆俞（右）、三阴交、复溜（均针）。

【治法及操作】补法，灸3～5壮。

（五）肝热：肝经实热

【主要症状】两胁作痛，烦急善怒，便秘溲赤。

【诊断要点】脉实数，舌黄腻，耳鸣耳聋。

【处方要义】清肝泻火。

【处方】期门、章门、肝俞、中极、支沟、阳陵泉、行间、足三里（均针）。

【治法及操作】泻法。

（六）停食：饮食停滞

【主要症状】嗳腐吞酸，痞满恶食。

【诊断要点】脉沉滑，舌苔厚。

【处方要义】消食导滞，理气除痞。

【处方】期门、章门、中脘、天枢、内关、公孙、阳陵泉、足三里（均针）。

【治法及操作】平补平泻。

下篇

八、瘿气

气滞血凝，或痰热互结。

【主要症状】颈部胀大坚硬。

【诊断要点】按之不移，触之不痛。

【处方要义】理气活血，化痰消瘿。

【处方】①臑会、曲池、合谷、足三里、天突、天鼎、天容（均针），肩井、天井透清冷渊。心跳配内关、神门；多汗配合谷、阴郄；目胀配睛明、攒竹、四白、风池；高血压配百会暴躁善怒加太冲；②阿是穴、合谷、夹脊穴、天突、曲池、风池、昆仑（均针）。

【治法及操作】泻法。每隔 1～5 日针 1 次。

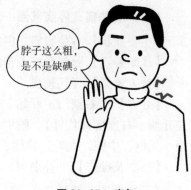

图 21-37　瘿气

九、黄汗

脾家湿热蕴蒸，由皮肤泻出，多因出汗时入浴，水从汗孔入，经蒸郁而为黄汗。

【主要症状】身肿而冷，状如周痹，胸中窒，不能食，暮躁不得眠。

【诊断要点】脉沉，舌苔黄。汗出而渴，汗黏衣，汗如柏汁。

【处方要义】健脾清热化湿。

【处方】足三里、脾腧、三焦腧、阴陵泉、中脘、合谷、曲池、水沟（均针）。

【治法及操作】泻法。

十、肝风

（一）阴亏血少，热极生风

【主要症状】头目眩晕或头痛耳鸣，筋络抽掣。

【诊断要点】舌绛无苔，脉弦细数。

【处方要义】滋阴养血，平肝息风。

【处方】风池、肝腧、内关、阳陵泉、行间、太冲（均针）。

【治法及操作】平补平泻。

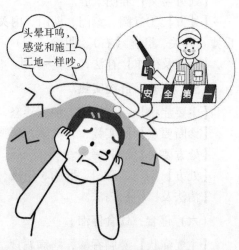

图 21-38　肝风

（二）暴怒气急

【主要症状】忽然扑到，昏不知人，牙关紧闭，面色青。

【诊断要点】脉弦有力。

【处方要义】平肝潜阳，开窍醒神。

【处方】百会、人中、内关、合谷、太冲、委中（均针），十宣（出血）。

【治法及操作】平补平泻。

十一、头痛

（一）感受风邪

【主要症状】头痛恶风，鼻塞。

【诊断要点】脉浮，舌苔薄白。

【处方要义】祛风通络止痛。

【处方】①风府、风门、上星、头维、合谷、外关、迎香（均针）；②风池、太阳、头维透率谷、风门、昆仑（均针）。

【治法及操作】泻法。

（二）感受寒邪

【主要症状】头痛，恶寒，无汗。

【诊断要点】脉浮紧。

【处方要义】散寒止痛。

【处方】①风府、风门、上星、头维、合谷、外关（均针）；②头维、太阳、风门、风池、昆仑（均针）。

【治法及操作】泻法，灸1～3壮。

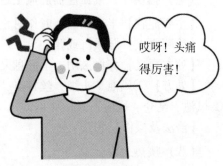

哎呀！头痛得厉害！

图21-39　头痛

（三）痰阻清阳

【主要症状】头晕痛，呕眩。

【诊断要点】脉弦缓，舌苔滑。

【处方要义】豁痰开窍。

【处方】①风池、头维、百会、印堂、丰隆、内关、足三里（均针）；②丰隆、太阳、上星透百会、阴陵泉、中脘、头维、上星（均针）。

【治法及操作】泻法。

（四）火郁上攻

【主要症状】头痛甚兼齿痛。

【诊断要点】脉弦数，舌边绛。

【处方要义】清热泻火，通络止痛。

【处方】太阳（放血），风池、合谷、行间、颔厌、侠溪、太溪（均针）。

【治法及操作】泻法。

（五）劳倦伤气

【主要症状】头痛，体倦，气短，懒食。

【诊断要点】脉虚大，舌淡。

【处方要义】益气养血，健脾安神。

【处方】①百会、印堂、天柱、脾腧、肾腧、膈腧、足三里、气海、合谷（均灸）；②风池、血海、率谷、三阴交、阿是穴、太冲（均针）。

【治法及操作】灸3～5壮。

（六）阴血亏虚

【主要症状】头痛绵绵。

【诊断要点】脉芤。

【处方要义】滋阴养血。

【处方】①丝竹空、膈腧、肝腧、心腧、血海、太阳、足三里、百会、三阴交（均针）；②风池、完骨、天柱、肾腧、命门、太溪（均针）。

【治法及操作】补法。

（七）偏头痛：气血虚而肝风上逆

【主要症状】半边头痛，时作时止，日久不愈。

【诊断要点】脉或沉或弦。

【处方要义】养血滋阴，平肝息风。

【处方】①风池、头维、丝竹空、中渚、足临泣、太阳、阳白、率谷、外关（均针）；②风池、昆仑、风府、天柱（均针）。

【治法及操作】泻法。

（八）痰热上攻

【主要症状】头痛偏左或偏右。

【诊断要点】脉数或滑，舌赤，苔腻。

【处方要义】清热化痰，降逆止痛。

【处方】①风池、头维、太阳、中脘、列缺、丰隆（均针）；②太冲、太阳、风池、阳辅、中封、头维（均针）。

【治法及操作】平补平泻。

（九）风邪袭络

【主要症状】痛时甚时轻，或左右不一。

【诊断要点】脉浮。

【处方要义】祛风活络止痛。

【处方】风池、悬颅、颌厌、委中、外关、阳陵泉（均针）。

【治法及操作】平补平泻。

第五节　心系病证

一、口噤

（一）风寒外闭

【主要症状】牙关紧闭。

【诊断要点】开合不利。

【处方要义】祛风通络。

【处方】颊车、合谷、水沟、翳风、外关（均针灸）。

【治法及操作】平补平泻，灸 3~5 壮。

（二）热炽痉厥

【主要症状】牙关紧闭。

【诊断要点】开合不利，或歪斜。

【处方要义】清热开窍。

【处方】下关、颊车、翳风、关冲、足三里（均针），商阳（放血）。

【治法及操作】泻法。

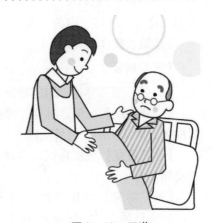

图 21-40　口噤

二、癫、狂、痫

（一）癫症

【病因】主因：心气虚，痰热盛。

兼因：①惊；②怒；③气血不足；④痰留包络；⑤思虑过度；⑥心经蓄热；⑦阴虚；⑧神虚。

【主要症状】沉默痴呆，精神抑郁，目赤，啼呼，暴仆，筋挛急。

【诊断要点】身拳挛急，暴仆，表情淡漠，沉默痴呆，善太息，语无伦次。

【处方要义】健脾益气，养心安神，或理气解郁，化痰醒神。

【处方】①身柱、人中、中脘、神门、内关、后溪、丰隆、肝腧、脾腧（均针）；②心腧、肝腧、脾腧、丰隆、神门、太冲（均针）；③心腧、巨阙、内关、神门、三阴交（均针）。

【治法及操作】平补平泻。

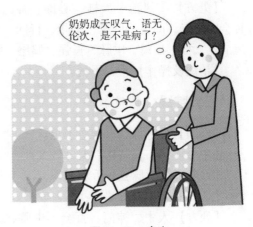

图 21-41　癫症

（二）狂症

【病因】主因：心脏邪热，痰聚心窍。

兼因：①上焦实；②阳明热；③热入血室；④火盛狂妄；⑤痰涎积留；⑥失魄；⑦悲哀动中而伤魂；⑧喜乐无极而伤魄。

【主要症状】喜忘，善怒，善恐，少卧，不饥，自辩智，自尊贵，善咒骂，日夜不休，好歌乐，妄行妄动无休止，多食，善见鬼神。

【诊断要点】狂言妄语，不避亲疏，打人毁物，甚则弃衣而走，登高而歌。

【处方要义】清心泻火，涤痰醒神。

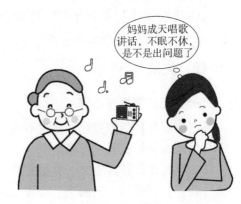

图 21-42　狂症

【处方】①风府、心腧、人中、中脘、大陵、曲池（均针），间使、神门、丰隆、三阴交、少商（出血）；②水沟、风府、少商、大陵、曲池、丰隆、隐白（均针）；③水沟、上星、印堂、神门、内关、大陵、申脉（均针）。

【治法及操作】泻法。

（三）痫证

【病因】痰蒙邪逆，窍闭神乱，元神失控。

【主要症状】吐涎，神昏，猝倒无知，口噤牙紧抽搐，异常叫声，两目上视。

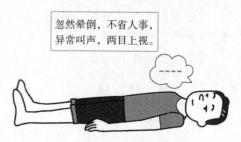

【诊断要点】突然昏倒，不省人事，醒后起居饮食如常人。

【处方要义】发作以治标为主，着重清泻肝火，豁痰息风，开窍定痫；平时补虚为主，宜益气养血，健脾化痰，滋补肝肾，宁心安神。

图21-43　痫症

【处方】①风池、大椎、心俞、神门、水沟、百会、腰奇、间使、后溪、丰隆、行间、内关、颊车、阳陵泉（均针）；②内关、人中、风府、大椎、后溪、申脉、长强、鸠尾、阳陵泉（均针）。

【治法及操作】平补平泻。

三、脏躁（癔症）

【病因】肝气郁结，营血不足。

【主要症状】喜悲伤欲哭，数欠伸。

【诊断要点】脉弦，舌赤无苔。

【处方要义】疏肝解郁，养血安神。

【处方】人中、神门、百会、中脘、大陵、涌泉、大椎、心俞、合谷、太冲、后溪、丰隆、内关（均针）。

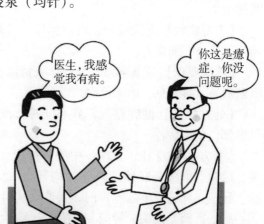

【治法及操作】平补平泻。留针30分钟，或至1小时，亦可酌用灸法。

四、失眠

（一）思虑劳倦伤心脾

图21-44　脏躁

【主要症状】惊悸盗汗，寤而不寐，倦怠少食，健忘。

【诊断要点】脉弱，舌淡。

【处方要义】补益心脾，养血安神。

【处方】①神门、三阴交、心俞、脾俞、阴郄、后溪、关元、足三里（均针），章门（灸）；②心俞、脾俞、足三里、百会、神门（均针）。

【治法及操作】平补平泻。

（二）心血不足，津液枯涸

【主要症状】神志不宁，怔忡健忘，大便不利，口舌生疮。

【诊断要点】脉细数，舌绛，尿赤，口干。

【处方要义】滋阴养血安神。

【处方】①心腧、肾腧、神门、魂门、脾腧、合谷、足三里、三阴交、百会、志室（均针）；②肾腧、太溪、神门、安眠、心腧（均针）。

【治法及操作】平补平泻。

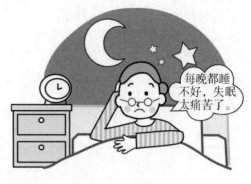

图 21-45　失眠（1）

（三）少阴肾水不足，心火上炎

【主要症状】心中烦，不得卧。

【诊断要点】脉数，舌绛。

【处方要义】滋阴降火，交通心肾。

【处方】①心腧、肾腧、大陵、三阴交、神门、太溪、足三里（均针）；②肾腧、心腧、太溪、神门、安眠、百会、足三里（均针）。

【治法及操作】平补平泻。

（四）烦劳伤肺，罢极损肝

【主要症状】虚劳虚烦，不得眠。

【诊断要点】脉数，舌绛，有微热。

【处方要义】益肺疏肝，镇心安神。

【处方】①神门、太渊、三阴交、肺腧、肝腧、太冲、内关、足三里、太溪（均针）；②列缺、神门、安眠、肺腧、肝腧（均针）。

【治法及操作】平补平泻。

（五）惊恐

【主要症状】不安卧，梦中惊跳怵惕。

【诊断要点】脉弦细或虚浮。

【处方要义】镇惊安神。

【处方】神门、太渊、三阴交、肺腧、胆腧、肾腧、合谷、太冲、神堂、魂门（均针）。

【治法及操作】平补平泻。

（六）湿痰壅遏

【主要症状】夜不安卧，呕恶气闷，胸膈不利。

【诊断要点】脉滑，舌腻，口苦。

【处方要义】清热化痰，和中安神。

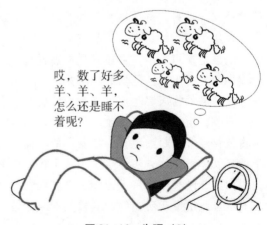

图 21-46　失眠（2）

【主穴】中脘、膈腧、脾腧、内关、足三里、丰隆、三阴交（均针）。

【治法及操作】平补平泻。

（七）胃不和，有食积

【主要症状】卧不安，胃中胀闷疼痛。

【诊断要点】脉实，舌苔厚。

【处方要义】消食导滞，和胃安神。

【处方】①中脘、脾腧、胃腧、内关、足三里、神门、三阴交、隐白、厉兑（均针）；②足三里、神门、安眠、脾腧、胃腧、百会（均针）。

【治法及操作】平补平泻。

附：关于针灸治疗失眠有效的猜想

【参考消息2013年5月8日文章】题：人脑细胞植入鼠脑发育良好

研究人员发现，由实验室培育出的一种重要的人脑细胞在被植入老鼠大脑后发育完全正常。这就为治疗帕金森氏症、癫痫乃至阿尔茨海默氏症增添了希望，也为缓解慢性疼痛、痉挛等脊髓损伤并发症创造了良机。

美国加州福尼亚大学圣弗朗西斯科分校"伊莱和埃戴斯·布罗德再生医学与干细胞研究中心"主任、此项研究的主要撰稿人之一阿诺德·克里格斯坦说："我们认为这种细胞或许可以有针对性的治疗多种神经发育障碍和神经退行性疾病。"

研究人员在5月2日一期的美国《细胞—干细胞》杂志上撰文称，他们培育并移植了一种名为"内侧神经隆起细胞"的人类神经组细胞。这种人类细胞在鼠脑内的发育状况与在人脑内类似。克里格斯坦认为，内侧神经隆起细胞或许有助于更好地控制一些在特定神经疾病中变得异常兴奋的神经回路。与其他一些能够发育成多种细胞的神经干细胞不同，大多数内侧神经节隆起细胞只会发育成一种名为"中间神经元"的细胞。中间神经元能够融入脑组织，发挥抑制作用，使神经回路的活动趋于稳定。

人类内侧神经节隆起细胞被移入一种不排斥人类组织的实验鼠体内后，能够在实验鼠的前脑存活下来，与鼠类神经细胞建立联系，这样就能融入鼠脑，并生长成为不同亚型的中间神经元。

克里格斯坦表示，上述发现能够提供一种研究模型，用于研究那些存在中间神经元功能障碍的人类疾病。他们的实验方法还可以用来培育大量人类内侧神经节隆起细胞，为未来可能开展的临床实验提供充足的实验材料。

此前，由艾伦·巴斯鲍姆领导的加州福尼亚大学圣弗朗西斯科分校研究团队曾经把鼠脑内侧神经节隆起细胞移入实验鼠的脊髓，以此来缓解神经性疼痛。这种将同一原理应用于脑部以外器官的方法产生了不可思议的效果。现在，克里格斯坦及其同事正试图将人类内侧神经节隆起细胞用于治疗患有神经性疼痛、痉挛、帕金森氏症和癫痫症的实验鼠。

参与此次最新研究的加利福尼亚大学圣弗朗西斯科分校博士后研究人员科里·尼古拉斯说："希望我们能够把这些细胞植入神经系统内各种过度兴奋的部位，期待这些细胞能够有效地融入其中，发挥抑制性作用。"

对于有关人类内侧神经节隆起细胞的临床和临床前研究工作者来说，有一项谜题和难题正摆在研究者面前——这种细胞在发育时保持了人类细胞的节奏，发育速度较慢，表明其内部带有一台"内置生物钟"。即使在发育较快的老鼠体内，人类内侧神经节隆起细胞仍然需要7到9个月的时间才能发育成人类通常在出生前具有的那些不同亚型的中间神经元。

克里格斯坦说："如果我们能够拨快人类细胞的生物钟，就能给各种应用方法带来很大希望。"

从传统认识的角度来看，针灸具有调和阴阳的功能；从现代生理学的机理来讲，也就是针灸能够激活与信号传导相关的一些细胞，调控神经递质的分泌，平衡神经系统的内环境，改善机体免疫功能。

针灸可以纠正异常态脑细胞的功能紊乱，改善自体细胞的代谢能力，显著增强中枢神经的调制功能，使大脑皮层的兴奋与抑制处于平衡状态，从而逐步消除失眠、抑郁、焦虑、强迫、精神障碍的症状。

调节中枢神经系统，也就是说，通过消除神经功能紊乱，缓解脑部疲劳，以修复大脑平衡生理功能，全面提高机体免疫力。

增强自身免疫，恢复大脑正常思维力，能够有效防止病情迁延难愈和反复发作的问题。针灸可以刺激机体，形成一个优势兴奋灶，产生良性诱导，调节内侧神经节隆起细胞的功能活动，通过内侧神经节隆起细胞对在一些特定神经疾病中变得异常兴奋的神经回路的控制。对引起疾病的病理兴奋灶起到不同程度的修复和激活作用，提高患者脑神经元调节自律性，修复受损的神经元及恢复大脑细胞的高级功能。而且针刺具有平衡神经介质的功能，能够从细胞、分子等多个水平抑制神经元的过度电兴奋，维持神经系统内环境的稳定。

最新研究发现与其他一些能够发育成多种细胞的神经干细胞不同，大多数内侧神经节隆起细胞只会发育成一种名为"中间神经元"的细胞。中间神经元能够融入脑组织，发挥抑制作用，使神经回路的活动趋于稳定。针刺可以调节中枢神经系统，消除神经功能紊乱，显著增强中枢神经的调制功能，使大脑皮层的兴奋与抑制处于平衡状态，从而逐步消除失眠的症状。

研究发现：内侧神经节隆起细胞在发育时保持了人类细胞的节奏，发育速度较慢，表明其内部带有一台"内置生物钟"，针刺刺激促进机体新陈代谢，具有类似于拨快人体细胞生物钟的效应，从而加快内侧神经节隆起细胞的发育，缩短内侧神经节隆起细胞发育成中间神经元的时间。中间神经元融入脑组织之后，过度兴奋，即阴阳失衡，针灸调节阴阳。

从小鼠胚胎移植来的内侧神经崤细胞迁移并生成了中间神经元，实际上取代了失眠症中过度兴奋的或受损的细胞，被"集成"到小鼠的神经回路中，从而平息了神经信号的同步大爆发。这些细胞广泛迁移，并作为新的抑制性神经元融入成年鼠的大脑中。使患者不易异常激动，不那么活跃过度。

五、怔忡（心悸）

（一）阴虚血少

【主要症状】心烦失眠，多梦，头晕耳鸣，五心烦热。

【诊断要点】脉虚而数。

【处方要义】滋阴养血。

【处方】关元、心腧、通里、大陵、足三里、神门、阴交、内关（均针）。

【治法及操作】补法。

（二）肾水枯竭，心火上炎

【主要症状】心神昏乱，惊悸怔忡，寤寐不安。

【诊断要点】脉数，舌绛。

【处方要义】滋阴降火，养心安神。

【处方】①神门、内关、通里、心腧、肾腧、大陵、足三里、阳交、解溪（均针）；②百会、神庭、肾腧、心腧、足三里（均针）。

【治法及操作】平补平泻。

六、健忘

（一）肾虚智不足，心虚神不充，心肾两虚，水火未济。

【主要症状】神思涣散，遇事易忘。

【诊断要点】脉尺寸俱虚。

【处方要义】补肾养心，益智安神。

【处方】①心腧、肾腧、关元、足三里、神门、少海（均针）；②脾腧、足三里、百会、神门、心腧（均针）。

【治法及操作】补法。

（二）痰因火动，蒙塞心包

【主要症状】神志昏愦。

【诊断要点】脉滑，舌腻。

【处方要义】化痰宁心。

【处方】中脘、丰隆、心腧、足三里、列缺、神门、内关、涌泉（均针）。

【治法及操作】平补平泻。

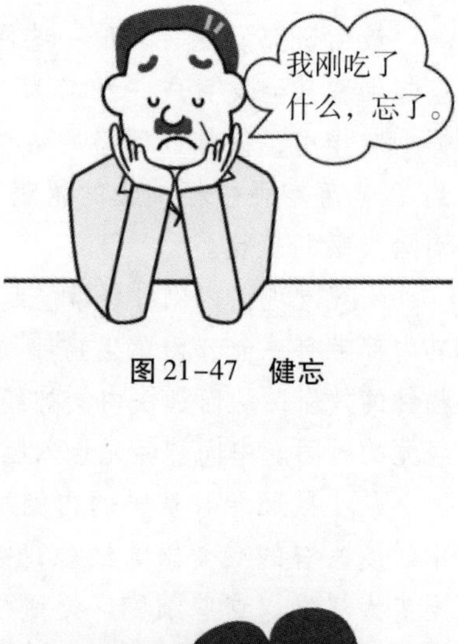

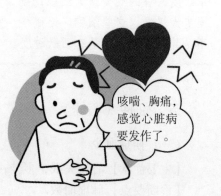

图 21-47　健忘

七、胸痹

（一）胸中阳气不运，阴邪上乘

【主要症状】喘息，咳唾，胸背痛，短气，痞闷。

【诊断要点】寸脉沉迟，关脉小紧数，苔白。

【处方要义】温补阳气，振奋心阳。

【处方】大椎、身柱、灵台、肺腧、膻中（均灸），尺泽、中脘、足三里（均刺）。

【治法及操作】平补平泻，得气留针5分钟，灸3～5壮。

图 21-48　胸痹

下篇

（二）胸中阳气不运，痰饮上逆

【主要症状】胸痹不得卧，胸痛彻背，胸胁漉漉有声响。

【诊断要点】脉沉弦微滑或沉滑。

【处方要义】温补阳气，降逆化痰。

【处方】中脘、章门、内关、膈腧、肺腧（均针），巨阙、膻中、郄门、丰隆、三阴交（均灸）。

【治法及操作】平补平泻，得气即出针，每穴灸3～5壮，内关可单用针不加灸。

（三）胸寒逆气上攻

【主要症状】胸中痞满，胁下逆抢心。

【诊断要点】脉沉实。

【处方要义】温阳散寒，宣通心阳。

【处方】督腧、膈腧、章门、内关、心腧、通里、巨阙、气海、关元、公孙（均针），膻中（灸）。

【治法及操作】泻法，捻1～2分钟，出针后每穴灸3～5壮。

第六节　肾系病证

一、癃闭（尿潴留）

（一）湿热蕴积膀胱

【主要症状】小腹灼胀，小便量少，甚则闭塞不通。

【诊断要点】脉数，舌苔黄，舌质红，口渴。

【处方要义】清利湿热，通利小便。

【处方】①中极、肾腧、膀胱腧、三焦腧（均灸），曲泉、阴陵泉、三阴交、委阳（均针）；②内关、人中、中极、归来、三阴交、阴陵泉、膀胱腧、复溜（均针）。

【治法及操作】泻法。

（二）阳虚

【主要症状】恶寒，小便淋漓不爽，排尿无力，神气怯弱，腰部酸楚。

【诊断要点】脉虚细，舌苔淡白。

【处方要义】温补肾阳，行气利水。

【处方】关元、中极、脾腧、肾腧（均针灸），足三里、三阴交、腰阳关（均灸）。

【治法及操作】灸3壮。

（三）阴虚

【主要症状】午后发热，口渴舌燥。

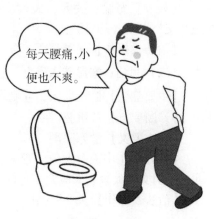

每天腰痛，小便也不爽。

图21-49　癃闭

【诊断要点】脉虚弦。

【处方要义】滋阴清热，通利小便。

【处方】关元、三阴交、大陵、阴陵泉、太溪（均针），中极（灸）。

【治法及操作】平补平泻，灸3～5壮。

（四）中气不足

【主要症状】腹不急满，倦怠少气，言语无力。

【诊断要点】脉虚弱。

【处方要义】补中益气，行气利水。

【处方】①气海、关元、膏肓、脾腧、足三里、三阴交（均灸）；②脾腧、关元、内关、中极、尺泽、曲池、三焦腧、大椎（均针）。

【治法及操作】灸3～5壮。

（五）外伤或术后所致尿闭

【主要症状】小便不利，小腹胀痛。

【诊断要点】脉沉细或迟弱。

【处方要义】化瘀散结，通利水道。

【处方】中极、膀胱腧、三阴交、八髎、气海、血海（均针）。

【治法及操作】平补平泻。

（六）尿潴留患者

若小腹胀急、小便点滴不下，可针刺足三里、中极、三阴交、阴陵泉等穴，反复提插捻转，强刺激；体虚者可灸关元、气海、并可采用少腹、膀胱区按摩法以应急处理。

二、疝气

（一）冲疝：肝邪上逆

【主要症状】少腹作痛，气上冲胸，二便不通。

【诊断要点】脉沉弦紧，面色青。

【处方要义】疏肝降逆。

【处方】肾腧、关元、大敦、独阴、三角灸（均灸），太冲、三阴交、太溪（均针）。

【治法及操作】平补平泻，灸3～5壮。

（二）狐疝：寒湿袭入睾丸

【主要症状】卧则睾入，立则睾出。

【诊断要点】脉沉弦。

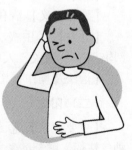

图21-50 疝气

【处方要义】散寒除湿。

【处方】①中极、大敦、肾腧、气门、关元、归来、三阴交、三角灸（均灸）；②关元、三阴交、大敦、天应穴、行间、曲泉（均针）。

【治法及操作】灸3～5壮。

（三）㿗疝：寒湿结于阴囊

【主要症状】阴囊肿大，睾丸入升。

【诊断要点】脉沉。

【处方要义】温阳散寒除湿。

【处方】①肾俞、气海、关元（均灸），气冲、阴陵泉、大敦、曲泉、中封、太冲（均针）；②关元、三阴交、大敦、囊底、气海（均针）。

【治法及操作】平补平泻，灸3~5壮。

（四）厥疝：脾受肝制

【主要症状】少腹痛，上攻欲呕。

【诊断要点】脉沉紧。

【处方要义】温肾健脾，理气降逆。

【处方】肾俞、关元、大敦、气海、石门（均灸），行间、足三里（均针）。

【治法及操作】平补平泻，灸3~5壮。

（五）疝：瘀血凝结成痈

【主要症状】少腹两旁肿大。

【诊断要点】脉沉滑。

【处方要义】散瘀消痈。

【处方】关元、中极、血海、大敦、归来、太冲、曲泉（均针）。

【治法及操作】平补平泻。

（六）小肠疝：风冷侵袭

【主要症状】少腹痛引睾丸。

【诊断要点】尺脉弦紧。

【处方要义】祛风散寒。

【处方】关元、肾俞、大敦、外陵（均灸），太溪、太冲（均针），三阴交（针灸）。

【治法及操作】平补平泻。

（七）膀胱疝：寒凝膀胱

【主要症状】少腹胀痛，不得小便。

【诊断要点】脉沉迟。

【治则要义】温补下元。

【处方】肾俞、中极、关元（均灸），曲泉、三阴交、大敦、太冲（均针）。

【治法及操作】平补平泻。

三、遗尿

（一）膀胱虚寒

【主要症状】小便不禁，无故自遗。

【诊断要点】脉两尺沉细，面色枯暗，尿白。

【处方要义】温补下元，涩尿止遗。

【处方】①肾俞、膀胱俞、气海、关元、中极、阴陵泉、三阴交、大敦、次髎（均灸）；②关元、中极、肾俞、膀胱俞、太溪（均针）。

图21-51 遗尿

313

【治法及操作】灸 3 ~ 5 壮。

（二）膀胱虚热

【主要症状】小便不禁，无故自遗。

【诊断要点】脉两尺细数，尿赤。

【处方要义】补肾止遗。

【处方】肾俞、膀胱俞、气海、关元、中极、气海俞、阴陵泉、三阴交、足三里（均针）。

【治法及操作】平补平泻。

四、赤白浊

（一）白浊：下焦湿热

【主要症状】溺色混浊，尿道时有浊物。

【诊断要点】脉沉滑，口中黏腻。

【处方要义】清利下焦湿热，分清泄浊。

【处方】肾俞、气海、关元、章门、曲泉、三阴交、太溪、小肠俞（均针）。

【治法及操作】平补平泻。

（二）赤浊：湿热伤血

【主要症状】尿道时有赤色浊物。

【诊断要点】脉沉数，口渴心烦，夜寐不安。

【处方要义】清利湿热，益肾养心。

【处方】①心俞、肾俞、膀胱俞、少府、关元、阴陵泉、三阴交（均针）；②心俞、脾俞、肾俞、膀胱俞、天枢、关元、阴陵泉、三阴交（均针）。

【治法及操作】平补平泻。

五、淋证

（一）气淋：气化不利

【主要症状】溺有余沥，小腹满痛。

【诊断要点】脉沉弦无力。

【处方要义】理气疏导，通淋利尿。

【处方】①关元、中极、肾俞、气海俞、气海、阴陵泉、太溪、水道、三阴交（均针灸），列缺（针）；②肝俞、胆俞、膀胱俞、中极、期门、中封、太冲、关元（均针）。

【治法及操作】平补平泻，灸 3 ~ 5 壮。

（二）血淋：血郁胞中

【主要症状】尿中带血，尿道涩痛，频有尿意。

【诊断要点】脉沉涩，舌质绛，心烦、口渴。

【处方要义】清热通淋，凉血止血。

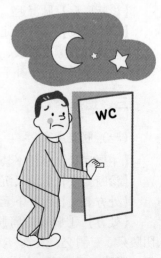

图 21-52　淋证

【处方】关元、中极、血海、肾腧、小肠腧、阴郄、复溜、委中、阴陵泉、三阴交（均针）。

【治法及操作】平补平泻。

（三）石淋：膀胱蓄热

【主要症状】尿中混有砂石，溺时茎中疼痛。

【诊断要点】脉弦数，尿频。

【处方要义】清热利湿，排石通淋。

【处方】①关元、中极、肾腧、三焦腧、小肠腧、气海、大敦、膀胱腧、水道、委中、涌泉（均针）；②膀胱腧、肾腧、三焦腧、京门、次髎、中极、秩边透水道（均针）。

【治法及操作】平补平泻。

（四）膏淋：肾虚

【主要症状】溺出如膏，小便涩痛。

【诊断要点】脉濡数。

【处方要义】清热利湿，分清泄浊。

【处方】①气海、关元、中极、肾腧、三焦腧、阴陵泉、三阴交、膀胱腧（均针灸），石门（灸）；②膀胱经、中极、三阴交、肾腧、命门、阴陵泉（均针）。

【治法及操作】平补平泻，灸3~5壮。

（五）劳淋：劳倦伤脾

【主要症状】小便淋痛，遇劳即发。

【诊断要点】脉虚，面黄气短，四肢无力。

【处方要义】补脾益肾。

【处方】①气海、关元、中极、脾腧、肾腧、三焦腧（均针灸），阴陵泉、三阴交、太溪、合谷（均灸）；②脾腧、胃腧、肾腧、足三里、中极、关元、命门（均针）。

【治法及操作】平补平泻，灸3壮。

六、遗精

（一）君、相火灼阴

【主要症状】先有梦后遗精。

【诊断要点】脉寸尺俱洪或数，口干溲赤。

【处方要义】清心泄肝。

【处方】心腧、肾腧、关元、中极、白环腧、神门、三阴交、大赫（均针）。

【治法及操作】平补平泻。

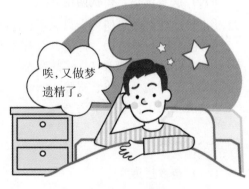

图21-53　遗精

（二）心肾两亏

【主要症状】夜睡不梦而遗精，有心悸头晕腿酸之兼症。

【诊断要点】脉寸尺俱沉弱无力，面容憔悴。

【处方要义】益肾养心，涩精止遗。

【处方】①心俞、肾俞、膏肓、关元（均灸），大赫、足三里、三阴交（均针灸）；②心俞、肾俞、内关、神门、三阴交（均针）。

【治法及操作】补法，灸3~5壮。

（三）思虑伤脾

【主要症状】夜间遗精，心悸失眠，食少无力。

【诊断要点】脉虚缓，面容憔悴。

【处方要义】调补心脾，益气摄精。

【处方】①膏肓、意舍、魂门、脾俞、肾俞（均灸），神门、足三里、三阴交（均针灸）；②脾俞、小肠俞、气海、章门、关元、中极（均针）。

【治法及操作】平补平泻，灸3~7壮。

（四）积思不遂

【主要症状】时患遗精，神思恍惚。

【诊断要点】脉虚浮。

【处方要义】补益肝肾，固精止遗。

【处方】①神门、关元、肾俞、志室、次髎、中极、三阴交（均针）；②曲泉、太冲、照海、肾俞、三阴交、关元、膏肓俞、精宫（均针）。

【治法及操作】平补平泻。

（五）房劳过度，精关不固

【主要症状】时时精自滑下，不能自禁，头眩足软，精神靡萎。

【诊断要点】脉细无力。

【处方要义】补肾固精。

【处方】肾俞、志室、膏肓、关元、中极、精宫（均灸），大赫、足三里、三阴交、太溪（均针灸）。

【治法及操作】补法，灸3~5壮。

（六）脾胃湿热，留伏阴中

【主要症状】时患遗精，口腻不食。

【诊断要点】脉沉滑，体肥，舌苔厚腻。

【处方要义】健脾益气，清热利湿。

【处方】中脘、脾俞、胃俞、曲骨、阴陵泉、足三里、三阴交（均针）。

【治法及操作】平补平泻。

七、阳痿

（一）色欲过度

【主要症状】阴茎不能勃起。特征：腰痛腿酸。

【诊断要点】脉迟弱无力。

【处方要义】补肾壮阳，强健腰腿。

【处方】①膏肓、肝俞、肾俞、腰阳关、关元、足三里、三阴交、阳陵泉、太冲（均灸）；②命门、志室、气海、中极、肾俞、三阴交（均针）。

【治法及操作】①灸3～5壮。惟膏肓可灸5～7壮，病程较长者，宜配合药物治疗；②平补平泻。

（二）思虑郁结，损伤心脾

【主要症状】阴茎不能勃起。特征：精力疲乏，不思饮食，面色萎黄。

【诊断要点】脉缓弱。

【处方要义】补益心脾。

【处方】①膏肓、脾俞、胃俞、关元、肾俞、中脘、手三里、心俞、脾俞（均灸）；②心俞、脾俞、足三里、关元、三阴交、志室（均针）。

【治法及操作】①灸3～5壮；②平补平泻。

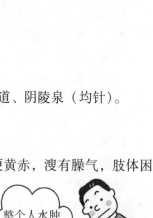

针灸治阳痿胜过伟哥。

图21-54 阳痿

（三）抑郁伤肝

【主要症状】阴茎不能勃起。特征：精神不悦，胸闷不舒。

【诊断要点】脉弦，苔薄白。

【处方要义】疏肝解郁。

【处方】章门、肝俞、中极、建里、内关、蠡沟、太冲（均针）。

【治法及操作】平补平泻。

（四）湿盛体丰

【主要症状】阴茎不能勃起。

【诊断要点】舌苔白腻，脉濡滑。

【处方要义】健脾化湿。

【处方】脾俞、肾俞、中极、三阴交、足三里（均灸），水道、阴陵泉（均针）。

【治法及操作】平补平泻，灸3～5壮。

（五）湿热下注

【主要症状】阴茎不能勃起。特征：睾丸冷，出阴汗，小便黄赤，溲有臊气，肢体困倦，胁胀腹闷。

【诊断要点】舌红，苔黄腻，脉滑数。

【处方要义】清利湿热。

【处方】水道、大赫、中极、三阴交、阴陵泉、复溜、行间、阴谷、阴交、中封（均针）。

【治法及操作】平补平泻。

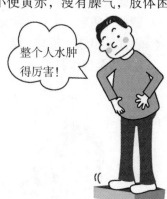

整个人水肿得厉害！

图21-55 水肿

八、水肿

水饮阻于内，风寒束于外，三焦气化不利，外泛皮肤为肿。

【主要症状】眼睑、四肢、腹部、阴部并肿，上攻则喘咳呕逆，下蓄则小便不通。

【诊断要点】①虚肿多久病，证必倦怠，色悴，声怯，脉虚。a. 肺气虚不能输布，心下逆满，气上攻胸；b. 脾气虚不能蒸化，水渍于中；c. 肾气虚不能行水，小便不利。

下篇

②实肿多暴，脉必盛，二便不通。

【处方要义】利水消肿。

【处方】①虚：肺腧、肾腧、脾腧、膀胱腧、水分、水道、神阙（均灸），气海、关元、中极（均灸），足三里、三阴交、阴陵泉、复溜（均针灸）；②实：合谷、列缺、阴陵泉、复溜、水沟、陷谷、足三里、三阴交、小肠腧（均针），水分（灸），水道（针灸）；脾腧、足三里、三阴交、肾腧、关元、水分、水道、三焦腧、委阳、阴陵泉（均针）。

【治法及操作】①虚：平补平泻，灸3～5壮。实：泻法，灸3壮；②平补平泻。

第七节　肢体经络病证

一、痹症

（一）行痹：风寒湿三气客于经络，风胜于寒湿（古名走注，俗称鬼箭风）

【主要症状】风邪流行上下，随其虚处与正气相搏，筋弛脉缓，痛无定处。

【诊断要点】①脉象浮涩而紧；②全身肢节游走疼痛。

【处方要义】祛风通络，散寒除湿。

【处方】①大椎、肩髃、曲池、风市、阳陵泉、悬钟、膈腧、血海、外关、飞扬、合谷、委中、环跳（均针）；②膈腧、血海、阿是穴，局部经穴。

肩部：肩髃、肩髎、臑腧。

肘部：曲池、天井、尺泽、少海、小海。

腕部：阳池、外关、阳溪、腕骨。

脊背：大椎、身柱、腰阳关、夹脊。

髀部：环跳、居髎、秩边。

股部：伏兔、殷门、承扶、风市、阳陵泉。

膝部：膝眼、梁丘、阳陵泉、膝阳关。

踝部：申脉、照海、昆仑、丘墟。

【治法及操作】泻法。

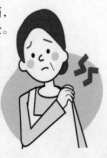

行痹：
上肢肿痛，
痛无定处。

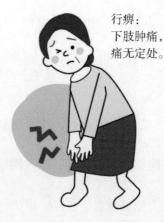

行痹：
下肢肿痛，
痛无定处。

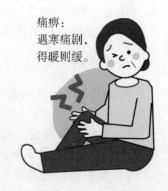

痛痹：
遇寒痛剧，
得暖则缓。

图21-56　行痹（1）　　　　图21-57　行痹（2）　　　　图21-58　痛痹

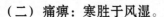

（二）痛痹：寒胜于风湿。

【主要症状】四肢挛痛，遇寒则急，得暖则缓。

【诊断要点】①昼静夜发，痛如虎咬（名曰白虎历节风），脉涩而紧；②兼湿者，天阴即发，身体沉重。

【处方要义】散寒通络，祛风除湿。

【处方】①肩髃、曲池、合谷、风市、阳陵泉、胆腧、脾腧、肾腧、外关、阳辅、三阴交、腰阳关（均针灸）；②肾腧、关元、阿是穴、局部经穴（均针）。

【治法及操作】泻法，灸3~5壮。

（三）着痹：湿胜于风寒

【主要症状】痛而不移，汗多四肢缓弱，神疲体重，皮肤不仁。

【诊断要点】①麻如虫行肉中，非痒非痛，气虚为本，风痰为标；②不痒不疼，按之不知，掐之不觉，死血腻滞，外挟风寒。

【处方要义】除湿通络，祛风散寒。

【处方】①中脘、气海、足三里、膈腧、脾腧、曲池、阳陵泉、风门、商丘、委阳、三阴交、阴陵泉（均针灸）；②阴陵泉、足三里、阿是穴、局部经穴（均针）。

【治法及操作】平补平泻，灸3~5壮。

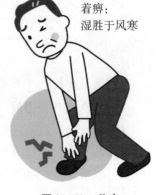

着痹：
湿胜于风寒

图21-59 着痹

（四）热痹：素有内热，复感风寒湿邪，寒从热化

【主要症状】四肢关节酸痛，红肿，痛不可近，活动受限。

【诊断要点】脉濡数，舌苔厚腻而黄。

【处方要义】清热通络，祛风除湿。

【处方】①大椎、曲池、风市、昆仑、阳陵泉、合谷、外关、腰阳关、环跳（均针）；②大椎、曲池、阿是穴、局部经穴（均针）。

【治法及操作】泻法。

二、痿证

（一）湿热：感受时令湿热

【主要症状】两腿痿弱无力，四肢困倦。

【诊断要点】脉濡数，面色淡黄，舌苔白滑，头重。

【处方要义】清热利湿，通利经脉。

【处方】①气冲、足三里、环跳、绝骨、阳陵泉、脾腧、风池、三阴交、中脘（均针灸）；②肩髃、曲池、手三里、合谷、外关、阴陵泉、中极、髀关、伏兔、足三里、丰隆、风市、阳陵泉、三阴交、颈、胸、腰夹脊（均针）。

【治法及操作】补法。

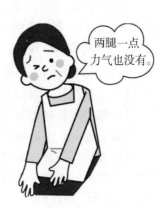

两腿一点力气也没有。

图21-60 痿症

下篇

（二）湿热下注：下焦湿盛

【主要症状】两足痿软，发热，小便赤短。

【诊断要点】脉沉滑，舌苔腻，口黏。

【处方要义】清热利湿，通利经脉。

【处方】①气冲、足三里、环跳、绝骨、阳陵泉、三阴交、然谷、风府（均针）；②阴陵泉、中极、髀关、伏兔、足三里、丰隆、风市、阳陵泉、三阴交、腰夹脊（均针）。

【治法及操作】平补平泻。

（三）阴虚兼湿热：阴虚复有湿热

【主要症状】两腿痿弱无力，两足热。

【诊断要点】脉细数，舌干，心烦。

【处方要义】补益肝肾，滋阴清热。

【处方】①气冲、足三里、环跳、绝骨、阳陵泉、太溪、血海、肝腧（均针）；②阴陵泉、中极、脾腧、胃腧、章门、中脘、肝腧、肾腧、太冲、太溪、足三里、手三里（均针）。

【治法及操作】平补平泻。

（四）久病气血虚弱

【主要症状】两腿痿弱，气短，自汗。

【诊断要点】六脉虚奕，舌淡，面色萎黄，消瘦。

3、治则要义：健脾益气养血。

【处方】①气冲、足三里、环跳、绝骨、阳陵泉、脾腧、胃腧、血海、气海（均针灸）；②太白、中脘、关元、髀关、伏兔、足三里、阳陵泉、三阴交、腰部夹脊穴（均针）。

【治法及操作】补法。

（五）肝肾虚损

【主要症状】筋骨痿弱，不能步履。

【诊断要点】脉两尺细弱，舌淡，无神，肌肉消瘦。

【处方要义】补益肝肾。

【处方】①气冲、足三里、环跳、绝骨、阳陵泉、肾腧、肝腧、肓腧（均针灸）；②太溪、肾腧、肝腧、髀关、伏兔、足三里、阳陵泉、三阴交、腰部夹脊穴（均针）。

【治法及操作】补法。

（六）七情所伤：情志过甚伤心脾，气血虚弱，筋脉失养

【主要症状】平素易怒善悲，手足掌心发热，心悸，失眠头晕。

【诊断要点】脉缓涩，舌多淡红，口干舌燥，面色干萎不泽。

【处方要义】疏肝理气，健脾益气养血。

【处方】①气冲、足三里、环跳、绝骨、阳陵泉（均针灸），期门、间使、中脘（均针）；②脾腧、胃腧、章门、中脘、髀关、伏兔、足三里、丰隆、风市、阳陵泉、三阴交、腰夹脊（均针）。

【治法及操作】补法。

附：小儿痿痹

1. 痿：肺热叶焦

【主要症状】两腿痿弱，不能行走。

【诊断要点】腿软按之柔，面色白。

【处方要义】清热润肺，益气养阴。

【处方】夹脊穴（梅花针叩刺）、风池、大杼、阳陵泉、足三里（均针）、合谷、阳池、环跳、交信、照海、申脉。

【治法及操作】浅刺。

2. 痹：风、寒、湿（合邪）

【主要症状】两腿强直，行走不便。

【诊断要点】腿强按之硬，面色青。

【处方要义】祛邪通络。

【处方】身柱（灸）、风池、环跳、足三里、阳陵泉、阴陵泉、合谷、太冲（均针）。

【治法及操作】浅刺。

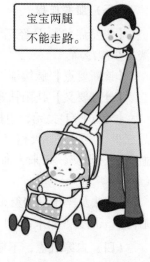

图 21-61　小儿痿痹

第八节　妇科病证

一、月经不调

（一）血热火旺

【主要症状】月经前期，量多色紫成块，烦躁头痛，五心烦热。

【诊断要点】脉沉滑或数，舌尖赤，苔黄。

【处方要义】清热凉血调经。

【处方】①关元、中极、太冲、太溪、内关、三阴交、血海、行间（均针）；②关元、血海、三阴交、行间、地机（均针）。

【治法及操作】①平补平泻；②泻法。

（二）血热气虚

【主要症状】月经前期，量少色淡，气短身倦。

【诊断要点】脉沉缓无力，舌无苔津少。

【处方要义】益气摄血调经。

【处方】①气海、关元、膈腧、血海、三阴

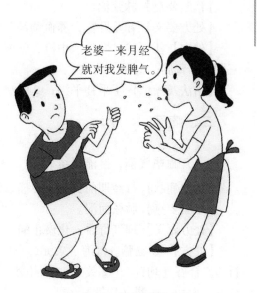

图 21-64　月经不调（1）

交、大都（均针）；②关元、血海、三阴交、足三里、脾腧、行间、地机（均针）。

【治法及操作】①平补平泻；②泻法。

（三）血寒血虚

【主要症状】月经后期，经量少而色淡，少腹冷痛。

【诊断要点】脉缓涩。

【处方要义】扶阳祛寒，补血调经。

【处方】①关元、中极、血海、肝腧、足三里、三阴交、天枢（均灸）；②关元、血海、三阴交、归来、命门、脾腧、膈腧（针灸）。

【治法及操作】①灸3～5壮；②关元、血海、三阴交、归来、命门、脾腧、膈腧。

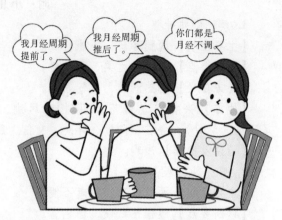

图21-62　月经不调（2）

（四）血寒气虚，不能固下

【主要症状】月经后期，经来量多，不能自止。

【诊断要点】脉沉弱。

【处方要义】扶阳祛寒，益气调经。

【处方】①身柱、膏肓、气海、血海、三阴交、足三里（均灸）；②关元、血海、三阴交、脾腧、足三里、归来、命门（均针）。

【治法及操作】①灸3～5壮；②平补平泻。

（五）肝肾两虚

【主要症状】经来断续，先后无定期。

【诊断要点】脉弦涩。

【处方要义】补益肝肾，养血调经。

【处方】①膈腧、肝腧、中极、气海、脾腧、地机、三阴交（均针）；②关元、血海、三阴交、肾腧、太溪（均针）。

【治法及操作】①平补平泻；②补法。

二、痛经

（一）血热气郁，瘀滞凝结

【主要症状】月经期前，少腹疼痛，经来色紫成块。

【诊断要点】脉弦而涩。

【处方要义】理气行滞，化瘀止痛。

【处方】①膈腧、气海、关元、章门、血海、内关、行间、合谷（均针）；②关元、三阴交、地机、十七椎、合谷、太冲、次髎（均针）。

【治法及操作】①平补平泻；②泻法。

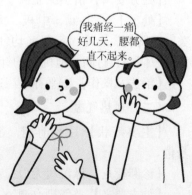

图21-63　痛经（1）

（二）气血虚亏，水不涵木

【主要症状】月经期后，少腹疼痛。

【诊断要点】脉缓涩而弱。

【处方要义】益气养血，调经止痛。

【处方】①气海、关元、肾腧、三阴交、命门（均灸）；②关元、三阴交、地机、十七椎、血海、脾腧、足三里（均针）。

【治法及操作】平补平泻，灸3～5壮。

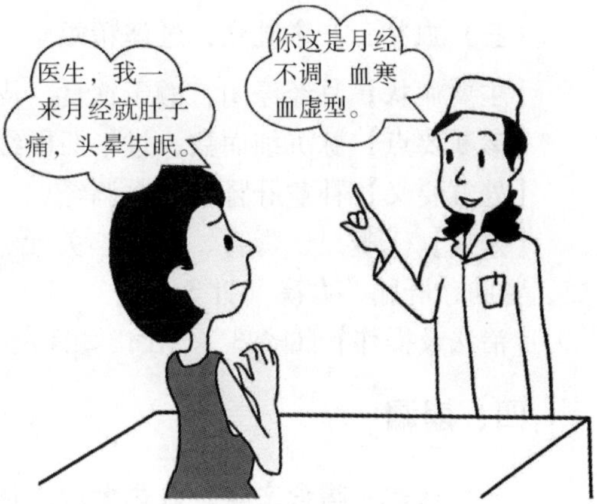

（三）血虚血寒

【主要症状】月经期间少腹疼痛，两侧作抽，腰膝酸懒。

【诊断要点】脉沉紧。

【处方要义】温经散寒，养血止痛。

【处方】关元、中极、脾腧、肝腧、足三里、三阴交（均灸）。

【治法及操作】灸3～5壮。

图21-65　痛经（2）

三、经闭

（一）血滞：由于寒气客于胞门

【主要症状】月经停闭，少腹胀硬，日益增大，状如怀子。

【诊断要点】脉沉紧而涩。

【处方要义】理气活血，通经散寒。

【处方】①关元、中极（均灸），膈腧、行间、三阴交、血海、地机（均针）；②天枢、关元、合谷、三阴交、肾腧、太冲、期门、膈腧（针灸）。

【治法及操作】①灸3～5壮；②针灸并用，泻法。

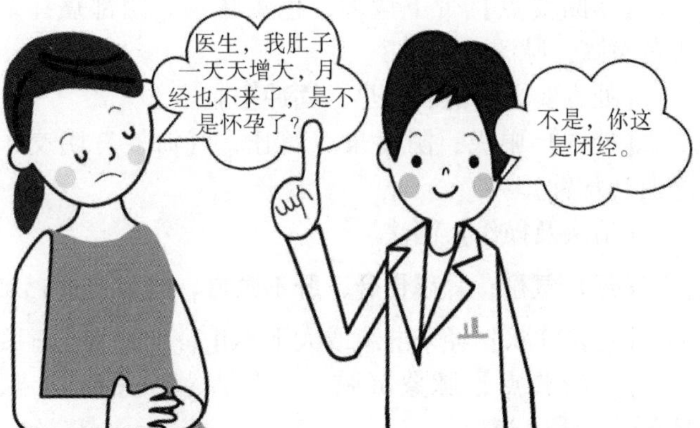

图21-66　经闭

（二）血亏：隐曲不利，忧郁伤于心脾

【主要症状】月经停闭，饮食日减，肌肉干瘦，神倦身怠。

【诊断要点】脉濡细无力。

【处方要义】益气养血调经。

【处方】①膏肓、脾腧、肾腧、肝腧、膈腧、关元、足三里（均灸）；②天枢、关元、合谷、三阴交、肾腧、气海、血海、脾腧、足三里（针灸）。

【治法及操作】①灸3～5壮；②针灸并用，补法。

下篇

（三）血枯：产多乳众，过淫精竭

【主要症状】月经停闭，懒于饮食，皮干消瘦，咳嗽频频。

【诊断要点】脉沉细而数，过午两颧红赤，面色枯白无泽。

【处方要义】补益肝肾，养血调经。

【处方】①魄户、膏肓、膈俞、关元、足三里（均灸）；②天枢、关元、合谷、三阴交、肾俞、肝俞、太溪（针灸）。

【治法及操作】①灸3~5壮；②针灸并用，补法。

四、崩漏

（一）血热：嗜食辛辣，血热太过，热伤冲任

【主要症状】经行淋漓，或忽然大下，其色紫黑，凝聚成块，腹肋胀痛。

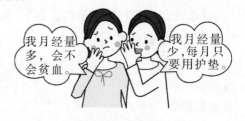

图21-67　崩漏（1）

【诊断要点】脉弦数或芤，舌质色绛。

【处方要义】清热凉血，调理冲任。

【处方】①四满、中极、隐白、血海、三阴交（均针）；②三阴交、血海、膈俞、大敦、行间、期门、太冲（均针）。

【治法及操作】①平补平泻；②泻法。

（二）湿热：下焦湿热，伤及胞络

【主要症状】血色黯红。

【诊断要点】带下量多，色黄味臭，阴部瘙痒，舌苔黄腻，脉濡数。

【处方要义】清利湿热，固冲止血。

【处方】中极、阴陵泉、商丘、气海、三阴交、隐白（均针）。

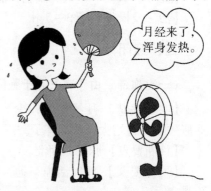

图21-68　崩漏（2）

【治法及操作】泻法。

（三）气瘀：暴怒伤肝，肝不藏血，气郁化火，血热妄行

【主要症状】经来淋漓或大下不止，胸胁胀满，腰背酸痛，咽干头晕。

【诊断要点】脉象沉弦，面色青黄，其唇初赤，日久白，舌色光滑。

【处方要义】疏肝理气，固冲止血。

【处方】章门、气海、中极、大敦、隐白（均针灸）。

【治法及操作】平补平泻，灸3~5壮。

（四）血瘀：气滞血瘀，寒凝血脉，旧血不去，新血外溢

【主要症状】血色黑红，夹有血块，腹痛拒按，块下痛减。

【诊断要点】舌质紫黯，脉沉涩。

【处方要义】活血化瘀，固冲止血。

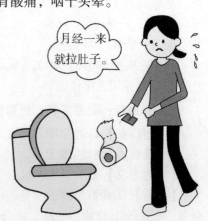

图21-69　崩漏（3）

【处方】①地机、气冲、冲门、三阴交、合谷、气海、隐白（均针）；②气海、血海、三阴交、隐白、地机、气冲、冲门（均针）。

【治法及操作】泻法。

（五）气虚：思虑伤脾所致，脾虚不能摄血

【主要症状】经来淋漓或大下不止，周身倦怠，嗜卧少食，心悸腰酸。

【诊断要点】脉象细弱无力，面色苍黄，唇白，舌光无津。

【处方要义】补气摄血，固冲止崩。

【处方】①脾腧、气海、关元、隐白、三阴交、中脘（均针灸）；②关元、脾腧、肝腧、三阴交、气血、足三里（均针）。

【治法及操作】①平补平泻，灸3～5壮；②补法。

（六）阳虚：肾阳衰惫，失于封藏

【主要症状】出血量多，血色淡红，形寒肢冷，小腹冷痛，大便溏薄。

【诊断要点】舌淡苔白，脉沉迟。

【处方要义】温肾益气，固冲止血。

【处方】①关元、肾腧、三阴交、腰阳关、隐白（均针灸），气海、复溜（均灸）；②关元、脾腧、肝腧、三阴交、命门、百会、复溜（均针）。

【治法及操作】补法，灸3～5壮。

（七）阴虚：肾阴不足，虚火妄动，精血失守

【主要症状】出血量少，血色鲜红。

【诊断要点】头晕耳鸣，五心烦热，腰膝酸软，舌红少苔，脉细数。

【处方要义】滋肾养阴，固冲止血。

【处方】①阴交、三阴交、隐白、内关、太溪、交信、合阳（均针）；②三阴交、血海、膈腧、气海、命门、然骨、阴谷（针灸）。

【治法及操作】补法。

五、带下

（一）白带：脾经不守，湿邪下陷

【主要症状】终年累月流下白物，若涕若唾，甚则气秽。

【诊断要点】脉缓滑。

【处方要义】健脾益气，升阳除湿。

【处方】①脾腧、带脉、肾腧、中极、阴陵泉、三阴交（均针）；②脾腧、气海、带脉、足三里、三阴交（均灸）。

【治法及操作】平补平泻。

（二）青带：肝经湿热

【主要症状】带下如绿豆汁，黏稠不断，其味腥臭。

【诊断要点】脉弦滑濡缓。

【处方要义】清利湿热。

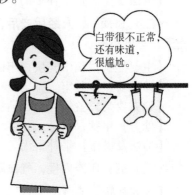

图21-70　带下

下篇

【处方】肝腧、章门、中极、三阴交、行间（均针）。

【治法及操作】平补平泻。

（三）黑带：火热盛极

【主要症状】带下黑如豆汁，其气腥，少腹疼痛，小便如刀刺，阴肿面赤。

【诊断要点】脉滑数或沉数。

【处方要义】清热解毒。

【处方】肾腧、带脉、中极、三阴交、行间（均针）。

【治法及操作】平补平泻。

（四）黄带：任脉湿邪

【主要症状】带下如黄茶浓汁，其气腥秽。

【诊断要点】脉弦缓濡。

【处方要义】健脾益气，清热利湿。

【处方】脾腧、三焦腧、带脉、关元、三阴交、公孙（均针）。

【治法及操作】平补平泻。

（五）赤带：湿热伤于血分

【主要症状】带下色赤似血非血，淋漓不断。

【诊断要点】脉沉滑。

【处方要义】清利湿热，凉血止带。

【处方】白环腧、带脉、肝腧、阴陵泉、血海、三阴交（均针）。

【治法及操作】平补平泻。

六、癥瘕

（一）食癥：妇人经后、产后贪食生冷之物

【主要症状】腹中坚块，坚固不移，日益增大。

【诊断要点】脉沉滑。

【处方要义】健脾消癥。

【处方】中脘、章门、脾腧、胃腧（均针灸），腕骨、足三里、公孙、天枢、气海（均针）。

【治法及操作】平补平泻，灸3~5壮。

（二）血癥：妇人经后产后，脏气虚，被风冷相干，与血相搏

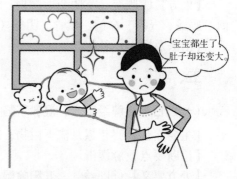

图21-71 癥瘕

【主要症状】腹中病块，牢固不移，胁腹胀痛，内热心烦。

【诊断要点】脉牢。

【处方要义】益气养血，消癥散结。

【处方】申脉、章门、膈腧、肝腧、脾腧、带脉、天枢、关元、血海、三阴交（均针）。

【治法及操作】平补平泻。

（三）瘕：风冷内侵，气血凝滞

【主要症状】瘕气上下攻痛，推之则移。

【诊断要点】脉沉紧。

【处方要义】行气活血，化瘀消癥。

【处方】中脘、关元、膈俞、脾俞、胃俞、肺俞、血海、太冲、足三里、三阴交（均针灸）。

【治法及操作】平补平泻，灸3~5壮。

七、子宫脱垂

（一）气虚下陷

【主要症状】重坠，小便清长。

【诊断要点】脉濡，舌淡。

【处方要义】补中益气，升阳举陷。

【处方】①气海、关元、三阴交、百会、足三里、大敦、太冲（均灸）；②百会、气海、关元、维道、三阴交、归来、脾俞、足三里、太溪、肾俞（针灸）。

【治法及操作】①灸3~5壮；②针灸并用，补法。

（二）湿热下注

【主要症状】肿痛，小便赤。

【诊断要点】脉数，舌赤。

【处方要义】清利湿热，升阳举陷。

【处方】①阴交、水道、中极、三阴交、阴陵泉、行间（均针）；②百会、气海、关元、维道、三阴交、中极、阴陵泉、蠡沟（均针）。

【治法及操作】平补平泻。

八、阴痒

湿热生虫于肠胃之间，因脏虚虫动侵入阴门而作痒。

【主要症状】前阴作痒，小便淋漓。

【诊断要点】脉弦缓，舌苔滑腻。

【处方要义】清利湿热，解毒杀虫。

【处方】①中极、血海、三阴交、八髎、蠡沟、行间、大敦、至阴（均针）；②大敦、太冲、中极、三阴交、行间、曲骨（均针）。

【治法及操作】①平补平泻；②泻法。

九、妊娠恶阻

（一）脾胃虚弱，痰饮内蓄

【主要症状】呕吐痰水，心烦，头眩，四肢倦怠，喜酸恶食。

【诊断要点】脉滑无力或缓，舌苔薄白。

【处方要义】健脾和胃，降逆止呕。

【处方】①脾俞、胃俞、内关、中脘、章门、行间、足三里、公孙（均针灸）。妊娠5个月以前可用中脘、章门；②中

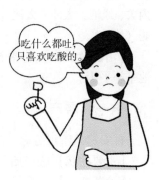

图21-72 妊娠恶阻

327

脘、内关、公孙、足三里、脾腧、胃腧、三阴交、丰隆（针灸）。

【治法及操作】平补平泻。

（二）肝气郁结，气不宣通

【主要症状】胸胁胀满，头目眩晕，憎寒发热，喜酸择食，或饮食不入，身倦无力，或口干便秘。

【诊断要点】脉沉滑无力，两关虚弦，舌苔白。

【处方要义】疏肝解郁，降逆止呕。

【处方】①肝腧、章门、脾腧、行间、陷谷、内关、足三里（均针）；②中脘、内关、公孙、足三里、期门、太冲、天枢、内庭（均针）。

【治法及操作】①泻法；②平补平泻。

（三）肝逆胃热

【主要症状】恶心呕吐，心烦急躁，喜冷饮凉，恶食，吐酸，头痛恶热，大便秘结，小便赤。

【诊断要点】脉弦滑而数，舌苔薄黄。

【处方要义】清肝和胃，降逆止呕。

【处方】①肝腧、胆腧、胃腧、足三里、内关、太冲、内庭、阳陵泉（均针）；②中脘、内关、公孙、足三里、天枢、内庭、三阴交、丰隆、期门、太冲、神门、心腧（均针）。

【治法及操作】①泻法；②平补平泻。

【注意事项】针灸治疗本病，效果较好，但针刺腹部穴位时要根据妊娠时间而有所选择，切勿伤及胎儿。

十、子痫

由于心肝二经郁热而成。

【主要症状】孕妇猝倒，抽搐痉挛，昏迷不醒，醒如常人。

【诊断要点】脉象弦滑或闭。

【处方要义】清心泻肝，开窍醒神。

【处方】①人中、百会、印堂、风池、太冲、足三里、内关、阳陵泉（均针）；②人中、内关、风池、太冲、太溪、阳陵泉、印堂、四神聪（均针）。

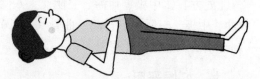

孕妇猝倒，昏迷不醒，抽搐，醒如常人

图 21-73　子痫

【治法及操作】①平补平泻；②泻法，风池平补平泻。

十一、滞产

喜安逸，不耐劳碌，睡卧过多，致气血壅滞。

【主要症状】临产胎儿不下。

【诊断要点】阵痛虽作，胎儿转动不利，脉缓。

【处方要义】行气活血，化瘀催产。

【处方】①合谷、三阴交、肩井（均针），至阴（灸）；②合谷、三阴交、独阴、太冲、至阴、膻中（针灸）。

【治法及操作】①补合谷，泻三阴交，灸3壮；②针灸并用，补法为主，补泻兼施。

十二、胎衣不下

用力过久，气弱血凝。

【主要症状】胞衣不下，腹胀疼。

【诊断要点】脉虚，面白，舌紫。

【处方要义】益气活血，祛瘀下胎。

【处方】①肩井、中极、昆仑、合谷、三阴交（均针），独阴（灸）；②气海、关元、三阴交、独阴、膻中、足三里、天枢、地机（针灸）。

【治法及操作】平补平泻。

十三、产后痉挛

（一）产后血亏，风邪乘袭

【主要症状】经脉拘急疼痛，不能舒展，无汗。

【诊断要点】脉浮缓，舌苔薄白。

【处方要义】理血祛风。

【处方】①曲泽、外关、三阴交、肝腧、曲池、合谷、筋缩（均针）；②人中、大椎、筋缩、腰阳关、内关、曲池、阳陵泉（均针）。

【治法及操作】①平补平泻；②泻法。

（二）产后血亏，不能荣筋

【主要症状】筋脉拘急疼痛，有汗。

【诊断要点】脉虚，舌淡。

【处方要义】育阴养血，柔肝息风。

【处方】①曲泽、后溪、三阴交（均针），气海、肝腧（灸）；②曲池、阳陵泉、血海、三阴交、太冲、大椎（均针）。

【治法及操作】平补平泻，灸5~7壮。

十四、产后少腹痛

（一）瘀血未净

【主要症状】少腹轻微疼痛。

【诊断要点】脉涩。

【处方要义】活血化瘀，温经止痛。

【处方】①天枢、关元、血海、三阴交（均针）；②关元、中极、归来、地机、膈腧、太冲（均针）。

【治法及操作】①平补平泻；②泻法。

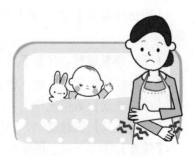

图21-74 产后少腹痛

（二）蓄水在下

【主要症状】少腹硬痛，小便不利，淋涩胀痛。

【诊断要点】小便淋涩胀痛，脉沉，舌苔滑。

【处方要义】行气利水，化瘀止痛。

【处方】①中极、水道、阴陵泉、复溜（均针）；②太冲、地机、归来、中极、水道、阴陵泉、复溜（均针）。

【治法及操作】①平补平泻；②太冲、地机、归来泻法，其余平补平泻。

（三）瘀血

【主要症状】少腹坚硬拒按，小便利。

【诊断要点】小便利，舌紫黯，脉涩。

【处方要义】活血化瘀，行气止痛。

【处方】①天枢、关元、四满、血海、三阴交（均针）；②关元、中极、归来、地机、膈俞、太冲（均针）。

【治法及操作】①平补平泻；②泻法。

十五、乳少

（一）血虚，产时失血过多

【主要症状】乳汁过少，面色惨白。

【诊断要点】食少，脉虚，舌淡。

【处方要义】补气养血，佐以通乳。

【处方】①膻中（灸）、少泽、合谷、足三里、三阴交（均针）；②膻中、乳根、少泽、足三里、气海、血海、脾俞、胃俞、三阴交（针灸）。

【治法及操作】①平补平泻，灸3~5壮；②补法。

（二）气脉壅塞

【主要症状】乳汁过少，心烦性躁。

【诊断要点】脉大，舌赤。

【处方要义】疏肝解郁，通络下乳。

【处方】①膻中（灸）、少泽、肩井、列缺、后溪（均针）；②乳根、膻中、少泽、肝俞、期门（均针）。

【治法及操作】①平补平泻，灸3~5壮；②平补平泻。

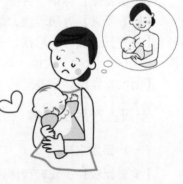

图21-75　乳少

（三）脾胃虚弱，化源不足

【主要症状】体质素虚，饮食减少，乳少，面色㿠白。

【诊断要点】唇甲无华，舌淡，脉弱。

【处方要义】健脾益气，和胃畅中。

【处方】①足三里、阴陵泉、膻中（灸针）、合谷、三阴交、少泽（均针）；②乳根、膻中、少泽、脾俞、足三里、胃俞、三阴交、气海、血海（均针）。

【治法及操作】①补法、泻法；②补法。

十六、不孕

（一）肾虚：先天不足，肾气虚弱，冲任亏损，胞脉失养

【主要症状】月经失调，量少色淡。

【诊断要点】精神疲倦，头晕耳鸣，腰酸腿软，舌苔白，脉沉。

【处方要义】补肾益气，温养冲任。

【处方】①肾俞、气穴、然谷、命门、关元、大赫、白环俞、次髎（均灸）；②关元、大赫、三阴交、次髎、秩边、肾俞、命门（针灸）。

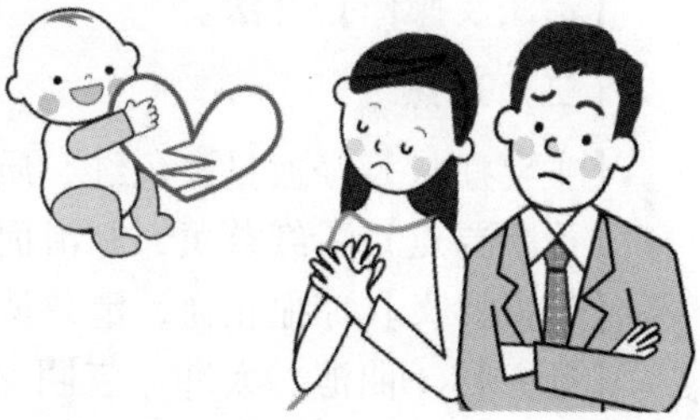

【治法及操作】补法。

（二）血虚：精血亏损，冲任虚衰，胞脉失养

【主要症状】月经失调，量少色淡，周期错后。

图 21-76　不孕

【诊断要点】面色萎黄，身体消瘦，疲倦乏力，头晕心悸，舌质淡，脉沉细。

【处方要义】补益气血，温养冲任。

【处方】①关元、气户、子宫、三阴交、足三里、气海、血海（均灸）；②关元、大赫、三阴交、次髎、秩边、气海、血海（针灸）。

【治法及操作】补法。

（三）胞寒：命门火衰，寒邪客于胞中

【主要症状】经行延后，质稀色暗，小腹冷痛。

【诊断要点】形寒肢冷，或兼见腰酸腿软，小便清长，舌淡苔薄，脉沉迟。

【处方要义】温肾暖宫，调补冲任。

【处方】①阴交、曲骨、命门、气海、神阙、关元（均针）；②关元、大赫、三阴交、次髎、秩边、神阙、气海（针灸）。

【治法及操作】①平补平泻；②补法。

（四）痰瘀互阻

【主要症状】经期错后，经行涩滞不畅，夹有血块，白带量多而黏稠。

【诊断要点】胸胁胀闷，烦躁易怒，或形体肥胖，头晕心悸，苔薄腻，舌质暗或有瘀斑，脉滑或涩。

【处方要义】化痰祛瘀，调经助孕。

【处方】①中极、气冲、四满、三阴交、丰隆、太冲、膈俞、阴陵泉（均针）；②关元、大赫、三阴交、次髎、秩边、丰隆、阴陵泉（均针）。

【治法及操作】泻法。

十七、月经过多

（一）气虚

素禀气虚，或劳倦伤脾，中气虚弱，经行则气随血失，中气益虚，不能固血摄精，可

致经量过多。

【主要症状】月经量过多，经色淡质薄，面色㿠白，气短无气，心悸怔忡。

【诊断要点】舌淡白，脉细数。

【处方要义】补气摄血，温养冲任。

【处方】①子宫、中脘、足三里、三阴交、气海、心腧、脾腧（针灸）；②气海、三阴交、太冲、太溪、曲泉、中极（均针）

【治法及操作】补法。

（二）血热

【主要症状】经血量多色红，质稠而黏，可伴先期而至。心烦口渴，溲赤便结。

【诊断要点】舌红苔黄，脉滑而数。

【处方要义】凉血止血，清热调经。

【处方】①曲池、太冲、三阴交、行间、通里（均针）；②气海、三阴交、太冲、太溪、内关、少府（均针）。

【治法及操作】泻法。

（三）血瘀

瘀血停滞于内，阻塞络道，新血不循故道，月经亦可增多。

【主要症状】经量过多，经色紫黑，挟有瘀块，或伴有小腹疼痛拒按。

【诊断要点】舌质黯紫或舌有紫色瘀斑，脉多涩。

【处方要义】活血化瘀，止血调经。

【处方】①合谷、太冲、行间、通里、三阴交（均刺）；②血海、三阴交、行间（均针）。

【治法及操作】泻法。

十八、月经过少

（一）肾气不足

肾精不充则冲脉空虚，血海不足，无血以化，固致经量减少。

【主要症状】月经量少，色淡质薄，腰膝酸软，足跟疼痛，头晕耳鸣，或夜尿频多。

【处方要点】舌淡，脉沉细。

【处方要义】补肾益气，养血调经。

【处方】①气海、中极、命门、肾腧、三阴交、血海（均针）；②气海、肾腧、脾腧、足三里、命门（均灸），交信、三阴交（均针）。

【治法及操作】补法。

（二）阴血亏虚

饮食劳倦，或大病久病后耗伤阴血，阴血虚损则致月经稀少。

【主要症状】经量甚少，甚或点滴即止，面色萎黄，头晕眼花，心悸怔忡。

【处方要点】色淡质薄，脉细而弱。

【处方要义】养阴补血，调补冲任。

【处方】①心腧、脾腧、足三里、三阴交（均针）；②气海、血海、天枢、归来、脾腧、膈腧（均灸）。

【治法及操作】补法。

（三）瘀血内停

血得寒则凝，若寒侵胞宫，寒凝血瘀，则经行不畅，若肝气瘀滞，滞久则血瘀，阻滞胞脉，亦致月经过少。

【主要症状】经量减少，色黯有瘀块，小腹疼痛拒按，瘀下则疼痛缓解。

【诊断要点】舌或紫黯有瘀斑，脉弦涩。

【处方要义】活血，化瘀，通经。

【处方】合谷、三阴交、血海、太冲（均针）。

【治法及操作】泻法。

（四）痰湿阻滞

痰湿内停，阻滞经络，与血互结，致气机乖逆，气血不畅，因致经量减少。

【主要症状】形体肥胖或浮肿痰多，经色渐少，色淡红，质黏稠，常胸闷呕恶，白带量多，质多黏腻不断。

【诊断要点】舌淡，苔白腻滑，脉滑或缓而沉。

【处方要义】利湿化浊，祛痰通经。

【处方】中极、白环腧、足三里、阴陵泉（均刺）。

【治法及操作】补法泻法。

十九、妊娠肿胀

（一）脾阳不振

孕妇平素脾经阳虚，或肆食生冷伤及脾阳，胎孕以后，脾阳益虚，土不制水，水邪泛溢而为水肿。

【主要症状】孕妇中期或后期，面目四肢浮肿，甚或一身悉肿，皮薄光亮，肤色淡黄，气短懒言，口淡无味，纳呆食减，大便溏薄。

【诊断要点】舌胖苔白腻，边有齿痕，脉缓滑无力。

【处方要义】温健脾阳，利水清肿。

【处方】脾腧、三焦腧、水分、足三里、阴陵泉（针灸）。

【治法及操作】补法。

（二）肾阳部足

素禀肾虚，命火不足，孕后胎阻气机，命火敷布不利，肾者胃之关，关门不利，故聚水以从其类，泛溢而为水肿。

【主要症状】孕后数月，面浮肢肿，下肢尤甚，心悸气短，下肢逆冷，腰酸乏力。

【诊断要点】舌淡苔白润，脉沉细无力。

【处方要义】温肾壮阳，化气行水。

【处方】肾腧、三焦腧、气海、三阴交（针灸）。

【治法及操作】补法。

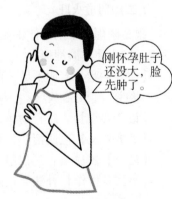

刚怀孕肚子还没大，脸先肿了。

图21-77　妊娠肿胀

二十、妊娠失音

阴虚、心火不下所致。

【主要症状】妊娠后期，声嘶音哑，咽喉干燥，头晕耳鸣，掌心灼热，心胸烦闷，溲黄便结。

【诊断要点】舌红苔花剥，脉细数。

【处方要义】滋补肾阳。

【处方】①太溪、照海、天鼎、扶突（均针）；②太溪、照海、天鼎、扶突、通里、劳宫、中冲、少冲（均针）。

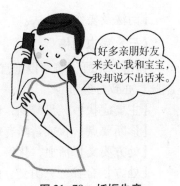

图21-78　妊娠失音

【注意事项】本病发生于妊娠后期，一般于生产后即自行恢复，愈后均好，故须向孕妇耐心解释，宜精神内守，勿惊恐及焦虑，切忌强行发声或恼怒。在饮食上以清淡为宜，忌食辛辣刺激性食物及烟酒。多饮水，多休息。

二十一、妊娠小便淋痛

（一）膀胱湿热

若孕妇湿热之邪内蕴，下输膀胱，可致子淋。

【主要症状】妊娠期间，尿少色黄赤，频数淋沥，灼热刺痛。或有面赤心法，口舌生疮。

【诊断要点】舌红少津，少苔或无苔，脉细滑数。

【处方要义】清热泻火，利尿通淋。

【处方】膀胱腧、三焦腧、次髎、阴陵泉、行间（均针）。

【治法及操作】泻法。

（二）阴虚火旺

素禀阴虚，孕期阴津不足，虚火内盛，移于膀胱，则小便淋漓涩痛。

【主要症状】肾阴不足、阴虚火旺者则两颧赤红，潮红盗汗，五心烦热，心烦不寐，大便欠畅。

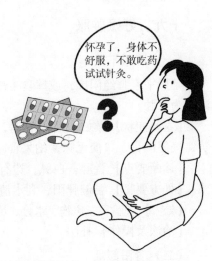

图21-79　妊娠小便淋痛

【诊断要点】舌红苔薄黄，脉细滑数。

【处方要义】滋阴清热，润燥通淋。

【处方】膀胱腧、三焦腧、气海、阴陵泉、太溪、复溜（均针）。

【治法及操作】补法。

二十二、胎气上逆

（一）逆气上冲

【主要症状】妊娠胸膈胀满，痞闷不舒，呼吸迫促，坐卧不宁，烦躁不安，甚或胸膈疼痛。

【诊断要点】苔薄黄，脉弦滑。

【处方要义】疏肝理气，降逆平冲。

【处方】肝腧、行间、侠溪、中庭（均针）。

【治法及操作】平补平泻。

（二）阴血不足

【主要症状】上述症状缓解，稍有胸膈不适，心烦口渴，夜寐不安，腰脊酸疼。

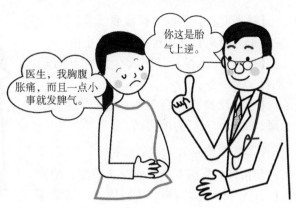

图 21-80 胎气上逆

【诊断要点】舌赤少津，脉细数少力。

【处方要义】滋阴养血，固护胎元。

【处方】中庭、血海、三阴交、郄门（均针）。

【治法及操作】平补平泻。

二十三、胎漏、胎动不安

（一）气虚

【主要症状】妊娠期，阴道出血量少色淡，腰酸腹坠痛，或兼头晕耳鸣，小便频数，或神疲肢倦，心悸气短。

【诊断要点】舌淡苔白，脉虽滑而沉细无力。

【处方要义】补益脾肾，养血安胎。

【处方】脾腧、肾腧、关元、足三里（针灸）。

【治法及操作】补法。

（二）阴虚血热

【主要症状】下血鲜红，躁热心烦，口干咽燥，溲黄便干，口赤少津。

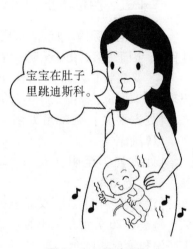

图 21-81 胎动不安

【诊断要点】苔薄黄而燥，脉象沉细数。

【处方要义】养血育阴，清热安胎。

【处方】肾腧、脾腧、关元、足三里、血海、太冲（均刺）。

【治法及操作】平补平泻。

二十四、堕胎小产、滑胎

（一）堕胎小产

母体禀赋不足，脾肾虚损，冲任不固，或兼内外因克伐，如房事不慎，暗耗精血；热病温疟，邪侵胎元；七情、饮食失宜及过服峻药等，致气血失调，胞脉瘀阻，胎系受损，故致胎堕、小产。

【主要症状】妊娠期阴道出血量多，色红有块，或有胎盘流出，腰腹疼痛渐剧，会阴部有下坠感。或兼见头晕眼花，心悸气短等。

【诊断要点】舌暗，脉涩或细数。

【处方要义】活血逐瘀，养血止血。

【处方】合谷、三阴交、关元、石门（均针）。

【治法及操作】合谷为泻法，三阴交、血海、关元、石门为泻法。

（二）滑胎

父精母血先天不充，或近亲婚配，胎元内损，或母体气血亏损，胞宫内伤，屡孕屡坠，终致滑胎。

【主要症状】屡孕屡坠，或孕后每届数月必坠，腰酸膝软，体弱神疲，或月经不调、夜尿频多。

【诊断要点】舌淡苔白而薄，脉沉细弱。

【处方要义】补养脾肾，调理冲任。

【处方】关元、肝腧、脾腧、命门（均在尚未受孕之前灸，直至超过流产期）。

【治法及操作】采用艾炷或艾条悬灸。

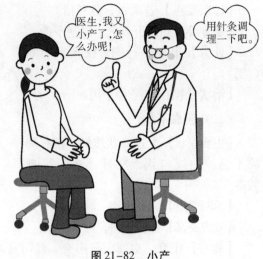

图 21-82　小产

二十五、胎位不正

因于虚者，系因产妇气血虚弱，胞中胎儿亦必弱，胎弱无力，欲转头朝下而不能，因致横生倒产。因于实者，由于孕期多食，胎儿过大，兼之产妇脏气瘀滞不能推动胎儿下移所致。

【主要症状】妊娠 7 个月，经产前检查发现枕位、臀位、横位、斜位等胎位异常。

【处方要义】调整足太阳、足少阴之气，以转胎位。

【处方】①至阴（灸）；②至阴、太溪、三阴交（灸）。

【治法及操作】①用艾条悬灸双侧至阴穴，每次灸 20 分钟至 1 小时；②至阴穴以艾条温和灸或雀啄灸，每次 15～20 分钟，也可用小艾炷灸，每次 7～10 壮；太溪、三阴交平补平泻。每日 1～2 次，至胎位转正为止。

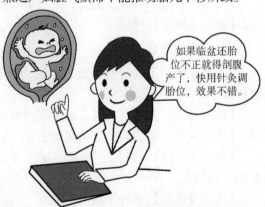

图 21-83　针灸调胎位

【注意事项】操作时须令孕妇将腰带放松，坐在靠背椅上或仰卧床上。

二十六、恶露不绝

（一）气血虚惫

产后气血亏耗，正气虚惫，致冲任失固，无以固护阴血；或产后旧血不去，瘀于冲任，新血受阻，失其运行周身之常，均可致下行而为恶露。

【主要症状】恶露淋漓不止，量多、色淡、质稀，无异常气味，自觉少腹空坠，腹部虚软，神疲肢倦，气短懒言，唇甲不华，面色㿠白。

【诊断要点】舌淡红苔白，脉缓弱无力。

【处方要义】补气摄血，调补冲任。

【处方】①膏肓、关元、中极、足三里、三阴交（针灸）；②关元、气海、血海、三阴交、足三里、脾腧（针灸）。

【治法及操作】①平补平泻；②针灸并用、补法。

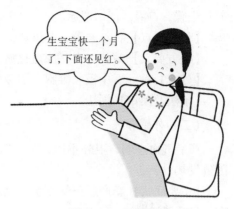

图 21-84　恶露不绝

（二）血瘀留滞

孕产不利，胎衣残留，滞而难下；或产后胞脉空虚，寒邪客之，寒邪与血搏结胞中，瘀而不行，旧血不去则新血不生，固作恶露下行。

【主要症状】恶露淋漓，涩滞不爽，色紫暗挟瘀块，小腹疼痛较甚，拒按。血行则疼痛可减，移时复痛。

【诊断要点】舌质暗或边有紫斑，脉沉细。

【处方要义】①中极、石门、气海、维胞、地机、三阴交（均针）；②关元、气海、血海、三阴交、地机、膈腧（均针）。

【处方】活血化瘀，养血行血。

【治法及操作】①平补平泻；②泻法。

（三）热扰冲任

产时失血，阴精亏损，内热蕴积；或新产复感外邪；或过服辛热温燥之品。均可致热扰冲任，迫血妄行，导致恶露不尽。

【主要症状】恶露不止，其色深红，血质稠黏，有臭秽之气，口燥咽干，颜面潮红，烦热盗汗。

【诊断要点】舌红少苔，脉虚细数。

【处方要义】养阴清热，凉血止血。

【处方】①肝腧、列缺、肾腧、膈腧、中极、气冲、血海、中都、三阴交（均针）；②关元、气海、血海、三阴交、中极、行间、然谷（均针）。

【治法及操作】泻法。

二十七、产后发热

（一）邪毒入侵

分娩时正气已虚，产门受伤，邪毒循之侵及胞宫，因致发热。甚至可内侵脏腑、正邪交争，致高热不退。

【主要症状】高热不退，小腹疼痛拒按，恶露量多或少，色紫黯如败酱，有恶臭气，兼见烦躁，口渴，便结溲赤。

【诊断要点】舌红苔黄，脉洪数。

【处方要义】清热解毒，凉血化瘀。

【处方】关元、中极、维胞、阴陵泉、曲池、合谷（均针）。

【治法及操作】泻法。

（二）外感邪气

产后气血虚弱，卫外不固，风、寒、湿、暑等邪，乘虚而入，正邪抗争，荣卫不和，因致发热。

【主要症状】新产后正气不足，风寒外袭，发热恶寒，头痛无汗，肢体疼痛。或兼咳嗽、鼻流清涕。

【诊断要点】舌红苔白薄，脉浮。

【处方要义】滋阴养血，解表清热。

【处方】列缺、合谷、风池、三阴交、血海（均针）。

【治法及操作】补法泻法。

（三）血瘀内停

分娩后恶露不出，或出而不畅，瘀血内停，气机壅涩，郁而不散，因致发热。

【主要症状】寒热时作，或日晡潮热，恶露不行，或下之甚少，血色紫黯有块，小腹疼痛拒按，常口干不欲饮。

【诊断要点】舌紫黯有瘀斑，脉弦涩。

【处方要义】活血行滞，祛瘀退热。

【处方】中极、气海、膈俞、行间、血海、合谷（均针）。

【治法及操作】泻法。

（四）阴血虚损

产时或分娩后，阴血骤虚，阳无以附，外越而为发热。

【主要症状】产后失血过多，身有微热，头晕目眩，心悸少寐，腹痛绵绵，手足麻木。

【诊断要点】舌淡红，苔薄白，脉虚数。

【处方要义】滋阴清热。

【处方】关元、肾俞、三阴交、太溪（均针）。

【治法及操作】补法。

二十八、产后身痛

（一）血虚

产中失血过多，经筋、关节、四肢百骸失养。

周身关节筋骨酸重疼痛，头晕眼花，心悸无力，面色少华。

【诊断要点】舌淡苔薄白，脉细弱。

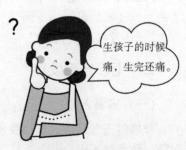

图21-85　产后身痛

【处方要义】养血补血，通络止痛。

【处方】脾俞、膈俞、阴陵泉、足三里（针灸）。

【治法及操作】补法。

（二）肾虚

产妇于孕期或孕前即有肾气不足，既产以后，肾气愈虚，气血虚弱，胞脉失养，腰乃肾之外廓，肾虚则腰痛，下肢疼痛无力，足跟疼痛。

腰背酸痛，腿脚乏力痛楚，足跟疼痛，活动后加重。

【诊断要点】舌淡，苔薄白，脉沉细无力。

【处方要义】补肾益气，壮腰强骨。

【处方】大杼、肾俞、命门、关元、三阴交（均刺）。

【治法及操作】补法。

（三）血瘀

产后恶露不下，或下血不畅，败血流注关节，以致关节疼痛。

【主要症状】产后肢体疼痛，关节尤甚，压痛明显；恶露不下，或下亦不多。

【诊断要点】舌红有瘀斑，苔薄白，脉沉弦滑。

【处方要义】活血通络，化瘀止痛。

【处方】膈俞、血海、气海（均刺），阿是穴（先用三棱针刺络，后用闪火法拔罐以排除瘀血）。

【治法及操作】补法泻法。

（四）风寒

产后气血大虚，腠理不固，卫气失其卫外功能，风寒湿邪乘虚袭入筋脉关节，发为遍身疼痛之疾。

【主要症状】产后全身关节疼痛，活动加剧，压痛明显，或游走不定，痛无定处，遇寒加重，得热稍舒。

【诊断要点】舌淡，苔薄白，脉细缓或沉细无力。

【处方要义】祛风散寒，养血通络。

【处方】风池、曲池、膈俞、阳陵泉（均刺）。

【治法及操作】补法泻法。

二十九、产后大便难

本病因产后失血，津亏血燥，营阴不足，以致肠道失于濡润所致。譬如无水行舟，因而肠燥便结。若血虚稍久，则阴亏火旺，热灼津液受伤，加重肠燥便坚、涩滞不行之程度。

【主要症状】产后大便燥结，数日不行，或坚涩难下，肛门疼痛，但饮食如常，无呕吐、腹痛等症。

【诊断要点】舌淡苔如常或厚腻，脉涩或虚细。

【处方要义】滋阴养血，润肠通便。

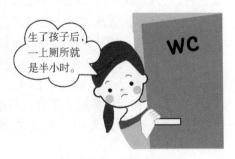

图 21-86 产后大便难

【处方】血海、丰隆、水道（左）、归来（左）。

【治法及操作】平补平泻法。

三十、产后小便不通

（一）肺气不足

肺主气，能化气行水，使水液归于膀胱而排出体外。妇女素禀体弱，肺气不足，或因产时耗伤气血，肺虚不能通调水道，上源不化，膀胱不利，故水便不通。

【主要症状】产后尿闭，小腹胀急疼痛，甚或坐卧不安。肺气不足者，产妇常少气懒言，面色少华，四肢乏力。

【诊断要点】舌胖质淡，脉象缓弱。

【处方要义】益肺气、行水。

【处方】膻中、足三里、气海、阴陵泉、三阴交、肺俞。

【治法及操作】补法。

（二）肾气虚弱

产妇多孕、多产，肾气素虚，或产后劳伤脾肾，以致肾气不固。肾主二便，肾虚则膀胱气化失司，脾虚则水湿不运，故致产后小便不通。

【主要症状】产后小便点滴难下，面色晦暗，腰腿酸软，齿枯发稀。

【诊断要点】舌暗少苔，脉多沉细而迟。

【处方要义】温补肾阳，化气行水。

【处方】中极、膀胱俞、肾俞、三阴交、阴陵泉。

【治法及操作】补法。

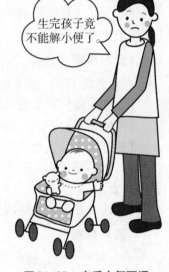

图 21-87　产后小便不通

三十一、产后血晕

（一）阴血骤虚，气随血脱

产妇素体虚弱，或因产前诸疾，致气血已衰，加之产时失血过多，气随血脱，因致血晕。

【主要症状】产后失血过多，突然昏厥，不省人事，面色苍白，四肢厥冷，目合口开，手撒遗尿，冷汗淋漓。

【诊断要点】舌淡无苔或薄白苔，脉微欲绝或芤。

【处方要义】峻补气血，回阳固脱。

【处方】①人中、内关、百会、关元、气海、足三里、三阴交；②人中、百会、内关、三阴交、足三里、气海、隐白、关元、神阙、印堂、阴郄、合谷（均针）。

【治法及操作】人中、内关为泻法；其他穴位为补法。

图 21-88　产后血晕

下篇

（二）瘀血中阻、气闭昏闷

若产后分娩时感寒，寒凝气滞，新血不生，旧血瘀阻，以致血虚气滞，恶露上攻，扰乱心神，可致血晕。

【主要症状】产后恶露极少或恶露不下，少腹阵痛拒按，甚则胸满气促，不省人事，牙关紧闭，两手握固。

【诊断要点】面色紫黯，唇舌青紫，脉沉而涩。

【处方要义】开窍醒脑，理气化瘀。

【处方】①中极、三阴交、支沟、内关、人中（均针）；②人中、百会、内关、三阴交、足三里、气海、关元、神阙、印堂、神门（均针）。

【治法及操作】泻法。

三十二、恶露不下

恶露出自胞宫，为血所化生，血运又赖于气之推动。情志不畅，肝气郁结，气机不利，则血行受阻；因感受风寒，饮食生冷，以致恶露为寒邪所凝，皆可导致恶露不下。

（一）气滞证

【主要症状】恶露不下或流下甚少，小腹胀满而痛，胸胁作胀。

【诊断要点】苔薄白，脉弦。

【处方要义】理气解郁，调和气血。

【处方】①太冲、间使、气海、关元；②关元、气海、地机、三阴交、天枢、归来、内关、期门、膈腧、太冲（针灸）。

【治法及操作】①泻法；②针灸并施，先泻后补。

（二）血瘀证

【主要症状】恶露不下或流下甚少，色紫黯，小腹疼痛拒按，痛处按之有块。

【诊断要点】舌紫，脉弦。

【处方要义】活血行瘀。

【处方】①中极、气冲、地机（均针）；②关元、气海、地机、三阴交、天枢、归来、膈腧、太冲、神阙、天枢（针灸）。

【治法及操作】针灸并施，先泻后补。

（三）血虚证

【主要症状】恶露不多，面色苍白或萎黄，头晕眼花，耳鸣，心悸，精神疲乏，语气低微或有潮热，腹部空痛、柔软。

【诊断要点】舌淡白，脉细。

【处方要义】补气益血，调理冲任。

【处方】关元、血海、足三里、三阴交、十七椎下。

【治法及操作】针灸并施。

三十三、人工流产综合反应

孕妇平素血虚气弱，术中精神过度紧张，加之器械刺激，气血流行不畅，不能上荣于脑，出现头晕等症，严重者清窍闭阻，突发昏厥或抽搐。

【主要症状】腰酸、腹胀、腹痛、头晕自汗，面色苍白、胸闷呕恶，甚则烦躁不安或神识昏迷。

【处方要义】益气固元，回阳救逆。

【处方】①妊娠80天以下者，中极为主穴；②妊娠80天以上者，关元为主穴。

【治法及操作】手术准备工作进行完毕，即可针刺，具体深度视受术者胖瘦而定，一般1寸左右，以刺达肌膜层为宜。得气后留针。于宫颈扩张时起直至吸刮终末，应持续捻针，手术结束后继续留针10分钟。关元穴加艾条灸30~60分钟。

三十四、外阴白斑

肝肾阴虚，肌肤失养：患者肝肾素虚，或房劳过度，剋伐肾元；或年老体衰久病，精血亏虚，致经络受损，阴部肌肤失养，而成外阴白斑之疾。

【主要症状】外阴皮肤变白，阴部瘙痒，干燥不适，头晕目眩，口干舌燥，时有燥热自汗。

【处方要义】舌红少苔，脉细数无力。

【处方】肝腧、肾腧、蠡沟、阴廉、三阴交、止痒。

【治法及操作】肝腧、肾腧、蠡沟、三阴交是补法；阴廉、止痒是泻法。

第九节　其他病证

一、赤白游风

（一）赤游风

脾肺燥热，风邪袭入血分，气血相搏而成。

【主要症状】皮肤起红色云片，游走无定，浮肿焮热，痛痒相兼。

【诊断要点】脉浮数。

【处方要义】健脾润肺，祛风养血。

【处方】风门、曲池、委中、血海、膈腧（均针）。

【治法及操作】泻法。

（二）白游风

脾肺燥热，风邪袭入气分相搏而成。

【主要症状】皮肤起白色云片，游走无定，浮肿焮热，痛痒相兼。

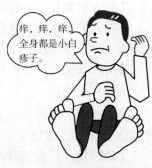

图21-89　游风

【诊断要点】脉浮。

【处方要义】健脾润肺，益气祛风。

【处方】曲池、外关、飞扬、风市（均针）。

【治法及操作】泻法。

二、湿疹

风、湿、血热所致。

【主要症状】周身遍生小疹，色白。

【诊断要点】瘙痒，触热加甚，破则流黄水。

【处方要义】祛风除湿，清热养血。

【处方】①曲池、委中、血海、肩髃、外关、合谷（均针）；②大椎、曲池、血海、足三里、三阴交、神门（均针）

【治法及操作】泻法。

三、风疹

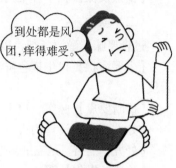

图 21-90　风疹

（一）风邪外袭

【主要症状】病起急骤，皮肤突然出现红色或白色的风团，成块成片，搔之则凸起，发热恶风。

【诊断要点】苔薄白，脉浮缓。

【处方要义】祛风养血。

【处方】①曲池、合谷、血海、膈腧、天井、风市、合谷、大椎、鱼际、外关、风池（均针）；②血海、三阴交、曲池、合谷、肺腧、风府（均针）。

【治法及操作】泻法。

（二）胃肠积热

嗜食膏粱厚味，或不耐鱼虾之类而胃肠积热，腑气不通，内不得泄，郁于肌表而发。

【主要症状】发病迅速，消退亦快，皮肤突然出现红色或白色的风团，成块成片，搔之则凸起，脘腹疼痛，呕吐纳呆。

【诊断要点】苔黄腻，脉滑数。

【处方要义】清热除湿，调理肠胃。

【处方】曲池、合谷、血海、膈腧、天井、风市、足三里、委中、列缺（均针）。

【治法及操作】泻法。

四、荨麻疹

汗出受风，风邪入皮肤。

【主要症状】初发皮肤作痒，次发扁疙瘩，形如豆瓣，身微热，身痒心烦。

【诊断要点】脉浮。

【处方要义】祛风养血。

【处方】①曲池、外关、委中、肺腧、血海、风市（均针）；②曲池、血海、三阴交、足三里、大椎、阴陵泉（均针）

【治法及操作】泻法。

五、口疮

（一）虚火

思虑过度，心肾不交，虚火上炎。

【主要症状】口部生疮色淡，口内白斑数点，甚者陷露龟纹。

【诊断要点】脉虚，不渴。

【处方要义】滋阴降火，健脾益气。

【处方】心俞、肾俞、承浆、合谷、小肠俞、足三里、太溪、脾俞（均针）。

【治法及操作】平补平泻。

（二）实火

过食厚味，醇酒炙煿，以致心脾实火妄动。

【主要症状】口生疮色鲜红，满口烂斑，甚者腮舌俱肿。

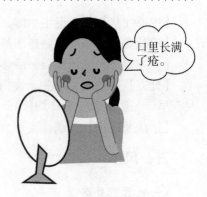

图 21-91　口疮

【诊断要点】脉实，口干。

【处方要义】清胃泻火。

【处方】合谷、足三里、心俞、脾俞、承浆、少府、内庭（均针），金津、玉液（出血）。

【治法及操作】泻法。

六、口糜

（一）实火

过食厚味，实热壅盛。

【主要症状】满口糜烂，甚者连及咽喉，不能饮食，口臭便秘。

【诊断要点】口渴，脉实。

【处方要义】清胃健脾。

【处方】合谷、中脘、足三里、大陵、少府、承浆、行间、内庭（均针），金津、玉液（出血）。

【治法及操作】泻法。

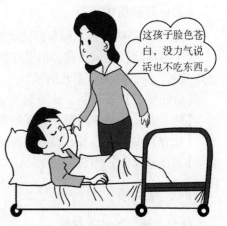

图 21-92　口糜

（二）虚火

久病后，或体弱者。

【主要症状】满口糜烂，面色憔悴，睡卧怕惊，神气衰少。

【诊断要点】脉迟缓，口干饮少。

【处方要义】滋阴养胃。

【处方】合谷、足三里、脾俞、胃俞、中脘、气海、三阴交（均针）。

【治法及操作】平补平泻。

（三）脾阳虚弱

脾气虚，阳气困。

【主要症状】满口糜烂，大便溏泄，腹中雷鸣，四肢无力，气不足，面色苍白。

【诊断要点】脉迟缓。

【处方要义】温运脾阳。

【处方】合谷、足三里、三阴交（均针），天枢、中脘、气海、脾俞、胃俞（均灸）。

【治法及操作】补法，灸3~5壮。

（四）相火妄动

纵欲过度，肾虚精少。

【主要症状】满口糜烂，咽中干燥，手心烦热。

【诊断要点】脉细数。

【处方要义】补肾养精。

【处方】合谷、太溪、肾腧、承浆、大陵、液门（均针）。

【治法及操作】平补平泻。

七、鹅口疮

小儿胎热上攻。

【主要症状】满口皆生白色斑点作痛，甚者咽喉肿起，难于哺乳，时时啼哭。

【诊断要点】脉数，指纹紫。

【处方要义】清热泻火。

【处方】合谷、足三里、照海（均针），少商、商阳（均出血）。

【治法及操作】点刺。

八、牙痛

（一）火郁

【主要症状】龈肿，阵阵作痛，时发时止。

【诊断要点】脉数，舌苔黄，大便秘。

【处方要义】清胃泻火，消肿止痛。

【处方】①合谷、下关、颊车、内庭、二间、人中、承浆、曲池（均针）；②合谷、下关、颊车、内庭、外关、风池（均针）。

【治法及操作】泻法，于龈肿处，用三棱针刺破，放出脓血，然后用盐水漱口。

（二）感风

【主要症状】发病时先浮肿，继则疼痛，开口吸风则痛甚。

【诊断要点】脉浮，舌苔薄白。

【处方要义】祛风活络止痛。

【处方】①合谷、下关、颊车、内庭、翳风、风池、外关（均针）；②合谷、下关、颊车、内庭、大迎（均针）。

【治法及操作】泻法。

（三）肥甘湿热，化生牙虫

【主要症状】牙齿被虫蚀损脱落，一齿既腐，又蚀全齿，牙败而痛，缠绵不已。

【诊断要点】脉滑数、舌苔白腻，牙有蛀孔。

【处方要义】清利湿热，消肿止痛。

【处方】合谷、下关、颊车、内庭、阳溪、足三里、中脘（均针）。

【治法及操作】泻法（针灸对此证，只能暂时止痛，不能根治）。

下篇

（四）肾虚

【主要症状】牙齿浮动而痛，甚则憎寒。

【诊断要点】两尺无力或数细。

【处方要义】补肾。

【处方】合谷、下关、颊车、内庭、太溪、行间（均针）。

【治法及操作】补法。

九、咽喉肿痛

（一）外感时邪

【主要症状】发热恶寒，咽喉肿疼，饮食困难，声音嘶哑。

【诊断要点】脉浮数，右寸关较盛。

【处方要义】清热祛邪，消肿止痛。

【处方】①少商、关冲、商阳（均出血），合谷、风府、尺泽、外关、天突、大椎（均针）；②少商、尺泽、陷谷、关冲、合谷、大椎、外关、曲池（均针）。

【治法及操作】泻法，可用喉针刺患处放脓血。

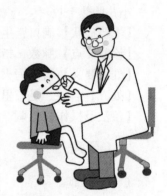

图 21-93　咽喉肿痛

（二）实火：过食厚味，热毒蕴结。

【主要症状】咽喉红肿，便秘，痰热壅盛。

【诊断要点】脉实数，咽喉红肿。

【处方要义】清热解毒。

【处方】①少商、金津、玉液（均出血），合谷、陷谷、关冲、尺泽、液门、鱼际、天容、天突（均针）；②少商、尺泽、陷谷、关冲、天容、天突、肺腧、太渊（均刺），合谷（灸）。

【治法及操作】泻法，合谷灸 3~7 壮。

（三）虚火：善怒嗜睡，好酒色，致虚火上壅。

【主要症状】咽干舌燥，心烦口渴。

【诊断要点】脉虚数，咽喉疼痛较缓，或痛甚于肿。

【处方要义】滋阴降火。

【处方】照海、合谷、尺泽、太溪、鱼际、足三里、内庭、风府（均针）。

【治法及操作】平补平泻。

十、耳鸣

（一）肝胆风火上逆

【主要症状】耳鸣连续。

【诊断要点】脉弦数，面赤，舌干，口苦。

【处方要义】疏肝解郁，清火止鸣。

【处方】①风池、听宫、翳风、中渚、外关、

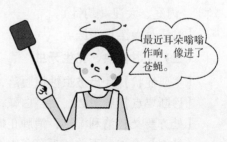

最近耳朵嗡嗡作响，像进了苍蝇。

图 21-94　耳鸣（1）

侠溪、阳陵泉、太冲、丘墟（均针）；②翳风、侠溪、听会、中渚、太冲、丘墟、肝腧、行间、丰隆（均针）。

【治法及操作】泻法。

（二）肾阴不足，浮热上升

【主要症状】耳鸣时轻时重。

【诊断要点】脉数而无力，口舌干，舌赤无苔。

【处方要义】补肾益精，滋阴潜阳。

【处方】①听宫、太溪、肾腧、关元、少海、涌泉、足三里（均针）；②翳风、耳门、肾腧、关元、涌泉、太溪、足三里（均针）。

【治法及操作】平补平泻。

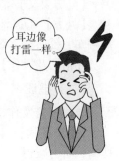

图21-95 耳鸣（2）

（三）外感风热

【主要症状】耳中发胀，鸣声不绝，伴发热，头痛。

【诊断要点】脉浮数。

【处方要义】疏风清热，散邪止鸣。

【处方】①听宫、合谷、外关、足临泣、风池、大椎、金门、百会、上关、下关（均针）；②翳风、侠溪、听会、中渚、听宫、阳池、金门、足临泣、外关、合谷（均针）。

【治法及操作】泻法。

十一、耳聋

（一）肝火炽盛

【主要症状】骤然暴聋。

【诊断要点】脉弦，舌赤，心烦善怒。

【处方要义】疏肝解郁，泻火开窍。

【处方】①听宫、翳风、肝腧、听会、行间、足临泣（均针）；②听宫、翳风、肝腧、听会、侠溪、中渚、太冲、丘墟、行间、丰隆（均针）。

【治法及操作】泻法。

（二）肾阴不足，不能濡窍。

【主要症状】渐次增重

【诊断要点】神疲腰酸，面色晦暗。

【处方要义】补肾滋阴。

【处方】①听会、翳风、太溪、风池、合谷（均针），肾腧、关元（均灸）；②上星（14壮）、翳风（7壮），听宫、肾腧、外关、偏历（均针）。

【治法及操作】平补平泻。

十二、聤耳（中耳炎）

（一）实证

胆火上炎，侵袭耳窍；外感风热，灼伤肌膜，化腐为脓。

下篇

【主要症状】耳底痛，数日后耳膜溃破，流黄色黏脓。

【诊断要点】恶寒发热，头痛，舌红苔黄，脉弦数。

【处方要义】清肝泻火，利湿通窍，或疏风清热，散邪通窍。

【处方】①风池、翳明、听宫、合谷、外关、足临泣、中渚、大椎、迎香（均针），灸颊车；②听会、翳风、丘墟、足三里、耳门、风池、合谷（均针），上关（灸3壮）。

【治法及操作】泻法。

（二）虚证

聤耳反复发作，阴液耗伤，肾阴亏虚。

【主要症状】耳中流脓，终年不愈，脓水清稀，耳鸣，听力减退。

【诊断要点】眩晕，舌红少苔，尺脉弱。

【处方要义】补肾滋阴，开闭通窍。

【处方】①风池、翳明、听宫、合谷、外关、足

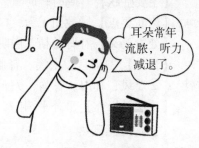

图21-96　聤耳

临泣、肾腧、太溪、中渚（均针）；②翳风、中渚、合谷、风池、听会、外关、耳门、太溪（均针）。

【治法及操作】补法。

十三、聋哑

（一）先天所致

【主要症状】听不见，不能说话。

【诊断要点】从小聋哑。

【处方要义】聪耳开窍。

【处方】①百会、听会、翳风、通里、哑门、合谷、足三里、听宫（均针）；②耳门、翳风、哑门、中渚、外关、翳明、曲池、百会、人中（均针）。

【治法及操作】平补平泻。

（二）后天跌伤久病

【主要症状】听不见，不能说话。

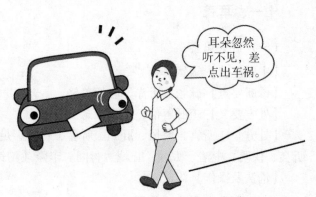

图21-97　耳聋

【诊断要点】本来正常，自病后或跌伤后发现。

【处方要义】活血化瘀，聪耳开窍。

【处方】①听会、翳风、哑门、外关、通里（均针）；②耳门、哑门、中渚、下关、翳风、廉泉（均针）。

【手法及操】平补平泻。

十四、暴发火眼（结膜炎）

风热上乘。

【主要症状】胞肿疼痛，泪多痒赤。

【诊断要点】白睛胀赤，目涩畏光。

【处方要义】祛风清热，消肿止痛。

【处方】①风池、睛明、行间、合谷、光明（均针）；②睛明、风池、合谷、太冲、肝腧、行间（均针），太阳（点刺出血）。

【治法及操作】泻法。

十五、雀目（夜盲）

肝风邪火，上冲于目。

【主要症状】暮暗朝明，多痒多涩。

【诊断要点】夜中惟能视之下物，不能视上。

【处方要义】平肝息风，养血明目。

【处方】①肝腧、肾腧（均灸），行间、睛明、光明、养老（均针），足三里、膈腧、血海（均针灸）；②神庭、上星、前顶、百会、睛明、肝腧、照海（均针）。

【治法及操作】平补平泻。

十六、目翳

（一）外感风热

【主要症状】翳障点状，或聚或散。眼睛红肿畏光，流泪多眵，头痛，眉棱骨痛，鼻塞流涕。

【诊断要点】苔薄黄，脉浮数。

【处方要义】祛风清热，明目散翳。

【处方】风池、足临泣、睛明、攒竹、瞳子髎（均针）。

【治法及操作】泻法。

（二）肝肾阴虚

【主要症状】星翳灰白，或聚或散。眼睛微红不敢久视，眼睑无力，常欲垂闭。

【诊断要点】舌红脉细。病程进展缓慢。

【处方要义】补益肝肾，明目退翳。

【处方】肝腧、肾腧、大小骨空、攒竹、睛明、瞳子髎（均针）。

【治法及操作】补法。

十七、暴盲

纵酒嗜辛或色欲过度，悲伤太甚，或因热而积，因热而致

【主要症状】忽然视物不见，必急醒片时，始能见人物，然竟不辨为何人何物。

【诊断要点】脉弦或细。

【处方要义】明目开窍。

【处方】睛明、瞳子髎、风池、太冲、光明、合谷、膈腧、行间（均针）。

【治法及操作】泻法。

十八、色盲

先天禀赋不足，肝肾亏虚，目络气血不和，目窍失养，以致不能辨别五色。

【主要症状】多无自觉症状。

【诊断要点】不能辨识红色，或绿色，或红色和绿色均不能辨识。

【处方要义】补益肝肾。

【处方】①睛明、瞳子髎、风池、光明、肝腧、太溪、四白、攒竹、丝竹空、复溜、足三里、养老（均针）；②睛明、攒竹、三间、养老、天柱、风池（均针），肝腧、命门、膈腧、气海、足三里（均灸）。

【治法及操作】平补平泻。

十九、近视

先天禀赋不足，后天发育不良，劳心伤神，心阳耗损，使心、肝、肾气血亏虚，加上用眼不当，使目络瘀阻，目失所养。

【主要症状】视远物模糊，视近物清楚。

【诊断要点】脉细，舌淡苔薄。

【处方要义】疏通经脉，养血明目。

【处方】①睛明、风池、承泣、合谷、四白、养老、光明、肝腧、命门（均针）；②肾腧、偏历、后顶、水泉、攒竹、昆仑、养老、合谷、曲差、风池、五处（均针）

【治法及操作】平补平泻。

二十、斜视

（一）感受风邪

脾气不足，络脉空虚，风邪侵袭，目系拘急。

【主要症状】起病突然，发热头痛，恶心呕吐。

【诊断要点】苔白脉浮。

【处方要义】祛风活络，调节筋脉。

【处方】①内斜视：风池、合谷、球后、瞳子髎、太阳、四白、肝腧（均针）。外斜视：风池、合谷、健明、睛明、攒竹（均针）；②风池、合谷、球后、瞳子髎、太阳、四白、印堂、内关（均针）。

【治法及操作】泻法。

（二）肝肾亏损

肝肾素亏，精血不足，目系失养，目珠失维。

【主要症状】起病缓慢，头晕目眩，视物昏蒙，耳鸣作响。

【诊断要点】舌淡红，脉沉细。

【处方要义】补益肝肾。

【处方】四白、足三里、肝腧、肾腧、睛明、太阳、攒竹（均针）。

【治法及操作】补法。

二十一、青光眼

（一）肝肾阴虚

肝肾阴亏，精血耗损，精气不能上荣，目失涵养。

【主要症状】目中干涩，头晕耳鸣，腰酸腿软。

【诊断要点】舌红脉细。

【处方要义】滋阴补肾，养血明目。

【处方】①肝腧、肾腧、光明、三阴交（均灸），睛明、承泣、球后、太溪（均针）；②风池、攒竹、瞳子髎、合谷、太溪、三阴交、肝腧、足三里（均针）。

【治法及操作】补法。

（二）心营亏损

神气虚耗，目失所养。

【主要症状】心悸健忘，多梦，头晕。

【诊断要点】舌淡红，脉虚弱。

【处方要义】养心安神。

【处方】心腧、风池、翳明、臂臑、睛明、承泣、球后（均针）。

【治法及操作】补法。

二十二、鼻渊

（一）风热在脑

【主要症状】鼻流浊涕不止。

【诊断要点】涕味腥臭，色黄。

【处方要义】疏风清热，宣通鼻窍。

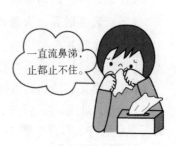

图 21-98 流涕

【处方】①风池、上星、迎香、印堂、合谷、大椎、百会、太冲（均针）；②上星、曲差、合谷、人中、迎香、印堂、合谷、风门（均针）。

【治法及操作】平补平泻。

（二）肺经受邪，或外感风寒犯肺，肺气失宜

【主要症状】鼻塞不通，流脓浊涕，伴有头痛，头晕，感冒或受凉后症状会加重。

【诊断要点】面白少华，形体消瘦，精神萎靡，舌质淡晦，苔薄黄，脉象弦略数。

【处方要义】祛风散热，宣肺开窍，清肝热，泻胆火，通鼻窍。

【处方】①迎香、印堂、合谷（均针），上星、通天、曲差、承灵（针灸）；②囟会、前顶、迎香、人中、风府、百会、风池、风门、大杼（均针），上星（灸2～7壮）。

【治法及操作】泻法。

（三）风热灼肺，脾胃热盛

【主要症状】鼻塞不通。

【诊断要点】鼻塞，胃肠胀气，口干舌燥，食欲不振，伴头胀目眩。

【处方要义】宣肺通窍。

【处方】风池、迎香、四白、下关、列缺（均针），上星、通天、头临泣（针灸）。

【治法及操作】泻法。

二十三、乳痈（乳腺炎）

（一）胃热

【主要症状】乳房红肿焮热痛，初起寒热往来，肿硬疼痛。

【诊断要点】脉弦数，苔黄腻，口渴，口臭。

【处方要义】清泄胃热，消痈散结。

【处方】①肩井、足三里、膻中、期门、尺泽、下巨虚、丰隆、温溜、膺窗（均针）；②膺窗、足临泣、神封、乳根、足三里、下巨虚、下廉、天溪、侠溪（均针）。

【治法及操作】泻法。

（二）气郁

【主要症状】乳房红肿焮热痛，初起寒热往来，肿硬疼痛。

【诊断要点】脉弦，苔薄，胸闷胁痛。

【处方要义】疏肝解郁，消肿散结。

【处方】肩井、足三里、膻中、期门、尺泽、行间、内关、天池（均针）。

图 21-99　乳痈

【治法及操作】泻法。

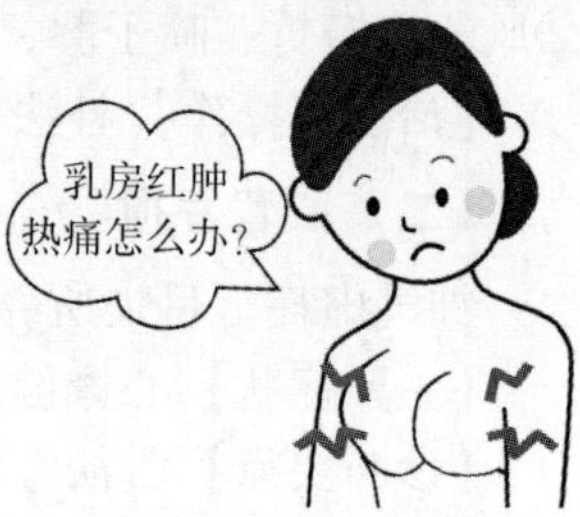

（三）乳头破裂，火毒外侵乳房致气血壅滞

【主要症状】乳部疼痛，伴发热恶寒，口苦，不思饮食，周身不适。

【诊断要点】脉洪大而数，舌红苔黄腻。

【处方要义】清热解毒排脓。

【处方】①至阳、肩井、少泽、大椎（均针）；②大陵、委中、少泽、腧府、期门、足三里、肩井、尺泽、膻中、大椎（均针）。

【治法及操作】泻法。

二十四、鹅掌风

血燥受风，凝滞而成。

【主要症状】掌心初起紫白斑点，迭起白皮，坚硬且厚，干枯燥裂，延及遍掌。

【诊断要点】脉数，苔薄黄。常反复发作，缠绵难愈。

【处方要义】养血祛风，活血通络。

【处方】劳宫（针或灸），血海、膈腧（均灸），内关、大陵、少府（均针）。

【治法及操作】平补平泻。

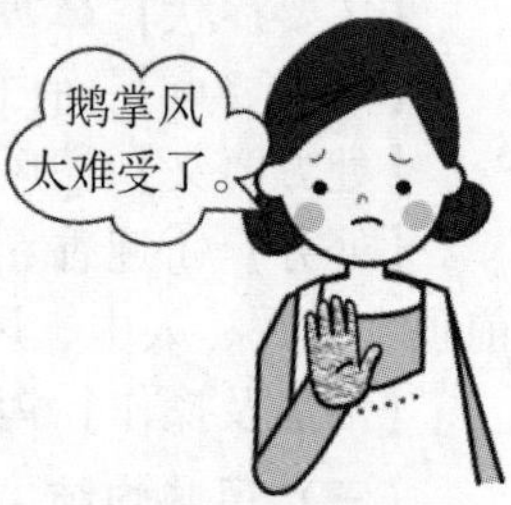

图 21-100　鹅掌风

二十五、鹤膝风

（一）外受风寒，脾湿下注

【主要症状】初起膝盖骨内作痛，久则肿粗，大腿日细。

【诊断要点】肿痛皮色不变，脉缓无力，舌淡。

【处方要义】祛风散寒，健脾利湿。

【处方】①梁丘、血海、阴陵泉、阳陵泉、足三里、三阴交（均针灸）；②阴陵泉、阳陵泉、足三里、三阴交（均针灸），风府、曲池（针刺）。

【治法及操作】平补平泻，灸 3～7 壮。

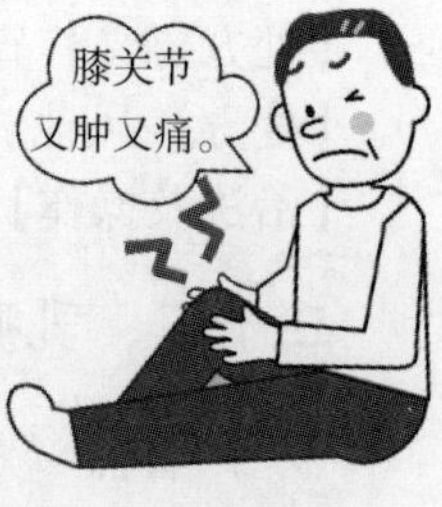

图 21-101　鹤膝风

（二）肝肾阴亏，湿热下注

【主要症状】膝关节红肿疼痛，精神不振，久则上下肌肉萎缩。

【诊断要点】脉细数，舌红无苔。

【处方要义】补益肝肾，清热利湿。

【处方】①梁丘、阴陵泉、三阴交、阳陵泉、复溜、行间（均针）；②阴陵泉、阳陵泉、足三里、三阴交、膝眼、尺泽、曲池（均针）。

【治法及操作】平补平泻。

二十六、脚气

（一）湿：湿热下注

【主要症状】两足肿痛，其热如火。

【诊断要点】脉滑数，舌苔滑腻。

【处方要义】清热利湿。

【处方】水道、阴陵泉、足三里、血海、三阴交、行间、阳陵泉（均针）。

【治法及操作】泻法。

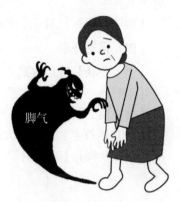

图 21-102　脚气

（二）干：暑热伤足三阴，阴液为热所灼，则枯细萎弱

【主要症状】往来寒热，两足作痛，不肿不热。

【诊断要点】脉弦细，舌红。

【处方要义】清热养阴。

【处方】阴陵泉、阳陵泉、涌泉、至阴、复溜、昆仑、绝骨、照海（均针）。

【治法及操作】平补平泻。

二十七、脱肛

（一）气虚下陷

【主要症状】大便后脱肛不收。

【诊断要点】脉沉弱，面白气弱。

【处方要义】健脾益气，升阳举陷。

【处方】百会、神阙、大肠腧、气海腧、天枢、足三里（均灸），长强（针灸）。

【治法及操作】补法，灸 3～5 壮。

（二）肺寒

【主要症状】脱肛不收。

【诊断要点】脉虚或缓，面白，舌质淡。

【处方要义】宣肺散寒，升阳举陷。

【处方】肺腧、大肠腧、神阙、膻中、天枢、气海、足三里（均灸），长强（针灸）。

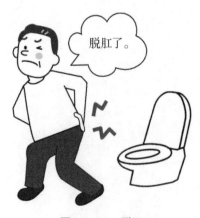

图 21-103　脱肛

【治法及操作】补法，灸3～5壮。

（三）泻痢日久，脾胃虚寒

【主要症状】泻痢后，脱肛不收。

【诊断要点】脉沉细，面萎黄，舌淡，每泻则脱肛。

【处方要义】温补脾胃，益气升提。

【处方】百会、神阙、脾腧、胃腧（均灸），长强、大肠腧、天枢、足三里、三阴交（针灸）。

【治法及操作】补法，灸3～5壮。

（四）湿热下坠

【主要症状】脱肛疼痛。

【诊断要点】脉沉滑，舌苔黄腻，小便短赤，肛疼。

【处方要义】清利湿热，升阳举陷。

【处方】百会、长强、大肠腧、水道、足三里、三阴交（均针）。

【治法及操作】平补平泻。

第二十二章　针药结合的临床诊疗

第一节　针药结合概述

中医采用针灸治疗疾病，是早于药物；在《内经》里就对针灸治疗方面作了很多的论述，它的理论基础，主要以十二经为重心。有关这些论述，直到目前为止，仍为针灸医师所信奉并掌握运用着。以后药物的发现逐渐增多，药物治疗的比重逐渐增长，《内经》中的各种基本理论，如阴阳五行、营卫气血、藏象经络等学说，又为汤液治疗的广泛应用奠定了基础，所以在内科和其他各科中，同样也运用经络学说在某些目的和要求上不尽相同罢了。针灸是"从外以治内"，故着重在十二经脉所行的路线和治疗取效的穴位；内科则"以内治外"，故着重在经脉的分布与联系。

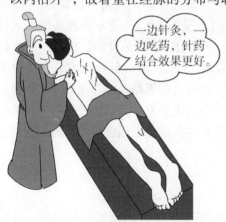

图22-1　针灸疗法

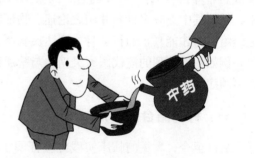

图22-2　中药疗法

唐代药王孙思邈在《备急千金要方》中言："若针而不灸，灸而不针，非良医。针灸而不药，药而不针灸，亦非良医。"概括了良医所需要具备的治疗手段，即针、灸、用药。此三者，缺一则不能称之为良医。在古代的时候，针药并不分家，一个医生往往既会针灸，又会医药，这样的治疗才是全面的。随着时间的推移，中医越来越倾向于专业分科，导致了很多医生往往只精通于其中一种疗法，获得的疗效往往不能尽如人意，甚至解决不了问题。一名优秀的中医临床医生，应该针药合一，不仅要精通各科疾病的中药治疗，还必须掌握各科疾病的针灸治疗方法，这样才能在治疗疾病时左右逢源。针药结合是提高临床疗效的一条必由之路，也是中医药的优势所在。

针刺、灸法和中药可谓是中医学的三大瑰宝，是我国传统文化的瑰宝，古代医家运用中医的这三大"法宝"为中华民族的繁衍生息和健康事业做出了不可磨灭的贡献。发展至今，针药结合已成为临床上广泛使用的治疗手段，其疗效显著，得到了医家的广泛共识。

针药结合是在辨证审因，确立治法后，依据患者的具体病情，以及针、灸和中药的不同特长，针对患者的病证，同时施以针刺、灸法和药物三种治疗措施，或选取其中两种治疗手段进行治疗，以达到防病治病的目的。

针药结合并不仅是指在治疗疾病的某一阶段同时使用针灸和中药两种疗法，还包括了在疾病的不同阶段，运用不同的治疗方法，对病对症治疗，以期获得最佳疗效。在运用针药结合疗法时，可根据不同疗法的特长，进行对症治疗。

针药结合思想的起源可追溯到《黄帝内经》。《素问·异法方宜论》云："故圣人杂合以治，各得其所宜"。临床上诸多的治疗方法配合中，尤以针灸与中药结合使用者居多，主张"毒药治其内，针石治其外"《素问·移精变气论》的内外同治法。

针药结合疗法的疗效超出单纯的中药治疗或针灸治疗，故提倡针药并用的医家众多。汉代张仲景所著——《伤寒论》是针药结合杰出的典范，如第 24 条，"太阳病，初服桂枝汤，反烦而不解者，先针风池、风府，却与桂枝汤则愈。"第 117 条，"烧针令其汗，针处被寒，核起而赤者，必发奔豚，气从少腹上冲心者，灸其核上各一壮，与桂枝加桂汤，更加桂二两也。"《脉经》中对于疾病的治疗，多针灸取穴与选用药物并列。孙思邈对针药并用更加推崇。"若针而不灸，灸而不针，非良医也……针而不药或药而不针者，尤非良医也。但恨下里间知针者鲜耳……知针知药，固是良医。"李东垣在其所著《脾胃论》《兰室秘藏》《内外伤辨惑论》三书中就有十五处记述了针药合治，杨继洲在《针灸大成》中亦云："针、灸、药者，医家不可缺一者也"，其所著《针灸大成》堪称针灸全书，然而其中亦颇多针药并用之论述。临证时，针药结合的思路是非常重要的，用针灸开通经络，药才能真正通行全身，到达疾病所在的部位，充分发挥药效，获得最佳的治疗效果。例如随后谈到的清代医家吴瑭常与精通针灸的颊芷谷配合采用针药结合的方法治愈了许多顽症。

一、针药结合的作用

从古至今，大量的临床实践经验证明了，针药结合是治疗疾病的有效手段，针药结合，相得益彰。由于中药具有地域性，某些中药在一些地方并没有，或很少有，其疗效也比不上地道药材的疗效，虽然开出的中药处方既对症也对病，受药物应用的限制而疗效不佳时，换用针灸疗法，往往能够解决此类问题。这并不是说针灸可以完全取代中药的疗效，而是说在取材受限时，选用较符合实际的疗法。

针灸与药物的相互作用表现在以下几个方面：

（一）针药间的协同作用

针药间的协同作用主要是指运用针灸和中药同时针对单一主证或多个主证起主要治疗作用。

医家一般认为脏腑病以中药治疗为首选，经络病以针灸治疗最为适宜，其实无论脏腑病还是经络病，"针药结合"可以调节机体整体功能，发挥内外兼治，由表入里或由里达表的作用。单独使用针刺或单独服用中药，在疗效、疗程及预后上大大逊色于针药合用，究其原因在于针刺主要是调，即调气，正如《内经·灵枢》经云："用针之要，在于调气"；中药主要是补，即补充机体所需的物质基础——气血。

（二）药物对针灸疗效的辅助作用

患病的机体，其全身五脏六腑气血的运行均受到一定的影响，正如现代医学研究发现，疼痛可导致免疫功能抑制。当针刺行气止痛后，机体气血运行状态的恢复与否是彻底治愈的关键，因针刺本身也会给患者带来一定的疼痛，故采用中药内服，可补养气血，行气安神，促进气血正常运行状态的恢复，使人体复归于"阴平阳秘"的最佳状态。故可显著提高疗效，缩短疗程。

针刺可以调节机体的内在因素，调整经脉气血，平衡阴阳，使逐渐衰老的脏腑经脉相互协调，让老化的机体顺应环境，脏腑气血条达充盈，制约而统一，正常运行。古圣人治病，靡不以针灸为先，是以古代名医必擅针灸。古人多注重机体的自身调节功能，患病时，先通过针刺刺激机体，通经络之气，以鼓舞体内正气，使全身各脏腑功能正常，所谓"正气存内，邪不可干"，正气足则邪气自无藏匿之处。或用灸法温阳行气，以达扶正之目的，最后才用中药以祛病邪。

（三）针灸对药物疗效的辅助作用

有些疾病所在的位置，药物不能到达；或到达所需时间过长，未到达病所，即已排出体外；或到达的药量极少，药效发挥甚微，须用针刺或灸法，于病所处治疗。随着疾病的发展，病邪由表入里，阻滞经络，药物难以直达病所，影响了药效的发挥，需要用一些针灸的方法把经络疏通开来，让药物真正地通行全身，到达疾病所在的部位，充分发挥药效，获得最佳的治疗效果。某些疾病伴痛症时，针刺可疏通患者之经络，使针刺得气者，可舒缓疼痛，以行药力，使药达病所。

经络阻滞之病，误补致雍，非针不可，以使药见效。实证痛证，"不通则痛"，属经脉阻滞不通，气血瘀滞（如痹症），需通脉，可用针刺行气、通经，亦可用灸法，活血通经，温阳散寒。

《医学入门》中记载："凡病药之不及，针所不到，必须灸之。"在使用针药结合疗法时，药物不能到达病所，而某些穴位又宜灸不宜刺，或针刺效果不及灸法时，可灸相关的穴位与中药配合使用，鼓舞阳气，温阳通络，以行药气。

年老或病久者，经络空虚，愈后当培补元气。此类患者，服药后可治愈疾病，但年老或病久者，体弱、经络空虚，针或灸一些具有培补元气、温阳通络之穴位，可获培补元气，即扶正之功。

二、针药结合的实践

针药结合的实践主要有两种：一种是针药共用，相辅相成；另一种是针药相配，分阶段而施治之，针与药分别解决不同时段的问题。

针药共用：具体可分为：中药和针灸共同治疗多个主证；对于虚实夹杂的疾病，中药和针灸一方泻实，一方补虚，以补其元气，祛其实邪标本兼治；中药和针灸一方治标，一方治本。针药共进，标本兼治，相辅相成，共同达到平衡经络气血之目的。

针药相配可根据针灸、药物各自擅长的方面，针对具体症状进行治疗，取长补短，从而发挥出更好的临床疗效。针药相配，主要是通过针灸对中药的辅助作用更好地治疗疾病，即疏通经络，使药达病所，发挥药效；调和阴阳、辅助正气，以增药物驱邪之功。

用针、灸、药，按君臣佐使的方式来布局或采取主治与辅治的思路来规划统筹，则三种疗法可同时使用，或取其中两种治疗方法配合使用，以达同一疗效，双管齐下或三管齐下，以增疗效，也可以三者中一者为主要治疗手段，其他疗法为辅助手段，如一者治标，一者治本，一者行药力。

针药相配，分阶段而施治之：临床有的疾病虽然选用了对症的中药处方，但却出现了药方屡用不效的情况，说明治疗病症的药物组合不能到达病所，因此用药无效。此时选用针灸来治疗，发挥针灸通调经络，活血化瘀、平衡阴阳的优势，把患者的经脉打通，然后再重新使用中药配方，则会收到药到病除的良好效果。另外一种情况是根据患者的临床症状和表现，很适合用针灸来治疗，但治疗方案实施后病症虽然有所缓解，却不能完全治愈，反映出患者经气不旺，精血亏虚，难以通过针灸来接经补气，平衡阴阳，彻底地消除症状。此时应该采用对症的药物处方来填精补虚，扶正祛邪，平衡阴阳，往往在用药方施治后患者就会很快康复。因此，针药结合的应用一定要切中病机，全面分析，发挥优势才能解决临床错综复杂的问题。

综上所述，针药结合的理论与实践不仅在今天看来意义重大，因为今天的疾病谱比古代的更为复杂多变，而且，正逐步演化成为解决一些疑难杂症所必不可少的重要手段。史书记载《温病条辨》的著者吴鞠通就特别重视针药结合的思路与实践，在临床中靠针药并用解决了一些令人棘手的问题。举例如下：吴鞠通治病时思路独特，和其他医生多有点差异，除了给人讲病以外，他还经常做到针药并施。吴鞠通有个观点，他认为有些重的病，越来越深入，最后渗入到经络里边去，有的时候药可能到达不了指定的位置，影响了药效的发挥，所以往往需要用一些针灸的方法把经络疏通开来，让药物发挥作用，这是吴鞠通的一个特殊思路。

三、针药结合实践中应注意的问题

无论用药还是用针，在治病时，都要以患者的精、气、神的盛衰为根本和依据，"是故用针者，察观患者之态，以知精神魂魄之存亡，得失之意，五者以伤，针不可治也"。治疗前，要观察患者神的盛衰，以了解患者机体的反应性。《灵枢·本神》："凡刺之法，先必本于神。"强调了神在针刺疗法中的重要性。神是医生治疗的依据，决定治疗效果和预后。对临床根据精气盛衰诊治疾病、判断预后、指导养生防病均有重要的指导意义。情志过激后，气血逆乱，都不能进行针刺，有滞针、晕针的可能。

《刺禁论》对不宜进行针刺的患者做出了概括："无刺大醉，令人气乱。无刺大怒，令人气逆。无刺大劳人，无刺新饱人，无刺大饥人，无刺大渴人，无刺大惊人。"此时，就可以采用灸法和中药治疗。

辨证用药和辨证取穴都是通过调整人体阴阳气血平衡以达到防病治病的目的，二者在本质上是一致的。只不过，中药用的是自然界的药物来调节人体的气血阴阳，而针灸靠的是通过毫针和艾灸对经络的刺激来影响体内的气血阴阳。汤药不到，针可为之，"针所不为，灸之所宜"。《灵枢·官针》针、灸、药合用之，相得益彰，其功尤著。临床实践证明，针药结合应用，常常会在治疗疾病中发挥出意想不到的作用。

吴鞠通医案中有个故事，讲的就是针药结合的生动例子。话说有个名叫胡沄的男子，少年时候身体不好，经常需要吃药来滋补，结果越滋补越坏，身体总是病怏怏的，后来到北京参加会试，害怕身体不支，想用别的方法强壮身体，就学习弯弓射箭，这样身体反而好了一些，回家以后又有人推荐他吃药，吃了以后身体开始发胖，身体胖了以后出现一系列症状，不喜欢动弹，总喜欢躺着，口渴、心悸，容易泻肚，最后患上了痔疮，基本上变成了一身病的大胖子。

后来，他又再次来到北京，在一个叫觉罗毓的家里遇到了吴鞠通，当时什么也没说，走了以后吴鞠通总觉得这人的身体有点问题，他就跟觉罗毓说，这位叫胡沄的朋友一身是病，现在还都是小病不断，如果这样发展下去，终有一天会中风的。觉罗毓就和胡沄讲了，胡沄非常有心机，很想找吴鞠通治病，但是并没有马上去，对别人对吴鞠通的赞誉亦未敢全信，于是就观察吴鞠通给别人治病，观察了一年，发现吴鞠通治病效果很好，过了一年之后，他才找吴鞠通看病。

吴鞠通要他把肉戒了，胡沄非常喜欢吃肉，还是下决心把肉戒了，吴鞠通就给他治病，就在疗效不错的时候，发生了一件事，这件事改变了俩人的关系。胡沄的夫人在老家病了，患的是重症伤寒，已经病危了，要他回家去照顾。他就来找吴鞠通，吴鞠通听了叙述就开了一个方子，胡沄拿着方子回到老家，有大夫正给夫人看病呢，他就拿出这个方子让大夫看，大夫说这方子不行，结果治来治去，药症不符，夫人就去世了，胡沄很悲痛，因为拿着吴鞠通的方子，还是没能救了夫人的命。

胡沄哭着从老家回到北京，见到吴鞠通跪倒在地，要求吴鞠通收他为徒，现在庸医太多了，我谁都不敢相信，只有自己学了医术才能放心，于是吴鞠通一边教他医术，一边给他调理身体，胡沄的身体基本得到恢复，但是有点问题还没解决，因为他病的时间太长了，药力很慢有时到达不了指定位置，需要用针灸把经络疏通开，让药物进去，才能把病治好。吴鞠通说，我的针灸水平不高，我知道一个医生叫郏芷谷，他从一个僧人那里学来的医术，他的针灸技术非常高，我们一起去拜访他，要求他给你针灸。于是，他们一起来找郏芷谷，郏芷谷一听是吴鞠通来访，很是吃惊，因为在那个时代，一般的同行是排斥的。郏芷谷见他们来了，觉得义不容辞，决定帮助吴鞠通，在扎了一段时间的针灸以后，吴鞠通再次开药，效果马上就出来了，胡沄的身体很快就好了。通过这件事情以后，胡沄认识到吴鞠通的手段是非常高明的，所以他认真地跟着吴鞠通，并且整理他的书，最后，吴鞠通的《温病条辨》就是在胡沄的编辑整理下出版的。

吴鞠通看病时针药并施，这种思路是非常宝贵的。在古代的时候，针药并不分家，一个医生往往既会针灸，又会处方用药，这样的治疗是非常全面的，但是中医发展到后来，分科越来越严重，很多医生往往是只懂一样，很多人服了汤药的效果不好，就是经络有所阻滞，药物没有到达指定的位置，没有发挥作用，就被排泄出去了。而真正能治大病重病的医生应该是针药合一的，用针灸开通经络，药才能真正通行全身，这样的效果才好。吴鞠通知道自己的针灸不如郏芷谷，就不断地和郏芷谷配合，这两个人配合了一辈子，往往很多顽症，吴鞠通觉得药力到达差，就让郏芷谷医生配合一下，很快就能到达效果。

吴氏医案中还有一个针药结合的案例也是很能说明针药结合的巨大潜力与价值的。当时有个姓陶的先生，68岁患了中风，左边的整个身体是拘挛的，请来吴鞠通一看，舌头都肿了，说话都说不清楚，吴鞠通想一定是有痰湿阻滞在身体里边，就用了辛凉开水道的方法，方子里用了生石膏等一些凉药，又加用一些祛湿的药，然后加上通络的药，这样就能把患者的热证去掉，同时把经络疏通开来，用了以后陶先生的身体恢复的还不错，但是

 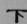

总不能复原，吴鞠通知道这是久病入络了，于是就请来了郏芷谷医生，想通过针灸来疏通经络，郏芷谷医生在患者的舌头上刺了一针，开始往外流黑色的血，流了一小碗，出来以后。奇怪的事发生了，针孔里流出一段东西，有点像粉条一样的胶状的东西，于是郏芷谷就让患者的孩子，往外拽这东西，长达几寸，拽出来以后，他的身体确实舒服了。然后郏芷谷又给他做了进一步的针刺治疗，在他胳膊上做了透刺的针法，从阳经透阴经，以后用药，日日见效，最后身体完全恢复了。

这些生动的案例，对我们的学习与传承中医学无疑具有很好的示范与教育意义，再次提醒我们中华传统医药学的确是一座巨大的宝库，其价值是不可估量的。

第二节　针药结合的临床应用

一、消渴

消渴是以多尿、多饮、多食、形体消瘦，或尿有甜味为主要临床表现的病症。消渴一病多由禀赋不足，饮食失节，或情志失调，或劳欲过度，致阴津亏损，燥热偏盛而发病。

西医学的糖尿病多属消渴范畴，尿崩症因多有多尿、烦渴等临床表现，亦可参照本篇内容辨证施治。

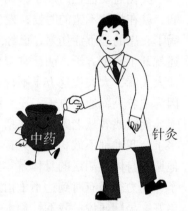

图22-3　针药结合

（一）上消

肺热津伤：肺热炽盛，耗液伤津，肺为燥热所伤，治节失职，水不化津而直趋于下，发为消渴。

【主要症状】烦渴多饮，口干舌燥，尿量频多，舌边尖红，苔薄黄，脉洪数。

【诊断要点】烦渴多饮，舌边尖红，苔薄黄。

【处方要义】清热润肺，生津止渴。

【处方】

（1）中药处方：消渴方加味。天花粉15g，黄连6g，生地12g，藕汁10g，麦冬9g，葛根9g。

加减：肺胃热炽，耗损气阴，烦渴引饮，苔黄燥，脉洪大，宜以白虎加人参汤清热生津；肺热津亏，气阴两伤，烦渴不止，小便频数，脉虚数，宜用二冬汤益气生津。

（2）针灸处方：少府、心腧、太渊、肺腧、胰腧、少商、鱼际。

【治法及操作】毫针刺，用泻法，每次留针20~30分钟，每日或隔日1次。

（二）中消

胃热炽盛：饮食不节，积热伤津，或情志失调，肝郁化火，上灼胃津，致胃热炽盛，消谷耗液，则成消渴。

【主要症状】多食易饥，口渴尿多，形体消瘦，大便干燥，苔黄，脉滑实有力。

【诊断要点】多食易饥，苔黄，脉滑实有力。

【处方要义】清胃泻火，养阴增液。

【处方】

（1）中药处方：玉女煎加味。石膏 20g，熟地 15g，麦门冬 6g，知母 5g，牛膝 5g，黄连 6g，栀子 6g。

加减：大便秘结者，宜先以增液承气汤润燥通便；病程日久及过用寒凉致脾胃气虚，见口渴引饮，多食，便溏，精神不振，四肢乏力者，可用七味白术散健脾益气，生津止渴。

（2）针灸处方：内庭、三阴交、中脘、脾腧、胰腧、胃腧。

【治法及操作】毫针刺，平补平泻法，每次留针 20～30 分钟，每日 1 次或隔日 1 次。

（三）下消

1. 肾阴亏虚

先天禀赋不足，肾阴素虚，或劳欲过度，肾精亏虚，虚火内生，上燔心肺脾胃，发为消渴。

【主要症状】尿频尿多，混浊如膏脂，或尿有甜味，腰膝酸软，乏力，多饮善饥，头晕耳鸣，口干唇燥，甚则面目黑皮肤干燥，瘙痒，舌红苔少，脉细数。

【诊断要点】腰膝酸软，乏力，头晕耳鸣，口干唇燥，舌红苔少，脉细数。

【处方要义】滋阴补肾，润燥止渴。

【处方】

（1）中药处方：六味地黄丸。熟地 24g，山茱萸 12g，山药 12g，茯苓 9g，牡丹皮 9g，泽泻 9g。

加减：阴虚火旺，烦躁失眠，遗精，舌红，脉细数者，加知母、黄柏、龙骨、牡蛎、龟板以清热养阴，涩精潜阳；气阴两虚，伴神倦气短者，加党参、黄芪；尿多而混浊者，加益智仁、桑螵蛸、五味子缩尿固肾。

（2）针灸处方：三阴交、太溪、复溜、胰腧、肾腧、照海。

【治法及操作】毫针刺，用补法或补泻兼施，每次留针 20～30 分钟，每日或隔日 1 次。

2. 阴阳两虚

阴阳两虚：消渴迁延日久，阴损及阳，而成阴阳两虚之证，甚则表现肾阳衰微之候。

【主要症状】小便频数，混浊如膏，甚至饮一溲一，面容憔悴，耳轮干枯，腰膝酸软，四肢不温，畏寒怕冷，阳痿或月经不调，舌淡，苔白而干，脉沉细无力。

【诊断要点】腰膝酸软，畏寒怕冷，舌淡，苔白而干，脉沉细无力。

【处方要义】温阳滋阴，补肾固摄。

【处方】

（1）中药处方：金匮肾气丸。干地黄 240g，山药 120g，山茱萸 120g，泽泻 90g，茯苓 90g，牡丹皮 90g，附子 30g，桂枝 30g。

用法：上为细末，炼蜜为丸，如梧桐子大，酒下 15 丸（6g），每日或隔日服。

加减：阳虚畏寒甚者，冲服鹿茸粉以启元阳，兼见瘀血症候者，加丹参、三七、川芎。

（2）针灸处方：太溪、太冲、关元、复溜、肝腧、肾腧、胰腧、命门、气海、足三里、三阴交。

【治法及操作】毫针刺，用补法或补泻兼施，每次留针 20～30 分钟，每日或隔日 1 次。

下篇

（3）耳针法

选穴：多饮取内分泌、肺、渴点；多食取内分泌、胃、脾；多尿取内分泌、膀胱、三焦、肾。

操作：每次取穴 2～3 处，双侧轻刺激，留针 15～20 分钟，隔日 1 次，10 次为一疗程。

（4）皮肤针法：梅花针叩刺胸椎 7～10，脊柱两侧，每次 5～10 分钟，每日或隔日 1次，10～30 次为一疗程。

二、痹证

痹证是指机体正气不足，卫外不固，邪气乘虚而入，致使气血凝滞，经络痹阻，引起相关系统疾病的总称。本篇主要讨论肢节痹证。所谓肢节痹证，是指以肢体经络为风寒湿热之邪所闭塞，导致气血不通，经络痹阻，引起肌肉、关节、筋骨疼痛、酸楚、麻木、重着、灼热、屈伸不利，甚或关节肿大变形为主要临床表现的病症。凡风寒湿热之邪，乘虚袭人机体引起气血运行不畅，经络阻滞；或痰浊瘀血，阻于经遂，深入关节筋脉，皆可导致发生痹证。

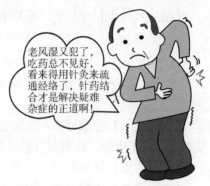

图 22-3　痹证

西医学的风湿热、风湿性关节炎、类风湿性关节炎、坐骨神经痛、骨质增生性疾病，以及诸如布氏杆菌病、血栓闭塞性脉管炎、硬皮病、结节性红斑、结节性脉管炎、系统性红斑狼疮、多发性肌炎等，在其病程中出现类似痹证的临床表现时，均可参考本篇内容辨证论治。

中医学认为风寒湿三气杂至，合而为痹。居处潮湿、涉水冒雨、气候剧变、冷热交错等，致使风寒湿邪乘虚侵袭人体，流注经络，留于关节，使气血痹阻而为痹证。风性善行而数变，故风气胜者为行痹；寒性凝滞不通，故寒气甚者为痛痹；湿性黏滞重着，故湿气胜者为着痹。

（一）行痹

【主要症状】肢体关节酸痛，游走不定，不拘上、下、左、右肢体关节，病或数时，或一二日至四五日不等，日轻夜重，急性期者红肿，触之热感，恶风或恶寒，喜暖，颜面淡清而两颧微红，舌质红，苔白微厚，脉多浮紧，或沉紧。

【诊断要点】肢体关节酸痛，游走不定，恶风或恶寒，舌质红，苔白微厚，脉多浮紧，或沉紧。

【处方要义】宣通经络，佐以疏风。

【处方】

（1）中药处方：宣痹达经汤。威灵仙 9g，羌活 6g，防风 6g，秦艽 6g，豨莶草 6g，清风藤 9g，蜂房 6g，乌梢蛇 2g，土鳖虫 3g，螳螂 3g，当归 3g，穿山甲 1g。

加减：亦可用防风汤疗法本证。疼痛以上肢关节为主者，可加白芷、姜黄、桑枝、川芎等；以下肢关节为主者，加独活、牛膝、防己、萆薢等；腰背关节为主者，加杜仲、桑寄生、续断等温补肾气。

（2）针灸处方：风门、膈腧、血海、外关、阳池、阳溪、丘墟、昆仑、照海。

【治法及操作】常规操作。外关、阳池、阳溪、昆仑、丘墟、照海、风门，针用泻法；血海、膈腧，平补平泻。每日或隔日 1 次。

（二）痛痹

【主要症状】肢体关节肌肉疼痛剧烈，甚则如刀割针扎，遇寒则痛甚，得热则痛减，痛处固定不移，甚则关节屈伸不利，皮色不红，关节不肿，触之不热，常有冷感，舌苔白，脉弦紧。

【诊断要点】肢体关节肌肉疼痛剧烈，痛处固定不移，甚则关节屈伸不利，舌苔白，脉弦紧。

【处方要义】温经散寒，佐以和营。

【处方】

（1）中药处方：乌头汤加减。麻黄 9g，白芍 9g，黄芪 9g，甘草 9g，川乌 6g，苍术 6g，白术 9g，羌活 6g，姜黄 6g，当归 3g。

加减：本证亦可采用乌附麻辛桂姜汤加减，加减用药可参照行痹有关内容。

（2）针灸处方：肾腧、关元（灸）、腰阳关、委中、阳陵泉。

【治法及操作】常规操作。平补平泻。每日或隔日 1 次。

（三）着痹

【主要症状】肢体关节沉重酸胀、疼痛，重则关节肿胀，重着不移，但不红，甚至四肢活动不便，颜面苍黄而润，舌质红，苔白腻，脉濡缓。

【诊断要点】肢体关节沉重酸胀、疼痛，重则关节肿胀，重着不移，脉濡缓。

【处方要义】渗湿通络，佐以健脾。

【处方】

（1）中药处方：薏苡仁汤加减。薏苡仁 15g，苍术 9g，羌活 9g，独活 9g，防风 9g，川乌 6g，麻黄 3g，桂枝 6g，当归 6g，川芎 6g，生姜 9g，甘草 6g。

加减：关节肿胀者，加草薢、木通、姜黄利水通络；肌肤不仁者，加海桐皮、豨莶草祛风通络；寒湿甚者，加附子、干姜、细辛温经通阳；见湿热者，加苍术、黄柏以祛湿热。

（2）针灸处方：足三里、阴陵泉、脾腧、阿是穴。

【治法及操作】足三里、阴陵泉用补法，阿是穴用泻法。

（四）热痹

感受热邪，或郁久化热：感受风热之邪，与湿相并，致风湿热合邪为患。素体阳盛或阴虚有热，感受外邪之后易从热化，或因风寒湿痹日久不愈，邪留经络关机郁而化热，而形成热痹。

【主要症状】肢体关节疼痛，痛处焮红灼热，肿胀疼痛剧烈，筋脉拘急，日轻夜重。多兼有发热，口渴、心烦、喜冷恶热、烦闷不安等症状，舌质红，苔黄燥，脉滑数。

【诊断要点】肢体关节疼痛，痛处焮红灼热，肿胀疼痛剧烈，筋脉拘急，日轻夜重，舌质红，苔黄燥，脉滑数。

【处方要义】清热解毒通络，佐以疏风。

【处方】

（1）中药处方：白虎加桂枝汤加减。知母 18g，石膏 50g，甘草 6g，粳米 9g，桂枝

9g，忍冬藤12g，连翘9g，黄柏9g，海桐皮9g，威灵仙12g，姜黄9g。

加减：皮肤见有红斑者，加生地黄、牡丹皮、赤芍、地肤子凉血散风。本证亦可选用宣痹汤加减疗法。

（2）针灸处方：大椎、曲池、阿是穴。

【治法及操作】泻法。

（五）顽痹

痰瘀留着：风寒湿痹或热痹日久不愈，经络气血为外邪壅滞，运行不利而变生瘀血痰浊，痹阻于经络而成顽痹之证。

【主要症状】痹证历时较长，反复发作，骨节僵硬变形，关节周围肤色黧黑，疼痛剧烈，停着不移，不可屈伸，或疼痛麻木。关节或红肿疼痛，兼发热而渴，尿短赤；或关节冰凉，遇气节之变、寒冷季节而剧，得热则安。舌上多见紫斑，脉细涩。

【诊断要点】痹证历时较长，反复发作，骨节僵硬变形，关节周围肤色黧黑，疼痛剧烈。

【处方要义】活血化瘀，化痰通络，兼以扶正。

【处方】

（1）中药处方：益肾蠲痹汤。熟地黄12g，生地黄12g，当归9g，淫羊藿9g，鸡血藤12g，鹿衔草9g，乌梢蛇2g，蜂房9g，地鳖虫3g，蜣螂3g，僵蚕6g。

加减：本方为标本兼顾之方。痹痛经久不愈，痰瘀互结，疼痛不已者，可以身痛逐瘀汤加减疗法；久痛入络者，亦可以小活络丹温散风寒，兼化痰瘀为治。

（2）针灸处方：丰隆、脾腧、肺腧、肾腧。

【治法及操作】平补平泻。

（六）气血虚痹

痹证日久，耗伤气血，气衰血少，正虚邪恋，筋骨失养。

【主要症状】痹证日久不愈；骨节酸痛，时轻时重，而以屈伸时为甚，或筋肉时有惊掣跳动。面黄少华，心跳乏力，短气、自汗肌肉瘦削，食少便溏，舌淡，苔白或少苔，脉濡弱细微。

【诊断要点】痹证日久不愈；骨节酸痛，时轻时重，而以屈伸时为甚，或筋肉时有惊掣跳动。食少便溏，脉濡弱细微。

【处方要义】益气通经，和血通痹。

【处方】

（1）中药处方：黄芪桂枝五物汤加减。黄芪9g，白芍9g，桂枝9g，生姜18g，大枣4枚，当归9g。

加减：偏于气虚者，补中益气汤加附子、桑枝、秦艽、威灵仙等疏通开痹之品；偏于血虚者，四物汤加味；气血两虚，肝肾不足者，用独活寄生汤，偏寒者加附子；偏热者加秦艽，易熟地黄为生地黄，以桑枝代桂枝；湿重便溏去地黄，加苍白术；兼瘀者加桃仁、红花。若风邪偏重者，加防风、防己。

（2）针灸处方：气海、血海、足三里、三阴交。

【治法及操作】补法。

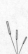

（七）阳虚痹

痹证病久阳气不足，表卫不固，外邪易侵，邪气久羁，气血失荣。

【主要症状】痹证日久不愈，骨节疼痛，关节僵硬变形，冷感明显，筋肉萎缩；面色淡白无华，形寒肢冷，弯腰驼背，腰膝酸软，尿多便溏，或五更泻；舌淡白，脉沉弱。

【诊断要点】痹证日久不愈，骨节疼痛，关节僵硬变形，冷感明显，面色淡白无华，形寒肢冷，舌淡白，脉沉弱。

【处方要义】温阳益气。

【处方】

（1）中药处方：真武汤加味。附子9g，茯苓9g，芍药9g，白术6g，生姜9g。

加减：气虚者，去生姜，加人参，即为附子汤。服本方痛缓后，酌加黄芪、当归、淫羊藿、桑寄生、巴戟天、牛膝、续断、杜仲等以补益气血，温养肝肾，强健筋骨。痹痛甚者，合益肾蠲痹丸或小金丹。

（2）针灸处方：关元、气海。

【治法及操作】补法。

（八）阴虚痹

久病阴虚，肝肾不足，或长期过用温燥，损伤肝肾阴血，使筋骨失于濡养，血虚生风。

【主要症状】痹证日久不愈，骨节疼痛，筋脉拘急牵引，往往在运动时加剧；神疲无力，烦躁，盗汗头晕耳鸣，面赤火升，或持续低热，日晡潮热，腰膝酸软无力，关节或见红肿灼热，或变形，不可屈伸，日轻夜重，口干心烦，纳少，舌红少苔，脉细。

【诊断要点】痹证日久不愈，烦躁，盗汗，头晕耳鸣，口干心烦，纳少，舌红少苔，脉细。

【处方要义】滋养肝肾。

【处方】

（1）中药处方：六味地黄汤加减。熟地黄24g，山茱萸12g，山药12g，当归12g，白芍12g，牡丹皮9g，茯苓9g，泽泻9g，桑寄生12g，怀牛膝12g，枸杞子9g，薏苡仁15g。

加减：阴虚阳亢，肝风内动者，加石决明、牡蛎、桑叶、钩藤、菊花，二至丸等平肝潜阳；关节疼痛者，酌加活血通络之品，如丹参、鸡血藤、络石藤、木瓜、豨莶草、桑枝、伸筋草、海风藤。

（2）针灸处方：太溪、三阴交、肾俞、肝俞、足三里、阳陵泉、阴陵泉、关元、气海、血海。

【治法及操作】平补平泻。

（九）尪痹

尪痹系风寒湿邪客于关节、气血痹阻所致的骨关节疾病，以小关节疼痛、肿胀、晨僵为特点。其起病缓慢，反复迁延不愈，多因感受风寒湿邪而反复发作。

【主要症状】痹症反复迁延不愈，小关节肿胀、晨僵，多因感受风寒湿邪而反复发作。

【诊断要点】痹症反复迁延不愈。

【处方要义】祛风散寒除湿，益肾化痰祛淤。

【处方】

（1）中药处方：补肾祛寒治尪汤加减。川续断 20g，补骨脂 12g，制附片 12g，熟地黄 24g，骨碎补 20g，淫羊藿 12g，桂枝 15g，独活 12g，威灵仙 15g，白芍 12g。

加减：畏寒怕冷较甚，遇寒痛剧者为寒湿重，加细辛、制川乌、制草乌；以上肢为主者，去牛膝、独活，加姜黄、羌活、桑枝等；筋脉拘急较甚者，去苍术、防风、松节，加薏苡仁、木瓜等；挟痰瘀互结，兼见关节漫肿日久，僵硬变形，疼病固定，痛如锥刺，舌质紫暗，苔白腻者，加血竭、乳香、没药、苏木、红花、白芥子，并吞服小活络丹以活血祛瘀；兼肝肾阴虚，而见关节畸形、局部灼热疼痛，形瘦骨立，腰膝酸软，头晕耳鸣，舌红少苔，脉细数者，去独活、桂枝、附片、苍术、松节等温燥之品，酌加山茱萸、生地、山药、黄柏、地骨皮、银柴胡、青风藤等。

（2）针灸处方：关元、气海、太溪、三阴交、肾俞、肝俞、足三里、阳陵泉、阴陵泉、关元、气海、血海。

（3）水针法：采用当归、防风、威灵仙注射液，注射于肩、肘、髃、膝部穴位，每穴 0.5～1mL，每隔 1～3 日注射 1 次。注意每次取穴不宜过多，药物勿注入关节腔内。

（4）耳针法

选穴：交感、神门、压痛点

操作：中强刺激，留针 20～30 分钟，每日或隔日 1 次。

（5）皮肤针法：梅花针叩刺局部肿胀处，或脊柱两旁相应的节段部位，每隔 3 日叩刺 1 次。

【治法及操作】平补平泻。

上述各种痹症均可以行气活血、驱邪逐痹为纲领，以局部与循经取穴为主，辅以阿是穴，根据不同部位进行处方。

现将痹症常见部位取穴分列于下：肩部：肩髎、臑俞、臂臑、肩内陵、肩贞、中渚；肘臂：曲池、合谷、天井、外关、尺泽、小海、手三里；腕部：阳池、阳溪、腕骨、外关、大陵、手三里；背脊：身柱、腰阳关、夹脊；髀部：环跳、居髎、悬钟；股部：秩边、承扶、阴陵泉、风市；膝部：犊鼻、梁丘、阳陵泉、膝阳关、血海、鹤顶、足三里；踝部：申脉、照海、昆仑、太溪、丘墟、解溪、交信、阳交。

操作：毫针刺，病在肌肤当浅刺，病在筋骨宜深刺留针。风痹、热痹用泻法，寒痹加灸，平补平泻，热痹可点刺放血。

三、癥瘕（子宫肌瘤）

（一）食癥

妇人经后、产后贪食生冷之物。

【主要症状】腹中坚块，坚固不移，日益增大。

【诊断要点】脉沉滑。

【处方要义】健脾消癥。

【处方】

（1）中药处方：乌药散。天台乌药、木香、小茴香（炒）、青皮（汤浸，去白，焙）、高良姜（炒）各 15g，槟榔（锉）9g，川楝子 12g，巴豆霜 12g。

（2）针灸处方：中脘、章门、脾腧、胃腧、腕骨、足三里、公孙、气海、天枢。

【治法及操作】中脘、章门、脾腧、胃腧均针灸，腕骨、足三里、公孙、气海、天枢均针，平补平泻，灸3~5壮。

（二）血瘕

妇人经产后，脏气虚，被风冷相干，与血相搏。

【主要症状】腹中病块，牢固不移，胁腹胀痛，内热心烦。

【诊断要点】脉牢。

【处方要义】益气养血，消瘕散结。

【处方】

（1）中药处方：血竭散。血竭、当归、赤芍、蒲黄、桂心、延胡索。

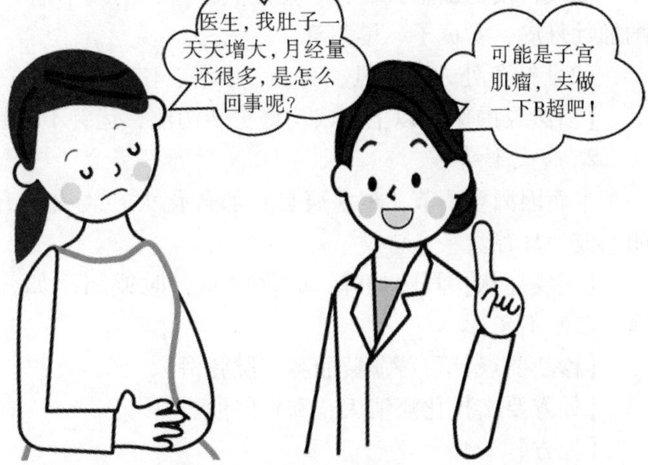

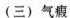

图22-5　血瘕

（2）针灸处方：申脉、章门、膈腧、肝腧、脾腧、带脉、天枢、关元、血海、三阴交。

【治法及操作】均针，平补平泻。

（三）气瘕

风冷内侵，气血凝滞。

【主要症状】瘕气上下攻痛，推之则移。

【诊断要点】脉沉紧。

【处方要义】行气活血，化瘀消瘕。

【处方】

（1）中药处方：桂枝茯苓丸加减。桂枝9g，茯苓9g，丹心（去皮）9g，桃仁（去皮尖，熬）9g，芍药9g。

（2）针灸处方：中脘、关元、膈腧、脾腧、胃腧、肺腧、血海、太冲、足三里、三阴交。

【治法及操作】平补平泻，灸3~5壮。

四、耳鸣

（一）实证

1. 肝火上扰

本病因情志不调，忧郁不舒，气机郁结，气郁化火，火性上炎或暴怒伤肝，逆气上冲，循经上扰清窍，可致耳鸣。

【主要症状】猝然耳鸣、耳聋，头痛面赤，口苦咽干，心烦易怒，怒则病甚，或夜寐不安，胸胁胀闷，大便秘结。

【诊断要点】舌红，苔黄，脉弦数。

【处方要义】清肝泄热。

【处方】

（1）中药处方：龙胆泻肝汤加减。龙胆草6g，泽泻9g，黄芩9g，栀子9g，黄连6g，柴胡6g，生地黄6g，当归3g，甘草3g，车前子9g，木通9g。

加减：便秘加生大黄；下焦湿热不甚，酌减木通、泽泻、车前子；肝火伤及肾水者，酌加牡丹皮、女贞子、旱莲草。

（2）针灸处方：翳风、听会、中渚、侠溪、太冲、丘墟。

【治法及操作】以上诸穴均施捻转泻法，运针1分钟，留针20分钟，听会张口进针。

2. 痰火壅结

本病因酒食不节，聚生痰热，郁久化火，痰火上升，壅塞清窍，以致耳鸣，甚则气闭，成为耳聋。

【主要症状】耳鸣如蝉，时轻时重，时或闭塞如聋，胸闷胁痛，痰多口苦，耳后胀痛，二便不畅。

【诊断要点】舌苔薄黄而腻，脉弦滑。

【处方要义】化痰清火，和胃降浊。

【处方】

（1）中药处方：温胆汤加减。陈皮9g，半夏6g，茯苓6g，竹茹6g，枳壳6g，炙甘草3g。

加减：痰多者，加胆南星、海浮石；郁结甚者加浙贝母、天花粉；膈上烦热，加桔梗、栀子、豆豉；热甚加黄连、黄芩。

（2）针灸处方：翳风、听会、中渚、侠溪、丰隆、劳宫。

【治法及操作】以上诸穴均施捻转泻法，运针1分钟，留针20分钟，听会张口进针。

（二）虚证

1. 脾胃虚弱

本病因脾胃虚弱，湿热蕴蒸，浊气上升而致耳鸣。

【主要症状】耳鸣闭塞，头胀，大便不实，多一日两次。

【诊断要点】苔黄腻而润，脉濡数。

【处方要义】泄热除湿，甘温补脾，以利清窍。

【处方】

（1）中药处方：法半夏10g，黄连5g，黄芩10g，干姜3g，党参12g，炙甘草6g，大枣6枚，陈皮10g。

（2）针灸处方：翳风、听会、脾腧、胃腧、足三里。

【治法及操作】均用捻转平补平泻法，施手法1分钟，留针20分钟。

2. 肾经亏损

【主要症状】左耳蝉鸣，昼夜不止，自觉耳内凉楚不适，精神不振，腰膝乏力，五更便溏，小便清白，夜尿增多。

【诊断要点】舌淡苔薄白，脉沉缓，耳部检查无明显异常。

【处方要义】温补肾气，养耳熄鸣。

【处方】

（1）中药处方：制附子9g，肉桂9g，熟地15g，山药15g，山萸肉12g，泽泻10g，云苓15g，丹皮12g，磁石30g，葛根15g，枣仁15g，炙甘草10g。日2剂，分3次服。

（2）针灸处方：翳风、听会、肾腧、太溪、关元。

【治法及操作】均用捻转平补平泻法，施手法1分钟，留针20分钟。

五、鼻渊

（一）实证

1. 肺经风热

本病因风热邪毒或风寒化热，壅遏肺经，邪毒上犯，结滞鼻窍，灼伤鼻窦肌膜致病。

【主要症状】鼻流浊涕，涕黏白或黄，黏稠，量多，间歇或持续性鼻塞，眉间或鼻旁压痛，兼发热恶寒，头痛，咽痛而干，胸闷，咳嗽痰多。

【诊断要点】舌质红，苔白或微黄，脉浮数。

【处方要义】疏风清热，宣通鼻窍。

【处方】

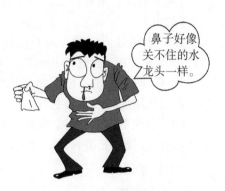

图22-6 鼻渊

（1）中药处方：苍耳子散加减。苍耳子10g，白芷15g，辛夷花15g，薄荷10g。

加减：发热头痛者，加黄芩、连翘、葛根；浊涕不止者，加鱼腥草；咳嗽多痰者加瓜蒌、川贝母。

（2）针灸处方：迎香、印堂、太阳、合谷、风池。

【治法及操作】毫针刺。印堂穴提捏进针、针尖向鼻根部，迎香穴斜刺，针尖向内上接近鼻根部、余穴均用捻转泻法，每日1次，留针30分钟。

2. 胆腑郁热

本病由情志不遂，喜怒失节，肝胆失于疏泄，气郁化火，胆火上犯移热于脑，燔灼气血，内犯鼻窦，腐灼肌膜，热炼津液而为涕。或邪热犯胆，胆经热盛，上蒸于脑，迫津下渗而为病。

【主要症状】鼻流浊涕，涕黄浊，黏稠如脓，有腥臭味。嗅觉减退，头痛剧烈，眉间或鼻旁压痛明显。兼发热，口渴，口苦而干，目眩，耳鸣，耳聋，急躁易怒，少寐多梦。

【诊断要点】舌苔红，苔黄，脉弦数。

【处方要义】清泄胆热，利湿通窍。

【处方】

（1）中药处方：龙胆泻肝汤。龙胆草15g，黄芩15g，柴胡15g，栀子15g，当归10g，生地黄15g，泽泻15g，生甘草10g，木通10g。

加减：鼻塞重者，加白芷、苍耳子；胆火盛者加夏枯草、茵陈蒿；鼻旁压痛明显，涕稠如脓者，加鱼腥草、白芷、辛夷花、石菖蒲。

（2）针灸处方：太冲、风池、迎香、印堂、上星。

【治法及操作】毫针刺。印堂，迎香刺法同上。余穴均用捻转泻法，每日1次，留针30分钟。

3. 脾胃湿热

本病由素嗜酒醴肥甘之物，湿热内生，郁困脾胃，运化失常，清气不升，浊气不降，湿热邪毒循经上蒸，停聚窦内，灼伤窦内肌膜所致。

【主要症状】鼻流浊涕，涕黄浊量多，鼻塞重，持续时间长。嗅觉减退或消失。兼嗜睡头晕，头痛缠绵，口中黏，时有异味；纳呆，脘胀，小便黄。

【诊断要点】舌质红、苔薄，脉弱。

【处方要义】清脾泄热，利湿祛浊。

【处方】

（1）中药处方：黄芩滑石汤加减。黄芩15g，滑石15g，木通5g，茯苓20g，猪苓15g，大腹皮10g，白蔻仁10g。

加减：热重湿清，便干结者加黄连、大黄、石膏；湿重热轻者，加厚朴、陈皮、砂仁；亦可选用加味四苓散主治。

（2）针灸处方：合谷、风池、曲池、足三里、印堂。

【治法及操作】毫针刺。针用泻法，每日1次，留针30分钟，间歇运针强刺激。

（二）虚证

1. 肺气虚寒

本病由素体虚弱，病后失养，肺气不足，卫阳虚弱，易为邪侵。且因肺虚，清肃失职，邪毒易于滞留，上结鼻窍，凝聚窦内，伤蚀肌膜为病。

【主要症状】形寒肢冷，气短乏力，咳嗽，痰液稀薄。

【诊断要点】舌质淡，苔薄，脉弱。

【处方要义】宣补肺气，疏散风寒。

【处方】

（1）中药处方：温肺止涕丹加减。细辛5g，荆芥10g，人参10g，炙甘草15g，诃子15g，桔梗15g，鱼腥草30g。

加减：鼻塞重者，加辛夷花、苍耳子；头额冷痛者，加藁本、川芎；体虚易感外邪者，加玉屏风散（黄芩30g，白术15g，防风15g）。

（2）针灸处方：上星、印堂、迎香、肺俞、太渊、太溪。

【治法及操作】上星、印堂、迎香用捻转提插泻法，余用捻转补法。

2. 脾气虚弱

本病由饮食不节，劳倦、思虑过度，损伤脾胃，健运失司，气血精微生化不足，清阳不升，鼻窍失养，邪毒久困，肌膜败坏，而成浊涕，形成鼻渊。或脾虚生湿，湿浊上泛，浸淫鼻窦，腐蚀肌膜而为病。

【主要症状】鼻涕白黏，无味，鼻塞或轻或重，嗅觉减退，神疲乏力，食少腹胀，便溏。

【诊断要点】舌质淡嫩，苔薄白，脉细弱。

【处方要义】健脾益气。

【处方】

（1）中药处方：参苓白术散加减。党参15g，炒白术20g，茯苓20g，白扁豆15g，陈皮10g，薏苡仁20g，砂仁10g，桔梗15g，山药20g，莲子15g。

加减：湿浊重者，加苍术、泽泻；湿热偏盛，涕流黄稠者，加鱼腥草、黄连、木通；鼻塞重者加苍耳子、白芷。

（2）针灸处方：印堂、迎香、百会、脾腧、中脘、足三里、三阴交。

【治法及操作】印堂、迎香用提插泻法，余用捻转提插补法。中脘、足三里施灸。

六、失眠

失眠是指由于心神失养或心神不宁而引起经常不能获得正常睡眠为特征的一类病症。凡情志所伤，或饮食不节，或久病、产后、年迈血亏，或禀赋不足，心虚胆怯，均可导致心神失养或心神不宁而引起失眠。

（一）肝郁化火

恼怒伤肝，肝失条达，气郁化火，邪火扰动心神，心神不安而致失眠。

【主要症状】失眠多梦，急躁易怒，耳鸣目赤，口干而苦，不思饮食，大便秘结，小便黄赤。

【诊断要点】舌红苔黄，脉弦数。

【处方要义】清肝降火，镇心安神。

【处方】

（1）中药处方：龙胆泻肝汤加味。龙胆草6g，黄芩9g，栀子9g，泽泻9g，木通6g，当归3g，生地黄6g，柴胡6g，生甘草6g，生龙骨15g，生牡蛎15g。

加减：胸胁胀闷，善太息者，加郁金、香附以疏肝解郁；头晕目眩，头痛欲裂，不寐欲狂，大便秘结者，宜用当归龙荟丸。

（2）针灸处方：行间、足窍阴、风池、神门、内关、神庭、百会、三阴交、少海、神门、肝腧、间使、太冲（均针）。

【治法及操作】泻法。

（二）痰热内扰

宿食停滞，脾胃受损，酿生痰热，壅遏于中，胃气失和，阳气浮越于外而失眠。

【主要症状】失眠，胸闷心烦，恶心，嗳气，头重目眩，口苦。

【诊断要点】舌红苔黄腻，脉滑数。

【处方要义】清热化痰宁心，养心安神。

【处方】

（1）中药处方：温胆汤加味。半夏6g，竹茹6g，枳实6g，茯苓5g，炙甘草3g，黄连6g，栀子6g。

加减：心悸动甚，惊惕不安者，加珍珠母、朱砂镇惊定志；失眠伴胸闷嗳气，脘腹胀满，大便不爽，苔腻，脉滑，用半夏秫米汤和胃降逆；宿食积滞较甚，脘腹胀痛，嗳腐吞酸者，加保和丸消导和中；失眠经久不愈，或彻夜不寐，大便秘结者，用礞石滚痰丸泻火逐痰安神。

（2）针灸处方：中脘、丰隆、条口、三阴交、厉兑、隐白、神门、内庭、神门（均针）。

【治法及操作】泻法。

（三）阴虚火旺

肾阴不足，不能上交于心，心肝火旺，火性炎上，虚热扰神，故致失眠。

【主要症状】心烦不寐，腰酸足软，伴头晕，耳鸣，健忘，遗精，盗汗，五心烦热，口干津少。

【诊断要点】舌红少苔，脉细数。

【处方要义】滋阴降火，清心安神。

【处方】

（1）中药处方：黄连6g，阿胶9g，鸡子黄2枚，黄芩9g，熟地黄12g，山药9g，山茱萸9g，茯苓6g，泽泻9g，牡丹皮6g。

加减：面热微红、眩晕、耳鸣者，加磁石、龟板、牡蛎等以重镇潜阳。

（2）针灸处方：大陵、太溪、神门、大钟、太冲、内关、心腧、足窍阴、三阴交、风池、丰隆、神门（均针灸）。

【治法及操作】补灸兼施。

（四）心脾两虚

思虑劳倦太过，伤及心脾，心伤则阴血暗耗，神不守舍，脾伤则纳呆食少，生化之源不足，营血亏虚，不能上奉于心，心神失养而致失眠。

【主要症状】失眠多梦易醒，心悸，健忘，神疲食少，头晕目眩，伴有四肢倦怠，面色少华。

【诊断要点】舌淡苔薄，脉细无力。

【处方要义】补益心脾，养血安神。

【处方】

（1）中药处方：归脾汤。白术9g，茯神9g，黄芪12g，龙眼肉12g，酸枣仁12g，人参6g，木香6g，炙甘草3g，当归9g，远志6g，生姜9g，大枣4枚。

加减：血虚较甚，加熟地、阿胶、芍药；失眠较重，加五味子、夜交藤、合欢皮、柏子仁；脘闷纳呆，苔腻，加半夏、陈皮、茯苓、厚朴。

（2）针灸处方：脾腧、心腧、神门、三阴交、百会、足三里、气海、章门、隐白、神门（针灸）。

【治法及操作】补法，并可加灸。

七、胃脘痛

胃脘痛又称为胃痛，是指以上腹胃脘部疼痛为主要症状的病症。凡外感寒邪内客于胃；或饮食不节，损伤脾胃，内生食滞；或情志不遂，肝失疏泄，气机阻滞，横逆犯胃；或素体不足或劳倦过度，或饮食所伤，或久病脾胃受损，或肾阳不足，失于温煦，致脾胃虚弱，中焦虚寒，均可导致胃脘痛。

（一）寒凝气滞

外感寒邪，脘腹受凉，寒邪内客于胃，或过食生冷，寒凉伤中，阳气为寒邪所遏，胃失和降，收引而痛。

【主要症状】胃痛暴作，疼痛剧烈，恶寒喜暖，得

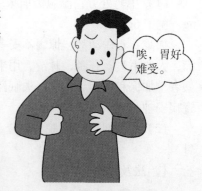

唉，胃好难受。

图22-7　胃脘痛

热痛减，口淡不渴，喜热饮。

【诊断要点】苔薄白。脉弦紧。

【处方要义】温胃散寒，理气止痛。

【处方】

（1）中药处方：良附丸加味。高良姜9g，香附9g。

加减：寒重者，加吴茱萸、干姜；气滞重者加木香、陈皮；兼表寒证见寒热身痛者，加苏叶、生姜；寒邪郁久化热，寒热错杂，可用半夏泻心汤辛开苦降。

（2）针灸处方：中脘、足三里、内关、公孙、行间、梁门（针灸）。

【治法及操作】泻法。每日1~2次，每次留针20~30分钟，针后加灸。

（二）饮食停滞

饮食不节，暴饮暴食，损伤脾胃，内生阻滞，致胃中气机阻滞，胃失和而疼痛。

【主要症状】胃脘胀满疼痛拒按，嗳腐吞酸，或呕吐不消化食物，其味腐臭，吐后痛减，不思饮食，大便不爽。

【诊断要点】苔厚腻，脉滑。

【处方要义】消食停滞，和胃止痛。

【处方】

（1）中药处方：保和丸。山楂18g，神曲6g，半夏9g，茯苓9g，陈皮6g，连翘6g，莱菔子6g。

加减：脘腹胀甚者，加枳壳、厚朴、槟榔行气消滞；食积化热者，加黄芩、黄连清热泻火；大便秘结者，合用小承气汤。

（2）针灸处方：中脘、内关、足三里、天枢、内庭、建里、公孙、承满、梁门（均针）。

【治法及操作】泻法。每日1~2次，每次留针20~30分钟。

（三）肝气犯胃

忧思恼怒，情志不遂，肝失疏泄，气滞阻逆，横逆犯胃，胃失和降而发胃脘痛。

【主要症状】胃脘胀满，攻撑作痛，连及两胁，胸闷嗳气，善太息，每因恼怒而痛作，得嗳气、矢气则舒。

【诊断要点】情志不舒，苔薄白，脉弦。

【处方要义】疏肝理气，和胃止痛。

【处方】

（1）中药处方：柴胡疏肝散。柴胡6g，陈皮6g，川芎5g，香附5g，枳壳5g，芍药5g，甘草3g。

加减：胀重，加青皮、郁金、木香助理气解郁之功；痛甚者，加川楝子、延胡索理气止痛；嗳气频作者，加半夏、旋覆花；肝郁日久化火，肝胃郁热，胃脘灼痛，嘈杂泛酸者，治宜疏肝泄热，常用逍遥散去白术、生姜，加丹皮、栀子合左丸；若肝火伤阴，加生地、丹参，或用一贯煎。

（2）针灸处方：中脘、期门、内关、足三里、阳陵泉、梁丘、幽门（均针）。

【治法及操作】泻法。每日1~2次，每次留针20~30分钟。

下篇

（四）脾胃虚寒

胃脘痛反复发作，气滞血瘀，瘀血阻络，气机不畅，不通则痛。

【主要症状】胃痛隐隐，绵绵不休，喜温喜按，得食痛缓，劳累或受凉后发作或加重，泛吐清水，神疲纳呆，四肢倦怠，手足不温，大便溏薄。

【诊断要点】舌淡苔白，脉虚弱。

【处方要义】温中健脾，和胃止痛。

【处方】

（1）中药处方：黄芪建中汤。黄芪 9g，芍药 18g，炙甘草 6g，生姜 9g，大枣 4 枚，饴糖 30g。

加减：泛吐清水较重，加干姜、吴茱萸、半夏温胃降逆；吐酸水者，去饴糖加左金丸；胃寒痛甚，加良附丸以增强温中行气之功；便黑者加干姜炭、伏龙肝、白及等。

（2）针灸处方：脾俞、胃俞、督俞、中脘、章门、内关、足三里、太乙。

【治法及操作】补法，配合灸治。每日 1~2 次，每次留针 20~30 分钟。

（五）胃阴虚

胃脘痛日久，因寒邪化热，或气郁化火，或胃热素盛，或久服香燥理气之品，或肝肾阴虚，耗伤胃阴，胃失濡养，而致胃疼。

【主要症状】胃脘隐隐灼痛，似饥而不欲食，口燥咽干，五心烦热，烦渴思饮，大便干结。

【诊断要点】胃脘隐隐灼痛，似饥而不欲食，舌红少苔，脉细弱。

【处方要义】滋阴益胃，和中止痛。

【处方】

（1）中药处方：益胃汤合竹石膏汤加减。沙参 9g，麦门冬 20g，玉竹 5g，生地黄 15g，竹叶 6g，石膏 50g，半夏 9g，甘草 6g，大枣 4 枚。

加减：肝胃火燔，劫灼肾阴，肾水不足，肝火愈旺，治宜滋肾养肝，佐以清胃，宜用一贯煎加减。纳差者，加陈皮、神曲、麦芽以助通降胃气；吞酸者加煅瓦楞子；痛甚，合芍药甘草汤；兼瘀滞者，加丹参、桃仁。

（2）针灸处方：中脘、下脘、四缝、足三里、内关、公孙、三阴交、商丘、胃俞、上巨虚（均针）。

【治法及操作】平补法。每日 1~2 次，每次留针 20~30 分钟。

八、月经不调

月经不调是指月经的周期、经期、经量异常的一类疾病。包括月经先期、月经后期、月经先后无定期、经期延长、月经过多、月经过少等。寒冷刺激、节食、嗜烟酒可以引起月经过少甚至闭经，情绪异常也会引起月经失调。

（一）血寒血虚

【主要症状】头晕目眩，心悸失眠，面色无华，妇人月经不调，量少或经闭不行，脐腹作痛，甚或癥块硬结。

【诊断要点】舌淡，口唇、爪甲色淡，脉细弦或细涩。

【处方要义】补血调血。

【处方】

（1）中药处方：四物汤。当归（去芦，酒浸炒）9g，川芎6g，白芍9g，熟地黄（酒蒸）12g。

加减：若兼气虚者，加人参、黄芪以补气生血；以瘀血为主者，加桃仁、红花，白芍易为赤芍，以加强活血祛瘀之力；血虚有寒者，加肉桂、炮姜、吴茱萸以温通血脉；血虚有热者，加黄芩、丹皮，熟地黄为生地，以清热凉血。

（2）针灸处方：气海、关元、中极、血海、肝腧、足三里、三阴交、天枢（均灸）。

【治法及操作】灸3~5壮。

（二）血热气虚

【主要症状】面色苍白或萎黄，头晕目眩，四肢倦怠，气短懒言，心悸怔忡，饮食减少。

【诊断要点】舌淡苔薄白，脉细弱或虚大无力。

【处方要义】益气补血。

【处方】

（1）中药处方：八珍汤。人参、白术、白茯苓、当归、川芎、白芍药、熟地黄、甘草（炙）各30g。

加减：若以血虚为主，眩晕心悸明显者，可加大地、芍用量；以气虚为主，气短乏力明显者，可加大参、术用量；兼见不寐者，可加酸枣仁、五味子。

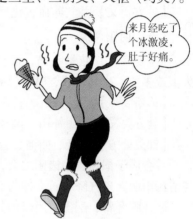

图22-8　月经不调

（2）针灸处方：气海、肾腧、膈腧、关元、三阴交、血海、地机、肝腧（均针）。

【治法及操作】平补平泻。

九、高血压

高血压是由素体、精神、饮食、七情、劳欲等多种因素交互作用所致。体质的阴阳偏盛或偏衰，禀赋不足，脏腑亏损，高度精神紧张、劳倦过度或强烈精神刺激，聚湿生痰，助阳化火等。高血压病的基本病因病机为：虚：肝肾阴虚，水不涵木；心脾两虚，气血不充；肾精不足，髓海失荣。实：肝阳上亢，阳化风动，气血上充；痰浊中阻，阻塞脉道，上蒙清窍；瘀血内生，涩滞血脉，遏伤脏腑。

（一）肝火亢盛

【主要症状】眩晕头痛，惊悸，烦躁不安，面红目赤，口苦，尿赤便秘。

【诊断要点】舌红，苔干黄，脉弦。

【处方要义】平肝潜阳。

（二）阴虚阳亢

【主要症状】眩晕头痛，头重脚轻，耳鸣，五心烦热，心悸失眠，健忘。

【诊断要点】舌质红，苔薄白，脉弦细而数。

【处方要义】滋阴潜阳。

下

篇

（三）痰湿壅盛

【主要症状】眩晕头痛，头重，胸闷，心悸，食少，呕恶痰涎。

【诊断要点】苔白腻，脉滑。

【处方要义】健脾化痰、清利头目。

（四）气虚血瘀

【主要症状】眩晕头痛，面色萎黄，心悸怔忡，气短乏力，纳差。

【诊断要点】唇甲青紫，舌质紫暗或见有瘀点，脉细涩。

【处方要义】益气养血、化瘀通络。

（五）阴阳两虚

【主要症状】眩晕头痛，面色萎暗，耳鸣，心悸，动则气急，甚则咳喘，腰腿酸软，失眠或多梦，夜间多尿，时有浮肿。

【诊断要点】舌淡或红，苔白，脉细。

【处方要义】滋阴补阳、调和脏腑。

【针灸处方】百会、曲池、合谷、太冲、三阴交。

百会居于巅顶，为诸阳之会，并与肝经相通，针之泻诸阳之气，平降肝火；曲池、合谷清泻阳明，理气降压；太冲为肝经原穴，疏肝理气，平降肝阳；三阴交为足三阴经交会穴，调补脾肝肾，配伍应用以治其本。

加减：肝火亢盛加风池、行间平肝泻火；阴虚阳亢加太溪、肝腧滋阴潜阳；痰浊壅盛加丰隆、足三里健脾化痰；气虚血瘀加血海、膈腧益气活血；阴阳两虚加关元、肾腧调补阴阳；头晕头重加百会、太阳清利头目；心悸怔忡加内关、神门宁心安神。

【治法及操作】肝火亢盛、阴虚阳亢者：只针不灸，泻法；痰湿壅盛者：针灸并用，平补平泻；气虚血瘀者：针灸并用，补泻兼施；阴阳两虚者：针灸并用，补法。

十、高血脂

正虚和邪实；虚为肝肾亏损，气血不足，气化无力，或脾失健运，水谷不能化为精微；实为痰饮，瘀浊之邪内蕴，阻遏脉络，蒙闭清窍，百病丛生。

（一）痰湿内阻

【主要症状】平时经常头晕胀痛，胸脘痞闷，甚则呕恶痰涎，身沉肢重，乏力倦怠。

【诊断要点】舌淡，边有齿痕，苔白滑腻，脉来濡滑。

（二）肝胆气滞

【主要症状】性情抑郁，情绪不宁，善叹息，伴胸闷，少腹或胁肋胀痛，脘痞嗳气，泛酸苦水，妇女可见月经不调，经前乳胀、腹痛。

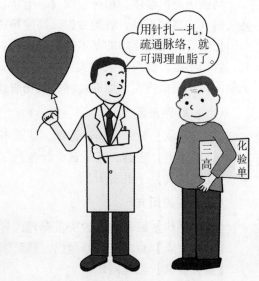

图 22-9 高血脂

下篇

【诊断要点】舌淡，苔薄白，脉弦等症。

（三）肝肾阴虚

【主要症状】眩晕，耳鸣，头痛，肢麻，腰膝酸软，口咽干燥，五心烦热，健忘难寐。

【诊断要点】舌红少苔，脉来细数。

（四）脾肾阳虚

【主要症状】形体肥胖，形神衰退，常头昏头晕，耳鸣，齿摇，腰膝酸软，形寒怕冷，手足欠温，腹胀纳呆，肠鸣便溏，阳痿滑精。

【诊断要点】舌体淡胖，边有齿印，苔中及根部白腻，脉象沉细而迟。

【处方要义】清心凉肝，息风潜阳，平肝降压，安宫定惊。用于心脑郁热，头晕目眩，烦躁易怒，心悸不宁，咽干夜渴，肝阳上亢，头痛项强，身热面赤，眩晕欲呕。

【处方】

（1）中药处方：滋补肾阴，平肝潜阳，息风定惊。用于肝肾阴虚，肝阳上亢，头目眩晕等症。①安宫牛黄丸：牛黄、水牛角、天麻、郁金、冰片、黄连、朱砂、梅片、麝香、珍珠、山栀、雄黄、黄芩；②复方钩蜜片：钩藤碱、蜜环菌、夏枯草、菊花、山楂、桑寄生、首乌、女贞子、石决明、向日葵盘、牛膝、黄精、酸枣仁、葛根。清心化痰，镇惊祛风。用于痰、热、风所致之高血压。局方牛黄清心丸：当归、川芎、甘草、山药、杏仁、大枣、白术、柴胡、阿胶、干姜、白芍、人参、神曲、肉桂、麦冬、蒲黄、黄芩、大豆黄卷、牛黄、麝香、冰片、羚羊角、朱砂、雄黄、桔梗、茯苓、防风。清肝热，利湿热。用于肝胆湿热之高血脂、高血压。龙胆泻肝丸：龙胆草、黄芩、栀子、泽泻、木通、车前子、当归、生地黄、柴胡、生甘草。

（2）针灸处方：中脘、脾腧、气海、内关、丰隆、足三里。

十一、腰痛

外感六淫：风、寒、暑、湿、燥、火六种外邪，在一定条件下侵害人体，使经脉闭阻，气血凝滞，而发生疼痛。然临床常见此六淫中以风、寒、湿致病者为多见。

肝肾不足：素体禀赋不足，或久病体虚，或不知慎惜，劳累过度，恣淫纵欲；或年老体衰，致肝血不足，肾精亏虚：无以濡养筋脉而发腰腿痛。

气滞血瘀：肝气郁结或跌仆外伤，损伤经脉气血，或久病气虚，血运不畅，至经络闭阻，不通则痛。

（一）寒湿

【主要症状】腰腿部冷痛重着，转侧不利，喜按喜暖，遇寒或气候变化时加剧，疼痛发作时腰似折如拔，膝腘部如凝结，腨部如被撕裂，牵及足趾疼痛。

【诊断要点】舌苔白腻，脉沉而迟缓。

【处方要义】温经通络止痛除湿。

【处方】

（1）中药处方：渗湿汤。干姜60g，甘草30g，丁香7.5g，苍术30g，白术30g，橘红7.5g，茯苓60g。

（2）针灸处方：①大肠腧、环跳、委中、昆仑；②人中、命门、志室、肾腧、气海腧、大肠腧；③环跳、风市、阳陵泉、飞扬。

【治法及操作】诸穴均提插泻法，针感均要求到达足趾。

（二）肾虚

【主要症状】腰腿痛以酸软为主，喜按喜揉，腰膝无力，遇劳更甚，卧则减轻，反复发作，其痛隐偏阳虚者，见少腹拘急，面色㿠白，手足不温，舌淡、脉沉细。偏阴虚者，则心烦失眠，口燥咽干，面色潮红，手足心热。

【诊断要点】舌红，脉弦细数。

【处方要义】偏阳虚者：温补肾阳，填精益髓；偏阴虚者，滋阴补肾，填精益髓。

【处方】

（1）中药处方：偏阳虚者用右归丸：熟地黄240g，山药120g，山茱萸90g，枸杞子90g，菟丝子120g，鹿角胶120g，杜仲120g，肉桂60g，当归90g，制附子（60~80g）。

加减：若阳衰气虚，加人参以补之；阳虚精滑或带浊、便溏，加补骨脂以补肾固精止泻；肾泄不止，加五味子、肉豆蔻以涩肠止泻；饮食减少或不易消化，或呕恶吞酸，加干姜以温中散寒；腹痛不止，加吴茱萸（炒）以散寒止痛；腰膝酸痛者，加胡桃肉以补肾助阳，益髓强腰；阳痿者，加巴戟天、肉苁蓉以补肾壮阳。

偏阴虚者用左归丸：熟地黄240g，山药120g，枸杞120g，山茱萸120g，川牛膝90g，菟丝子120g，鹿角胶120g，龟板胶120g。

加减：若真阴不足，虚火上炎，去枸杞子、鹿角胶，加女贞子、麦门冬以养阴清热；火烁肺金，干咳少痰，加百合以润肺止咳；夜热骨蒸，加地骨皮以清热除蒸；小便不利不清，加茯苓以渗水利湿；大便燥结，去菟丝子，加肉苁蓉以润肠通便等。

（2）针灸处方：①大肠腧、环跳、委中；②偏阳虚者：肾腧、足三里、昆仑；③偏阴虚者：秩边、三阴交、太溪。

【治法及操作】补法。

（三）瘀血

【主要症状】腰腿疼痛如刺，痛有定处，轻则俯仰不便，重则因痛剧而不能转侧，痛处拒按。

【诊断要点】舌质紫暗，或有瘀斑，脉涩，部分患者有外伤史。

【处方要义】活血祛瘀，祛风除湿，通痹止痛。

【处方】

（1）中药处方：身痛逐瘀汤。秦艽3g，川芎6g，桃仁9g，红花9g，甘草6g，羌活3g，没药6g，当归9g，灵脂6g（炒），香附3g，牛膝9g，地龙6g。

加减：若微热，加苍术、黄柏，若虚弱，加黄芪30~60g。

（2）针灸处方：血海、膈腧、大肠腧、环跳、三阴交、合谷、期门、肾腧、秩边、承山。

【治法及操作】血海、膈腧捻转提插泻法，三阴交、合谷捻转泻法，肾腧、秩边、承山针而灸之，余穴同前。

十二、腰椎间盘突出症

【主要症状】脊柱两侧在腰背部疼痛，动则加重，不可俯仰。

【诊断要点】舌质淡暗，苔白腻，脉沉弦紧。

【处方要义】祛瘀通络，疏调督脉、膀胱经气。

【处方】

（1）中药处方：核桃仁 210g，黑芝麻 210g，杜仲 60g，川续断 30g，木瓜 30g，菟丝子 60g，当归 60g。

（2）针灸处方：水沟、肾腧、大肠腧、腰阳关、委中、对侧养老、阿是穴。

【治法及操作】泻法

【方义】肾腧、大肠腧、腰阳关为取腧穴的近治作用，配膀胱经之合穴委中，以疏调督脉和膀胱经气，且有"腰背委中求"之说，合用以使其通则不痛。水沟有"全身止痛穴"之说，对强烈疼痛，重雀啄有迅速止痛之效。养老为手太阳小肠经之郄穴，郄主急性病，小肠经病候以疼为著，故取本经之郄治其急性疼痛。

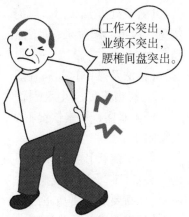

图 22-10　腰椎间盘突出症

十三、中风

（一）中经络

1. 络脉空虚，风邪入中

卫外不固，络脉空虚，风邪乘虚入中于络，气血痹阻，运行不畅，筋脉失于濡养。

【主要症状】肌肤不仁，手足麻木，突然口眼㖞斜，语言不利，口角流涎，甚则半身不遂。或兼见恶寒，发热，肢体拘急，关节酸痛等症。

【诊断要点】苔薄白，脉浮数。

【处方要义】祛风通络。

【中药处方】大秦艽汤。秦艽 90g，川芎 60g，独活 60g，当归 60g，白芍 60g，石膏 60g，甘草 60g，羌活 30g，防风 30g，黄芩 30g，白术 30g，茯苓 30g，生地黄 30g，熟地黄 30g，细辛 15g，吴白芷 30g。上药锉细。每次用 30g，水煎，去滓，温服。

加减：偏身麻木诸症月余不复，多为血瘀痰湿阻滞脉络，加白芥子、猪牙皂除痰，丹参、鸡血藤、穿山甲逐瘀。

2. 肝肾阴虚，风阳上扰

肝肾阴虚，肝阳偏亢，气血上逆，肝风夹痰上扰。

【主要症状】平素头晕头痛，耳鸣目眩，少寐多梦，突然发生口眼㖞斜，舌强语塞，或手足重滞，甚则半身不遂。

【诊断要点】头目眩晕，脑部热痛，面色如醉，脉弦长有力。

【处方要义】滋养肝肾，息风潜阳。

【中药处方】镇肝息风汤。怀牛膝 30g，代赭石 30g，生龙骨 15g，生牡蛎 15g，生龟板 15g，白芍 15g，玄参 15g，天门冬 15g，川楝子 6g，生麦芽 6g，茵陈蒿 6g，甘草 5g。

加减：挟有痰热者，加天竺黄、竹沥、川贝母清化热痰；尺脉重按虚者，加熟地黄、山茱萸以补肝肾；心烦失眠者，加黄芩、栀子清心除烦，珍珠母镇心安神；头痛重者，加生草决明、夏枯草以清肝息风。

【针灸处方】哑门、风府、肩髃、曲池、合谷、外关、肾俞、大肠俞、环跳、髀关、伏兔、风市、阳陵泉、足三里、解溪、昆仑、太冲。疏通经络，调和气血，取手、足阳明经穴为主。

【治法及操作】初病宜泻，久病宜补。

3. 痰热腑实，风痰上扰

肝阳暴盛，平素饮食不节，嗜酒过度，致聚湿生痰，痰郁化热，内风夹痰上扰，痰热夹滞阻于中焦。

【主要症状】突然半身不遂，口眼㖞斜，言语塞涩或不语，偏身麻木，腹胀便干便秘，头晕目眩，咯痰或痰多。

【诊断要点】舌质暗红或暗淡，苔黄或黄腻，脉弦滑或偏瘫侧脉弦滑而大。

【处方要义】化痰通腑。

【中药处方】星蒌承气汤加减。大黄 15g，芒硝 12g，瓜蒌 15g，胆南星 10g，丹参 10g。

加减：热象明显者，加黄芩；年老体弱津亏者，加生地黄、麦门冬、玄参，腑气通后应清化痰热，活血通络，原方去大黄、芒硝，加赤芍、鸡血藤。

【针灸处方】地仓、颊车、承浆、下关、牵正、合谷。通络息风，取手足阳明、太阳经穴为主。

【治法及操作】泻法。

（二）中脏腑

1. 阳闭，痰热内闭清窍

肝阳暴亢，阳升风动痰随火逆，气血逆乱，蒙闭清窍而成阳闭之证。

【主要症状】突然昏仆，不省人事，牙关紧闭，口噤不开，两手握固，大小便闭，肢体强痉，面赤身热，气粗口臭，躁扰不宁。

【诊断要点】苔黄腻，脉弦滑而数。

【处方要义】辛凉开窍，清肝息风。

【中药处方】先灌服或鼻饲局方至宝丹，以利开窍；并用羚羊角汤加减。羚羊角 3g，菊花 6g，夏枯草 6g，蝉蜕 6g，龟板 9g，白芍 9g，石决明 9g，牡丹皮 6g，生地黄 9g，天竺黄 6g，代赭石 9g，钩藤 6g。

加减：痰盛者加竹沥、胆南星；兼有抽搐者，加全蝎、蜈蚣；兼呕血者，酌加水牛角、竹茹、鲜生地黄、白茅根；痰多而昏睡者，加郁金、石菖蒲。

【针灸处方】人中、十二井、涌泉、内关、合谷、丰隆、太冲、劳宫。启闭开窍，取督脉、十二井穴为主，辅以手足厥阴、足阳明经穴。

【治法及操作】泻法。

2. 阴闭，痰湿蒙塞心神

素体阳虚湿痰偏盛，风夹湿痰之邪上壅清窍而成阴闭之证。

【主要症状】突然昏仆，不省人事，静卧不烦，四肢不温，面白唇暗，牙关紧闭，口噤不开，痰涎壅盛，两手握固，大小便闭，肢体强痉。

【诊断要点】苔白腻，脉沉滑缓。

【处方要义】辛温开窍，除痰息风。

【中药处方】急用苏合香丸温开水化开，灌服或鼻饲，以温开透窍，并用涤痰汤加减。半夏 10g，陈皮 10g，制南星 12g，茯苓 6g，枳实 10g，地龙 10g，钩藤 12g，郁金 10g，石菖蒲 10g，甘草 6g。

加减：寒象明显者，加桂枝温阳化饮；兼有风象者，加天麻、钩藤平肝息风。

3. 脱证，元神败脱，神明散乱

阳浮于上，阴竭于下，阴阳有离决之势，正气虚脱，心神颓败，而成阴精欲绝，阳气暴脱之证。

【主要症状】突然神昏或昏愦，肢体瘫软，手撒肢冷汗多，重则周身湿冷，二便失禁。

【诊断要点】舌痿，舌质紫暗，苔白腻，脉沉缓、沉微。

【处方要义】回阳固脱。

【中药处方】参附汤。人参 15g，附子 15g。急煎灌服或鼻饲。

加减：汗出不止，加山茱萸、黄芪、龙骨、牡蛎以敛汗固脱；兼血瘀者，加丹参。

【针灸处方】回阳固脱，取任脉经穴为主：关元、神阙、气海、太溪。

【治法及操作】关元隔姜灸，神阙隔盐灸，针刺气海、太冲，用补法。

4. 气虚血滞，络脉瘀阻，半身不遂

气虚不能运血，血不能荣，气血瘀滞，脉络痹阻。

【主要症状】一侧肢体不能自主活动，或偏身麻木，甚则感觉完全丧失；或肢体强痉而偏身不利；或肢体瘫软。

【诊断要点】舌质正常或紫暗，或有瘀斑，苔腻，脉多弦滑，或滑缓无力。

【处方要义】益气活血。

【中药处方】补阳还五汤加减。黄芪 120g，当归 3g，赤芍 5g，地龙 3g，川芎 3g，红花 3g，桃仁 3g，全蝎 3g，桑枝 3g，川牛膝 5g。

加减：气虚明显者，加党参、太子参；言语不利，加远志、石菖蒲、郁金以祛痰利窍；心悸、喘息加桂枝、甘草以温经通阳；小便失禁，加桑螵蛸、益智仁；血瘀重者，加莪术、水蛭、鸡血藤等。

5. 风痰阻络，言语不利

风痰上阻，经络失和，故舌强语塞。

【主要症状】言语謇涩，舌强不转，涎唾溢盛，半身不遂。

【诊断要点】舌苔或薄或腻，脉滑。

【处方要义】祛风除痰开窍。

【中药处方】解语丹加减。天麻 9g，全蝎 6g，白附子 6g，制南星 6g，天竺黄 9g，郁金 9g，石菖蒲 9g，远志 9g，茯苓 9g，羌活 9g。

加减：病邪偏在脾者，加苍术、半夏、陈皮；偏在心者，加珍珠母、琥珀，偏在肾者，用地黄饮子加减。

十四、前列腺增生症

亦称良性前列腺增生，是老年男性泌尿生殖系统的常见病，发病率随着年龄的增加而逐渐增加。本病很少在 50 岁前出现症状。有症状者，其主要表现是下尿路梗阻，且常因感染而加重。临床特点是排尿困难，小便频数，甚或尿闭。《素问·宣明五气》曰："膀胱不利为癃，不约为遗溺。"本病相当于中医的"精癃"，属于中医文献"癃闭""尿频"等范畴。

【病因病机】西医关于前列腺增生的病因尚不完全清楚。中医责之于肾元亏虚，以致血瘀。老年人肾气渐衰，阴阳易于失调，气血易于瘀滞，肾虚则气化不利，血瘀则渐成癥结，水道受阻。当本病出现排尿困难时，又当从三焦气化审求病因。中医认为主要有以下病因：肾阳虚衰、肾阴亏虚、气滞血瘀、肺热气壅、湿热壅盛、脾虚气陷等。

前列腺增生引起尿潴留急诊时，治疗的关键是使尿液排出，可采用探吐、取嚏、敷脐、热熨、针灸、导尿等法。

（一）中药疗法

1. 肾阳虚衰证

【主要症状】排尿困难，滴沥不尽，尿频，夜间尤甚，甚或小便自溢而失禁，兼见神疲倦怠，腰膝酸冷，畏寒肢冷，阴囊或阴茎冷缩，性功能减退；舌淡体胖嫩，苔薄白，脉象沉细或沉迟。

【处方要义】温补肾阳，化气利水。

【中药处方】济生肾气丸加减。熟地黄 160g，山茱萸（制）80g，牡丹皮 60g，山药 80g，茯苓 120g，泽泻 60g，肉桂 20g，附子（制）20g，牛膝 40g，车前子 40g（上药碾成细粉，过筛，混匀。每 100g 粉末用炼蜜 35～50g，加适量的水泛丸，干燥，制成水蜜丸；或加炼蜜 90～110g 制成小蜜丸或大蜜丸，即得）。

若面色紫黑，足冷且肿，小便不利，加鹿角片、仙灵脾；伴脾失健运，纳差倦怠，加党参、砂仁、白术；病热重，尿闭便秘，加大黄泄热通腑；泛恶呕吐，加姜半夏、姜汁炒黄连。

2. 肾阴亏耗证

【主要症状】小便频数不爽，涓滴淋漓，甚至无尿；兼见午后颧红、腰膝酸软，头昏耳鸣，咽燥口干；舌红少津，少苔，或见剥苔，脉象细数。

【处方要义】滋阴补肾，清利水源。

【中药处方】知柏地黄汤加减。熟地黄 24g，山茱萸 12g，干山药 12g，泽泻 9g，茯苓 9g（去皮），丹皮 9g，知母 24g，黄柏 24g。

若口干渴，加天花粉、麦冬。

3. 痰积内阻证

【主要症状】小便努责难出，尿细如线，甚或小便闭塞，点滴全无；兼见尿道涩痛，会阴、少腹胀痛；舌质紫暗，或有瘀斑，脉象沉弦或涩。

【处方要义】活血祛瘀，通关利水。

【中药处方】代抵挡汤加减。生地黄、当归尾、穿山甲各 9g，降香 4.5g，肉桂（去皮）3g，桃仁（去皮、尖，炒）6g，大黄（去皮）9g，芒硝 2.4g。

瘀阻明显者，加三棱、莪术；若尿频、尿痛者，加萹蓄、瞿麦。

4. 肺热气壅证

【主要症状】小便不利或点滴不通；兼见咳嗽气促，咽干口燥，烦渴欲饮；舌红，苔薄黄，脉滑数。

【处方要义】清热宣肺，通利膀胱。

【中药处方】黄芩清肺饮加减。川芎、当归、赤芍、防风、生地、干葛、天花粉、连翘、红花各3g，黄芩6g，薄荷1.5g。

一般可加桔梗、杏仁、桑白皮、法夏等清热宣肺之品。

5. 湿热蕴结证

【主要症状】尿频、尿急，尿少而黄赤，茎中灼热涩痛；兼见大便秘结，口苦，渴不欲饮，口腻胸闷，少腹拘急；舌红，苔黄腻，脉弦数或滑数。

【处方要义】清热泻火，利湿通闭。

【中药处方】八正散加减。车前子、瞿麦、萹蓄、滑石、山栀子仁、炙甘草、木通、大黄各500g；大黄面裹煨，去面，切，焙。

若苔黄腻而厚，加佩兰、蚕沙、厚朴；小便带血，加小蓟、白茅根。

6. 肝郁气滞证

【主要症状】小便不通或通而不爽，胸胁胀满；兼见小腹坠胀，嗳叹则舒，烦躁善怒；舌红，苔薄黄，脉弦。

【处方要义】疏肝理气，通利小便。

【中药处方】沉香散加减。沉香15g，石韦15g（去毛），滑石15g，当归15g（锉，微炒），瞿麦15g，白术23g，甘草7.5g（炙微赤，锉），冬葵子23g，赤芍药23g，王不留行15g。上药捣细末，每于空腹时煎大麦饮下6g。以通利为度。

7. 脾虚气陷证

【主要症状】有尿意而难解或涓滴自遗，尿清而腹重肛坠；兼见面色萎黄，气短懒言，腰冷乏力，纳少便溏；舌淡，苔白，脉象虚弱或沉弱。

【处方要义】补中益气，升清降浊。

【中药处方】补中益气汤加减。黄芪18g，甘草（炙）9g，人参6g，当归（酒焙干或晒干）3g，陈皮6g，升麻6g，柴胡6g，白术9g。

若合并腰膝酸软者，加肉苁蓉、附子。

（二）针灸疗法

实证选用膀胱俞、阳陵泉等穴，用泻法；虚证选用肾俞、关元、足三里等穴，用补法，并可施以温灸；尿闭者，针刺气海、中极、三阴交穴，用强刺激。

（三）外治疗法

1. 敷脐法

生大蒜瓣3g，栀子3枚，净芒硝3g；先将栀子研成粉，再加入大蒜一同捣烂如泥状，备用。将药泥涂于患者脐孔中，外用胶布贴紧，用于尿闭，待小便解后去药。

2. 热敷法

食盐250g，炒热，布包熨小腹。或生葱250g，切碎酒炒后装入布袋，推熨脐部至小

下篇

383

腹，反复多次，至尿液排出。

十五、更年期综合征

更年期综合征在中医学亦称"绝经前后诸症"。本病根据临床表现可归属于中医"月经不调""头痛""不寐""惊悸""郁证""脏躁""虚劳"等病范畴，严重者属"癫证"范畴。多因妇女将届经断之年，脏腑功能渐衰，先天肾气渐衰，任脉虚，太冲脉衰，天癸将竭，精血不足，导致机体阴阳失调，或肾阴不足，阳失潜藏；或肾阳虚衰，经脉失于温养而出现一系列脏腑功能紊乱的症候。因由年老体衰，肾气虚弱或受产育、精神情志等因素的影响，使阴阳失去平衡，引起心、肝、脾、肾等脏腑功能紊乱所致。肝肾同源，肾阴亏虚，水不涵木，致肝阴不足、肝阳上亢；肾水不足，水火不济，心肾不交则可见心火独亢，耗伤气血；肾阳不足，命门火衰，脾阳失煦，可致脾阳不振、脾肾阳虚；肾阳亏虚，元神失养，则可致神气耗散。同时，精血不足、冲任不通是发病的必要条件。本病常见于岁入更年之期，但并非到岁月必然发病。发病大多或因禀性多疑、素性抑郁，或因遗传，或用脑过度，就易在肾气虚亏时产生本病。

（一）肝肾阴虚

素体阴虚或嗜血耗液，房劳多产，致肾气虚衰，精血不足，肾精无力化血，肝血来源不足，水不涵木，导致肝肾阴虚。

【主要症状】月经周期紊乱，经量过多或过少或淋漓不断，色鲜红；头晕耳鸣，心烦易怒，盗汗，面色潮红，五心烦热，阵阵烘热，焦虑紧张，兼有心悸失眠，多梦，健忘，腰膝酸软，口干便结。舌红苔少，脉弦细数。

【处方要义】滋补肝肾，育阴潜阳。

【中药处方】生地、山药各15g，枸杞子、女贞子、山萸肉、白芍、制首乌各12g，丹皮、茯苓、泽泻各10g，生龙牡各30g（先煎）。

加减：血压高加珍珠母；腰痛加川断、桑寄生；失眠加夜交藤、合欢皮。

用法：每日一剂，水煎，分2次服。

【针灸处方】太溪、太冲、心俞、肝俞、肾俞、三阴交、照海、复溜、神门、气海、百会、风池、完骨、足三里、华佗夹脊、四神聪、内关、印堂。

【治法及操作】平补平泻。

（二）心肾不交、心肾两虚

由于肝肾亏虚，肾水不足，不能上济于心，心火过旺不能下降于肾，出现心肾不交，神失所养而见此证。

【主要症状】心悸，怔忡，虚烦不寐，健忘多梦，恐怖易惊，咽干、潮热盗汗，腰酸腿软，小便短赤。舌红苔少，脉细数而弱。

【处方要义】滋阴降火，交通心肾。

【中药处方】黄连、黄芩、甘草各6g，白芍、枣仁各15g，阿胶（烊冲）、百合、知母各10g，鸡子黄2枚，肉桂3g。

加减：烦躁不安、易惊醒加龙骨、牡蛎、磁石；健忘多梦加琥珀、莲子心。

用法：每日一剂，水煎，分2次服。

【针灸处方】通里、神门、关元、三阴交、太溪、气海、肾腧、命门、内关、水沟、上星透百会、四关、心腧、完骨、肝腧、足三里、印堂。

【治法及操作】平补平泻。

（三）肝气郁结

多因情志不舒，心情不畅，恼怒抑郁，导致肝气郁结或气机不调，气滞血瘀，进而出现肝血瘀结的各种病理现象。

【主要症状】情志抑郁，胁痛，乳房胀痛或周身刺痛，口干口苦，喜叹息，月经或前或后，经行不畅，小腹胀痛，悲伤欲哭，多疑多虑，尿短色赤，大便干结。舌质红，苔黄腻，或舌质青紫或瘀斑，脉弦或涩。

【处方要义】疏肝理气，清热养阴。

【中药处方】柴胡、白术、茯苓、赤白芍各 12g，当归、丹皮、郁金各 9g，川芎、陈皮、甘草、薄荷（后下）各 6g。

加减：口苦咽燥加黄芩、栀子、龙胆草；舌青紫有瘀斑加桃仁、红花。

用法：每日一剂，水煎，分 2 次服。

【针灸处方】：气海、太冲、期门、行间、曲池、太溪、内关、四关、上星透百会、水沟、肾腧、天突。

【治法及操作】平补平泻。

（四）脾肾阳虚

素体阳虚或久病及肾或房劳过度，损伤肾阳，肾阳不足而不能温煦脾阳，则出现脾肾阳虚之证。

【主要症状】月经紊乱，后移或闭阻，行则量多，色淡质稀，面色晦暗，畏寒肢冷，面肢浮肿，腹满纳差，倦怠乏力，腰膝酸冷，尿频，大便溏薄。舌淡苔薄白或苔白腻，脉沉弱。

【处方要义】温补脾肾

【中药处方】炮附子、炮姜各 6g，党参、白术、茯苓、猪苓、泽泻各 12g，炙甘草 6g。

加减：便溏加山药、扁豆；偏肾阳虚加熟地、山萸肉、肉桂。用法：每日一剂，水煎，分 2 次服。

【针灸处方】肾腧、脾腧、关元、气海、天突、足三里、三阴交、阴陵泉、曲池、阳池、中脘、关元。

【治法及操作】平补平泻。

（五）肾阴阳两虚

禀赋不足，房事过度所致的劳损以及慢性病后期，劳则及肾，阴损及阳，或阳损及阴，导致肾元阳不足，阴精亏损，不能温煦，濡养脏腑经络，而出现肾阴虚与肾阳虚的症状同时并见的病理现象。

【主要症状】腰酸膝软，头晕心烦，或心情抑郁，疲乏无力，畏寒蜷卧，时而烘热汗出。颧红唇赤，口干咽燥，但喜热饮，虚烦少寐，手足心热，潮热盗汗，头昏目眩，耳鸣心悸，敏感易怒，月经闭止，性欲减退，小便清长或余沥不尽。舌苔白，舌体胖，舌质淡，尺脉细弱，脉沉无力。

【处方要义】益肾阴，温肾阳，泻虚火，调冲任。

【中药处方】仙茅、仙灵脾、巴戟肉、山药、太子参、女贞子、菟丝子、桑葚子各10g，熟地、首乌各18g，知母9g。

加减：失眠心慌明显加合欢皮、百合；烦躁不安加龙齿、牡蛎。

用法：每日一剂，水煎，分2次服。

【针灸处方】关元、三阴交、百会、风池、涌泉，长强、肾腧、足三里、志室、气海、太溪、阴谷、脾腧、心腧、完骨、肝腧、曲池、阳池、中脘、合谷、内关、印堂。

【治法及操作】

灸疗：隔盐灸神阙，每日1次，每次20壮；艾条悬灸：①足三里、血海、至阴；②三阴交、气海、大敦，每穴20分钟。

第三节　针药结合的展望

现代科学研究进展从深层次揭示了针药结合的许多奥秘，2012年诺贝尔化学奖颁给了美国化学家罗伯特·莱夫科维茨和布莱恩·科比尔卡，原因是他们在细胞受体方面的研究取得突破，对人体在分子层面的活动有了重要的认识。这个奖项虽然是化学领域的，但主要受益者应当是医学领域。这两位科学家描绘出了被称为"G蛋白偶联受体"的一个重要细胞成分。这些"G蛋白偶联受体"散布在细胞表面，对于那些对光线、味道、气味以及肾上腺素等人体内化学物质（内分泌物质）做出反应的分子十分敏感，并有助于细胞彼此联络，从而影响整体器官，组织的生理功能和病理机制。约有一半的药物是通过这一受体发挥药效的。

让人振奋的是，这种理念与现代中药研究中的"多靶点、低亲和力、低选择性"的新药研发思路不谋而合。正常情况下，药物的各种组成成分，即化学物质，可作为外源性配体，通过与"G蛋白偶联受体"等受体特异性结合，刺激细胞产生胞内细胞信息调节信号，并传递到细胞特定的反应系统而产生应答。如果这些受体因某些病理原因而受到屏蔽，则药物的活性分子不能与之结合，就发挥不了治疗作用。而运用针灸则能激发机体内源性活性物质的产生，这些内源性活性物质通过以下两种方式发挥作用：

一、"清道夫"作用

在病理状态下，存在于细胞表面的受体往往会被一些病理代谢物质所屏蔽，通过针刺对机体内分泌的调节作用，激发内源性活性物质的释放，释放的这些内源性活性物质，可以清除屏蔽受体的物质，破坏其占位性拮抗作用，从而使药物活性分子获得与受体结合的机会而发挥药效，这就是清道夫作用。

二、通过与受体结合发挥作用

在病理状态下，机体内的细胞处于不健康或亚健康的状态，部分细胞功能减弱，部分细胞功能亢进，部分细胞衰竭，运用针刺对机体的双向调节作用，即调节内分泌，激发内源性活性物质的产生，使这些活性物质与细胞表面的受体相结合，调节细胞的功能状态，使功能亢进的细胞，功能相对减弱，使功能抑制的细胞获得兴奋。对于衰竭的细胞，这些内源性活性物质，可通过细胞间通道，进入衰竭的细胞，使该细胞自溶。

另一方面，则是针灸的调节作用也不能解除与受体结合的屏蔽物质，而此时应用中药则能使其所含的活性分子与受体屏蔽物质发生结合，从而破坏受体屏蔽场，使受体游离；或是通过细胞间通道，从一个细胞进入另一个细胞，起连锁反应，传受体游离进而再使用针灸的内分泌调节作用，使受体与所需的内分泌调节分子结合，起到防病治病的作用。

"G 蛋白偶联受体"学说其实从分子层面阐释了针药结合用于临床效果良好的作用机制，在认识上突破了前人平衡阴阳、疏通经络的笼统认识。

由此可见，传统医学中的许多理论上与临床上所取得的治疗效果，在当代分子生物学研究取得突破后都能找到其蕴含的深层次理论与实验依据，这种现象也符合辩证论对事物发展规律的认知。揭示"传统医学的规律"正是现代科学所面临的挑战，相信 2012 年的诺贝尔奖级的这一发现仅仅是证实中医药学无限价值的一个开端。

学者推论经络系统可能是一个复杂的系统，它不仅仅是简单的血管系统或是神经系统，它可能是机体释放内源性活性物质的通道，释放的内源性物质作用的通路，与神经系统及血管系统等有机结合的一个整体。

附：

一、针灸治疗神经性疾病的机理猜想

近年来，针灸在治疗偏瘫、痴呆等神经性疾病领域屡获疗效。研究其作用机制，有利于临床上更好地运用针灸治疗神经性疾病，提高临床疗效。现将神经性疾病概述如下：

1. 神经性疾病的定义

神经性疾病是指发生于中枢神经系统、周围神经系统、自主神经系统的以感觉、运动、意识、自主神经功能障碍为主要表现的疾病。

2. 神经性疾病的临床表现

神经系统疾病的症状分为缺失症状、释放症状、刺激症状及休克症状。神经系统遭受损伤时正常功能丧失，此即缺失症状。例如大脑内囊出血时运动及感觉传导束损伤，对侧肢体瘫痪，感觉消失。正常情况下，高级中枢能抑制低级中枢的活动，高级中枢损伤后，对低级中枢的抑制解除，其功能活动便增加，此即释放症状。如内囊出血后，大脑皮质对皮质下运动中枢的抑制解除，皮质下中枢活动增加，引起瘫痪肢体的肌张力增高（痉挛性瘫痪）。锥体外系疾病时的不自主运动（舞蹈样动作、手足徐动）也是释放症状。刺激症状指神经系统局部病变或全身性病变促使神经细胞活动剧烈增加，如周围神经损伤后产生的灼性神经痛，大脑缺氧时皮质细胞活动过度可致惊厥发作。休克症状指中枢神经系统急性病变时的暂时性功能缺失，如内囊出血时突然神志昏迷（脑休克），脊椎骨折后出现弛缓性截瘫（脊髓休克）。休克期过后，逐渐出现缺失症状或释放症状。神经系统疾病的症状体征可表现为意识障碍、感知觉障碍、运动障碍（如瘫痪、不自主运动、步态异常、共济失调等）、肌张力异常（肌张力增高见于锥体束病变、锥体外系疾病、僵人综合征、破伤风、手足搐搦症等，锥体外系时的肌张力增高称肌僵直；肌张力减低见于进行性肌营养不良，肌炎，周围神经病变，脊髓后根、后索、前角灰质病变，肌萎缩侧索硬化，小脑

病变等)、头痛、头晕、眩晕、反射异常、肌萎缩以及排尿、排粪、性功能障碍等。

二、针灸治疗神经性疾病作用机制的猜想

笔者猜想经络系统是一个由神经系统、内分泌系统及循环系统共同调节的作用通路组成的综合调控系统,而针灸主要通过以下三种方式治疗神经性疾病,一是针灸促进血液循环;二是针灸刺激神经;三是针灸可以改善神经细胞的内外环境。在导致神经性疾病的众多因素中,脑溢血和颅脑外伤是最主要的因素,究其主要原因,无论是脑溢血还是颅脑外伤,造成神经性疾病的最主要原因都是由于脑部出血,造成脑细胞缺氧死亡。

针刺和灸法对于人体来说是一种外界刺激,当机体受到这种刺激时,加强机体代谢,会加快局部血液循环,以促进新陈代谢,改善组织营养及提高免疫力。在运用头针及头部艾灸时,实际是作用于大脑皮层,有助于大脑病灶部位侧支循环的建立,恢复病灶部位大脑的功能。脑血流量的迅速增加能够产生两种作用,一种是增加缺血脑部的血供,以减少脑细胞死亡,维持脑生理功能;另一种是促进出血局部的血液循环,防止病变脑细胞周围的其他细胞由于坏死血液的浸润而发生病变,由于血液循环得以加强,就能将坏死脑部的血液排出脑部,以减少脑细胞死亡数目。就像全身各组织和器官都有神经末梢分布一样,头皮上也同样有神经末梢的分布,针灸刺激,能通过颅骨影响到颅骨内的大脑皮层,激发机体正常的生理调节功能,不仅能够促进病变局部的血液循环,将代谢产物排出体外,防止毒素作用于其他脑细胞,还能通过恢复神经细胞的功能以促进神经之间的再通,恢复神经的原有功能。通过血液循环及调节神经活动,还能改善脑细胞的新陈代谢,血液循环所带来的各种活性因子,改善了脑细胞生存的内外环境。

下面以偏瘫为例,论述针灸治疗神经性疾病的作用机制。

1. 偏瘫的定义

偏瘫是由病侧锥体束或锥体外系损害引起的对侧上、下肢体瘫痪。偏瘫形式的运动障碍是各种脑损伤之后的主要残疾种类,在脑卒中、颅脑损伤等神经内外科损伤后均可见偏瘫。

2. 偏瘫的临床表现

偏瘫的临床表现主要有:①特有的固定姿势;②平衡障碍或低下;③异常姿势肌紧张的分布;④自主运动受限或缺乏;⑤感觉和识别障碍。Brunnstrom 在观察了大量偏瘫患者的基础上,总结出中枢性运动障碍的恢复过程,即著名的 Brunnstrom 六个阶段。Brunnstrom Ⅰ期到Ⅵ期反映了弛缓、痉挛、连带运动、部分分离运动、分离运动和正常偏瘫康复的规律,表现出偏瘫作为中枢性瘫痪肢体功能呈现曲线恢复的过程,而不同于周围神经损伤的直线恢复过程。

3. 偏瘫的病理实质

偏瘫是中枢性瘫痪,中枢性瘫痪反映的是随意运动系统功能控制特性的重要改变:①上肢运动神经元损害综合征显著表现为牵张反射增强(痉挛);②下肢屈肌反射释放,病理征阳性;③手指运动灵活性丧失;④肌无力。前两个为阳性症状,后两个为阴性症状。阴性症状影响随意定向运动的产生与控制,阳性症状包括姿势异常、痉挛和外感受性反射亢进等。

4. 偏瘫的康复规律

偏瘫的康复进程是以阴性症状为主要病理表现向阳性症状过渡,Brunnstrom Ⅰ期是以

阴性症状表现为主，在Ⅲ期则是阳性症状极端特征表现。偏瘫的康复过程是运动模式的质变过程，而非简单的肌力提高。偏瘫康复的理论基础在于脑的可塑性，以脑功能重组与代偿形式实现对运动的高级中枢控制。临床治疗应是以各种方法和手段促进大脑皮层功能的可塑性发展，维持其功能重组的传入信息，使丧失的功能尽量得以恢复。偏瘫康复治疗是遵循抑制异常运动模式、诱发正常运动模式的两大原则而进行的。

5. 针灸治疗偏瘫的作用机理

针灸治疗中风偏瘫早在《内经》中已有详尽的记载。脑卒中会导致肌肉拘急、抽搐、强直以及弛缓瘫痪，甚至疼痛成为运动功能障碍的主要表现。其中，肌肉拘急、抽搐、强直、疼痛是神经的兴奋性增强或抑制性降低所致；而弛缓瘫痪等症状则是神经兴奋性降低，或抑制性增强。在不同的运动状态下，进行不同的运动时需肌群间及肌群内不同的骨骼肌协调配合才能完成，针刺感应随不同的解剖层次和结构而不同，针达肌肉或筋膜层时是胀感或酸胀感，而肌腱作为运动功能的主要承担者，在肌腱附着的关节部位，这种（酸）胀感尤其明显。[2]

中风偏瘫是中风的主要后遗症，针灸是其主要治疗方法，临床主要运用针刺经络之腧穴，针刺皮部（毫针浅刺、梅花针、皮肤针、皮内针、腕踝针），艾灸有关穴位及瘫痪部位以及头针疗法进行治疗。偏瘫的早期以兴奋性治疗为主，及至肌张力出现亢进时，抑制性治疗随即展开，并且随着时程的延长，抑制性治疗比例逐步增加，甚至占主导地位。[3]因而，偏瘫康复治疗是遵循抑制异常运动模式、诱发正常运动模式的两大原则而进行的。

针灸治疗趋于生理性的双相性调整作用，对于瘫痪，这种作用表现为神经肌肉的兴奋与抑制作用。偏瘫的康复，首先取决于脑组织和血管病变的恢复过程，如侧支循环的建立、病灶周围水肿的消退、血肿的吸收、血管的重新沟通等。

每个神经元细胞都是该条神经通路传递神经冲动的场所，或许神经冲动在神经细胞中受到整合，信息加工和处理。一个神经元细胞的老化会导致神经冲动的延迟或神经冲动所传递的信息减少，例如肌肉弛缓是支配该肌群的大脑皮层运动神经功能障碍。人的精神思维活动在某一瞬间会呆滞，这实际上是因为各神经纤维之间的信息传递受到阻滞，因而不能正常的传递信息，表现为信息的延后到达以及信息的阻滞。由于信息的延搁，造成大脑生物钟的紊乱，以致不能正常调节脑细胞的功能活动。神经纤维的排列也是有规律的，就是一条神经通路或者一条神经链上的神经纤维脱节或停止工作，大脑是会调节另一条神经通路以传递信息（神经冲动、神经递质之类的）就像是动脉和静脉之间的侧支循环（动静脉吻合支），每一个网格都是一个小周天，也可以说，每个神经元细胞都是一幢房屋里的一间屋子，轴突和树突就是电路。在这个神经纤维周围形成一个由电子浓度差造成的天然屏障，也供给神经纤维营养，这个屏障上存在着进行神经冲动传递的泵，像是离子泵一样。各神经纤维的位置是固定的，受到颅脑外伤后，会导致神经纤维的错位，占据了本应属于另一个神经纤维的空间，对于后一个神经纤维来说就是一种占位性病变。

神经冲动的传导通路并非只有一条，当一条神经链上的某一个神经元细胞逐渐老化直至凋亡，相邻的新的神经元细胞就取代原有神经元细胞，参与神经活动。而当病变范围较大或老化甚至凋亡的神经元细胞较为密集，该区域就成为神经冲动的盲区，于是大脑就反射性地兴奋其他神经，以期维持大脑的正常生理功能，表现在这些神经所支配的区域，就是病侧肌紧张力下降，健侧肌紧张力增强，于是健侧就会发生痉挛，针刺刺激患侧肌，是使大脑神经接受刺激（补），以调动最大的力量去对抗针刺刺激；针刺健侧肌，体现了中医"平衡阴阳"的原则，这里的"平衡阴阳"是说，针灸健侧肌增强痉挛劣势侧的肌张力，以对抗对侧的优势痉挛，形成伸屈肌张力新的平衡而产生主动运动，显示出了明显的即时效应，并通过治疗次数的增加来巩固疗效。促进血液循环，有助于脏器功能的改善和提高。针刺深入刺激肌腱附着处，对偏瘫特定的病程阶段肌肉拘急、弛缓的症候改善显著（这可能与有效地改变了主动肌、协同肌、拮抗肌、固定肌的力量对比有关。偏瘫是肢体的运动的感觉功能的丧失）。使屈伸肌恢复相互协调和相互拮抗的作用，是保持正常姿势，进行正常运动功能的必要前提。尤其是偏瘫痉挛期，异常运动模式会严重影响针灸疗效的发挥和巩固。[2]巨（缪）刺"左取右，右取左"的治疗方法，是循经取穴的一种变法。临床因治瘫和止痛的实用价值而经久不衰。饶有兴趣的是"交叉"在经络系统和神经系统神奇的类似，提示二者有着千丝万缕的内在联系。研究证实，针灸的中枢效应可产生于神经系统从脊髓到大脑皮层的不同层次。针麻、针刺镇痛经过大量的基础和应用研究，已勾勒出巨（缪）刺作用机理的基本轮廓。无论疼痛还是偏瘫，在很多方面二者是相通的，都是接受针灸刺激的条件下，机体以中枢神经系统为主要应答中心，表现为靶器官功能改变的过程。针灸作为特殊的体外刺激方式势必会产生与其他外源治疗性刺激相近的反应，机体对其产生相应的应答也使针灸效应得到更为客观的验证。[2]

针灸通过影响神经递质及其受体起到缓解肌肉痉挛的作用。抑制过度活动是中枢神经系统最重要的作用之一。可以说每种技巧性活动都被"抑制围墙"所包围。偏瘫康复过程（神经发育过程）是高级中枢逐步恢复对运动控制障碍的过程，亦是高级中枢对低级中枢的抑制强化的过程。分离运动的出现与精细运动的运动训练是高级中枢抑制功能的易化。技巧性活动所必需的协调运动和姿势变化也同样依赖于有选择地运动那些需要活动的身体部分，同时抑制其他部分的活动。[3]针灸对神经递质及其受体的影响主要表现在以下几个方面：对脊髓内神经递质及其受体的影响：据研究，较高频率电刺激促进脊髓中强啡肽的释放，抑制脊髓前角细胞的兴奋性，起到缓解肌肉痉挛的作用。其作用机制是：①大鼠经电刺激后可选择性引起强啡肽物质增多；②向大鼠脊髓蛛网膜下腔注射大剂量强啡肽 A 可使肌张力降低；③家兔实验中用束窄脊髓的方法造成痉挛的模型，这种痉挛可被鞘内注射 Kappa 型阿片受体激动剂 U50448 所解除，提示其痉挛作用有可能是通过 Kappa 型阿片受体而完成。

对脑神经递质及其受体的影响：神经介质理论认为 GABA 与兴奋性递质乙酰胆碱（Ach）的改变与痉挛、弛缓状态密切相关，两者绝对值的增减及两者之间的平衡协调对维持神经、肌肉的兴奋起着重要作用，痉挛状态可因抑制性神经介质缺乏或兴奋性神经介质过多引起。GABA 是中枢神经系统内主要的抑制性神经递质，在神经系统的抑制性调节中起着重要的作用，其受体亚型 GAB-ABR 的激动剂降低脊髓腹根运动型神经元的兴奋性递质的释放，同时它也具有神经保护的潜能。GABA 与神经元 GABA 受体连接，触发神经元细胞膜上的离子通道的改变，如 Cl^-、Ca^{2+} 通道的改变，影响神经元细胞的电活动，产生突触前抑制和突触后抑制，从而使运动神经元兴奋性下降，使肌张力降低。这是抑制性神经递质与抑制性递质受体作用的一个基本模式。曾友华等研究证明平衡针刺法可以促进实验大鼠脑干 GABABR1 表达增高。GABAB 受体表达的增强，可以增强、提高 GABAB 受体兴奋后再突触前、突触后的抑制作用。减少、对抗兴奋性神经递质的释放和损害，从而达到缓解脑卒中后偏瘫肢体痉挛的目的；同时，GABA 受体功能的改善，表达增强，能有效纠正脑梗死后神经系统兴奋性递质和抑制性递质的失衡状态，缓解痉挛。

对脊髓前角细胞兴奋性的影响：①对 H 反射的影响。H 反射是测定脊髓前角运动神经元兴奋性及整个传导通路感觉及运动纤维功能状态的单突触反射。在各种中枢神经系统损害及有上运动神经元病变体征者，H 反射可表现为异常。脑卒中后，脊髓失去上运动神经元的抑制作用后兴奋性增加。脊髓单突触反射增强。其机制可能与脊髓灰质内神经元缝隙连接开放、细胞同步化活动增强有关；提示临床可以结合 H/M 比值和 H 反射潜伏期来评价脊髓前角运动神经元的兴奋性。金荣疆等发现电针阳陵泉能够明显的抑制 H 反射的亢进和改善 H 反射恢复曲线，说明实验性脑梗死大鼠经过电针阳陵泉治疗后，脊髓运动神经元兴奋性得到了有效地抑制，提示降低脑梗死后脊髓运动神经元兴奋性可能是电针治疗脑卒中后偏瘫肢体痉挛的内在机制之一。Rijsman 等认为比目鱼肌 H/M 比值增高，H 反射恢复曲线显示迟发易化的增强和迟发抑制的降低。表明中枢突触后抑制活动的减弱。其发生机制可能是脊髓下行传导通路的改变、外周的影响、脊髓中间神经元环路或以上三者共同引起。所以，H 反射是脑卒中后痉挛性偏瘫患者痉挛侧下运动神经元兴奋性评估的较好指标；②对 F 反射的影响。F 波是前角细胞逆向兴奋的回返放电，即兴奋性运动神经的逆向冲动，传入相应的脊髓前角细胞，经过中间神经元或树突网，而直接或间接地兴奋其他前角细胞，再经该运动神经传出，到达所支配的肌肉，出现一个晚反应，此即 F 波。F 波可作为衡量脊髓前角运动细胞兴奋性的指标。近年来，一些学者发现 F 波参数与肌肉紧张性呈正相关关系。在肌肉紧张状态下，F 波的出现率、波幅可增加。F 波的波幅对痉挛状态下运动神经元兴奋过程的敏感性较高、即使肌肉紧张度发生很小的改变也可以由 F 波的变化反映出来。因此可用此指标来衡量肌痉挛状态的电生理评价中的敏感性指标，同时，还可用于患者痉挛程度的评价。宋国祥等观察平衡针刺法对中风后上肢高痉挛状态正中神经 F 波的影响结果显示平衡针刺法通过降低脊髓前角细胞的兴奋性，减低牵张反射以缓解痉挛，对中风后患肢高痉挛状态有治疗作用。[4]针灸能够促进血液循环，不仅表现在促进脑部的血液循环，同时也表现在能够促进偏瘫部位的血液循环。现代医学认为，脑络受损是中风的主要病机，通过针刺皮部，刺激浅表的络脉，可以改善脑缺血损伤病理过程中的微血管灌流，保护神经元，促进神经元机能联系再建。临床治疗偏瘫时，除了针对病变部位进行针灸治疗，还会刺激一些具有特殊疗效的穴位，如足三里、悬钟等。研究证明，艾灸足三里、悬钟对脑血管舒缩反应、脑血流自动调节、侧支循环的建立等功能有良好的改善作用，并能促进神经功能的恢复。在中风患者头部刺络、拔罐、放血，有利于大脑病灶部位侧支循环的建立，恢复病灶部位大脑的功能。[1]针灸可以通过促进血液循环，保持静脉回流通畅，降低颅内压、改善脑部血液循环，改善大脑供血，改善病灶周围脑细胞的生存环境，增加血管的抗压力和韧性，保护血脑屏障，减低脑出血的风险，防止脑卒中的再次发生。改善微循环有助于疼痛介质随血液流动，最终通过肾脏排泄出体外，促进新陈代谢，提高人体全身免疫力。调节各器官及肌肉的活动。使肩部肌肉放松，缓解颈肩部神经血管压力，促进大脑供血。以上所述的作用均有助于促进大脑皮层功能的可塑性发展，维持其功能重组的传入信息，使丧失的功能最大可能的得到恢复。针灸带来的疼痛本身也是一种刺激，在阈值内的疼痛，能够激发抑制的肌细胞。

偏瘫的关键问题是支配该肌群的大脑皮层功能障碍，绝大多数是缺血所致梗死。大脑供氧量减少，神经细胞得不到足够的氧气，功能逐渐受到抑制，可表现为肌力逐渐降低；

当大脑皮层支配该肌群的神经细胞完全被抑制后，就出现了瘫痪，很多患者因为剧烈的疼痛而不敢活动，于是就造成了失用性萎缩。神经抑制，导致所支配的肌群血供减少，肌群麻痹，针刺刺激，恢复血供，促进血液循环，通过血液循环所带来的一系列物质，如氧气，以及伴随血流而来的各种电解质，促进细胞内外环境离子的交流，促进新陈代谢，使处于抑制状态的肌细胞恢复活力，提高该肌群的反应性，临床经验证明，在进行针刺治疗时，配合一定的运动，能显著提高疗效。神经生理学研究证明，刺激某已知肌肉表面的皮肤，会产生支配该块肌肉的牵拉感受器 γ 传出神经活化，使得这些感受器对生理性肌肉牵拉更易发生反应，现代康复医学亦把快速触摸、逆毛发生长方向的轻刷、刺痛等皮肤刺激作为常用的增强相应肌张力和肌力的促通刺激，因此，利用皮部理论采用梅花针叩刺法治疗中风偏瘫痉挛状态有其临床意义。[1]

针灸可以通过血液循环及刺激神经末梢来改善脑细胞生存的内外环境。缺血性脑损伤会激活体内免疫炎症细胞，释放大量的有毒物质，损伤血脑屏障并加重脑中风后的脑损伤，引起长期偏瘫、失语等神经系统功能障碍后遗症。机体受到针灸刺激后，做出应答，调动体内的免疫因子，当免疫细胞被过度激活时，免疫性 T 细胞迅速激活，使出"浑身解数"抑制有害物质的释放，研究证明，免疫性 T 细胞进入血液后，迅速在血液中发挥抑制炎症的作用，减少了中风后血脑屏障的通透性，使缺血后的脑梗死面积减少约 50%，神经系统功能障碍后遗症的改善持续至少 28 日，脑损伤得到了进一步控制。免疫性 T 细胞的神经保护作用并不需要其浸润至脑组织内或抑制小胶质细胞的激活，而是通过抑制外周免疫炎症细胞的方法而达到脑保护作用的。这样就有效地减少了脑损伤，有助于防止偏瘫的进一步恶化。

覆盖人体表面的皮肤是一个重要的感觉器官，皮肤的神经有两种，一是交感神经，支配着血管平滑肌、立毛肌的收缩和汗腺的分泌，另一种是感觉神经，形成各种神经末梢如游离神经末梢和毛囊神经末梢等。当用毫针浅刺皮肤时，由于皮肤真皮层中的某些部位分布有丰富的交感神经纤维和大量儿茶酚胺类物质，必然引起交感反射，由于交感反射的范围广而弥散，除刺激部位会释放儿茶酚胺类物质外，还会引起远隔部位及内脏的释放效应，所以说浅表针刺完全有可能产生内脏效应，调整内脏的机能，达到治疗疾病的目的。于学平等人采用艾条温和灸百会穴、瘫痪肢体对侧头部的承灵与曲鬓穴，并与空白对照组（在相应的时间内不进行任何治疗）比较发现，观察组灸后肌力明显提高，胆碱酯酶活性明显降低，提示艾灸头穴能抑制胆碱酯酶的活性，减少乙酰胆碱的破坏，使运动终板处的乙酰胆碱含量增加，肌肉的兴奋性提高，收缩有力。研究还表明，艾灸百会穴具有改善中风偏瘫病人的微循环、促进中风病人脑组织及患肢康复的作用。华金双等人的研究表明，缺血艾灸预处理能提高全脑缺血大鼠超氧化物歧化酶（SOD）活性，降低丙二醛（MDA）含量，由此推断，缺血艾灸预处理可通过增加内源性抗氧化酶的活性对缺血缺氧的脑组织起保护作用。[1]同时，运动技巧的获得和训练是康复的重要内容，患者主动性的运动治疗必不可少。促进运动系统的功能恢复和提高残存运动功能的可塑性变化，运动疗法不可缺少。所以，多种被动与主动治疗方法综合实施是实现偏瘫全面康复的最佳途径。下面的一篇文章或许对我们深入理解针灸治疗中风偏瘫的机理有所启迪，全文如下：

神经功能障碍性疼痛"元凶"探明（参考消息 2012 年 4 月 7 日）

【共同社东京 4 月 6 日电】九州大学神经药理学副教授津田诚等组成的研究小组 5 日

在美国科学杂志《Call Reports》网站上发表论文称，已确定引起"神经功能障碍性疼痛"的是一种名为"IRF8"的蛋白质。

癌症及糖尿病会导致神经受到损伤，其引起的慢性剧烈疼痛即为"神经功能性疼痛"。据津田介绍，全世界共有约2000万名该病患者。据称，患者即使是在穿衣等轻微触碰时也会感到剧痛，使用吗啡等镇痛剂的效果也不佳，目前尚无有效的治疗方法。此前的研究发现，一旦神经出现损伤，脑和脊髓中的免疫细胞"小神经胶质细胞"会过度活化，产生使神经兴奋的物质导致疼痛，但不清楚该细胞的活化原理。津田等瞄准了仅存在于小神经胶质细胞中的"IRF8"，认为这是一个活化"开关"。该研究小组通过老鼠实验证实，如果神经受损，那么小神经胶质细胞内的"IRF8"会增加并使之处于活跃状态。津田指出："通过抑制IRF8的活动情况，或许可以缓解慢性疼痛。"他表示，今后希望有使用现有药物研究抑制IRF8的方法。

参考文献：

［1］雷龙鸣. 应用皮部理论针灸治疗中风偏瘫的研究进展［J］. 亚太传统医药, 2007（11）: 27～30.

［2］赵征宇, 蔡定均. 中风偏瘫针灸治疗探讨［J］. 中国针灸, 2002（S1）: 161～163.

［3］姜劲峰, 张建斌, 王欣君. 论针灸治疗偏瘫的作用及策略［C］. 2010年中国针灸学会脑病专业委员会, 中国针灸学会循证针灸专业委员会学术大会论文集. 2010.

［4］孙爽, 王军, 潘丽娜. 针灸治疗偏瘫痉挛的机制研究［J］. 中国伤残医学, 2012（11）: 204～205.

下
篇

第二十三章　针灸与养生保健

　　"养生"就是调养、葆养生命的意思，是一种治未病的预防手段。养生的内容和方法丰富多样，有食疗养生、运动养生、针灸养生，还有通过冥想来平衡阴阳的养生（瑜伽）。针灸养生是指采用针或灸的方法，提高人体的抗病能力，保持身心健康，以延年益寿。针灸保健防病是中医预防学的一个十分重要的组成部分，在我国有两千余年历史。

　　《黄帝内经》是最早记载针灸养生的古代医籍，从某种程度而言奠定了针灸防病保健的理论基础，既提出了针灸防病的思想"上工刺其未生者也；其次，刺其未盛者也……故曰：上工治未病，不治已病，此之谓也"（《灵枢·逆顺》），表达了良医重视预防疾病的程度要胜过治疗疾病，又强调针灸有保健强身的作用："是故刺法全神养真之旨，亦法有修真之道，非治疾也"（《素问·刺法论》），还在一些篇章中记载了预防的具体方法。

　　东汉时期，张仲景继承了《黄帝内经》的治未病思想。《金匮要略》首篇就开宗明义指出："若人能养慎，不令邪风干忤经络，适中经络，未流传脏腑，即医治之。四肢才觉重滞，即导引、吐纳、针灸、膏摩，勿令九窍闭塞"（《脏腑经络先后病脉证第一》），着重强调平时注意保健防病，一旦病邪侵入也应在早期防治。

　　晋唐之际，偏重灸法。灸法之妙，不仅在于能够治疗疾病，而且在预防医学中也有很大价值。晋唐时针灸保健防病得到较大发展，特别是艾灸广泛地用于预防，重点在于预防各种急重之病，对后世产生深远的影响。如《肘后备急方·卷二》提到"密以艾灸患者床四角，各一壮"，以防瘴疬之疾，这是类似现代的空气消毒法，预防疾病传播。又如唐·孙思邈记载："凡人吴蜀地游官，体上常须三两处灸之，勿令疮暂差，则瘴疬温疟毒气不能著人也，故吴蜀人多行灸法"（《备急千金要方·卷二十九》）说明艾灸对于预防感染性疾患是有一定作用的。是运用艾灸之法增强人的抵抗力，达到预防目的。并且当时医家除主张平时预防外，也注意在发病之初，症候显露之前，用针灸之法截断病势，灭之于萌芽。如"痈疽初发如微，人多不以为急，此实奇患，惟宜速治之，治之不速，病成难救"（《千金翼方·卷二十三》）。及早防病，不仅效果明显，预后亦佳。

　　宋代之后，艾灸成为主要保健之法，灸法并不止于预防疾病，特别适用于老年医学，它能使人健康长寿。如《明堂灸经》和《铜人针灸经》都有在膏肓穴"灸讫后令人阳气康强"之说。《灵光赋》载灸"膏肓岂止治百病"。其意正复相同。《图考》引载了灸神阙穴的一段实践："郑纠曰，有一亲卒中风，医者为灸五百壮而苏，后年逾八十……不惟愈疾，又能延年。"至于常灸气海、关元而达到健康长寿，则前人记录更多。常灸足三里，可以防止多种疾病的发生，正如宋代名医张杲《医说》中有"若要安，三里常不干"之说。宋《扁鹊心书》明载："保命之法，灼艾第一。"至于常灸气海、关元而达到健康长寿，则记载更多。

　　明代腧弁《续医说》载："柳公度年八十余，步履轻健。或求其术，曰：吾无他术，但未尝以元气佐喜怒，气海常温耳。"这是灸气海穴而得长寿的有力佐证。宋·王执中在《针灸资生经》中记述："今人既不能不以元气佐喜怒矣，若能时灸气海使温，亦其次也。"

予旧多病，常苦气短，医者教灸气海，气遂不促，自是每岁须一、二次灸之"。灸法有温阳散寒、培元固本之功，加之灸物价廉易得，灸法简便可自行操作等，这就使得艾灸普遍推广，成为延年益寿的经济有效的手段。随着古代医家对病因病机认识的逐步深入，预防之法亦有所改进并日趋完备。在这一时期，针灸保健防病的观念已为越来越多医家所接受。

近代黄竹斋著的《针灸经穴图考》中也选录了日本《文库名家漫笔》中记载的三河百姓满平用灸足三里而致一门长寿的报道。医家对于脑溢血、高血压一类疾病，几乎都是畏灸如虎，而在针灸名著《神灸经纶》中则载列了预防中风的 9 个施灸穴位。明代针灸学家杨继洲也竭力提倡预防中风施灸法。可见"无病而自灸"可达到"自灸而无病"之效。

我国广泛开展的针灸防病保健工作，大约是在 20 世纪 50 ~ 60 年代。早期的重点为针灸防病，且以各种急性传染病为主。近 30 余年来，针灸保健工作日益引起重视，同时预防的内容也逐渐转移到心、脑血管病等慢性非传染性疾病方面。需要指出的是，随着 70 年代初，欧美等西方国家掀起了针灸热潮，针灸保健取得了令人瞩目的世界性的进展。现将现代概况，分述如下。

（1）针灸预防病种日益增多，有学者粗略统计，就近 50 多年来公开发表的文献而言，针灸预防的病种已涉及内、外、妇、儿、五官等临床各科。

（2）针灸保健项目不断扩大，在古代有关健身灸的方法的基础上，现代无论在保健内容上还是刺灸法本身，都有了很大的发展。现代科学技术水平、物质和精神生活的迅速提高，增进健康、延年益寿已日益为人们所向往，针灸戒烟、减肥、美容及消除疲劳等保健项目应运而生，针灸戒毒也引起广泛重视。从 20 世纪 70 年代中期以来，已经产生包括体针、耳针、穴位激光照射、火针、穴位注射在内的方法，并且还发现了不少有效穴位。针灸保健的范围目前仍有扩大之势。

（3）重视对临床效果的反复验证，进行大量对照观察，以证实其可靠程度。有以下三种方法：一是设立对照组加以比较。这一工作在 20 世纪 50 ~ 60 年代就已开展。如当时以针灸预防流感，就同时设不同的药物预防组进行对比，结果证明针灸较某些西药的预防效果为优。二是通过长期积累大量病例来证明效果确实。如流脑的预防，就有观察六千例以上共二万余人次的针灸预防情况的报道。三是通过较为严密的科学设计进行观察，如针灸戒烟，行单盲法治疗后，显示针灸戒烟的成功，虽然有一定心理因素，更主要的是依靠生理因素。

（4）近年来学者在针灸预防机制这方面的工作做得比较多，也比较出色。有学者将其分为两类：一类是以建立较为可靠的实验室指标为主；另一类是动物实验。

在古今医家的共同努力下，针灸防病保健已经成为针灸学术的重要组成部分，并且正在积极影响着现代预防保健医学的发展。

综上所述，中医养生虽然内容很多，但都是在中医理论和实践的基础上发展起来的，它离不开中医对人体认识的基本要素，即被称为生命之源的阴阳，以及被养生学家称为"内三宝"的精、气、神，这是生命的基础，是养生的精髓。故养生就在于调节阴阳和调整精、气、神这三个生命活动的基本环节，而针灸在这些方面有着重要的作用。

下
篇

一、针灸与阴阳

阴阳学说是中医理论的重要组成部分。它认为：宇宙间的任何事物，都包含相对立的两个方面：即阴与阳。人体的生命活动，就是以阴阳变化为依据的。在正常情况下，人体中的阴阳，一静一动，一降一升，一聚一散，维持着动态平衡，人体才会健康无病，不易衰老，寿命才能得以延长。假如某些原因，导致阴阳双方出现超限度差异，或阴阳偏盛，或阴阳失调，就会引起疾病。如果阴阳极度偏颇，以致失去互相制约和依存关系，即"阴阳离决"，便是死亡的象征。正如《素问·生气通天论》中说："阴平阳秘，精神乃治"。

中医学认为，阴阳的偏盛和偏衰是疾病发生发展的根本原因，因此调理阴阳，泻其有余，补其不足，保持阴阳的相对平衡，则是中医养生的基本原则。正如《灵枢·根结》说："用针之要，在于知调阴与阳。调阴与阳，精气乃光，含形与气，使神内藏。"这就是说通过针灸调节阴阳的作用，就可精气充沛，身体健康。针灸调和阴阳的作用，主要是通过以下两个途径实现的。

其一，损其有余、补其不足。阴阳偏盛和偏衰就会引起疾病。阴阳偏盛谓之有余，针刺泻法，以损其盛，阴阳偏衰谓之不足；针刺补法，或用灸法，以补其衰，达到协调阴阳的作用。

其二，阳密乃固。在保持人体动态平衡中，阴阳双方谁起主导作用呢？《素问·阴阳应象大论》指出，"阴阳之要，阳密乃固。"说明阳气的固密乃是保持人体阴阳平衡的关键。一般说人体的功能属阳，形质属阴，许多病证都是由于功能障碍，进一步导致形质损伤，之后又多由于功能之好转而促进形质之修复。所以，在针灸养生中应特别注意阳经腧穴的应用。如许多慢性衰弱性病证，气血虚弱证，多由脾胃功能不足引起，通过针灸脾腧、足三里等穴，及至脾胃功能好转，形体损伤也逐渐恢复。又如，四肢痿证，多由气血逆行障碍所致，通过针灸曲池、足三里等穴，疏通经络，调理气血，其痿证也可好转。所以，针灸养生即于人未病之时，力主固护阳气，以强身防病。

二、针灸与精、气、神

中医学认为精、气、神是人体生命的基础，在养生中起重要作用，有人身三宝之称。针灸也是通过经络脏腑对精、气、神的调节作用，达到养生的目的。

中医学认为，人体的生命物质基础在于精，生命的维持有赖于气，生命的现象表现于神，精、气、神三者有相互滋生的关系。证如《素问·玄机原病式》说："精中生气，气中生神"，以及《类经》中所说的"精全则气全，气全则神全"等，都清楚地说明了三者间的关系。

由上可以看出，精、气、神与五脏有密切的关系。其中，精与肾和脾；气与脾、肺；神与心、肝、脾、肺、肾都有密切的关系，也可以说，精、气、神的盛衰取决于五脏的盛衰。所以说，养生的关键就在于调养五脏。

针灸对五脏有着良好的调节作用，这主要是通过腧穴和不同的刺灸方法，以激发经络气血，达到调节脏腑虚实的目的。如针灸关元、气海、肾腧、命门等穴，可以补肾益精；针灸气海、脾腧、足三里、三阴交可健脾益气，针灸心腧、神门等穴可调补心神；针灸肺腧、太渊可补益肺气；针灸肝腧、太冲可调肝理气。

三、针灸与经络

经络是人体气血运行的通路，内联脏腑，外络肢节，沟通内外，贯穿上下，将人体各部分联结成一个有机的整体。经络有运行气血，协调阴阳的作用。经络将气血输送到全身各部，"内灌脏腑，外濡腠理"（《灵枢·脉度》），营养周身，从而使体内的脏腑和体表的五官七窍、皮肉筋骨，均能紧密配合，协调一致，保持正常的生理功能。

如此，人体的内外、上下、左右、前后、脏腑、表里之间，可以保持相对的平衡。所以，《灵枢·本藏》论经络的作用是"行血气而营阴阳"，经络有抗御外邪的作用。外邪侵犯人体由表及里，多先从皮毛开始，故《素问·皮部论》说："邪客于皮则腠理开，开则邪入客于络脉，络脉满则注于经脉。"这就是说外邪是通过经络侵入人体的。反过来讲，正好说明了经络有抗御外邪的作用，实践也证明经络确有这种作用。

经络有传导感应的作用。经络能把体表接收到的各种感应传导到体内，同时内脏的变化也可通过经络反映到体表。针灸就是基于这种原理，选取适当的穴位，运用不同的刺激方法，或针或灸，或补或泻，激发经络的功能，行气血，调阴阳，达到预防疾病、康复疾病和养生强身的作用。

针灸、按摩、气功等方法所以能防病治病，是也基于经络具有传导感应和调整虚实的功能。《灵枢·关能》说："审于调气，明于经隧。"这是说，运用针灸等治法要讲究"调气"，要明了经络的通路。针刺中的"得气"现象和"行气"现象是经络传导感应功能的表现，其感觉现象说的是"气"，而这"气"是与"神"密切相连，所谓"气行则神行，神行则气行"（张志聪：《灵枢集注·行针》），因此关于经络传导感应的功能又可说是"神气"的活动。"神"与脑有关（李时珍《本草纲目》辛夷条："脑为元神之府"），在《灵枢·本神》篇里主要把它说成与"心"和"脉"有关，说"心藏脉，脉舍神"以及"心怵惕思虑则伤神"等。从"脉舍神"的意义来理解，可见经络与神气活动是直接结合在一起的。

经络在正常情况下能运行气血和协调阴阳，在疾病情况下则出现气血不和及阴阳偏盛的虚实症候，这时运用针灸等治法以"调气""治神"，在于扶正祛邪使其恢复到正常的状态。经络调整虚实功能是以它正常情况下的协调阴阳作用为基础，针灸等治法就是通过适当的穴位和运用适量的刺激方法激发经络本身的功能，能使"泻其有余，补其不足，阴阳平复"（《灵枢·刺节真邪》）。关于经络的调整虚实的功能，临床上有许多事实可供证明。例如：针刺健康人和患者的足三里和手三里，原来胃迟缓的，可以使收缩波加强；胃紧张的，可以使之迟缓。实验证明，针刺应该经络的穴位对各脏腑机能都有调整的作用，即原来亢进的可使之抑制，抑制的可使之兴奋。实验证明，针刺有关经络的穴位，通过经络的传导作用，对各脏腑机能都有调整作用，即原来亢进的可以使之抑制，抑制的可以兴奋。临床研究还证明，不同的经络穴位且具有相对的特异性。例如针刺心经和心包经的神门、曲泽、内关等穴治疗心律失常获得较好的疗效，心电图检查显示心律调整，心肌劳损也有好转，而针刺脾经上的三阴交、胃经上的足三里和膀胱经上的昆仑等穴，则效果较差。通过 X 线钡餐检查以及胃记波摄影，发现正常人胃蠕动较少者针刺足三里后胃蠕动增多，波幅增大，针刺非穴位则变化不明显等。

由上可以看出，针灸的养生作用，是通过经络的传导作用实现的。运用针灸可以平衡阴阳、调理脏腑、梳理气机、安神醒脑、调摄情志、排毒养颜，都具有很深远的历史底蕴和现实经验。在食品、药品安全屡出状况的今天，利用针灸来养生保健不失为一种既安全又有效的方法。现代科学的研究进展从深层次揭示了针灸养生的许多奥秘，2012年，诺贝尔生理及医学奖就颁给了发现人体细胞会发生逆转现象的英国和日本科学家。按照他们的发现，如果处于代谢生长期的体细胞的生存条件适合，慢慢衰老的细胞就会重回年轻态，而这个合适的生长条件无疑是受基因调控的，而基因调控所分泌的蛋白质又会受到外界干预的影响，包括干细胞的分化、发展也同样受到类似的调控，而传统医学中的各种养生手段其实就是这种外界干预，只不过程度不同而已。在采用针灸进行养生保健的临床实践中，往往表现最明显的就是养生者的机体免疫力有明显的改善和提高，其次是养生者的精神状态得到明显改善，这些与神经系统相关联的表现正好反映出细胞对神经递质的调控能力得到了大大地加强（细胞就像是重新回到了年轻态），说明针灸养生保健的作用是有其物质基础和调控机制的。同样，通过针灸养生的类似调控也可能加速病变细胞的代谢凋亡，使得原有的病灶没有机会来进一步地表达，或使已表达的病灶失去了进一步发展的物质基础与能量，转而走向消亡。由此可见，随着现代科学与技术的深入发展，人类将有越来越多的证据支持针灸养生学的科学性与有效性。

四、针灸与养生

（一）补肾益气防遗尿

【主要症状】小儿遗尿，是指3周岁以上的小儿，睡眠中自遗小便，醒后方觉的一种病症，俗称"尿床"。

【病因病机】小儿遗尿的发生多由于肾气虚弱，下元不固，每致膀胱约束无权。或由于脾肺气虚，上虚不能制下，膀胱约束无力所致。

【适应人群】凡3岁以上小儿、身体虚弱以及有遗尿倾向者均应采取预防措施。

【处方要义】补肾固元，补脾益肺。

【处方】

（1）针法：关元、肾俞、足三里、三阴交。

（2）灸法：关元、气海、足三里、肾俞。

【治法及操作】

（1）针法：每次取2穴，针刺补法、不留针，每周1~2次。

（2）灸法：每次选取1~2穴，艾条温和灸，隔日1次。

（二）开胃导滞防厌食

【主要症状】厌食是指小儿较长时期见食不贪，食欲不振，甚至拒食的一种常见病症。如不及早防治常因营养缺乏，影响正常的生长发育。

【病因病机】小儿时期"脾常不足"，食欲不能自调，食物不知饥饱；或过食滋补食品，超越了脾胃正常的运化能力；或进食不定时，生活不规律等。

【处方要义】补脾益气，消食导滞。

【适应人群】少年、儿童挑食、偏食者。

【处方】

（1）针法：中脘、天枢、气海、足三里、四缝。

（2）灸法：足三里。

【治法及操作】

（1）针法：每次取 1 ~ 2 穴，平补平泻法，不留针，每周 1 ~ 2 次。

（2）灸法：艾条温和灸，隔日 1 次，每次 2 ~ 5 分钟。

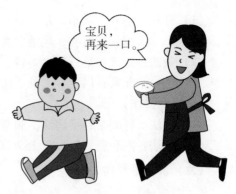

宝贝，再来一口。

图 23-1　厌食

（三）扶正祛邪防感冒

【适应人群】免疫力低下者。

【处方要义】增强人体机能活动和免疫功能，以防御和抵抗各种致病因素的侵袭，达到预防传染病的作用。

【处方】

（1）针法：合谷、足三里、三阴交。

（2）灸法：大椎、足三里、风门。

【治法及操作】

（1）针法：针刺平补平泻法，留针 15 ~ 20 分钟。

（2）灸法：温和灸法，每次灸 10 ~ 15 分钟。

（四）调胃健脾防胃病

【适应人群】脾胃虚弱者。

【处方要义】调理脾胃，使脾胃健壮，功能旺盛，以预防各种胃肠疾病和因脾胃病变引起的诸多疾病。

【处方】

（1）针法：中脘、气海、天枢、手三里、足三里。

（2）灸法：神阙、气海、脾腧、胃腧、中脘、足三里。

【治法及操作】

（1）针法：针刺平补平泻，留针 15 ~ 20 分钟。

（2）灸法：温和灸，每穴 2 ~ 3 分钟，艾炷灸 5 ~ 8 壮。神阙用隔姜灸或隔盐灸，每次 5 ~ 7 壮。

（五）活血降脂防中风

【主要症状】中风是以猝然晕仆不省人事，口角㖞斜，语言不利或失语，半身不遂为主的一种疾患。

【病因病机】多由阴阳失调，心、肝、肾三脏功能障碍，以致痰气血瘀阻滞脉络、脑窍所致。

【处方要义】调和阴阳，补益心肝肾。

【适应人群】凡年高形盛气虚，或肝阳上亢，或肾虚、脾虚、自觉头晕、肢软、指麻者，均应采取预防措施，养生保健，以防中风的发生。

【处方】

（1）针法：主穴：风市、足三里、三阴交。

配穴：百会、风池、大椎、肩井、曲池、内关。

（2）灸法：主穴：足三里、绝骨、涌泉、百会、关元。

配穴：风池、大椎、曲池、间使、风市、气海。

【治法及操作】

（1）针法：针刺平补平泻法，刺激量不宜过大，每周2次，每次20分钟。

（2）灸法：温和灸，每穴灸15~20分钟，每日或隔日灸1次。

（六）养血通经防心痛

【主要症状】胸膺疼痛，轻则胸部闷痛，重则胸痛彻背，心痛如绞，发作欲死。

【病因病机】多由心气不足，心阳不振，加之气滞，瘀血或痰浊阻于心脉，使心脉气血闭阻所致。

【处方要义】补心益气，活血散瘀。

【适应人群】凡年过四旬，形盛气虚，或肝郁气滞，或自觉胸闷不适者，均应采取预防措施，养生保健，以防心痛的发生。

【处方】

（1）针法：主穴：内关、膻中、足三里。

配穴：心腧、膈腧、三阴交。

（2）灸法：主穴：心腧、厥阴腧、气海、足三里。

配穴：膻中、内关、三阴交、肺腧、督腧。

【治法及操作】

（1）针法：针刺平补平泻法，刺激量不要过大，每周1~3次，每次留针20~30分钟。

（2）灸法：艾炷灸，隔日或3日1次。

（七）安神益智防失眠

【主要症状】失眠是指不能获得正常的睡眠而言。轻者入睡困难，或睡而不实，或醒后不易入睡，重者可彻夜不眠。

【病因病机】本病多因思虑忧愁，操劳太过，损伤心脾，气血虚弱，心神失养。或因肾阴不足，阴虚火旺，心肾不交。或因饮食所伤，脾胃不和，湿盛生痰，痰郁生热，痰热上扰心神。或因抑郁恼怒，肝火上扰，心神不宁等，均可导致失眠。

【处方要义】补脾益气，养心补血；或滋阴降火，补益心肾；或清热化痰，平抑肝阳。

【适应人群】失眠或神经衰弱者。

【处方】

（1）针法：主穴：四神聪、神门、三阴交；

配穴：中脘、心腧、太冲。

（2）灸法：百会。

【治法及操作】

（1）针法：针刺平补平泻法，每周2~3次，

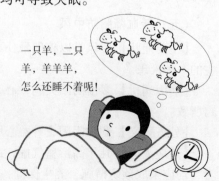

一只羊，二只羊，羊羊羊，怎么还睡不着呢！

图23-2 失眠

每次 20 分钟。

（2）灸法：于每晚睡前用艾条在百会穴悬灸 10 ~ 15 分钟。

（八）补肾助阳防阳痿

【主要症状】阴茎不能勃起或举而不坚，以致影响正常性生活的一种病症。

【病因病机】多因肾元亏损、命门火衰，或气血亏损、宗筋失养，或湿热下注、筋脉迟缓所致。

【处方要义】温补肾元；或补气养血，清热除湿。

【适应人群】凡有腰膝酸软、畏寒肢冷、精神不振，或有遗精者，均应采取预防措施。

【处方】

（1）针法：主穴：肾俞、关元。

配穴：八髎、百会、足三里、阴陵泉。

（2）灸法：肾俞、关元、百会、足三里。

【治法及操作】

（1）针法：针刺用补法，每周 2 ~ 3 次，每次 20 ~ 30 分钟。

（2）灸法：温和灸，每次灸 15 分钟，隔日 1 次。

（九）舒经活血防痹症

【主要症状】凡外邪侵入肢体的经络、肌肉、关节，气血运行不畅，引起疼痛、肿大、重胀或麻木等症，甚至影响肢体运动功能者，总称为痹症。

【病因病机】多由卫气不固、腠理空疏，或劳累之后、汗出当风、涉水冒寒、久卧湿地等，以致风寒湿邪乘虚侵入，经络痹阻，发为风寒湿痹。

【处方要义】祛风除湿，益卫固表。

【适应人群】居住寒冷，久卧湿地，涉水冒寒者。

【处方】

（1）针法：肾俞、脾俞、大椎、关元、膈俞、足三里、阴陵泉、曲池、阳陵泉、三阴交。

（2）灸法：肾俞、膈俞、关元、足三里、阳陵泉、合谷、三阴交。

【治法及操作】

（1）针法：针刺用平补平泻法，留针 20 ~ 30 分钟，隔日 1 次。

（2）灸法：温和灸，每次灸 15 ~ 20 分钟，隔日 1 次。

（十）补血调气美容颜

【病因病机】面色萎黄而无华者，乃气虚不荣；面色㿠白而不泽者，乃血不上荣；面色黧黑者，乃阴寒内盛血失温荣；面色暗而有褐斑者，乃气滞血瘀；颜面丘疹如刺，乃热邪上蒸所致。

【适应人群】20 岁以上的女性或男性。

【处方要义】气血调和，则面华而有光。

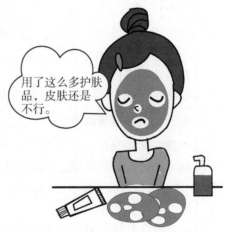

图 23-3　面色无华

【处方】肝腧、脾腧、肾腧、肺腧、足三里、三阴交、曲池、气海。

【治法及操作】针刺平补平泻法，留针20分钟，隔日或3日1次。

（十一）开神醒脑防嗜睡

【主要症状】嗜眠症，是指睡眠时间显著延长，不论昼夜，时时欲睡，呼之可醒，醒后仍然不可抗拒的入睡，甚至就餐未毕，竟呼呼入睡的一种病症。

【病因病机】本证多由于湿困脾阳，不能行思维之职，则昏昏入睡，由于心脾两虚，心神失养，则神志恍惚，倦怠嗜睡；或由于肾虚，肾阳虚则阳虚阴盛，阴气盛则瞑目，肾精虚则髓海空虚，元神失养而嗜睡。

【适应人群】精神萎靡，注意力难以集中，嗜睡者。

【处方要义】调补脾胃，醒脑醒神。

【处方】

主穴：百会、神门、心腧、三阴交。

配穴：湿困脾阳加三间、中脘、足三里；心脾两虚加脾腧、胃腧、内关、公孙；肾阳虚衰加肾腧、命门、太溪；肾精不足加关元、悬钟、照海。

【治法及操作】取手少阴和足三阴经穴为主。针刺补泻兼施，并可配用灸法。

（十二）化痰祛湿治肥胖

【主要症状】肥胖是由于脂肪在体内积聚过多，肌肉反而减少所致，在医学上把体重超过正常标准的20%者称为肥胖。此处所讨论的肥胖是指单纯性肥胖，并非是由于其他疾病所导致的肥胖。

【病因病机】多由于饮食失调，或偏食膏果厚味，甘美甜腻食品，至脾失健运，助湿生痰，痰湿流注机体，形成肥胖；或由于劳倦伤气，或由于饮食不节，脾之受损，痰湿内生，而成肥胖。

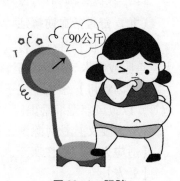

图 23-4　肥胖

【适应人群】体重超过正常标准的20%者。

【处方要义】健脾利湿，行气化痰。

【处方】

主穴：中脘、天枢、气海、足三里。

配穴：痰湿内蕴者加合谷、丰隆；气虚肥胖者加脾腧、章门、关元、阴陵泉、公孙。

【治法及操作】

拟取任脉，足阳明、太阴经穴为主。针刺补泻兼施。

（十三）清热解毒消痤疮

【主要症状】丘疹、脓包、结节、囊肿及瘢痕等皮损。

【病因病机】阳热偏盛，外感风热之邪客于肺经，与血热相搏，气血瘀滞于体表脉络而发。

【适应人群】青少年。

【处方要义】清热解毒，活血化瘀。

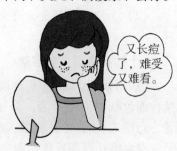

图 23-5　痤疮

【处方】

（1）针法：大椎、合谷、阳白（额头）、四白（颊部）、承浆（颏部）、三阴交（月经不调）。

（2）灸法：曲池、合谷、阿是穴（痤疮局部）。

【治法及操作】

（1）针法：针刺泻法，留针20分钟，每周2次。

（2）灸法：艾条温和灸，隔日1次，灸至皮疹消失。

（十四）醒脑益智防痴呆

【主要症状】没有意识障碍的状态下，记忆、思维、分析判断、视空间辨认、情绪等方面的障碍。

【病因病机】老年期痴呆是指由于多种原因引起的，以认知功能缺损为主要临床表现的老年疾病，是一种临床综合征，而不是特指一种疾病或神经病理过程。老年期痴呆按不同病因可以分为：①变性病所致痴呆（如：阿尔茨海默病、路易体痴呆、帕金森病痴呆、额颞叶痴呆等）；②血管性疾病所致痴呆（如：血管性痴呆）；③代谢障碍性痴呆；④感染相关性疾病所致痴呆（如神经梅毒、艾滋病、朊蛋白病等）；⑤物质中毒所致痴呆等。

【处方要义】滋补先天，调养后天，养心安神。

【适应人群】65岁以上的老年人。

【处方】

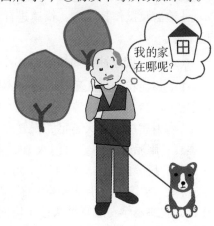

我的家在哪呢？

图23-6　痴呆

①针法：肾俞、脾俞、心俞、神门、三阴交、足三里、百会、四神聪；②灸法：大椎、肾俞、关元、足三里。

【治法及操作】取背部俞穴及足太阴、阳明经穴为主。针刺平补平泻。

（十五）滋阴生津防糖尿

【主要症状】口渴引饮、多食、小便频数而量多、形体消瘦等。"多饮、多食、多尿"即"三多"症。临床根据"三多"的轻重不同，分为：①上消：烦渴多饮。兼见口干舌燥，尿频量多；②中消：多食易饥饿。兼见形体消瘦，大便秘结；③下消：小便频数量多，尿如脂膏或尿甜。兼见口干舌燥。

【病因病机】由热盛化燥，肺胃津伤，或肝虚精亏所致。引起热盛、精伤原因有：①饮食不节，长期过食肥甘、醇酒厚味，损伤脾胃，运化失职，食积酿生内热，化燥伤津；②五志过极，情志抑郁化火，火盛煎灼肺、胃阴津；③恣情纵欲，纵欲无度，肾经虚耗。

【适应人群】有糖尿病家族史和肥胖者。

【处方要义】①上消：清泻心肺，生津止渴；②中消：清胃泻火，养阴保津；③下消：益阴固肾。

【处方】

（1）针法：①上消：肺俞、胰俞、太渊、少府、鱼际、内庭；②中消：脾俞、胃俞、胰俞、三阴交、内庭；③下消：肾俞、胰俞、列缺、照海、然谷、关元。

（2）灸法：①肺俞、尺泽、神阙；②中脘、关元、足三里、三阴交、神阙；③气海、下脘、天枢、神阙、肾腧、照海。

【治法及操作】

（1）针法：①上消：针刺补写兼施；②中消：针刺补泻兼施；③下消：针刺补法。

（2）灸法：循环温灸（艾条温和灸或艾绒温筒灸）。

（十六）补肝益肾明眼目

【主要症状】视物稍久则模糊，有的甚至无法写作或阅读，视力下降或眼部酸胀、疼痛、畏光、干涩、头昏痛，严重时可出现恶心、呕吐等。

【病因病机】多因近距离工作或学习，长时间注视电脑或电视屏幕，使眼随目动作减少，泪液不能很好地均匀分布在眼表。劳瞻竭视，初则损其眼区经络，致气血运行不畅；久则伤及肝肾，导致精气不能上行于目。

【适应人群】学生、办公室长期用电脑等人群。

【处方要义】疏通精气，补益肝肾。

【处方】攒竹、上睛明（睛明穴上5分）、下睛明（睛明穴下3分）、丝竹空、肝腧、肾腧。

【治法及操作】透穴：快速进针，缓慢送针，避免引起头痛。

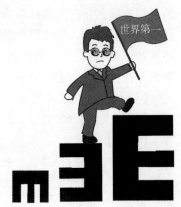

图23-7 近视

（十七）调理冲任助怀孕

【主要症状】婚久不孕，月经不调，腰膝酸软，精神抑郁。

【病因病机】先天不足、胃气虚弱，或精血亏损、冲任虚衰、胞胎失养，或命门火衰、寒邪客于胞中，或气滞血瘀、痰湿内生、痰瘀互阻、闭塞胞宫等。

【处方要义】①肾虚不孕：补益肾气，调理冲任；②血虚不孕：补益精血，调理冲任；③胞寒不孕：暖宫散寒；④痰郁互阻：化痰行瘀。

【适应人群】女子婚后，夫妇同居三年以上，配偶健康，而不受孕，或曾孕育，但间隔三年以上未再受孕者。

【处方】

（1）针法：①肾虚不孕：肾腧、气穴、然谷；②血虚不孕：关元、气户、子宫、三阴交、足三里；③胞寒不孕：阴交、曲骨、命门、气海；④痰瘀互阻：中极、气冲、四满、三阴交、丰隆。

（2）灸法：关元、子宫、胞户、命门、次髎、肾腧、三阴交、地机。

【治法及操作】

（1）针法：①肾虚不孕：取背腧、足少阴肾经穴为主。针刺补法；②血虚不孕：取任脉，足太阴、阳明经穴为主。针刺补法；③胞寒不孕：取任脉、督脉、足太阴经穴为主；④痰瘀互阻：取任脉、足太阴、阳明经穴为主，针灸并用。

（2）灸法：温和灸，每穴灸15～20分钟，每周1～2次。

（十八）补中益气戒烟瘾

【主要症状】古籍无吸烟致病的辨证论述。现根据因长期吸烟出现的一些症候表现及常见并发症作为临床分析。

（1）心肺气虚（支气管炎、肺气肿、冠心病和神经衰弱）：咳嗽，喘息，胸闷或胸痛，咽喉肿痛，心悸气短，虚烦不安，少寐多梦等。

（2）肝肾阴虚（高血压、神经衰弱等）：眩晕，耳鸣，阳痿，遗精，女子月经紊乱，不孕等。

（3）脾胃虚弱（慢性胃炎、胃及十二指肠溃疡）：胃脘隐痛，腹胀纳差，大便溏稀，身重困倦头重如裹，口腻而黏等。

【病因病机】针刺戒烟只有十几年的实践，古籍无此记载。"烟"是一种有毒物质，长期吸入导致机体阴阳失衡，升降失常和气血逆乱可引起一系列病理变化。

（1）损伤肺气：烟从口鼻而入，故烟毒首先犯肺，肺感毒邪，肺气不宣，清肃失常，故吸烟者易患咳嗽、喘逆及咯痰等症。

（2）肺虚及肾：肺主呼气，肾主纳气，两者相辅相成，共同完成人体的呼吸过程，因此，肺的宣降失常，亦可导致肾虚无力，纳气失司，出现肾阴虚和肾阳虚的一系列症候。

（3）阴虚阳亢：肝肾同源，肾阴虚可致肝阴虚，虚阳偏亢，肝阳化风，风动肢摇，故吸烟过多可出现眩晕、头晕等现象（醉烟）。

（4）心肺气虚：肺主气，心主血，气行血行，气滞血滞，肺气虚可致心气虚，故长时间吸烟可导致胸痹，出现胸痛、胸闷、气短喘促、心悸心惊、心神不宁等诸症。

（5）脾胃气虚：肾阳虚可导致脾阳虚，脾阳虚运化无力则津液不能输布，可聚湿生痰；脾胃互为表里，脾虚亦可导致胃气虚，升降失常，故吸烟可引起脾胃功能异常，出现消化道症状。

【处方要义】①心肺气虚：调补心肺；②肝肾阴虚：调补肝肾、育阴潜阳；③脾胃虚弱：健脾调胃，培补中气。

【适应人群】长时间吸烟者，特别是18岁之前开始吸烟，有20年以上烟龄者。

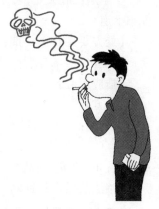

图23-8　烟瘾

【处方】

（1）心肺气虚：

主穴：耳穴为肺、心、交感、神门，体穴为中府、巨阙、内关。

配穴：肺腧、心腧、三阴交、尺泽。

（2）肝肾阴虚：

主穴：耳穴为肝、肾、神门、内分泌，体穴为神门、京门、行间、太溪。

配穴：肝腧、肾腧、百会、水泉。

（3）脾胃虚弱：

主穴：耳穴为胃、脾、口、肺，体穴为中脘、章门、足三里、内关。

配穴：胃腧、脾腧、内庭、公孙。

【治法及操作】

（1）心肺气虚：耳穴用王不留行贴压法；体穴均匀捻转补法；上穴均间歇行针30分钟，10分钟行1次，日针1次，7次为一疗程，疗程间隔2~3日。主穴全疗程必用，配穴根据情况灵活选用。

（2）肝肾阴虚：耳穴用王不留行贴压法；期门、京门、肝腧、肾腧、水泉均施捻转补法，行间、百会均施捻转泻法。上穴均间歇行针30分钟，10分钟行1次，日针1次，7次为一疗程，疗程间隔2~3日。主穴全疗程必用，配穴根据情况灵活选用。

（3）脾胃虚弱：耳穴用王不留行贴压法；章门、足三里、内关、直刺均用捻转补法，中脘直刺刮针或提插补法（提插速度直缓慢），内庭直刺用捻转泻法，胃腧、脾腧向下斜刺用捻转补法，公孙向对侧刺用捻转泻法。上穴均间歇行针30分钟，10分钟行1次，每日针1次，7日为一疗程，疗程间隔2~3日。中脘、足三里针后加艾条灸30分钟，日灸1次主穴全疗程必用，配穴根据情况灵活选用。

（十九）平肝潜阳降血压

【主要症状】①早期：头痛，头胀，头晕，烦躁易怒，面红耳赤，口干舌燥便秘，恶心呕吐，甚至昏迷；②中期：眩晕耳鸣，视物模糊，心烦易怒，少寐多梦，面时潮红，手足心热，心悸失眠，口干苦；③后期：a.头昏眼花，耳鸣健忘，心悸健忘，精神萎靡，腰膝酸软；b.头晕沉重，目蒙耳鸣，思卧嗜睡，胸脘痞闷，泛酸呕吐，恶心。

【病因病机】
①早期：肝火亢盛，风阳上扰；②中期：肝阳上亢，肝肾阴虚；③后期：阴阳两虚，虚阳上逆。

【处方要义】①早期：平抑肝阳；②中期：平阳潜阳，肝肾阴虚、育阴助阳；③后期：祛湿化痰。a.滋肾柔肝，育阴助阳；b.痰湿中阻，上扰清窍。

【适应人群】中老年血压偏高者。

【处方】
①早期：太阳、风池、曲池、太冲、行间、足三里；②中期：肾腧、肝腧、太溪、三阴交、京门、太冲、风池、侠溪；③后期：a.肾腧、命门、脾腧、太溪、悬钟、三阴交、足三里；b.中脘、脾腧、足三里、丰隆、解溪、太白、内关、章门。

【治法及操作】针刺，平补平泻。

（二十）益智健脑强记忆

【主要症状】往事容易忘记，严重者言谈不知首尾，事过转瞬即忘。

【病因病机】肾精亏虚，心肾不交，心脾两虚，痰浊扰心，瘀血攻心。

【适应人群】脑力劳动者或中老年人。

【处方要义】健脾益肾，补益心脾，聪脑化瘀。

【处方】百会、印堂、肝腧、脾腧、肾腧、气海。

【治法及操作】针刺，平补平泻。

（二十一）活血补血防眩晕

【主要症状】轻者闭目即止；重者恶心、呕吐。

【病因病机】肾气虚弱，命门火衰，水液气化失调，水湿上泛清窍；肾阴不足，水不涵木，虚阳上亢，上扰清窍，髓海不足；脾阳虚弱，胃气虚寒，水谷运化失职，聚而为痰湿，上蒙清窍；因情志不疏，肝气郁结，化火生风，风火上扰；或暴怒伤肝，怒则气上，上扰清窍，头晕眼花。

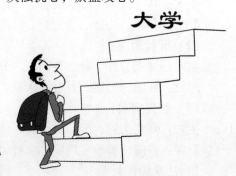

图23-9 学习

【处方要义】（1）肝阳上亢：平肝潜阳，滋肾养肝；②痰湿中阻：化湿祛痰。③气血不足：补益心脾。

【处方】①肝阳上亢：风池、肝腧、肾腧、行间、侠溪；②痰湿中阻：中脘、内关、丰隆、三阴交；③气血不足：心腧、脾腧、足三里、气海。

【治法及操作】①肝阳上亢：补泻兼施；②痰湿中阻：平补平泻；③气血不足：补法，可针可灸。

（二十二）调摄情志抗抑郁

【主要症状】心情抑郁、情绪不宁、胁肋胀痛或易怒喜哭以及咽中如有物梗阻、失眠等。

【病因病机】情志不畅，肝气郁结，气机阻滞，气机日久可化火，气滞又可导致血行不畅，肝郁又可犯肺乘脾，脾失健运，蕴湿生痰，而致气滞痰郁；或悲哀忧愁，耗伤心气心血，心火亢盛，心神失守。总之因郁怒、思虑、悲伤、忧愁七情所伤，导致肝失疏泄、脾失运化、心神失常而成。

【适应人群】抑郁症患者，或压力偏大的城市白领、情志受伤者。

【处方要义】疏肝解郁，健脾化痰，宁心安神。

【处方】内关、太冲、三阴交。

【治法及操作】针刺平补平泻，虚证用补法，并灸。

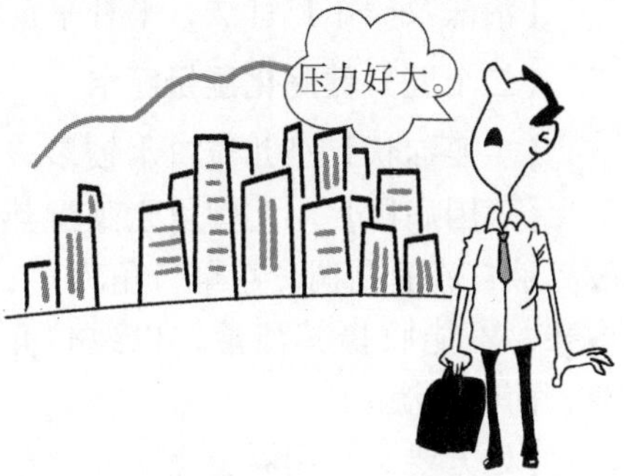

图 23-10　抑郁

（二十三）保肝护肾解酒毒

【主要症状】头痛、眩晕、呕吐、胃灼热、浑身不适等。

【病因病机】过量饮酒后肝肾代谢不及，细胞失水，甚至酒精中毒。

【适应人群】酒醉者或经常饮酒过量者。

【处方要义】保肝护肾，滋阴补水。

【处方】

（1）灸法：太阳，百会，风池，商阳，涌泉（双）。

（2）按摩法：百会、肝腧、胃腧、肾腧、风池、天柱、完骨、中脘、天枢、筑宾。

【治法及操作】

（1）灸法：温和灸。

（2）按摩法：按压百会、肝腧、胃腧、肾腧 50～100 次，力度稍重，以胀痛为宜；风池、天柱、完骨 30～50 次，力度适中；中脘、天枢各 50 次，力度轻柔平缓；掐按筑宾穴 50～100 次，力度以刺痛为好。

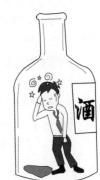

图 23-11　嗜酒

（二十四）滋肾疏肝祛褐斑

【主要症状】黄褐斑又名肝斑，俗称"蝴蝶斑"。其病损害表现为颜面部出现局限性淡褐色或褐色皮肤改变。色素斑呈对称分布于曝光露出的面部，以颧部、前额、两颊最突出，有时呈蝶翼状，边缘清楚或呈弥漫性，大小不定，形状不规则，表面光滑。局部无炎

下篇

症及鳞屑，也无自觉症状。

【病因病机】本病病因病机尚不明确，一般认为与内分泌失调致黑色素细胞活性增加，促使色素沉着有关。中医学中把本病称作"面尘"。其病机系肾阴不足，肾水不能上承，或肝郁气结，肝失条达，郁久化热，灼伤阴血，致使颜面气血失和而发病。

【适应人群】黄褐斑常发于已婚女性，尤以妇女分娩前后多见。

【处方要义】滋补肾阴，通达肝气。

【处方】

主穴：阿是穴（皮损局部）、血海、三阴交、太冲。

配穴：①热穴、疖肿穴、耳尖；②面颊、内分泌、皮质下、肝、脾。

【治法及操作】针法，平补平泻。

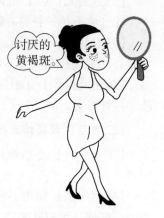

图 23-12　黄褐斑

（二十五）健脾化湿摄涎水

【主要症状】小儿流口水较多。

【病因病机】小儿脾胃素蕴湿热，致廉泉不能制约，故涎液自流而黏稠，甚至口角赤烂；或因小儿素体脾胃虚寒，不能收摄其津液，以致口角流涎清稀、大便溏薄、面白唇淡。

【处方要义】调养中焦，补中益气。

【灸法】脾腧、中脘、合谷。

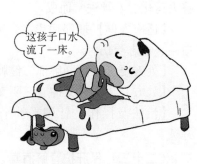

图 23-13　流涎

（二十六）扶卫祛风治荨麻

【主要症状】皮肤突然发生浮肿性风团损害，呈淡红色或白色，大小不一，皮损的发生和消退均甚迅速，伴有瘙痒或烧灼感。部分患者可有发热、恶心呕吐及腹痛等全身症状。

【病因病机】荨麻疹是一种变态性皮肤病，为真皮局限性暂时性水肿。

【处方要义】荨麻疹一病，进入慢性期，多为血分之热，稽留日久，病久入络，久病必瘀。故治则应清热化瘀。

【处方】

主穴：大椎透身柱，至阳透神道、膈腧、神阙（只灸不针）。

配穴：风池、曲池、血海、委中、三阴交。

【治法及操作】针法，平补平泻。

（二十七）消肿散结治乳癖（乳腺小叶增生）

【主要症状】乳腺增生病，是西医学的病名，属于中医学"乳癖"的范畴。乳癖者，乳中结有核块。乳腺小叶增生或称囊性乳腺病，为妇女多发病，肿块常多个发生，可局限于一侧，或双侧乳房，为颗粒状结节，小者如豆粒，大者集结成块，与深部组织并无黏连。此症虽为良性病患，但患者发生乳癌的机会较正常妇女为多。临床出现乳房一侧或双侧肿块，伴有胀痛、刺痛或刀割样痛，并可向胸前区、侧胸、腋下放射，月经将来潮时肿

下篇

痛加重，经行之后减轻或消失，平时轻痛或不痛。乳房内结节呈片状、条索状，质韧不坚，推之可动。

【病因病机】其病因病机与忧思郁怒等情志密切有关。妇女由于家庭负担重，工作压力大，社会活动多，因而精神紧张，思想情绪不稳，容易产生急躁、忧虑、不安等情绪而导致肝气郁结，久郁化火，气血不畅，脉络阻滞，形成痞块，发为乳癖。其病机与肝郁气滞，痰气凝结，肝郁肾虚，冲任失调有关，从临床上所见，有七情所伤，肝气瘀滞；有脾胃气虚，痰湿互结；有冲任失调，阳寒凝滞等因素。总之，本病的形成，虽可由诸多因素导致，但其终归是气滞血瘀和痰湿互结所致。在月经将要来潮时，相火内动，气火上升，冲击瘀块，故肿痛加剧；经行之后，气火有外泄之机，故肿痛减轻，甚或不痛。

【适应人群】20～40 岁女性。

【处方要义】疏肝解郁、调补冲任、化痰散结，并调节情志。

【处方】对于乳腺小叶增生患者来说，针刺的效果较好，可选用膻中、屋翳、合谷、足三里等穴位进行治疗。

【治法及操作】针法，随证补泻。

下篇

附 录

腧穴性赋

简介：穴性喻药性，处方不识药性，何以调变寒热虚实，针灸不明穴性，焉起诸病之机，古人用肘膝关节而分五腧，井荥之法，背腧腹募，理脏腑之疴。熟悉诸穴性能，要在深明经络起止交会循行出入，相交相贯之理，方可起疾病之危急，本篇采取常用穴 106 个，分气、血、虚、实、寒、热、风、湿八类，文仿歌赋，利于背诵。

（一）气类

> 短气气短不能续，少气气少不足言，
> 气痛走注内外疼，气郁失志怫情间，
> 上气气逆巨骨降，下气气陷气海升，
> 嗳臭伤食肠胃郁，食减消导自然安，
> 喜以恐胜悲以喜，劳损短少膏肓司。

喜以恐胜，悲以喜胜，是以情志调治情志。久损成劳、消损不复而短气，少气者，可用膏肓腧司理，益气振阳，治痨益损。

气棣神经机能，怫情抑郁多般，原夫气会膻中，尺泽润肺，陷谷开胃，神门镇心，大敦泄肝，公孙运脾，复溜收肾气固精。

调理五脏之气求通谷，调理肠胃之气必天枢，宣泄头部热气以攒竹，解郁升清降浊用中脘，上星泄热明目，膻中灸可宽膺，劳宫灸颠疾，列缺行水气，鱼际止咳，天柱镇逆。

尝用大椎泄胸中热气兼理疟疾之疴，大陵清心肃浊能起痴呆之症，驱腹中灸关元，宣大肠诸气泄合谷。

焉曲池行气，肩井下气，肩髃舒经气，隐白提脾气，阳陵泉导气，太冲能镇逆，况有天突理喉，太阳治眼，斯三十有一穴，乃主诸气宜熟习，确是临床经历。

（二）血类

有形之血统乎气，见血须要先调气，补血生血中极效，助阳生阴三里矫，血会膈腧统理全身血，三阴交穴肝脾肾能调，委中承山清血热，行间曲泉性凉活。

乃用承浆通血脉，交信调经，上星止衄，郄门、间使止呕咯，神门通里安心膈。

顾隐白止崩，昆仑逐破，大椎散瘀兼曲池有功无过，佐肩髃力能通和，大将示矩权变在我，不可拘滞，妙在辨证灵活。

（三）虚类

> 理虚三本肺脾肾，华盖百脉一身根，
> 阳虚统脾精火气，阴损肺统嗽骨蒸，
> 先天之因属禀赋，后天酒色劳伤情，
> 痘疹病后失调摄，外感重伤不醒劳，
> 境过人情须细审，前药贻成妄伐削。

爰诸太渊润肺，公孙运脾，太溪滋阴益肾，中极虚寒可煦，更灸神阙助气，关元益精，膏肓填损理劳，气海诸虚可据。

助五脏医痄劳章门取，补三阴壮精血三阴交，足三里、解溪建中州之胃气，阴陵泉、涌泉扶脾肾以滋阴。

况夫中脘振阳，上廉益胃，神门强心，复溜敛汗，曲泉养肝补血，抑又闻照海、阴谷、交信、然谷补肾滋阴功列寒谷亦生春。

（四）实类

实证原荣取，闭症井中开，先哲名言，冠诸篇端，考乎君主之实，择少冲、通里，泄心包之邪，需中冲、大陵。

列缺少商宣肺气，外关关冲利三焦，行间泄肝，公孙理脾，阳陵泉泄中清以通便，滑肉门性通降助肠蠕。

内关快膈止痛，上脘利气宣壅，天枢、中脘、太白，长强逐秽通肠开六腑，支沟、阳陵、丰隆，合谷除痰泻胃定狂夫，外关阳维表实证，照海阴跷里邪松。

（五）寒类

诸寒收引属肾水，经典有训，寒者热之，乃为正治。大椎发表振阳，中脘温中暖胃，气海、关元医腹中之冷，章门、隐白驱脏腑之寒。

后溪发表寒，公孙理腹寒，肾腧厉兑温元能回厥逆，列缺除肺寒，膻中灸胸寒，曲泉、阴陵治血寒，主温脾元。

焉知助肾火驱痼冷须寻然谷，祛寒疝归来可爱，又闻散头寒回诸阳卧针百会，暖下元祛寒疝火攻大敦。

（六）热类

热者寒之，当辨虚实，实热症首重荣井，虚热疾治取背腧。

大椎、后溪发表证，三里、丰隆里诸般，三里、内关肃胸热，支沟、阳陵协助痊，五脏热背脊腧膜，法用点刺能清，四肢热云门，肩髃、委中、悬钟可蠲。

头面诸窍巧曲池合谷，止渴生津兮金津、玉液、尺泽委中清血而祛暑，阴交神门平肝而安神。

天枢通大肠，上脘宽胸膺，解溪清胃，丝竹清眼，然谷泻肾，针罢即时安。阳陵泉降肝胆热，净胃肠巨虚上廉，大凡临症要在究源，对症施方治病何难。

（七）风类

察蠲邪扶正之道，莫如金针，
考决凝开滞之机，补泻迎随。

解诸外感风邪，须向风池风府，熄镇肝风内动，求取风门太冲，肩髃、曲池上肢风邪主穴，环跳、风市腰腿风湿有灵，八风、八邪末梢手足诸风尽，三里、阴交搜四肢风必有功。

水沟回卒不省人事，承浆治偏风，颊车开噤口，百会理头风，疗颜面麻痹加地仓堪奇，昆仑止挛急，膝关祛腿疾，治脐风撮口独然谷可续。

少商喉科要穴，平小儿惊搐，委中腰腿之疾，愈痧症出血。囟会突陷，验婴儿病危之兆，可疗鼻塞头风疴。风居百病之长，晓其善行数变。

（八）湿类

湿从土化，立法脾胃是关键，穴选渗利，上下巨虚阴陵泉。二市，祛腰腿风湿下受、曲池、昆仑散四肢湿邪之侵。

三里三阴交健脾胃，中脘配委中剿湿源，太溪益肾利水，内关疏凿水泉，原夫复溜水沟消肿，隐白温脾，水分功禹。

诸穴性赋，门分八类，气血虚实寒热，风湿，暇时熟诵，临症变通，法要主次，加减随症，前人经验，触类旁通，撮词俗陋，同志斧正。

玉龙歌

简介：《玉龙歌》为宋代杨氏所作，元·王国瑞的《扁鹊神应针灸玉龙经》中收载了此歌。唐·段成式的《酉阳杂俎》载："杨光欣获玉龙一枚，长一尺二寸，高五寸、雕镂精妙，不似人作。"本歌名之所以为"玉龙"，可能是一取其贵，二取其一百二十穴，合玉龙长一尺二之意。

> 扁鹊传我玉龙歌，玉龙一试绝沉疴[1]，
> 玉龙之歌真罕得，流传千载无差讹[2]。
> 我今歌此玉龙诀，玉龙一百二十穴，
> 医者行针殊妙绝，但恐时人自差别。
> 补泻分明指下施，金针一刺显明医，
> 伛者立伸偻者起，从此名扬天下知。

凡患伛者，补曲池，泻人中；患偻者，补风池，泻绝骨。

> 中风不语最难医，发际顶门穴要知，
> 更向百会明补泻，即时苏醒免灾危。

顶门即囟会穴也，禁针，灸5壮。百会先补后泻、灸7壮，艾如麦粒大。

> 鼻流清涕名鼻渊，先泻后补疾可痊，
> 若是头风并眼痛，上星穴内刺无偏。

上星穴流涕并不闻香臭者，泻俱得气补。

> 头风呕吐眼昏花，穴取神庭始不差，
> 孩子慢惊何可治，印堂刺入艾还加。

神庭穴沿皮下透刺5分，先补后泻。印堂沿皮下斜刺，透左右攒竹穴，大哭显效，不哭难。急惊泻，慢惊补。

> 头项强痛难回顾，牙疼并作一般看，
> 先向承浆明补泻，后针风府即时安。

承浆宜泻，风府严禁深刺。

> 偏正头风痛难医，丝竹金针亦可施，
> 沿皮向后透率谷，一针两穴世间稀。
> 偏正头风有两般，有无痰饮[3]细推观，
> 若然痰饮风池刺，倘无痰饮合谷安。

风池刺1.5寸，可透风府穴，此必须横刺方向透，宜先补后泻，灸11壮。合谷针透劳宫，灸14壮。

> 口眼㖞斜最可嗟，地仓妙穴连频车，
> 㖞左泻右依师正，㖞右泻左莫令斜。

灸地仓之艾，如绿豆，针向颊车，颊车之针，可透地仓。

> 不闻香臭从何治，迎香两穴可堪攻，
> 先补后泻分明效，一针未出气先通。
> 耳聋气闭痛难言，须刺医风穴始瘥，
> 亦治项上生瘰疬，下针泻动即安然。
> 耳聋之症不闻声，痛痒蝉鸣不快情，
> 如今隐疹[7]疾多般，好手医人治亦难，
> 天井二穴多着艾，纵生瘰疬灸皆安。
> 寒痰咳嗽更兼风，列缺二穴最可攻，
> 先把太渊一穴泻，多加艾火即收功。

列缺刺透太渊，担穴也。

> 痴呆之症不堪亲，不识尊卑枉骂人，
> 神门独治痴呆病，转手骨开得穴真。

宜泻灸。

> 连日虚烦面赤妆，心中惊悸亦难当，
> 若须通里穴寻得，一用金针体自康。

惊恐补，虚烦泻，针5分，不灸。

> 目眩目烂最堪怜，泪出汪汪不可言，
> 大小骨空皆妙穴，多加艾火疾应瘥。

大小骨空不针，俱灸7壮，吹之。

> 妇女吹乳[8]痛难消，吐血风痰稠似胶，
> 少泽穴内明补泻，应时神效气能调。

刺沿皮向后3分。

> 满身发热痛为虚，盗汗淋淋渐损躯，
> 须得百劳椎骨穴，金针一刺疾俱除。
> 忽然咳嗽腰背疼，身柱由来灸便轻，
> 至阳亦治黄疸病，先补后泻效分明。

针具沿皮3分，或斜向上刺1寸（45℃），灸14壮。

> 肾败腰虚小便频，夜间起止苦劳神，
> 命门若得金针助，肾腧艾灸起遭迍[9]。
> 九般痔漏最伤人，必刺承山效若神，
> 更有长强一穴是，呻吟大痛穴为真。
> 伤风不解咳频频，久不医时劳便成，
> 咳嗽须针肺腧穴，痰多亦向丰隆寻。
> 膏肓二穴治病强，此穴原来难度量，
> 斯穴禁针多着艾，二十一壮亦无妨。
> 腠理不密咳嗽频，鼻流清涕气昏沉，
> 须知喷嚏风门穴，咳嗽宜加艾火深。
> 胆寒由是怕惊心，遗精白浊实难禁，

夜梦鬼交心腧治，白环腧治一般针。

更加脐下气海两旁效。

肝家血少目昏花，宜补肝腧力便加，
更把三里频泻动，还光益血[10]自无差。

多补少泻，灸。

脾家之症有多般，致成反胃吐食难，
黄疸亦须寻腕骨，金针必定夺中脘。
无汗伤寒泻复溜，汗多宜将合谷收，
若然六脉皆微细，金针一补脉还浮。
红肿生疮须用泻，宜从听会用针行。
偶尔失音言语难，哑门一穴两筋间，
若知浅针莫深刺，言语音和照旧安。
眉间疼痛苦难当，攒竹沿皮刺无妨，
若是眼昏皆可治，更针头维即安康。

攒竹宜泻，头维沿下透刺两额角，直刺1分，痛泻、眩晕补。

两眼红肿痛难熬，怕日羞明心自焦，
只刺睛明鱼尾穴，太阳出血自然消。

睛明针0.5~1.5寸，鱼尾针透鱼腰，即瞳子髎，俱禁灸。如虚肿不宜出血。

眼痛忽然血贯睛，羞明更涩目难睁，
须得太阳针出血，不用金刀疾自平。
心火炎上两眼红，迎香穴内刺为通，
若将毒血搐出后，目内清凉始见功。

内迎香二穴，在鼻孔中，用芦叶或竹叶，搐入鼻内，出血为妙，不愈再针合谷。

强痛脊背泻人中，挫闪腰酸亦可攻，
更有委中之一穴，腰间诸疾任君攻。

委中穴禁灸，四畔紫脉上皆可出血，弱者慎之。

肾弱腰疼不可当，施为行止甚非常，
若知肾腧二穴处，艾火频加体自康。
环跳能治腿股风，巨髎二穴认真攻，
委中毒血更出尽，愈见医科神圣功。

巨髎灸则筋缩。

腿膝无力身立难，原因风湿致伤残，
倘知二市穴能灸，步履悠然渐自安。

二市者，风市、阴市二穴。

髋骨能医两腿疼，膝头红肿不能行，
必针膝眼膝关穴，功效须臾病不生。

膝关在膝盖下犊鼻内，横针透膝眼。

寒湿脚气不可熬，先针三里及阴交，
再将绝骨穴兼刺，肿痛登时立见消。

阴交：即三阴交穴。

　　　　肿红腿足草鞋风[4]，须把昆仑二穴攻，
　　　　申脉太溪如再刺，神医妙绝起疲癃[5]。

外昆仑透内太溪穴。

　　　　脚背肿起丘墟穴，斜针出血即时轻，
　　　　解溪再与商丘识，补泻行针要辨明。
　　　　行步艰难疾转加，太冲二穴效堪夸，
　　　　更针三里中封穴，去病如同用手抓。
　　　　膝盖红肿鹤膝风，阳陵二穴亦堪攻，
　　　　阴陵针透亦收效，红肿全消见异功。
　　　　腕中无力痛艰难，握物难移体不安，
　　　　腕骨一针虽见效，莫将补泻等闲看。
　　　　急疼两臂气攻胸，肩井分明穴可攻，
　　　　此穴元来真气聚，补多泻少应其中。
　　　　肩背风气连臂疼，背缝二穴用针明，
　　　　五枢亦治腰间痛，得穴方知疾顿轻。

背缝二穴在背肩端之下，直腋缝尖，针2寸，灸7壮。

　　　　两肘拘挛筋骨连，艰难动作欠安然，
　　　　只将曲池针泻动，尺泽兼行见圣传。

尺泽宜泻，不灸。

　　　　肩端红肿痛难当，寒湿相争气血狂，
　　　　若向肩髃明补泻，管君多灸自安康。
　　　　筋急不开手难伸，尺泽从来要认真，
　　　　头面纵有诸样症，一针合谷效通神。
　　　　腹中气块痛难当，穴法亦向内关防，
　　　　八法有名阴维穴，腹中之疾永安康。

先补后泻，不灸。如大便不通，泻之即通。

　　　　腹中疼痛亦难当，大陵外关可消详，
　　　　若是胁疼并闭结，支沟奇妙效非常。
　　　　脾家之症最可怜，有寒有热两相煎，
　　　　间使二穴针泻动，热泻寒补病俱痊。

间使透针支沟，如脾寒可灸。

　　　　九种心痛及脾疼，上腕穴内用神针，
　　　　若还脾败中脘补，两针神效免灾侵。
　　　　痔瘘之疾亦可憎，表里急重最难禁，
　　　　或痛或痒或下血，二白穴在掌后寻。

二白四穴，在掌后，去横纹4寸、两穴相对，一穴在大筋内，一穴在大筋外。

　　　　三焦热气壅上焦，口苦舌干岂易调，
　　　　针刺关冲出毒血，口生津液病俱消。

手臂红肿连腕疼，液门穴内用针明，
更将一穴名中渚，多泻中间疾自轻。
中风之症症非轻，中冲二穴可安宁，
先补后泻如无应，再刺人中立便轻。

中冲禁灸，惊风灸之。

胆寒心虚病如何？少冲二穴最功多，
刺入三分不着艾，金针用后自平和。
时行疟疾最难禁，穴法由来未审明，
若把后溪穴寻得，多加艾火即时轻。

热泻寒补。

牙疼阵阵苦相煎，穴在二间要得传，
若患翻胃与吐食，中魁奇穴莫教偏。
乳蛾[6]之症少人医，必用金针疾始除，
如若少商出血后，即时安稳免灾危。

三棱针出血。

大便闭结不能通，照海分明在足中，
更把支沟来泻动，方知妙穴有神功。
小腹胀满气攻心，内庭二穴要先针，
两足有水临泣泻，无水方能病不侵。
七般疝气取大敦，穴法由来指侧间，
诸经具载三毛处，不遇师传隔万山。
传尸痨病最难医，涌泉出血免灾危，
痰多须向丰隆泻，气喘丹田亦可施。
浑身疼痛疾非常，不定穴[11]中细审详，
有筋有骨须浅刺，着艾临时要度量。
劳宫穴在掌中寻，满手生疮痛不禁，
心胸之病大陵泻，气攻胸腹一般针。
哮喘之症最难当，夜间不眠气逞逞，
天突妙穴宜寻得，膻中着艾便安康。
鸠尾独治五般痫，此穴须当仔细观，
若然着艾宜七壮，多则伤人针亦难。
气喘急急不可眠，何当日夜苦忧煎，
若得璇玑针泻动，更取气海自安然。

气海先补后泻。

肾强疝气发甚频，气上攻心似死人，
关元兼刺大敦穴，此法亲传始得真。
水肿之病最难熬，腹满虚胀不肯消，
先灸水分并水道，后针三里及阴交。
肾气冲心[12]得几时，须用金针疾自除，

若得关元并带脉，四海谁不仰明医。

赤白妇人带下难，只因虚败[13]不能安，

中极补多宜泻少，灼艾还须着意看。

赤热宜泻、白寒宜补。

吼喘[14]之症嗽痰多，若用金针疾自和，

腧府乳根一样刺，气喘风痰渐渐磨。

伤寒过经尤未解，需向期门穴上针，

忽然气喘攻胸膈，三里泻多须用心。

脾泄之症别无他，天枢二穴刺休差，

此是五脏脾虚疾，艾火多添病不加。

口臭之疾最可憎，劳心只为苦多情，

大陵穴内人中泻，心得清凉气自平。

穴法深浅在指中，治病须臾显妙功，

劝君要治诸般疾，何不当初学玉龙。

[注]

[1] 沉疴：即病程时间长，缠绵难愈之症。

[2] 差讹：差错，讹误。

[3] 痰饮：为多种水饮病得总称，泛指体内水液传输不利，停积体内所致的疾病。

[4] 草鞋风：又名脱根风。

[5] 疲癃：为经久不愈的腰弯背瘿之症。

[6] 乳鹅：即喉蛾。相当于急性扁桃体炎。

[7] 隐疹：即过敏引起荨麻疹。

[8] 吹乳：乳痈别称之一。

[9] 遭迍：即迍遭，原为形容难行不进之状，此处用以比喻疾病缠绵不愈之意。

[10] 还光益血：是言肝血虚之眼目昏花。

[11] 不定穴：即"以痛为腧"，又名"阿是穴"。

[12] 肾气冲心：此乃真气衰极、肾气上冲心，致使命门真火离宫不归之症。证见四肢厥冷，面赤烦躁，两寸脉浮数，两尺脉微弱等。

[13] 虚败：此指妇人赤白带下，乃因心肝火盛，脾失健运，肾水亏虚所致，故称虚败。

[14] 吼喘：泛指喘病，因痰结喉间与气相击而致有声。

百症赋

简介：本篇最初刊载于《针灸聚英》，该书是明嘉靖年间四明针灸家高武所编著。名为百症赋的意义，主要是表示本篇有较丰富的内容，其中，包括治疗百病的法则和配穴的规律等。

百症腧穴，再三用心。囟会连于玉枕，头风疗以金针。

悬颅、颔厌之中，偏头痛止；强间、丰隆之际，头痛难禁。

原夫面肿虚浮，须仗水沟、前顶；耳聋气闭，全凭听会、翳风。

面上虫行[1]有验，迎香可取；耳中蝉噪有声，听会堪攻。

目眩兮，支正、飞扬；目黄兮，阳纲、胆腧。

攀睛[2]攻少泽、肝腧之所，泪出刺临泣、头维之处。

目中漠漠[3]，即寻攒竹、三间；目觉慌慌[4]，急取养老、天柱。

观其雀目肝气，睛明、行间而细推；审他项强伤寒，温溜、期门而主之。

廉泉、中冲，舌下肿疼堪取；天府、合谷，鼻中衄血宜追。

耳门、丝竹空，住牙疼于顷刻；颊车、地仓穴，正口㖞于片时。

喉痛兮，液门、鱼际去疗；转筋兮，金门、丘墟来医。

阳谷、侠溪，颔肿口噤并治；少商、曲泽，血虚口渴同施。

通天去鼻内无闻之苦，复溜祛舌干口燥之悲。

哑门、关冲，舌缓不语而要紧；天鼎、间使，失音嗫嚅而休迟。

太冲泻唇㖞以速愈，承浆泻牙疼而即移。

项强多恶风，束骨相连于天柱；热病汗不出，大都更接于经渠。

且如两肩顽麻[5]，少海就傍于三里；半身不遂，阳陵远达于曲池。

建里、内关，扫净胸中之苦闷；听宫、脾腧，祛残[6]心下之悲凄。

久知胁肋疼痛。气户、华盖有灵；腹内肠鸣，下脘、陷谷能平。

胸胁支满何疗，章门、不容细寻。膈疼饮蓄难禁，膻中、巨阙便针。

胸满更加噎塞，中府、意舍所行；胸膈停留瘀血，肾腧、巨髎宜征。

胸满项强，神藏、璇玑已试；背连腰痛，白环、委中曾经。

脊强[7]兮，水道、筋缩；目䀮兮，颧髎、大迎。

痓病非颅息而不愈，脐风须然谷而易醒。

委阳、天池，腋肿针而速散；后溪、环跳，腿疼刺而即轻。

梦魇不宁，厉兑相谐于隐白；发狂奔走，上脘同起于神门。

惊悸怔忡，取阳交、解溪勿误；反张悲哭[8]，仗天冲、大横须精。

癫疾必身柱、本神之令，发热仗少冲、曲池之津。

岁热时行，陶道复求肺腧理；风痫常发，神道须还心腧宁。

湿寒湿热下髎定，厥寒厥热涌泉清。

寒栗恶寒，二间疏通阴郄暗；烦心呕吐，幽门开彻玉堂明。

行间、涌泉，主消渴之肾竭；阴陵、水分，去水肿之脐盈。

痨瘵传尸[9]，趋魄户、膏肓之路；中邪霍乱，寻阴谷、三里之程。

治疸消黄，谐后溪、劳宫而看；倦言嗜卧，往通里、大钟而明。

咳嗽连声，肺腧须迎天突穴；小便赤涩，兑端独泻太阳经。

刺长强与承山，善主肠风新下血；针三阴与气海，专司白浊久遗精。

且如育腧、横骨，泻五淋之久积；阴郄、后溪，治盗汗之多出。

脾虚谷以不消，脾腧、膀胱腧觅；胃冷食而难化，魂门、胃腧堪责。

鼻痔[10]必取龈交，瘿气须求浮白。

大敦、照海，患寒疝而善蠲；五里、臂臑，生疬疮[11]而能治。

至阴、屋翳，疗痒疾之疼多；肩髃、阳溪，消瘾风之热极。

抑又论妇人经事改常，自有地机、血海；女子少气漏血，不无交信、合阳。

带下产崩，冲门、气冲宜审；月潮违限，天枢、水泉细详。

肩井乳痈而极效，商丘痔瘤而最良。

脱肛趋百会、尾翳之所，无子搜阴交、石关之乡。

中脘主乎积痢，外丘收乎大肠。

寒疟兮，商阳、太溪验，痃癖兮，冲门、血海强。

夫医乃人之司命，非志士而莫为；针乃理之渊微，须至人之指教。先究其本源，后攻其穴道，随手见功，应针取效。方知玄理之玄，始达妙中之妙。此篇不尽，略举其要。

[注]

[1] 面上虫行，是血分有热而发热，如同皮肤内有虫在行走一样。

[2] 攀睛，又称胬肉攀睛，即西医所称的翼状胬肉。

[3] 目中漠漠，即视物不明，如纱遮眼的现象。

[4] 目觉巟巟，也是视觉异常的一种病变，例如眼前有黑影，视物不真，视正反斜、视定反动、视物颠倒，以及眼前蜚蝇黄黑等现象。

[5] 两肩顽麻，指由于五脏有热，消铄津液皮肉，热伤元气所引起的两臂顽钝麻木，不能动弹，或不知痛痒的现象。

[6] 残，疑为藏。

[7] 脊强，即脊柱强直，不利前俯，甚至反而后仰，成为角弓反张的反折状态，这是督脉的主要病变。

[8] 反张悲哭，指类似惊风的一种儿科疾患。

[9] 痨瘵传尸，是一种能普遍传染的痨瘵病，古人以为系患者死后尸虫传注而成，故又成为传尸。

[10] 鼻痔，就是鼻生息肉。

[11] 疬疮，即生于耳前后及颈项间，小则如豆，大则如梅子状的瘰疬。

标幽赋

简介：本篇是金元时代著名针灸家窦汉卿的著作。窦氏精于针灸，并擅长外科，曾编有《针灸指南》一书，内载《标幽赋》《定八穴指法》《叶蛰宫图》等篇，对当时的针灸医家起了很大的促进作用。名为"标幽赋"的意思，就是将针灸理论与实践中较为幽微、深奥、隐晦的意义，用歌赋的体裁，明显的标举出来，使读者易于记诵和体会。所以本篇的主要内容，是综合阐述针灸与经络、脏腑、气血的关系，施术前后的注意事项、诊断方法、取穴宜忌、操作手法等，其中还结合了作者的临床经验和心得，尤其是重点地发挥了《针经》的精义，因而本篇内容对针灸实践有着充分的指导性，历来被认为是祖国针灸学中的一篇重要文献。

拯救之法，妙用者针。察岁时[1]于天道[2]，定形气于予心。春夏瘦而刺浅，秋冬肥而刺深。不穷经络阴阳，多逢刺禁[3]；既论脏腑虚实，须向经寻。

原夫起自中焦，水初下漏[4]，太阴为始，至厥阴而方终；穴出云门，抵期门而最后。正经十二，别络走三百余支；正侧仰伏，气血有六百余候。手足三阳，手走头而头走足；手足三阴，足走腹而胸走手。要识迎随，须明逆顺。

况夫阴阳，气血多少为最。厥阴太阳，少气多血；太阴少阴，少血多气。而又气多血少者，少阳之分；气盛血多者，阳明之位。先详多少之宜，次察应至之气。轻滑慢而未来，沉涩紧而已至，既至也，量寒热而留疾；未至也，据虚实而候气。气之至也，如鱼钩铒之沉浮；气未至也，如闲处幽堂之深邃。气速至而速效，气迟至而不治。

观夫九针[5]之法，毫针最微，七星上应，众穴主持。本形金也，有蠲邪扶正之道；短长水也，有决凝开滞之机[6]；定刺象木，或斜或正；口藏比火，进阳补羸。循机扪塞[7]以象土，实应五行而可知。然是三寸六分，包含妙里；虽细桢于毫发，同贯多歧。

可平五脏之寒热，能调六腑之虚实。拘挛闭塞，遣八邪[8]而去矣；寒热痹痛，开四关[9]而已之。凡刺者，使本神朝而后入；既刺也，使本神定而气随。神不朝而勿刺，神已定而可施。定脚处[10]，取气血为主意；下手处，认水木是根基；天地人三才也，涌泉同璇玑百会；上中下三部也，大包与天枢地机。阳跷阳维并督带，主肩背腰腿在表之病；阴跷阴维任冲脉，去心腹胁肋在里之凝（凝者，疾也）。二陵二跷二交，似续而交五大[11]；两间两商两井，相依而别两支。

大抵取穴之法，必有分寸；先审自意，次观肉分。或伸屈而得之，或平直而安定。在阳部筋骨之侧，陷下为真；在阴分郄腘之间，动脉相应。取五穴用一穴而必端，取三经用一经而可正。头部与肩部详分，督脉与任脉易定。明标与本，论刺深刺浅之经；住痛移疼，取相交相贯之径。岂不闻脏腑病，而求门海腧募之微；经络滞，而求原别交会之道。更穷四根三结[12]，依标本而刺无不痊；但用八法五门，分主客而针不无效。

八针始终连八会，本是纪纲；十二经络十二原，是为枢要。一日取六十六穴之法，方见幽微，一时取一十二经之原，始知要妙。

原夫补泻之法，非呼吸而在手指[13]；速效之功，要交正而识本经。交经缪刺各异，左有病而右畔取；泻络远针，头有病而脚上针。巨刺与缪刺各异，微刺与妙刺相通。观部分而知经络之虚实，视沉浮而辨脏腑之寒温。

且夫先令针耀，而虑针损；次藏口内，而欲针温。目无外观，手如握虎；心无内慕，如待贵人。

左手重而多按，欲令气散；右手轻而徐入，不痛之因。

空心恐怯，直立侧而多晕；背目沉掐，坐卧平而没昏。

推于十干十变，知孔穴之开阖；论其五行五脏，察日时之旺衰。

伏如横弩，应若发机，阴交阳别而定血晕，阴跷阳维而下胎衣。

痹厥偏枯，迎随俾经络接续；崩漏带下，温补使气血依归。

静以久留，停针待之。

必准者，取照海治喉中之闭塞；端的处，用大钟治心内之呆痴。

大抵疼痛实泻，痒麻虚补。

体重节痛而腧居，心下痞满而井主。

心胀咽痛，针太冲而必除；脾冷胃疼，泻公孙而立愈。

胸满腹痛刺内关，胁疼肋痛针飞虎（支沟）。

筋挛骨痛而补魂门，体热劳嗽而泻魄户。

头风头痛，刺申脉与金门；眼痒眼痛，泻光明与地五。

泻阴郄止盗汗，治小儿骨蒸；刺偏历利小便，医大人水蛊[14]。

中风环跳而宜刺，虚损天枢而可取。

由是午前卯后，太阴生而疾温；离左酉南，月朔死而速冷。循扪弹弩，留吸母而坚长；爪下伸提，疾呼子而嘘短。动退空歇，迎夺右而泻凉；推内（纳）进搓，随济左而补暖。

慎之！大患危疾，色脉不顺而莫针；寒热风阴，饥饱醉劳而切忌。望不补而晦不泻，弦不夺而朔不济。精其心而穷其法，无灸艾而坏其皮；正其理而求其原，免投针而失其位。避灸处而加四肢，四十有九；禁刺处而除六腧，二十有二。

抑又闻高皇抱疾未瘥，李氏刺巨阙而后苏；太子暴死为厥，越人针维会而复醒。肩井、曲池，甄权刺臂痛而复射；悬钟、环跳，华佗刺躄足而立行。秋夫针腰腧而鬼免沉疴，王纂针交腧而妖精立出。取肝腧与命门，使瞽士视秋毫之末；刺少阳与交别，俾聋夫听夏蚋之声。

嗟夫！去圣逾远，此道渐坠；或不得意而散其学，或愆其能而犯禁忌。愚庸智浅，难契于玄言；至道渊深，得之者有几？偶述斯言，不敢示诸明达者焉，庶几乎童之蒙心启。

[注]

[1] 岁时：指一年中的时令，即春、夏、秋、冬四季不同的气候。

[2] 天道：指自然界的一切现象演变的规律而言。

[3] 不穷经络阴阳，多逢刺禁：清初医家喻嘉言曾说："凡治病不明脏腑经络，开口动手便错"。这句警语，也就等于本条所谓"不穷经络阴阳，多逢刺禁"。

[4] 水下初漏：即指壶水下漏于黎明，寅时的初刻而言。

[5] 九针：镵针、元针、锃针、锋针、铍针、圆利针、毫针、长针、大针。

[6] 短长水也，有决凝开滞之机：指经络散布全身，长短不一，像江海与河道的支流一样，可供气血川流不息地运行。

[7] 循机扪塞：循机，就是循着经络气血往来的途径，在穴位的局部或附近揉捏；扪塞，就是在出针后，扪塞住针孔，略揉片刻，使其闭合。古人认为这样等于用土将针孔塞住一样，可以联系到五行之一的土的属性。

[8] 八邪：指四时八风之邪，亦称虚邪贼风，就是不符合季节的，如应热反冷，应凉反温等，及其他带有致病因素的，自然界一切不正常的气候变化。

[9] 四关：就是两手的肘关节，两足的膝关节。

[10] 定脚处：指下手处。

[11] 五大：就是指头部和两手两足，亦称为五体。

[12] 四根三结：指经络的循行及其主治作用，都是以四肢为根部，而终结于头胸腹三部，也就是说，四肢的根部，特别是肘膝以下各穴位的主治作用，不独能治疗局部疾患，并能主治远距离的头面、躯干部疾患。

[13] 手指：指针法和指功。

[14] 水蛊：即腹水。

胜玉歌

简介：本篇是杨继洲家传配穴处方的经验总结。杨氏系浙江衢县人，是有家学渊源的著名针灸家，在明代嘉靖年间，被选为世宗的侍医。他对于针灸学术的贡献很大，著名的《针灸大成》，就是在他家传《卫生针灸玄机秘要》一书的基础上，加以增辑而成的。在杨氏行医的时候，元代王国瑞编撰的《扁鹊神应针灸玉龙经》已流行一时，尤其是其中所载的《玉龙歌》，更为针灸医师及初学者所推重。但《玉龙歌》的原文较长，不易记诵，杨氏有鉴于此，特将他的家传秘录，结合了自己几十年来的临床心得，简明扼要地变成了这篇《胜玉歌》。为了表示本篇内容和临床上的实用价值，以及写作方式的精简，颇有胜过《玉龙歌》之处，所以定名为胜玉歌，借以引起读者的重视。

胜玉歌兮不虚言，此是杨家真秘传，

或针或灸依法语，补泻迎随随手捻。

头痛眩晕百会好，心疼脾痛上脘先，

后溪鸠尾及神门，治疗五痫[1]立便痊。

鸠尾穴禁灸，针三分，家传灸七壮。

髀疼要针肩井穴，耳闭听会莫迟延。

针一寸半，不宜停。

经言禁灸，家传灸七壮。

胃冷下脘却为良，眼痛须觅清冷渊。

霍乱心痛吐痰涎，巨阙着艾便安然。

脾疼背痛中渚泻，头风眼痛上星专。

头项强急承浆保，牙腮疼紧大迎全。

行间可治膝肿病，尺泽能医筋拘挛。

若人行步苦艰难，中封太冲针便瘥。

脚背痛时商丘刺，瘰疬少海天井边。

筋疼[2]闭结支沟穴，颔肿喉闭少商前。

脾心痛急寻公孙，委中驱疗脚风缠。

泻却人中及颊车，治疗中风口吐沫。

五疟寒多热更多，间使大杼真妙穴。

经年或变劳怯者，痞满脐旁章门决。

噎气吞酸食不投，膻中七壮除膈热。

目内红肿苦皱眉，丝竹攒竹亦堪医。

若是痰涎并咳嗽，治却须当灸肺腧。

更有天突与筋缩，小儿吼闭自然疏。

两手酸痛难执物，曲池合谷共肩髃。

臂疼背痛针三里，头风头痛灸风池。

肠鸣大便时泄泻，脐旁两寸灸天枢。

诸般从症从何治，气海针之灸亦宜。

小肠气痛归来治，腰痛中空穴最奇。

中空穴，从肾腧穴量下三寸，各开三寸是穴，

灸十四壮，向外针一寸半，此即膀胱经之中髎穴也。

腿股转酸难移步，妙穴说与后人知，

环跳风市及阴市，泻却金针病自除。

阴市虽云禁灸，家传亦灸七壮。

热疮臁内年年发，血海寻来可治之。

两膝无端肿如斗，膝眼三里艾当施。

两股转筋承山刺，脚气复溜不须疑。

踝跟骨痛灸昆仑，更有绝骨共丘墟。

灸罢大敦除疝气，阴交针入下胎衣。

遗精白浊心腧治，心热口臭大陵驱。

腹胀水分多得力，黄疸至阳便能离。

肝血盛兮肝腧泻，痔疾肠风长强欺。

肾败腰痛小便频，督脉两旁肾腧除。

六十六穴施应验，故成歌诀显针奇。

[注]

[1] 五痫，即马、羊、鸡、猪、牛的5种痫病，这是因其发病时，口中所出的声音似马、似羊。

[2] 筋疼疑为腹疼。《针灸大成》为筋疼，按支沟穴可治疗肩臂酸，四肢不举，及胁肋疼痛等症，但筋疼二字，不如腹疼与便秘相联系，辞意较为贯通，故筋疼似为腹疼之误。

灵光赋

简介：本赋作者不详，录于明·徐风《针灸大全》。本赋以"灵光"为名，意在喻本赋犹如珍贵的玉玺，灵光彻天。形容掌握了它，就能解除人的疾患。这是一篇针灸临床诊治经验的歌诀，除在首尾两个部分论述了阴阳经脉和四时、五行、流注、补泻之外，其余均是选某穴治某病的内容。本篇共选40症，用穴43个，其中头面部疾患9症，四肢疾患10症，脏腑疾患11症，其他杂症10症，可供临床参考。

黄帝岐伯针灸诀，依他经里分明说。

三阴三阳十二经，更有两经分八脉。

灵光典注极幽深，偏正头疼泻列缺。

睛明治眼胬肉攀，耳聋气闭听会间。

两鼻龋衄[1]针禾髎，鼻窒不闻迎香间。

治气上壅足三里，天突宛中治喘痰。

心疼手颤针少海，少泽应除心下寒。

两足拘挛觅阴市，五般腰痛委中安。

髀枢[2]不动泻丘墟，复溜治肿如神医。

犊鼻治疗风邪疼，住喘却痛昆仑愈。

后跟痛在仆参求，承山筋转并久痔。

足掌下去寻涌泉，此法千金莫妄传。

此穴多治妇人疾，男蛊[3]女孕两病痊。

百会鸠尾治痢疾，大小肠腧大小便。

气海血海疗五淋，中脘下脘治腹坚。

伤寒过经期门愈，气刺两乳求太渊。

大敦二穴主偏坠[4]，水沟间使治邪癫。

吐血定喘补尺泽，地仓能止两流涎。

劳宫医得身旁倦，水肿水分灸即安。

五指不伸中渚取，颊车可针牙齿愈。

阴跷阳跷两踝边，脚气四穴先寻取。

阴阳陵泉亦主之，阴跷阳跷与三里。

诸穴一般治脚气，在腰玄机宜正取。

膏肓岂止治百病，灸得玄功病须愈。

针灸一穴数病除，学者尤宜加仔细。

悟得明师流注法，头目有病针四肢。

针有补泻明呼吸，穴应五行顺四时。

悟得人身中造化[5]，此歌依旧是筌蹄[6]。

[注]

[1] 齆（weng）齞：是鼻病的一种，其表现为发音瓮瓮有音，并流脓血。

[2] 髀枢：原作"脾腧"，据《千金方》卷二十改。

[3] 男蛊：是男子之胀病，此症由感受风寒日久不治，聚于下焦，溲出白浊，亏耗其真阴，如蛊之吸血，故称为难蛊。

[4] 偏坠：指气疝，多因肝郁气滞，故因过劳而发作，症见阴囊偏坠肿症。

[5] 造化：创造化育，也指天地、自然界。

[6] 筌蹄：比喻达到目的的手段，在此是说治疗疾病，必须掌握一定的要领。

拦江赋

简介：选于《针灸聚英》，明·高武著。本赋名"拦江"是强调其针法有力挽狂澜之功。赋中阐述了担截二法的运用等内容，有参考价值。本赋强调学习针灸的方法首先要明白经络，另外又要有名师传授才能真正掌握。切记要掌握患者的呼吸和气血的流注变化，采用捻转、搓摇和提插的手法，使气血恢复正常的流注循行，则病自然痊愈。

担截[1]之中法几何，有担有截起沉疴。

我今咏此拦江赋，何用三车五辐歌。

先将八法为定例，流注之中分次第。

胸中之病内关担，脐下公孙用法拦。

头部须还寻列缺，痰逆壅塞及咽干。

噤口喉风[2]针照海，三棱出血刻时安。

伤寒在表并头痛，外关泻动自然安。

眼目之证诸疾苦，更须临泣使针担。

后溪专治督脉病，癫狂此穴治还轻。

中脉能除寒与热，头痛偏正及心惊。

耳鸣鼻衄胸中满，好用金针此穴寻。

但遇痹麻虚即补，如逢疼痛泻而迎。

更有伤寒真妙诀，三阴须要刺阳经。

无汗更将合谷补，复溜穴泻好施针。

倘若汗多流不绝，合谷补收效如神。

四日太阴宜细辨，公孙照海一同行。

再用内关施截法，七日期门妙用针。

但治伤寒皆用泻，要知《素问》坦然明。

流注之中分造化，常将木火土金平。

水数亏兮宜补肺，水之泛滥土能平。

春夏井荣宜刺浅，秋冬经合更宜深。

天地四时同此数，三才常用记心胸。

天地人部次第入，仍调各部一般匀。

夫弱妇强[3]亦有克，妇弱夫强亦有刑，

皆在本经担与截，泻南补北亦须明。

经络明时知造化，不得师传枉费心。

不遇至人应莫度，天宝岂可付非人。

按定气血病患呼，重搓数十把针扶[4]。

战提摇起向上使，气自流行病自无。

[注]

[1] 担截：是针法中的术语，担法是形容病在中部而上下取穴，使上下二穴相应呼应；截法是取一穴从中间阻断以泻病势。亦有谓担法为补，截法为泻者。

[2] 喉风：因感受风热之毒，致咽喉肿痛，咽水不下，故称喉风。

[3] 夫弱妇强：此句"夫弱妇强"与下句"妇弱夫强"中的夫妇，均指的是"阴阳"。

[4] 重搓数十把针扶：这里是指向一方搓针，搓针之数，可多至数十转。

杂病十一穴歌

简介：本歌是从《针灸聚英》转载于《针灸大成》而来。本歌全篇分十一段，分述了头痛、牙痛、耳聋、肩臂痛和咽以下至脐的各种杂症的取穴，针刺深浅和补泻所宜。《针灸聚英》题"本篇作者姓名不详"。

攒竹丝空主头疼，偏正皆宜向此针，

更去大都徐泻动，风池宜刺三分深。

曲池合谷先针泻，永与除疴病不侵。

依此下针无不应，各教随手便安宁。

头风头痛与牙疼，合谷三间两穴寻。

更向大都针眼痛，太渊穴内用行针。

牙痛三分针吕细[1]，齿疼依前指上明。

更加大都左之右，交互相迎仔细寻。

听会兼之与听宫，七分针泻耳中聋。

耳门又泻三分许，更加七壮灸听宫。

大肠经内将针泻，曲池合谷七分中。

医者若能明此理，针下之时便见功。

肩背并和肩膊疼，曲池合谷七分深。

未愈尺泽加一寸，更于三间次第行。

各入七分于穴内，少风二府刺心经。

穴内浅深依法用，当时蹇疾两之经。

咽喉以下至于脐，胃脘之中百病危。

心气痛时胸结硬，伤寒呕哕[2]闷涎[3]随。

列缺下针三分许，三分针泻到风池。

二足三间并三里，中冲三刺五分依。

汗出难来刺腕骨，五分针泻要君知。

鱼际经渠并通里，一分针泻汗淋漓。

足指三间及三里，大指各刺五分宜。

汗至如若通遍体，有人明此是良医。

四肢无力中邪风，眼涩难开百病攻。

精神昏倦多不语，风池合谷用针通。

两手三间随后泻，三里兼之与太冲。

各入五分于穴内，迎随得法有神功。

风池手足指诸间，右瘫偏风左曰痪。

各刺五分随后泻，更灸七壮便身安。

三里阴交行气泻，一寸三分量病看。

每穴又加三七壮，自然瘫痪即时安。

肘痛将针刺曲池，经渠合谷共相宜。

五分针刺于二穴，疟病缠身便得离。

未愈更加三间刺，五分深刺莫犹疑。

又兼气痛增寒热[4]，间使行针莫用迟。

腿膝腰疼痞气[5]攻，髋骨穴内七分穷。

更针风市兼三里，一寸三分补泻同。

又去阴交泻一寸，行间仍刺五分中。

刚柔进退随呼吸，去疾除疴捻指功。

肘膝疼痛刺曲池，进针一寸是相宜，

左病针右右针左，依此三分泄气奇。

膝痛三分针犊鼻，三里阴交要七次，

但能仔细寻其理，劫病之功在片时。

[注]

[1] 吕细：太溪穴别名。

[2] 哕：胃气上逆时有声无物谓之哕。

[3] 闷涩：闷之为病，面色青惨，昏愦如迷，头汗如雨，头痛如劈，腹内搅痛，欲吐不吐，欲泄不泄，六脉细微沉伏，为上症而又涩水着。

[4] 气痛憎寒热：气痛，指因气滞阻塞经脉而作痛之症；憎，厌恶；寒热是指寒热疟疾而言。本义意思是兼见因气滞而作痛和具有明显憎恶寒热的症状，就要急速取间使穴进行针刺治疗。

[5] 痞气：为五积之一，属脾之积。症见胃脘部膨胀有肿块，突起如覆盆，肌肉消瘦，四肢无力等。

长桑君天星秘诀歌

简介：据《针灸大成》载，本歌载《乾坤生意》。内热根据证之标本、缓急而定出取穴的主次先后，所列各证都配以穴位主治，经长期实践证明，确有疗效。

天星秘诀少人知，此法专分前后施，

若是胃中停宿食，后寻三里起璇玑。

脾病血气先合谷，后刺三阴交莫迟，

如中鬼邪先间使，手臂挛痹取肩髃。

脚若转筋并眼花，先针承山次内踝，

脚气酸疼肩井先，次寻三里阳陵泉。

如是小肠连脐痛，先刺阴陵后涌泉。

耳鸣腰痛先五会，次针耳门三里内。

小肠气痛[1]先长强，后刺大敦不要忙。

足缓难行先绝骨，次寻条口及冲阳。

牙疼头痛兼喉痹，先刺二间后三里。

胸膈痞满先阴交，针到承山饮食喜。

肚腹浮肿胀膨膨，先针水分泻建里。

伤寒过经不出汗，期门通里先后看。

寒疟面肿及肠鸣，先取合谷后内庭。

冷风湿痹针何处？先取环跳后阳陵，

指痛挛急少商好，依法施之无不灵，

此是桑君真口诀，时医莫作等闲轻。

[注]

[1] 小肠气痛：是指少腹引睾丸连腰脊疼痛之症。

行针总要歌

简介：本歌载于《针灸大成》。论述了行针取穴时的一些共同性问题，诸如行针时要按患者体质之强弱胖瘦，身躯之高矮，而决定针刺之浅深。要根据受针者之同身寸进行度量取穴，并应注意询问患者的饥饱劳碌情况，凡阴雨天气及禁忌时日均不宜行针治疗。要求治疗时应按经量的循行，阴升阳降的规律，揣寻穴位进行旁刺、深刺或透刺，文中还详叙有关腧穴的部位以及某症选取某穴，某穴可针可灸等。针灸界传诵已久之名句"寸寸人身皆是穴，但开筋骨莫狐疑"，即源于此歌。

黄帝金针法最奇，短长肥瘦在临时，

但将他人横纹处，分寸寻求审用之。

身体心胸或是短，身体心胸或是长，

求穴看纹还有理，医工此理要推详。

定穴行针须细认，瘦肥短小岂同群，

肥人针入三分半，瘦体须当用二分。

不肥不瘦不相同，如此之人但着中，

只在二三分内取，用之无失且收功，

大饥大饱宜避忌，大风大雨亦须容。

饥伤荣气饱伤腑，更看人神俱避之。

妙针之法世间稀，多少医工不得知。

寸寸人身皆是穴，但开筋骨莫狐疑，

有针有骨傍针去，无骨无筋须透之。

见病行针须仔细，必明升降开合时，

邪入五脏须早遏，祟[1]侵六脉浪翻飞，

乌乌稷稷[2]空中堕，静意冥冥起发机[3]。

先补真阳[4]元气足，次泻余邪九度嘘[5]，

同身逐穴歌中取，捷法昭然径不迷。

百会三阳顶之中，五会天满各不同，

前顶之上寸五取，百病能祛理中风，

灸后火燥冲双目，四畔刺血令宜通，

井泉要洗原针穴[6]，针刺无如灸有功。

前顶寸五三阳前，甄权曾云一寸言，

棱针出血头风愈，盐油楷根[7]病自痊。

囟会顶前寸五深，八岁儿童不可针，

囟门未合那堪灸，二者须当记在心。

上星会前一寸斟，神庭星前发际寻，

诸风灸庭为最妙，庭星宜灸不宜针。

印堂穴并两眉攒，素髎面正身柱端。

动脉之中定禁灸，若燃此穴鼻鼾酸。

水沟鼻下名人中，兑端张口上唇宫，

龈穴二龈中间取，承浆下唇宛内踪，

炷灸分半悬浆灸，大则阳明脉不隆。

廉泉宛上定结喉，一名舌本立重楼，

同身捷法须当记，他日声名传九州。

[注]

[1] 祟：有病邪相缠之意。

[2] 乌乌稷稷：是形容鸟飞之貌，言其在飞翔中依然隐约可见，用此比喻针之得气似动中若隐若现。

[3] 静意冥冥起发机：指医生持针在手，如弩之待发，必须专默精诚，不可稍事外顾。

[4] 真阳：即指肾阳和肾中之气，为全身诸气之根本。

[5] 次泻余邪九度嘘：形容行针用法时，要多次反复才能泻出邪气。

[6] 井泉要洗原针穴：治中风证灸百会如发现火燥冲目时，要刺百会穴之四边泻血，然后再以新汲井泉水冲洗以泻其火。

[7] 盐油楷根：此言治疗头风法，用三棱针刺出血，后用盐油抹于穴上。

孙真人针十三鬼穴歌

简介：本歌诀选自《针灸大成》。本歌所介绍的 13 个穴位，是唐代著名医学家孙思邈（尊称孙真人）以鬼门十三针秘法为思路，再通过长期临床实践，总结出来的治疗神志疾患的经验穴，也是当时的"特效穴"，称为"十三鬼穴"。近代临床实践证明，这些穴位在治疗神志病方面，确是行之有效的。鬼门十三针秘法，民间流传下来的一种法术，它是专门用于惩治邪的。

百邪癫狂所为病，针有十三穴须认。

凡针之体先鬼宫，次针鬼信无不应。

一一从头逐一求，男从左起女从右。

一针人中鬼宫停，左边下针右出针。

第二手大指甲下，名鬼信刺三分深。

三针足大指甲下，名曰鬼垒入二分。

四针掌后大陵穴，入针五分为鬼心。

五针申脉为鬼路，火针三下七锃锃。

第六却寻大椎上，入发一寸为鬼枕。

七刺耳垂下五分，名曰鬼床针要温，

八针承浆名鬼市，从左出右君须记。

九针劳宫为鬼窟，十针上星名鬼堂。

十一阴下缝三壮，女玉门头为鬼藏。

十二曲池名鬼臣，火针仍要七锃锃。

十三舌头当舌中，此穴须名是鬼封，

手足两边相对刺，若逢狐穴只单通。

此是先师真妙诀，猖狂恶鬼走无踪。

一针鬼宫，即人中，入三分。二针鬼信，即少商，入三分。三针鬼垒，即隐白，入二分。四针鬼心，即大陵，入五分。五针鬼路，即申脉（火针），三下。六针鬼枕，即风府，入二分。七针鬼床，即颊车，入五分。八针鬼市，即承浆，入三分。九针鬼窟，即劳宫，入二分。十针鬼堂，即上星，入二分。十一针鬼藏，男即会阴，女即玉门头。十二针鬼臣，即曲池（火针），入五分。十三针鬼封，在舌下中缝，刺出血，仍横安针一枚，就两口吻，令舌不动，此法甚效。更加间使、后溪二穴尤妙。

男子先针左起，女子先针右起。单日为阳，双日为阴。阳日、阳时针右转，阴日、阴时针左转。

奇经八穴主治歌

（一）冲脉公孙穴主治歌

九种心疼病不宁，结胸翻胃食难停，

酒食积聚肠鸣见，水食气疾膈脐疼，

腹痛胁胀胸膈满，疟疾肠风大便红，

胎衣不下血迷心，急刺公孙穴自灵。

（二）阴维内关穴主治歌

中满心胸多痞胀，肠鸣泄泻及脱肛，

食难下膈伤于酒，积块坚硬横胁旁，

妇女胁疼并心痛，里急腹痛势难当，

伤寒不解结胸病，疟疾内关可独当。

（三）带脉临泣穴主治歌

中风手足举动难，麻痛发热筋拘挛，

头风肿痛连腮项，眼赤而疼合头眩，

齿痛耳聋咽肿证，游风瘙痒筋牵缠，

腿疼胁胀肋肢痛，针入临泣病可痊。

（四）阳维外关穴主治歌

肢节肿疼与膝冷，四肢不遂合头风，
背胯内外筋骨痛，头项眉棱病不宁，
手足热麻夜盗汗，破伤跟肿目睛红，
伤寒自汗烘烘热，惟有外关针极灵。

（五）督脉后溪主治歌

手足拘挛战掉眩，中风不语并癫痫，
头疼眼肿涟涟泪，背腰腿膝痛绵绵，
项强伤寒病不解，牙齿腮肿喉病难，
手足麻木破伤风，盗汗后溪穴先砭。

（六）阳跷申脉主治歌

腰背脊强足踝风，恶风自汗或头疼，
手足麻挛臂间冷，雷头赤目眉棱痛，
吹乳耳聋鼻衄血，癫痫肢节苦烦疼，
遍身肿满汗淋漓，申脉先针有奇功。

（七）阴跷照海穴主治歌

喉闭淋涩与胸肿，膀胱气痛并肠鸣，
食黄酒积脐腹痛，呕泻胃翻及乳痈，
便燥难产血昏迷，积块肠风下便红，
膈中不快梅核气，格主照海针有灵。

（八）任脉列缺穴主治歌

痔疮肛肿泻痢缠，吐红溺血嗽咳痰，
牙痛红肿小便涩，心胸腹疼噎咽难，
产后发强不能语，腰痛血疾脐腹寒，
死胎不下上攻膈，列缺一刺病乃痊。

灸法歌

（一）灸难产穴歌

横逆难产灸奇穴，妇人右脚小指尖，
炷如小麦灸三壮，下火立产效通先。

（二）灸遗精穴歌

精宫十四椎之下，各开三寸是其乡，
左右二穴灸七壮，夜梦遗精效非常。

（三）灸痨虫穴歌

鬼眼一穴灸痨虫，墨点病人腰眼中，
择用癸亥亥时灸，勿令人知法最灵。

（四）灸痞根穴歌

十二椎下痞根穴，各开三寸零五分，

二穴左右灸七壮，难消痞块可除根。

（五）灸肘尖穴歌

肘尖端处是奇穴，男女瘰疬堪灸也，
左患灸右右灸左，并灸风池效更捷。

（六）灸鬼哭穴歌

中恶振噤鬼魅病，急灸鬼哭神可定，
两手大指相并缚，穴在四处之骑缝。

（七）灸中恶穴歌

尸疰客忤中恶病，乳后三寸量准行，
男左女右艾火灸，邪祟驱出神自宁。

（八）灸疝气穴歌

疝气偏坠灸为先，量口两角折三尖，
一尖向上对脐中，两尖下垂是穴边。

（九）灸翻胃穴歌

翻胃上下灸奇穴，上在乳下一寸也，
下在内踝之下取，三指稍斜向前者。

（十）灸肠风穴歌

肠风诸痔灸最良，十四椎下奇穴乡，
各开一寸宜多灸，年深久痔效非常。

（十一）灸暴绝穴歌

鬼魇暴绝最伤人，急灸鬼眼可回春，
穴在两足大趾内，去甲一分鬼难存。

（十二）灸鬼眼穴歌

肿满上下灸奇穴，上即鬼哭不用缚，
下取两足第二趾，趾尖向后寸半符。

（十三）灸赘疣穴歌

赘疣诸痣灸奇穴，更灸紫白二癜风，
手之左右中指节，屈节尖上宛宛中。

（十四）灸瘰疬穴歌

瘰疬隔蒜灸法宜，先从后发核灸起，
灸至初发母核止，多着艾火效无匹。

（十五）灸腋气歌

腋气除根剃腋毛，再将定粉水调膏，
涂擦患处七日后，视有黑孔用艾烧。

（十六）灸疯犬咬伤歌

疯犬咬伤先须吮，吮尽恶血不生风，
次于咬处灸百壮，常食灸韭不须惊。

（十七）灸蛇蝎蜈蚣蜘蛛咬伤歌

蛇、蝎、蜈蚣、蜘蛛伤，即时疼痛最难当，
急以伤处隔蒜灸，五六十壮效非常。

十二经脉循行主病歌

（一）手太阴肺经

循 行 歌

手太阴肺中焦起，下络大肠胃口行，
上膈属肺从肺系，横从腋下臑内萦，
前于心与心包脉，下肘循臂骨上廉，
遂入寸口上鱼际，大指内侧爪甲根，
支络还从腕后出，接次指交阳明经。

主 病 歌

此经多气而少血，是动则为喘满咳，
盛则两手交而瞀，此为臂厥肺是动，
咳而上气肺所生，喘喝心烦胸满促，
臑臂之内前廉痛，厥掌中热别络生，
气甚作痛连肩背，汗出中风溲数欠，
气虚肩背痛而寒，少色乏息溺色变。

（二）手阳明大肠经

循 行 歌

手阳明经属大肠，食指内侧起商阳，
循指上廉入合谷，两骨两筋中同行，
循臂入肘上臑外，肩髃前廉柱骨旁，
会此下入缺盆内，络肺下膈属大肠，
支从缺盆上入颈，斜贯两颊下齿当，
挟口人中交左右，上挟鼻孔尽迎香。

主 病 歌

此经血盛气亦盛，是动齿痛颈也肿，
目黄口干津液病，鼻衄喉痹因热重，
肩前臑外相引痛，大指次指痛不用，
气盛所过发热肿，虚则寒栗温补奉。

（三）足阳明胃经

循 行 歌

足阳明经起鼻颊，互交旁纳足太阳，
下循鼻外入上齿，挟口环唇交承浆，
颐后大迎颊车里，耳前发际至额颅，
支循喉咙缺盆入，下膈属胃络脾州，
直者下乳挟脐中，支从胃口腹里通，
下至气街中而合，遂下髀关伏兔逢，
膝膑之中循经外，足跗中次外侧端，
支者下廉三寸别，下入中趾外间列，

又有支者别跗上，大趾之间太阴接。

主　病　歌

此经多气复多血，振寒呻欠面颜黑，
病至恶见火与人，闻木声惊心惕然，
闭户塞牖欲独处，登高而歌弃衣走，
贲响腹胀为骭厥，主血生病狂疟见，
温淫汗出鼻鼽衄，口㖞唇胗颈喉肿，
大腹水肿膝膑痛，膺乳气街股伏兔，
骭外足跗上皆痛，下至中趾为不用，
气盛热在身以前，消谷善饥溺色黄，
不足身以前皆寒，胃中寒而腹胀满。

（四）足太阴脾经

循　行　歌

太阴脾起足大趾，循趾内侧白肉际，
过覈骨后内踝前，上腨循经膝股里，
股内前廉入腹中，属脾络胃上膈通，
挟咽连舌散舌下，支者从胃注心宫。

主　病　歌

此经血少而气壮，是动则病舌本强，
食则呕出胃脘痛，心中善噫而腹胀，
得后与气快然衰，脾病身重不能摇，
瘕泄水闭及黄疸，烦心心痛食难消，
强立股膝内多肿，不能卧因胃不和。

（五）手少阴心经

循　行　歌

手少阴心起心经，下膈直络小肠承，
支者挟咽系目系，直者心系上肺腾，
下腋循臑后廉出，太阴心主之后行，
下肘循臂抵掌后，锐骨之端小指停。

主　病　歌

此经少血而多气，是动咽干心痛应，
目黄胁痛渴欲饮，臂臑内侧掌热痛。

（六）手太阳小肠经

循　行　歌

手太阳经小肠脉，小指之端起少泽，
循手上腕出踝中，上臂骨出肘内侧，
两筋之间臑后廉，出肩解而绕肩胛，
交肩之上入缺盆，直络心中循嗌咽，
下膈抵胃属小肠，支从缺盆上颈颊，

至目锐眦入耳中，支者别颊斜上颐，
抵鼻至于目内眦，络颧交足太阳接。

主 病 歌

嗌痛颔肿头难回，肩似拔兮臑似折，
耳聋目黄肿颊间，是主生病为主液，
颈颔臂臑肘臂痛，此经少气而多血。

（七）足太阳膀胱经

循 行 歌

足太阳经膀胱脉，目内眦上是睛明，
支者从巅入耳角，直者从巅络脑间，
还出下项循肩膊，挟脊抵腰循膂旋，
络肾正属膀胱腑，一支贯臀入腘传，
贯腨出踝循京骨，小趾外侧至阴全。

主 病 歌

此经少气而多血，头痛脊痛腰如折，
目似脱兮项似拔，腘如结兮腨似裂，
痔疟狂癫疾并生，衄蚵目黄而泪出，
囟项眦腰尻腘腨，病如动时皆痛彻。

（八）足少阴肾经

循 行 歌

足肾经脉属少阴，斜从小趾趋足心，
出于然谷循内踝，入跟上腨腘内寻，
上股后廉直贯脊，属肾下络膀胱深，
直者从肾贯肝膈，入肺挟舌喉咙循，
支者从肺络心上，注于胸交手厥阴。

主 病 歌

此经多气而少血，是动病饥不欲食，
咳唾有血喝喝喘，目㿠惶悬坐起瓴，
善恐如人将捕之，咽肿舌干兼口热，
上气心痛或心烦，黄疸肠澼及痿厥，
脊股后廉之内痛，嗜卧足下热痛彻。

（九）手厥阴心包经

循 行 歌

手厥阴经心主标，心包下膈络三焦，
起自胸中支出胁，下腋三寸循臑迢，
太阴少阴中间走，入肘下臂两筋超，
行掌心从中指出，支出小指次指交。

主 病 歌

此经少气原多血，是动则病手心热，

肘臂挛急腋下肿，甚则支满在胸胁，
心中憺憺时大动，面赤目黄笑不歇，
是主脉所生病者，掌热心烦心痛掣。

（十）手少阳三焦经

循　行　歌

手少阳经三焦脉，起于小指次指间，
循腕出臂之两骨，贯肘循臑外上肩，
交出足少阳之后，入缺盆布膻中传，
散络心包而下膈，循属三焦表里联，
支从膻中缺盆出，上项出耳上角巅，
以屈下颊而至䪼，支从耳后入耳缘，
出走耳前交两颊，至目锐眦胆经连。

主　病　歌

此经少血还多气，耳聋嗌肿及喉痹，
气所生病汗出多，颊肿痛及目锐眦，
耳后臑肘臂外，皆痛废及小次指。

（十一）足少阳胆经

循　行　歌

足少阳脉胆之经，起于两目锐眦边，
上抵头角下耳后，循颈行手少阳前，
至肩却出少阳后，入缺盆中支者分，
耳后入耳耳前走，支别锐眦下大迎，
合手少阳抵于䪼，下加颊车下颈连，
复合缺盆下胸膈，络肝属胆表里萦，
循胁里向气街出，绕毛际入枢厌横，
直者从缺盆下腋，循胸季胁过章门，
下合髀厌髀阳外，出膝外廉外辅缘，
下抵绝骨出外踝，循跗入小次趾间，
支者别跗入大趾，循趾歧骨出其端。

主　病　歌

此经多气而少血，是动口苦善太息，
心胁疼痛转侧难，足热面尘体无泽，
头痛颔痛锐眦痛，缺盆肿痛亦肿胁，
马刀侠瘿颈腋生，汗出振寒多疟疾，
胸胁髀膝胫绝骨，外踝皆痛及诸节。

（十二）足厥阴肝经

循　行　歌

足厥阴肝脉所终，大趾之端毛际丛，
循足跗上上内踝，出太阴后入腘中，

循股入毛绕阴器，上抵小腹挟胃通，

属肝络胆上贯膈，布于胁肋循喉咙，

上入颃颡连目系，出额会督顶巅逢，

支者后从目系出，下行颊里交环唇，

支者从肝别贯膈，上注于肺乃交宫。

主 病 歌

此经血多而气少，腰痛俯仰难为工，

妇少腹肿难溃疝，嗌干脱色面尘蒙，

胸满呕逆及飧泄，狐疝遗精溺闭癃。

（十三）任脉经

循 行 歌

任脉起于中极底，以上毛际循腹里，

上于关元至咽喉，上颐循面入目是，

又起胞中上贯脊，向上循行背项止。

主 病 歌

任痛男疝女瘕带，腹内苦结不舒快。

（十四）督脉经

循 行 歌

督起小腹骨中央，入系廷孔络阴器，

合篡至后别绕臀，与巨阳络少阴比，

至股贯脊属肾行，上同太阳起内眦，

上额交巅入脑间，下项循背仍夹脊，

抵腰络肾循男茎，下篡亦与女子类，

又从少腹贯脐中，贯心入喉颐及唇，

上系目下中央际，此为并任亦同冲，

大抵三脉同一本，灵素言之每错综。

主 病 歌

督病少腹冲心痛，不得前后冲疝攻，

其在女子为不孕，嗌干遗溺及痔癃。

肘后歌

简介：本篇出自《针灸聚英》，该书为明嘉靖年间四明针灸家高武所编著。考历代医籍中，采用"肘后"二字作为篇名的，最早是晋代葛洪所著的《肘后备急方》。本篇用了肘后歌作为篇名，基本上也是根据《肘后备急方》命名的意义，说明本篇的内容，主要是介绍用途很广的许多有效穴。本篇根据临床的经验总结，列举一部分常见病症，重点地指出了循经远刺、近刺，以及异位刺法等处方配穴的规律，来反复说明穴位的灵活运用，以及在治本或治标作用上的重要意义。

头面之疾针至阴，腿脚有疾风府寻，

心胸有病少府泻，脐腹有病曲泉针。

肩背诸疾中渚下，腰膝强痛交信凭，
胁肋腿痛后溪妙，股膝肿起泻太冲。
阴核[1]发来如升大，百会妙穴真可骇，
顶心头痛眼不开，涌泉针下定安泰。
鹤膝肿痛难移步，尺泽能舒筋骨疼，
更有一穴曲池妙，根寻源流可调停；
其患若要便安愈，加以风府可用针。
更有手臂拘挛急，尺泽刺深去不仁。
腰背若患挛急风，曲池一寸五分攻。
五痔[2]原因热血作，承山须下病无踪。
哮喘发来寝不得，丰隆刺入三分深。
狂言[3]盗汗如见鬼，惺惺间使便下针。
骨寒髓冷火来烧[4]，灵道妙穴分明记。
疟疾寒热真可畏，须知虚实可用意；
间使宜透支沟中，大椎七壮合圣治；
连日频频发不休，金门刺深七分是。
疟疾三日得一发，先寒后热无他语，
寒多热少刺复溜，热多寒少用间使。
或患伤寒热未收，牙关风壅药难投，
项强反张目直视，金针用意列缺求[5]。
伤寒四肢厥逆冷，脉气无时仔细寻，
神奇妙穴真有之，复溜半寸顺骨行。
四肢回还脉气浮，须晓阴阳倒换求，
寒则虚补绝骨是，热则绝骨泻无忧；
脉若浮洪当泻解，沉细之时补便瘳。
百合[6]伤寒最难医，妙法神针用意推，
口噤眼合药不下，合谷一针效甚奇。
狐惑[7]伤寒满口疮，须下黄连解毒汤，
虫在脏腑食肌肉，须要神针刺地仓。
伤寒腹痛虫寻食，吐蚘[8]乌梅可难攻，
十日九日必定死，中脘回还胃气通。
伤寒痞气结胸中，两目昏黄汗不通，
涌泉妙穴三分许，须使周身汗自通。
伤寒痞结胁积痛，宜用期门见深功，
当汗不汗合谷泻，自汗发黄复溜凭。
飞虎一穴通痞气，祛风引气使安宁。
刚柔二痉最乖张，口噤眼合面红妆，
热血流入心肺腑，须要金针刺少商。

437

中满[9]如何去得根，阴包如刺效如神，

不论老幼依法用，须教患者便抬身。

打仆伤损破伤风，先于痛处下针攻，

后向承山立作效，甄权[10]留下意无穷。

腰腿疼痛十年春，应针不了便惺惺，

大都引气探根本，服药寻方枉费金。

腿膝经年痛不休，内外踝边用意求，

穴号昆仑并吕细[11]，应时消散即时瘳。

风痹痿厥如何治？大杼曲泉真是妙，

两足两胁满难伸，飞虎神针七分到，

腰软如何去得根，神妙委中立见效。

[注]

[1] 是指发生在颈项部的瘿气颈瘤之类。

[2] 通常指牝痔、牡痔、脉痔、肠痔、血痔等五种类别。

[3] 指狂躁刚爆，骂詈不避亲疏，甚至登高而歌，弃衣而走，日夜不宁，属于癫狂病的武痴之类。

[4] 泛指寒证之中，寒到了极点，反见热的假象，肾气凌心证，气短、息促及心悸属于这一类病证。

[5] 牙关紧闭、头项强直、角弓反张等现象，是属于痉病的主要症候。

[6] 认为这是属于全身百脉的病变，与一般的局部病患不同，故以百合病定名。

[7] 狐惑，是症候的形容词，因本病的症状变幻不定，状如伤寒，又不是真正的伤寒，面目也有赤、黑、白等不固定的变化，各种现象，使人的神志惑乱而狐疑，所以称为狐惑。

[8] 蚘：指蛔虫。

[9] 中满，指中焦胃腹部胀满不舒的现象，一般多属脾胃运化失常所致。

[10] 甄权，唐代名医。

[11] 吕细，即足少阴肾经太溪穴的别名。

席弘赋

简介：本赋首见于明代所撰的《针灸大成》。高武辑《针灸聚英》时，予以转载，并在按语说："右席弘赋，自《针灸大全》中表录于此，家世以针灸相传者。"

凡欲行针须审穴，要明补泻迎随诀，

胸背左右不相同，呼吸阴阳男女别。

气刺两乳求太渊，未应之时泻列缺；

列缺头痛及偏正，重泻太渊无不应。

耳聋气痞听会针，迎香穴泻功如神。

谁知天突治喉风，虚喘须寻三里中。

手连肩脊痛难忍，合谷针时要太冲。

曲池两手不如意，合谷下针宜仔细。

心痛手颤少海间，若要除根觅阴市。

但患伤寒两耳聋，金门听会疾如风。

五般肘痛寻尺泽，太渊针后却收功。

手足上下针三里，食癖气块凭此取。

鸠尾能治五般痫，若下涌泉人不死。

胃中有积刺璇玑，三里功多人不知。

阴陵泉治心胸满，针到承山饮食思。

大杼若连长强寻，小肠气[1]痛即行针。

委中专治腰间痛，腿膝肿时寻至阴。

气滞腰疼不能立，横骨大都宜救急。

气海专能治五淋，更针三里随呼吸。

期门穴主伤寒患，六日过经犹未汗，

但向乳根二肋间，又治妇人生产难。

耳内蝉鸣腰欲折，膝下明存三里穴，

若能补泻五会见，且莫向人容易说。

睛明治眼未效时，合谷光明安可缺。

人中治癫功最高，十三鬼穴不须饶，

水肿水分兼气海，皮内随针气自消。

冷嗽[2]先宜补合谷，却须针泻三阴交。

牙疼腰痛并咽痹，二间阳溪疾怎逃。

更有三间肾腧妙，善除肩背浮风劳[3]。

若针肩井须三里，不刺之时气未调。

最是阳陵泉一穴，膝间疼痛用针烧。

委中腰痛脚挛急，取得其经血自调。

脚痛膝肿针三里，悬钟二陵三阴交。

更向太冲须引气，指头麻木自轻飘。

转筋目眩针鱼腹，承山昆仑立便消。

肚疼须是公孙妙，内关相应必然瘳。

冷风[4]冷痹[5]疾难愈，环跳腰腧针与烧。

风府风池寻得到，伤寒百病一时消。

阳明二日寻风府，呕吐还须上脘疗。

妇人心痛心腧穴，男子痃癖三里高。

小便不禁关元好，大便闭涩大敦烧。

髋骨腿疼三里泻，复溜气滞便离腰。

从来风府最难针，却用功夫度浅深。

倘若膀胱气未散，更宜三里穴中寻。

若是七疝小腹痛，照海阴交曲泉针。

又不应时求气海，关元同泻效如神。

小肠气撮痛连脐，速泻阴交莫在迟，

良久涌泉针取气，此中玄妙少人知。

小儿脱肛患多时，先灸百会次鸠尾。

久患伤寒肩背痛，但针中渚得其益。

肩上痛连脐不休，手中三里便须求。

下针麻重即须泻，得气之时不用留。

腰连膝肿急必大，便于三里攻其隘。

下针一泻三补之，气上攻噎[6]只管在。

噎不住时气海灸，定泻一时立便瘥。

补自卯南转针高，泻从卯北莫辞劳，

逼针泄气令须吸，若补随呼气自调。

左右拈针寻子午，抽针行气自迢迢，

用针补泻分明说，更用搜穷本与标。

咽喉最急先百会，太冲照海及阴交。

学者潜心宜熟读，席弘治病名最高。

[注]

[1] 小肠气：即疝气。

[2] 冷嗽：此病因形体受寒，饮食冷物，致肺胃俱寒，痰气不宣而作嗽的症候。痰多清稀白而有黏沫。

[3] 风劳：风寒之邪入于经络，指痹痛不仁，失治则渐入肺，继入脏，久之耗伤气血虚损成劳。

[4] 冷风：是因脾胃俱虚，风湿之邪侵入四肢肌肉关节，初起麻木不仁，或时有冷痛或肢节酸楚之症。

[5] 冷痹：即寒痹。

[6] 噎：是指咽部在吞咽时有梗阻的感觉，多因肝气不舒，气逆上攻所致。

八脉交会八穴歌

公孙冲脉胃心胸，内关阴维下总同，

临泣胆经连带脉，阳维目锐外关逢。

后溪督脉内眦颈，申脉阳跷络亦通，

列缺任脉行肺系，阴跷照海膈喉咙。

八脉八穴歌

（西江月调）

公孙：九种心疼涎闷，结胸翻胃难停，酒食积聚胃肠鸣，水食气疾膈病。

脐痛腹疼胁胀，肠风疟疾心疼，胎衣不下血迷心，泄泻公孙立应。

内关：中满心胸痞胀，肠鸣泄泻脱肛，食难下膈酒来伤，积块坚横胁抢。

妇女胁疼心痛，结胸里急难当，伤寒不解结胸膛，疟疾内关独当。

临泣：手足中风不举，痛麻发热拘挛，头风痛肿项腮连，眼肿赤疼头旋。

齿痛耳聋咽肿，浮风瘙痒筋牵，腿疼胁胀肋肢偏，临泣针时有验。

外关：肢节肿疼膝冷，四肢不遂头风，背胯内外骨筋攻，头项眉棱皆痛。

手足热麻盗汗，破伤眼肿睛红，伤寒自汗表烘烘，独会外关为重。

后溪：手足拘挛战掉，中风不语痫癫，头痛眼肿泪涟涟，腿膝背腰痛遍。

项强伤寒不解，牙齿腮肿喉咽，手麻足麻破伤牵，盗汗后溪先砭。

申脉：腰背屈强腿肿，恶风自汗头疼，雷头赤目痛眉棱，手足麻挛臂冷。

　　吹乳耳聋鼻衄，痫癫肢节烦憎，遍身肿满汗头淋，申脉先针有应。

列缺：痔疟变肿泻痢，唾红溺血咳痰，牙疼喉肿小便难，心胸腹疼噎咽。

　　产后发强不语，腰痛血疾脐寒，死胎不下膈中寒，列缺乳痈多散。

照海：喉塞小便淋涩，膀胱气痛肠鸣，食黄酒积腹脐并，呕泻胃翻便紧。

　　难产昏迷积块，肠风下血常频，膈中快气气痃侵，照海有功必定。

十六经脉郄穴歌

　　孔最温溜肺大肠，水泉金门肾膀胱。

　　中都外丘肝与胆，阴郄养老心小肠。

　　郄门会宗心包焦，地机梁丘脾胃相。

　　交信跗阳阴阳跷，筑宾阳交维阴阳。

玉龙赋

　　简介：本赋是脱胎于《玉龙歌》而来的，《玉龙歌》虽是前人的经验结晶，总结了许多疗法和有效穴位，内容丰富，但原歌的文句冗长繁复，涉及面又很广，为了适应需要，所以选辑了它的精华，参博为要，舍烦从简，将歌的句子，改成为赋的体例，使其更容易记诵，得以普遍地在临床实践中结合应用，从而提高医患双方对于金针治病的理解和认识，使之在医疗保健事业上发挥更大的作用。

　　夫参博以为要，辑简而舍烦，总玉龙以成赋，信金针以获安。

　　原夫卒暴中风，顶门百会；脚气连延，里绝三交。

　　头风鼻渊，上星可用；耳聋腮肿，听会偏高。

　　攒竹头维，治目疼头痛；乳根腧府，疗气嗽痰哮。

　　风市阴市，驱腿脚之乏力；阴陵阳陵，除膝肿[1]之难熬。

　　二白医痔漏[2]，间使剿疟疾。大敦去疝气，膏肓补虚劳。

　　天井治瘰疬隐疹，神门治呆痴笑咷。

　　咳嗽风痰，太渊列缺宜刺；尫羸[3]喘促，璇玑气海当知。

　　期门大敦，能治坚痃[4]疝气；劳宫大陵，可疗心闷疮痍。

　　心悸虚烦刺三里，时疫痎疟寻后溪。

　　绝骨三里阴交，脚气宜此；睛明太阳鱼尾，目症凭兹。

　　老者便多，命门兼肾腧而着艾；妇人乳肿，少泽与太阳之可推。

　　身柱蠲嗽，能除脊痛；至阳却疸，善治神疲。

　　长强承山，灸痔最妙；丰隆肺腧，痰嗽称奇。

　　风门主伤冒寒邪之嗽，天枢理感患脾泄之危。

　　风池绝骨，而疗乎伛偻[5]；人中曲池，可治其褛伛[6]。

　　期门刺伤寒未解，经不再传；鸠尾针癫痫已发。慎其妄施。

　　阴交水分三里，蛊胀[7]宜刺；商丘解溪丘墟，脚痛堪追。

　　尺泽理筋急之不用，腕骨疗手腕之难移。

　　肩脊痛兮，五枢兼于背缝；肘挛痛兮，尺泽合于曲池。

风湿传于两肩，肩髃可疗；壅热盛乎三焦，关冲最宜。

手臂红肿，中渚液门要辨；脾虚黄疸，腕骨中脘何疑。

伤寒无汗，攻复溜宜泻；伤寒有汗，取合谷当随。

欲调饱满之气逆，三里可胜；要起六脉之沉匿[8]，复溜称神。

照海支沟，通大便之秘；内庭临泣，理小腹之嗔[9]。

天突膻中医喘嗽，地仓频车疗口㖞。迎香攻鼻窒为最，肩井除臂痛如挈。

二间治牙疼，中魁理翻胃而即愈。百劳止虚汗，通里疗心惊而即瘥。

大小骨空，治眼烂[10]能止冷泪；左右太阳，益目疼善除血翳[11]。

心腧肾腧，治腰肾虚乏之梦遗；人中委中，除腰脊痛闪之难制。

太溪昆仑申脉，最疗足肿之迍[12]；涌泉关元丰隆，为治尸劳之例。

印堂治其惊搐，神庭理乎头风。

大陵人中频泻，口气全除；带脉关元多灸，肾败堪攻。

腿脚重疼，针髋骨膝关膝眼；行步艰楚，刺三里中封太冲。

取内关于照海，医腹疾之块；撞迎香于鼻内，消眼热之红。

肚痛秘结，大陵合外关于支沟；腿风湿痛，居髎兼环跳于委中。

上脘中脘，治九种之心痛；赤带白带，求中极之异同。

又若心虚热壅，少冲明于济夺；目昏血溢，肝腧辨其实虚。

当心传之玄要，究手法之疾徐。或值挫闪疼痛之不足，此为难拟定穴之可祛。

辑管见以便诵读，幸高明而无哂诸。

[注]

[1] 膝肿：指鹤膝风，亦即膝关节炎的症状。

[2] 痔漏：痔漏病的主症是肛门周围红肿疼痛，瘙痒发胀，或生小核，时有脓水样分泌物流出，或兼有血水。

[3] 尪羸：音汪雷，瘦弱的意思。

[4] 坚疢：坚实的疢癖，即腹中结块之类。

[5] 伛偻：是泛指由于筋脉拘急，成为背曲身俯，难以伸直的形态。

[6] 瘘伛：就是肌肉筋脉枯萎，以背脊弯曲为特征的一种病变。

[7] 蛊胀：即臌胀。蛊，是形容本病的顽固，如中蛊毒那样难治的意思。

[8] 六脉之沉匿：就是指沉脉伏脉而言。

[9] 小腹之嗔：嗔，肌肉胀起的意思。小腹之嗔，即腹部周围胀满的现象。

[10] 眼烂：即眼眶沿边赤烂的症状，旧称烂弦风。

[11] 血翳：即赤脉贯睛，暴赤等火眼之类。

[12] 迍：难行不进的样子。

针灸穴性归类

腧穴和药物在性质上虽然不同，但从主治疾病的作用方面来看，却起着异曲同工、殊途同归的效果。故将常用的主要腧穴，依其性能大致分为40类，以供辨证施治，立法选穴之参考。

1. 清热穴

大椎、合谷、曲池、鱼际、少商、商阳、二间、然谷、解溪、厉兑、足三里、中脘、内庭、少府、行间、肝腧、脾腧、胃腧、涌泉、太溪、丝竹空、阴陵泉、劳宫、曲泽、百会、后溪、大杼、内关、大陵、天枢、陶道、风门、上关、下关、颔厌、悬颅、通谷、关冲、外关、十宣、八邪。

2. 解毒穴

灵台、合谷、委中、颈百劳、小海、曲池、血海、八风、外丘、风门、八邪、支正、郄门、肘尖。

3. 和解穴

陶道、间使、外关、后溪、合谷、足三里、阳陵泉、至阳。

4. 发汗穴

合谷、商阳、孔最、大椎、复溜、涌泉、大杼、大都、经渠。

5. 止汗穴

阴郄、后溪、合谷、曲泉、照海、肺腧、阴陵泉。

6. 祛风穴

风池、风府、风门、曲池、昆仑、合谷、大杼、鱼际、肩髃、头维、委中、百会、肺腧、太渊、手三里、口禾髎、小海、四白、睛明、攒竹、眉冲、曲差、五处、承光、太阳、印堂。

7. 祛寒穴

神阙、阴陵泉、气海、关元、膻中、命门、中极、中脘、地机、温溜、列缺。

8. 祛湿穴

石门、委中、太溪、昆仑、阴陵泉、天枢、脾腧、胃腧、足三里、三阴交、内关、水分。

9. 舒经穴

上肢：肩髃、筋缩、曲池、阳陵泉、合谷。

下肢：环跳、阳陵泉、悬钟、足三里、承山。

10. 镇痉穴

百会、大椎、印堂、后溪、曲池、阳陵泉、承山、太冲、昆仑、筋缩、风府、水沟、合谷、曲泽、大敦、神道、太渊、瘈脉。

11. 散结穴

瘰疬：天井、商阳、少海、肘尖、手五里、臂臑、气舍、缺盆、府舍、颈百劳、阿是穴。

乳蛾：中冲、合谷、少商、商阳、照海。

12. 散瘀穴

急性腰扭伤：委中（刺血）。

胸中瘀血：足三里。

胁肋损伤：大包、阳陵泉。

肩臂扭伤：肩井、曲池。

腕关节扭伤：中渚、大陵、阳池。

膝关节扭伤：膝眼、阳陵泉。

踝关节扭伤：丘墟、昆仑。

13. 消食穴

足三里、公孙、脾腧、胃腧、璇玑、中脘、天枢、合谷、建里、梁门、太乙、大都、太白、商丘、幽门、气海、三阴交、中脘、上脘。

14. 止呕穴

内关、足三里、天枢、中脘、公孙、膻中、劳宫、三阴交、中魁、阳陵泉、上脘、下脘、膈腧、尺泽、大陵。

15. 催吐穴

内关、中脘、天突。

16. 通便穴

天枢、大肠腧、支沟、承山、阳陵泉、大敦、丰隆、肓门、胞肓、中注、石关。

17. 止泻穴

天枢、大肠腧、大横、足三里、曲泽、委中、内庭、气海、神阙、水分、梁门、大巨、中膂腧、承扶、气穴。

18. 利尿穴

中极、中枢、膀胱腧、三焦腧、阴陵泉、委阳、三阴交、关元、肾腧、水分、气海、胞肓、交信、四满、大敦、太冲、气海、长强、箕门、横骨、大巨、水道、地机、中髎、下髎、次髎、足五里、阴包、石门、中封、蠡沟。

19. 止咳穴

列缺、太渊、尺泽、肺腧、天突、经渠、气户、魄户、华盖、璇玑、玉堂。

20. 定喘穴

列缺、四缝、定喘、膻中、肺腧、璇玑、气海、膏肓、人迎、水突、气户、风门、魄户、身柱、大包、商阳、华盖、玉堂、紫宫、大椎、颈百劳、缺盆、肩中腧、步廊、鸠尾、少商、廉泉。

21. 祛痰穴

关冲、丰隆、中脘、足三里、内关、巨阙、脾腧、列缺、肺腧、上脘、天突、滑肉门、太渊、玉堂、廉泉。

22. 理气穴

气海、膻中、气冲、孔最、经渠、天泉、天鼎、中渚、人迎、气户、库房、承满、关门、天枢、梁丘、条口、解溪、内庭、胆腧、胃仓、肩井、渊液、石关、阴都、大敦、行间、太冲、蠡沟、期门、身柱、上脘、中庭、肺腧、胸乡、步廊、神封、或中、归来、曲泽、悬钟、大巨、会宗、中极。

23. 止血穴

经漏：中极、关元、气海、交信、大敦、三阴交、膈腧、曲池、合阳、大敦、隐白、冲门、气冲。

吐血咳血：鱼际、天枢、足三里、阴郄、神门、不容、肺腧、太渊、心腧、肝腧、膈腧、孔最。

便血：长强、腹哀、膈腧、委中、承山、二白。

鼻衄：合谷、二间、迎香、内庭、上星、膈腧、尺泽、口禾髎、血见愁（上星与囟会间）。

24. 止痛穴

头痛：百会、天柱、合谷、中渚、昆仑、上星、丝竹空、太阳、风池、列缺、头维、攒竹、眉冲、曲差、五处、玉枕、承光、通天、大杼、中渚、天牖、角孙、印堂、四神聪、行间、完骨、脑空、足临泣、脑户、风门、飞扬、身柱、头维、人迎、丰隆、解溪、足通谷、束骨、太溪、地五会、强间、八风、阿是穴。

牙痛：二间、外关、太渊、足三里、昆仑、颊车、合谷、内庭、上关、下关、承浆、风府、太溪、尺泽、兑端、颧髎。

喉痛：太溪、风府、后溪、少商、商阳、合谷、天突、照海、耳尖。

项痛：通天、百会、完骨、哑门、列缺、后溪、天柱、大椎、落枕、昆仑、风池、大杼。

胸痛：间使、曲泽、大陵、内关、膻中、丰隆。

心绞痛：然谷、大敦、气海、少府、阴市、少海。

胃痛：中脘、内关、胃腧、脾腧、足三里、内庭、公孙。

腹痛：中脘、气海、足三里、三阴交、天枢、内关、支沟、温溜、曲池、关门、外陵、气冲、条口、阴市、内庭、太白、公孙、地机、冲门、府舍、督腧、大肠腧、膀胱腧、委中、阳纲、承山、水泉、商曲、石关、阴都、腹通谷、幽门、章门、水分、悬枢、至阳、利尿穴。

胁肋痛：支沟、期门、日月、太冲、阳陵泉、丘墟、章门、肝腧、阴都、大包、少冲、行间、悬钟、侠溪、华盖、胆囊穴。

腰背痛：后溪、环跳、尺泽、阳辅、膏肓腧、志室、行间、复溜、阳陵泉、膈腧、命门、肾腧、委中、昆仑、大椎、肝腧、神道、身柱、脊中、腰阳关、膀胱腧、大肠腧、承筋、承山、太冲、陶道、长强、至阳、地机、蠡沟、养老。

上肢痛：合谷、后溪、曲泽、八邪、曲池、手三里、天井、少海、阳溪、养老、外关、阳池、阳谷、肩髃、肩髎、臑腧、前谷、液门、中渚、巨骨、肩贞。

下肢痛：环跳、承扶、秩边、居髎、膝眼、鹤顶、膝中、阳陵泉、承山、髀关、伏兔、四强、足三里、悬钟、解溪、昆仑、商丘、丘墟、太冲、足临泣、八风。

痛经：中极、气海、三阴交、次髎、关元、太冲、命门、归来、子宫穴、照海、水道、地机、足三里。

25. 补气穴

气海、关元、中脘、委中、足三里、气海腧、三阴交、膻中、归来、膏肓、大巨。

26. 补血穴

脾腧、膈腧、章门、三阴交、阴陵泉、足三里、中极、神门、心腧、百虫窝。

27. 壮阳穴

命门、肾腧、精宫、关元、气海、关元腧、中极、石门。

28. 补肾穴

肾腧、志室、京门、然谷、太溪、大钟、横骨、大赫、腰阳关、命门、会阴、中极、关元、气海、伏兔。

29. 醒脑穴

水沟、百会、十宣、十二井穴、劳宫、涌泉、四神聪。

30. 镇静穴

百会、定神、四神聪、腰奇、间使、后溪、丰隆、涌泉、太冲、印堂、神庭。

31. 安神穴

百会、神门、内关、心俞、三阴交、太溪、安眠、然谷、大陵、足三里、厥阴俞、鸠尾、膻中。

32. 开音穴

哑门、廉泉、颊车、通里、天突、支沟、天鼎、扶突、少海、四渎、承浆、少海、灵道、头窍阴、风府。

33. 生津止渴穴

金津、玉液、液门、复溜、阴郄、照海、三阴交、然谷、太溪。

34. 催产穴

合谷、三阴交、至阴、独阴、昆仑。

35. 通乳穴

乳根、膻中、少泽、足三里、光明、天池、肩井、天溪、神封、至阴、前谷。

36. 提托穴

子宫穴、提托穴、会阴、气海、百会、长强。

37. 急救穴

昏厥：水沟、商阳、阳白、涌泉、中冲、会阴、素髎、神阙、上脘、中脘、哑门、厉兑、十宣、太阳。

新生儿窒息：素髎。

溺水窒息：会阴、水沟。

猝死：威灵、精灵。

中风急救：少商、商阳、少冲、少泽、委中、劳宫、中冲、关元、神阙、囟会（灸）。

38. 明目穴

养老、后溪、四白、晴明、光明、承泣、头临泣、肝俞、神庭、翳明、曲池、翳风、肩中俞、攒竹、曲差、五处、承光、玉枕、络却、瞳子髎、球后、目窗、大骨空、丝竹空、鱼腰、足窍阴、太阳、合谷、上迎香。

39. 保健穴

关元、气海、足三里、大椎、涌泉、身柱、命门、膻中、神阙。

40. 孕妇禁针穴

合谷、昆仑、三阴交、石门、涌泉、照海、期门、缺盆、中极、曲骨。

主要参考文献

一、近代相关的文献著作

[1] 胡熙明. 针灸临证指南. 北京：人民卫生出版社，1991.

[2] 天津市中医院. 针灸配穴. 天津：天津人民出版社，1973.

[3] 马伟光. 简明英汉针灸穴效与临床治疗学. 昆明：云南民族出版社，2007.

[4] 王福春. 针灸经典处方释义. 北京：人民卫生出版社，2009.

[5] 邓中甲. 方剂学. 北京：中国中医药出版社，2003.

[6] 秦竹. 中医方剂识记宝典. 海口：海南出版社，2007.

[7] 王启才. 针灸解惑. 北京：中国中医药出版社，2009.

[8] 清·吴谦. 医宗金鉴. 北京：人民卫生出版社，1963.

[9] 周仲瑛. 中医内科学. 北京：中国中医药出版社，2003.

[10] 张应泰. 针灸歌赋集成. 兰州：甘肃科学技术出版社，1990.

[11] 陈璧琉，郑卓人. 针灸歌赋选解. 北京：人民卫生出版社，2012.

[12] 张仁. 针灸的探索·经验·思考. 北京：人民卫生出版社，2009.

[13] 石学敏. 针灸学. 北京：中国中医药出版社，2002.

[14] 邵万方. 头针与芒针疗法. 合肥：安徽科学技术出版社，1992.

[15] 升雁. 头针疗法. 北京：中国中医药出版社，2002.

[16] 上海市中医学会. 经络学说的理论及其运用. 上海：上海科学技术出版社，1960.

[17] 肖少卿. 中国针灸处方学. 银川：宁夏人民出版社，1986.

[18] 杨继洲. 针灸大成. 北京：中国中医药出版社，2008.

[19] 陈明. 黄帝内经临证指要. 北京：学苑出版社，2006.

[20] 姚美玉. 中医妇科家珍. 北京：人民军医出版社，2010.

[21] 何树槐. 针灸保健学. 上海：上海中医药大学出版社，1994.

[22] 抗癌新技术：在肿瘤上打孔. 参考消息，2013-04-17.

[23] 基因决定癌症患者寿命. 参考消息，2013-04-17.

[24] 对 G 蛋白偶联受体研究取得突破 美国两科学家共享诺贝尔化学奖. 参考消息，2012-10-11.

[25] 人脑细胞植入鼠脑发育良好 为治疗脑部神经疾病带来希望. 参考消息，2013-05-08.

[26] 发现成熟细胞可重组多功能干细胞 日英两国科学家分享诺贝尔医学奖. 参考消息，2012-10-09.

二、古代相关的经典著作

《黄帝内经·素问》《灵枢经》《难经注释》《金匮要略》《针灸甲乙经》《肘后备急方》《千金要方》《千金翼方》《银海精微》《外台秘要》《脉经》《诸病源候论》《铜人腧穴针灸图经》《圣济总录》《针灸资生经》《儒门事亲》《简明中医辞典》《血证论》《伤寒论》《针灸大全》《类经图翼》《针灸聚英》《景岳全书》《针灸大成》《医宗金鉴》《临证指南医案》《十四经发挥》。